TILMANN BORGHARDT
WOLFGANG ERHARDT

Buddhistische Psychologie

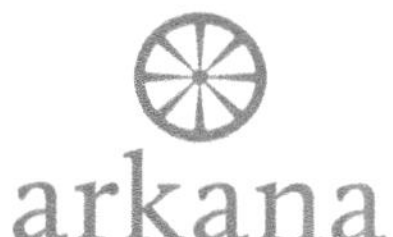

Tilmann Borghardt
Wolfgang Erhardt

Buddhistische Psychologie

Grundlagen und Praxis

Mit einem Gastbeitrag
von Astrid Schillings

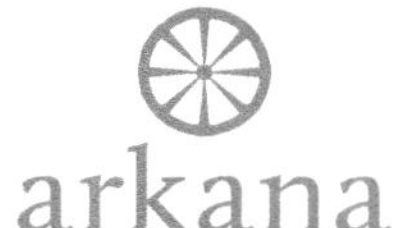

arkana

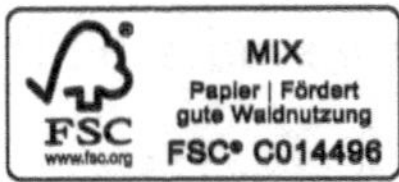

Penguin Random House Verlagsgruppe FSC® N001967

5. Auflage 2025
Originalausgabe

in der Penguin Random House Verlagsgruppe GmbH,
Neumarkter Straße 28, 81673 München
produktsicherheit@penguinrandomhouse.de
(Vorstehende Angaben sind zugleich Pflichtinformationen nach GPSR.)

Lektorat: Angela Kuepper
Umschlaggestaltung: Uno Werbeagentur, München
Umschlagmotiv: FinePic®, München
Bildnachweis: Tilmann Borghardt mit Ausnahme
von S. 307: Irina Parchikova; S. 413 + 419: Astrid Schillings
Meditierenden-Icon: Shutterstock/Huhehoda
Satz: Uhl + Massopust, Aalen
Druck und Bindung: GGP Media GmbH, Pößneck
Printed in Germany

ISBN 978-3-442-34176-4
www.arkana-verlag.de

Unterlasse das Schädliche, kultiviere das Heilsame
und befreie deinen Geist.

(Der Buddha)

Inhalt

Ein kurzer Überblick

Das vorliegende Buch gibt eine Einführung in die Grundlagen der »Essentiellen Psychotherapie« – ein psychotherapeutischer Ansatz, der den Erfahrungsschatz der buddhistischen Tradition mit westlicher Psychotherapie verbindet. Er orientiert sich an den wesentlichen Anliegen des Menschseins: dem Leben tiefen Sinn zu geben, sich aus einengenden Gewohnheiten zu befreien und zum eigenen Potential zu erwachen.

Als allgemein verständliche Einführung bietet dieses Buch viele praktische Hinweise für eine »essentielle« therapeutische Arbeit mit sich selbst und anderen und ermöglicht auch Nicht-Fachleuten ein erstes Verständnis der buddhistischen Geistesschulung sowie der erwähnten therapeutischen Interventionen. Das zentrale Anliegen dabei ist, von konkretem Nutzen auf den individuellen Wegen der Heilung zu sein und Arbeit mit emotionalen Mustern in den Kontext eines Weges des umfassenden Erwachens zu stellen. »Erwachen« bedeutet, sich zunehmend von einengenden emotionalen und kognitiven Mustern zu befreien und das innewohnende Potential erwachter Qualitäten wie Liebe, Mitgefühl, Offenheit, Flexibilität und Weisheit freizulegen.

Diese Einführung richtet sich auch an Interessierte, die selbstständig solch einem integrierten Weg folgen wollen, entsprechende therapeutische Hilfe suchen oder aber, nach Abschluss der Fortbildung in Essentieller Psychotherapie, solche Hilfe anbieten möchten. Zudem wendet sie sich an Psychotherapeuten, die ihre Arbeit in einen Weg des Erwachens einbinden und sich dabei auf die seit zweieinhalb Jahrtausenden erprobten buddhistischen Lehren stützen möchten.

Der Ansatz eröffnet einen frischen Blick auf die buddhistische Lehre, ohne dass es dafür Vorkenntnisse braucht. Neben subtilen Analysen geistig-emotionaler Vorgänge finden sich viele praktische Übungen als Anregungen für den eigenen Weg. Psychotherapeutisches Verständnis verfeinert und kräftigt dabei den Weg des Erwachens, und die buddhistische Geistesschulung vertieft die therapeutische Arbeit.

Buddha Śākyamuni beschrieb (im fünften Jahrhundert v. Chr.) seine Lehren als einen auf Erfahrung und Forschen beruhenden »Weg« (Skt. *marga*) und insistierte, die Zuhörer mögen seine Lehre nicht als Glauben, Religion oder Philosophie auffassen, sondern selbst prüfen. Wir können diesen Weg auch eine »Wissenschaft des Erwachens« nennen oder, wie Jack Kornfield in »Das weise Herz« schreibt:

> »... eine lebendige Psychologie: eines der ältesten und bestentwickelten Systeme zu Heilung und Verständnis, die es auf der Welt gibt. Diese Art der Psychologie macht keinen Unterschied zwischen weltlichen und spirituellen Problemen.«[1]

In diesem Sinne sei dieses Buch einem der größten Geisteswissenschaftler und Psychologen des zwanzigsten Jahrhunderts gewidmet: ***Gendün Rinpoche*** – einem tibetischen Mahāmudrā-Meister, dessen Verständnis des Geistes und dessen Herzensgüte so manche von uns bis heute nährt. Er sah die Untrennbarkeit von Weltlichem und Spirituellem, von Saṃsāra und Nirvāṇa, und zeigte allen den befreienden Weg unmittelbarer Schau. Danke!

---

1 Jack Kornfield, »Das weise Herz«, München 2008, Seite 13

Einführung

Erfahrungen beim Begleiten von Klienten in der psychotherapeutischen Praxis wie auch von Praktizierenden, die intensiv den buddhistischen Weg gehen, zeigen, wie harmonisch das Zusammenspiel von buddhistischer Geistesschulung und psychotherapeutischem Wissen die Prozesse innerer Heilung fördert. Wenn es zu solchen Synergien kommt, lässt sich durchaus von einer »Psychotherapie des Erwachens« sprechen. Damit ist in erster Linie gemeint, dass diese Form der Psychotherapie

- vom Weg des Erwachens inspiriert ist,
- sich harmonisch in ihn einfügt
- und ihre psychotherapeutischen Methoden als Unterstützung für diesen Weg anbietet.

Es ist unseres Erachtens nicht möglich, mit herkömmlicher Psychotherapie das Erwachen zu verwirklichen – das war auch nie ihr Anliegen. Um umfassend zu erwachen, braucht es tägliche persönliche Geistesschulung, die auch die subtileren Bereiche unseres Bewusstseins erreicht. Dies kann allerdings durch Psychotherapie vorbereitet und eingeleitet werden. Buddhistische Geistesschulung ist durch und durch eine Arbeit mit dem eigenen Geist inklusive Emotionen (der »Psyche« im weitesten Sinne). Sie führt immer tiefer und mit zunehmender Stabilität in heilsame Bewusstseinszustände. Das Heilsame und Gesunde zeigt sich dabei als die eigentliche Grundnatur des Geistes, und die uns davon trennenden Muster werden allmählich aufgelöst. So ist die buddhistische Geistesschulung im Grunde ohnehin bereits eine Psychotherapie des Erwachens, immer vorausgesetzt, dass wir sie tatsächlich wirksam und in aller Tiefe zur Anwendung bringen – was wir aufgrund unserer Vermeidungstendenzen leider oft nicht tun.

Gemeinsame Anliegen von buddhistischen Lehrern und Psychotherapeuten

Psychotherapeuten wie buddhistische Lehrer wirken für das umfassende Wohl der Menschen, die zu ihnen kommen. Beide Gruppen arbeiten dabei vor allem mit dem Geist und der Psyche oder, um es anders zu sagen: mit kognitiven und emotionalen Mustern. Gemeinsam ist ihnen auch, dass sie das langfristige Wohlergehen der begleiteten Personen im Auge haben und im Normalfall nicht nur eine kurzfristige Erleichterung anstreben. Es ist ihnen ein Anliegen, alle Möglichkeiten menschlicher Entwicklung zu unterstützen und die therapeutische Arbeit in eine Gesamtsicht umfassender Heilung des ganzen Menschen einzubinden – emotional und spirituell.

Die ersten Begegnungen von interessierten Psychotherapeuten und buddhistischen Lehrern finden oft in buddhistischen Zentren statt, in die auch immer wieder Hilfesuchende in psychischen Krisen kommen. Beim ersten Kontakt mit der buddhistischen Geistesschulung halten es viele Menschen (auch Therapeuten) für möglich, dass diese Schulung Antworten auf *alle* emotionalen und spirituellen Fragen habe. So manche hegen die Hoffnung, die lang erprobte buddhistische Lehre mit ihren vielen Meisterinnen und Meistern könnte vielleicht sämtliche im Leben notwendigen Hilfestellungen geben – ob es sich um Sinnsuche, Kontaktstörungen, Bindungstraumata, depressive Verstimmung, Ängste, Psychosen, Paarkonflikte oder was auch immer für Belastungen und Turbulenzen im Leben handelt. Doch bei genauerem Hinschauen wird klar, dass es oft zusätzliche psychotherapeutische Unterstützung braucht.

Buddhistische Lehrer mögen anfänglich glauben, allen Menschen mit diesem Weg der Schulung in Achtsamkeit, Weisheit und Mitgefühl helfen zu können. Das mag in der Theorie richtig sein, doch die Erfahrungen beim Begleiten von Menschen zeigen: Viele benötigen zusätzliche therapeutische Unterstützung, weil sie alleine oft nicht in der Lage sind, die Lehren konkret auf emotional herausfordernde Situationen und einengende Muster anzuwenden. Es braucht eine regelmäßige, am besten wöchentliche, kompetente Anleitung, um nicht die heiklen Punkte zu vermeiden und um die Aufmerksamkeit wirklich dorthin zu richten, wo es nottut.

Dies haben mich (Tilmann) meine eigenen Erfahrungen gelehrt: In meiner Studienzeit las ich einiges an psychotherapeutischer Literatur und machte jeweils zweimonatige Famulaturen in der Psychiatrie, Neurologie und Psychosomatik, absolvierte aber keinerlei Ausbildung auf diesem Gebiet. Als junger Mitverantwortlicher in unserem buddhistischen Kloster mit gut 200 Bewohnern und vielen Besuchern stand ich, so gut ich konnte, allen bei, die psychisch »auffällig« wurden. Die anderen Lamas baten mich, als Arzt die Bewohner und Langzeitgäste zu betreuen, die in stärkeren psychischen Krisen waren. Depressionen, Drogenentzug, präpsychotische Verwirrung, Persönlichkeitsstörungen, Angstsyndrome, Zwangsvorstellungen, Psychosen – an so manchem Krankheitsbild habe ich mich versucht, mit nur geringen psychotherapeutischen Kenntnissen, aber mit gutem Herzen, voller Enthusiasmus und mit dem aus der buddhistischen Geistesschulung erwachsenen Verständnis. Manchmal gab es schnelle, überraschende Besserungen, gelegentlich auch dauerhafte, aber oft kam ich an den Punkt, wo professioneller Beistand von erfahrenen Psychotherapeuten und Psychiatern notwendig wurde. In der ersten Zeit lebte unser Lehrer Gendün Rinpoche noch, und auch er, der für seine Segens- und Heilkräfte bekannt war, wünschte sich diese professionelle Hilfe.

Mit den Jahren lernte ich die fundierte Begleitung durch Psychotherapeuten und Psychiater immer mehr schätzen. Auch Medikamente waren gelegentlich nötig und stellten sich bei feiner Dosierung als durchaus vereinbar mit dem Weg der Geistesschulung heraus. Manche Gäste, die längere Zeit im Kloster lebten und mithalfen, gingen wöchentlich außerhalb in Therapie und machten in dieser Kombination von Psychotherapie und buddhistischer Geistesschulung wertvolle innere Schritte. Dies fiel auch den Psychotherapeuten auf: Es schien Synergien zu geben zwischen den buddhistischen und therapeutischen Methoden – jedenfalls waren die Psychotherapeuten oft überrascht, welche schnellen Fortschritte ihre Patienten machten, vielleicht zum Teil wegen der Einbettung in eine unterstützende Gemeinschaft, zum Teil wohl auch dank der buddhistischen Geisteshaltung und -schulung.

Eine Erklärung für diese regelmäßig zu bemerkenden Synergien dürfte sein, dass die buddhistische Geistesschulung die Psychotherapie in manchen Bereichen um eine zusätzliche Dimension oder Qualität ergänzt. So erleichtert sie zum Beispiel unseren Bezug zu den tiefen Ressourcen, die sich in einem vertrauensvollen Geist zeigen. Sie fördert das Vertrauen in den eigenen, in der Tiefe urgesunden Geist. Sie fördert die kontinuierliche Schulung von geistiger Sammlung (Achtsamkeit), Einsicht in geistige Gesetzmäßigkeiten und ein Gewahrsein für emotionale Prozesse – und dies auch ohne Begleitung durch Therapeuten. Der buddhistische Ansatz erweitert unsere Sicht der Welt um ein grundsätzliches Verständnis der Unausweichlichkeit von Leid und zugleich der Möglichkeit, jederzeit geistige Gesundheit zu erfahren. Auch fördert er eine Einstellung, die volle Verantwortung für das eigene Leben und Glück zu übernehmen und sich mitfühlend zu engagieren. Zugleich schulen wir uns im Betrachten, ohne sofort zu reagieren, und darin, einfach gewahr zu sein. Gewahrsein ermöglicht, die Muster und emotionalen Prägungen mit ihren fast instinkthaften Reaktionen zu erkennen und nicht gleich wieder in ihre Falle zu laufen.

Die buddhistischen Unterweisungen, so wie wir sie kennengelernt haben, wenden sich an relativ stabile Menschen, die ihren Weg in täglicher persönlicher Praxis alleine gehen können. Es wird davon ausgegangen, dass der Einzelne den Transfer von der allgemeinen Anleitung in der Gruppe in sein individuelles Leben selbstständig schafft. Das ist aber nicht leicht. Eigentlich wäre eine engmaschige individuelle Begleitung für viele hilfreich, auch ohne therapeutische Notwendigkeit. Buddhistische Geistesschulung sieht aber normalerweise keine so enge Begleitung vor, wie sie die Psychotherapeuten mit ihren meist wöchentlichen Therapiesitzungen anbieten. Zudem haben buddhistische Lehrende das psychotherapeutische Handwerk nicht erlernt, kennen auch nicht die dort verwendeten, sehr wirksamen Methoden und haben meist wenig Zeit für intensive individuelle Betreuung. Sie sind Ansprechpartner für zu viele Menschen, um das leisten zu können.

Aus all diesen Gründen ist verständlich, dass inzwischen enger zusammengearbeitet wird, um die Synergien zu nutzen: Buddhistische Zentren wenden sich an Psychotherapeuten, wenn jemand zusätzliche Hilfe braucht. Einige buddhistische Lehrende machen psychotherapeutische Fortbildungen, und so manche Psychotherapeuten praktizieren buddhistische Geistesschulung. Inzwischen ist es auch für viele Praktizierende auf dem Weg des Erwachens normal geworden, zusätzlich psychotherapeutische Hilfe zu nutzen, weil es ihr Verständnis der inneren Prozesse vertieft und konkrete Wege aufzeigt, beengende emotionale Muster aufzulösen. Diese Bereiche der so interessanten und erhellenden Synergien wird dieses Buch erforschen.

Zwischenbemerkung: Wer sich bereits einen vertiefenden Überblick verschaffen möchte, kann von hier zum Brückenkapitel zwischen Teil eins und Teil zwei (Kapitel J) springen. Dort werden – in Form eines Rückblicks und Ausblicks auf jedes Kapitel des Buches – einige weitere auffällige Synergien und Gemeinsamkeiten von buddhistischer Geistesschulung und Psychotherapie benannt.

Die Anfänge der Essentiellen Psychotherapie

Bereits 1978 gründeten Schüler von Trungpa Rinpoche das Naropa Institute[2] in Boulder, Colorado, und erarbeiteten die Grundlagen der »Kontemplativen Psychotherapie«.[3] 1987, auf der ersten internationalen Konferenz zu »Buddhismus und Psychotherapie« im World Trade Center, beschloss der tibetische Meister Djamgön Kongtrul Rinpoche den Austausch mit folgenden Worten:

> »Auf dieser Konferenz wurde viel über Unterschiede zwischen Buddhismus und westlicher Psychotherapie diskutiert. Aber diese Unterschiede sind künstlich, und sie behindern die gegenseitige Anerkennung und Wertschätzung. Buddhismus ist kein Glaube oder Brauch, der durch eine spezifische Kultur oder Umgebung hervorgebracht wurde, sondern ein Weg, der es Schülern [allerorten] ermöglicht zu erkennen, wer sie sind und was die Welt ihrer Erfahrungen bedeutet. Es kann nicht viele verschiedene Wahrheiten geben, was und wer wir wirklich sind, und es ist deshalb nicht angebracht, Buddhismus als östliche Kultur einzustufen und dann entsprechende Grenzen zu ziehen. Natürlich gibt es Unterschiede zwischen Ost und West, aber diese Unterschiede beruhen auf Vorstellungen, die nicht zuletzt durch Sprachbarrieren entstanden sind. Ich halte es für wichtig, dass wir uns durch diese Barrieren hindurcharbeiten, um zu einer angemessenen, offenen Wertschätzung

---

2 Heute heißt sie »Naropa University – Training Center for Contemplative Psychotherapy«.

3 In den Jahren ab 1991 verband mich eine innige Freundschaft mit Edward Podvoll, dem langjährigen Leiter des Naropa Institutes und Autor des bahnbrechenden Buches zur Psychose-Heilung »Aus entrückten Welten«. Wir waren drei Jahre gemeinsam im Retreat und betreuten auch Patienten zusammen. Sein Wissen und seine Inspiration haben mich auf meinem Weg in eine buddhistisch orientierte Psychotherapie geprägt.

voneinander zu kommen, was uns dann ermöglicht, wirkungsvoll zusammenzuarbeiten.«[4]

Auch andere buddhistische Lehrer fordern inzwischen dazu auf, die Synergien der Ansätze zu nutzen. So wurde ich (Tilmann) im Jahr 2002 von Jigme Rinpoche gebeten, ein traditionsübergreifendes Institut für buddhistisch orientierte Psychotherapie zu gründen. Dies erschien als ein kaum zu verwirklichender Traum, da die Austausche gerade erst begonnen hatten. Doch wir setzten die jährlichen vier- bis siebentägigen Treffen fort, und so kam es 2009 dank des mutigen Entschlusses von Wolfgang Erhardt, der von Anfang an die treibende Kraft war, mit der Unterstützung weiterer Psychotherapeuten und buddhistischer Lehrer zur Gründung des »Instituts für Essentielle Psychotherapie«. Es bietet dreijährige Fortbildungen für Personen ohne vorangehende therapeutische Qualifikationen an und anderthalbjährige Fortbildungen für zertifizierte Psychotherapeuten.

Anfängliche Vorbehalte gegenüber einem integrierten Ansatz

Die Essentielle Psychotherapie integriert Erkenntnisse aus zwei durchaus verschiedenen Vorgehensweisen im Erforschen des Geistes. Sie hat sich entwickelt durch die Zusammenarbeit von Psychotherapeuten und Meditationslehrern, die in der buddhistischen Tradition verwurzelt sind. Doch diese Zusammenarbeit war in der Anfangsphase keine Selbstverständlichkeit. Wir hatten es mit verschiedenen Begrifflichkeiten zu tun, mit Bedürfnissen nach Abgrenzung und eingefleischten Hoheitsansprüchen, und mussten so manchen Graben überwinden, um schließlich im

4 Vgl. http://www.dharmadownload.net/pages/english/Natsok/0010_Teaching_English/Teaching_English_0002.htm

Verstehen zueinanderzufinden. Auch heute gibt es immer noch Vorbehalte in buddhistischen wie auch in therapeutischen Kreisen, was das Zusammenwirken von Psychotherapie und buddhistischer Geistesschulung angeht.

Buddhistische Lehrer geben manchmal Folgendes zu bedenken:

- Sie machen sich Sorgen wegen einer möglichen *Überfremdung* und möchten die authentische Weitergabe der Tradition gewährleistet sehen. Ihre Befürchtung ist, dass eine enge Zusammenarbeit mit Psychotherapeuten die Darstellung und Methoden der buddhistischen Geistesschulung stark verändern könnte und dass es zu einer Beeinflussung und Schwächung der Geistesschulung durch therapeutisches Denken kommt.
- Sie sind skeptisch, ob man wirklich einen *gemeinsamen Weg* geht oder ob die therapeutisch-psychologische Weltsicht die Psychotherapeuten eventuell hindert, den Weg des Erwachens zu verstehen und sich auf ihn einzulassen. Für sie wäre der Weg des Erwachens der übergeordnete gemeinsame Rahmen, in den sich das psychotherapeutische Arbeiten eingliedert.
- Sie fragen sich, ob psychotherapeutische und buddhistische *Vorgehensweisen* wirklich kompatibel sind. Um ein Beispiel zu geben: Ist therapeutische Arbeit, die über das Begriffliche läuft, kompatibel mit meditativer Geistesschulung, in der das begriffliche Denken losgelassen wird?
- Möglicherweise sind die *Anliegen* der Psychotherapie und des buddhistischen Weges konträr? Ein Beispiel: Während es in der Therapie um temporäres Glück und Ich-Stärkung gehen mag, wird auf dem buddhistischen Weg mehr auf das letztendliche Glück und die Auflösung der Ich-Illusion Bezug genommen.
- Es könnte passieren, dass sich die *Prioritäten* verschieben und Schüler den Weg des Erwachens aufgeben, weil sie der psychotherapeutischen Arbeit den Vorzug geben. Dadurch verzögert sich die Arbeit an existentiellen Fragen und mit tieferen Schichten des Seins. Ein Beispiel für solch eine tiefere Arbeit wäre die

Vorbereitung auf den Tod durch das Gewahrwerden der Unbeständigkeit und des bedingten Entstehens aller Phänomene und durch die befreiende Erkenntnis der Natur des Geistes.
- Manche buddhistische Lehrer sehen keine *Notwendigkeit* für ein Zusammenwirken. Sie gehen davon aus, dass die buddhistische Lehre – wenn man sie nur richtig versteht und anwendet – allen Herausforderungen des Lebens genügt und keine Ergänzung durch Psychotherapie braucht.

Auch einige Psychotherapeuten äußern Vorbehalte:
- Sie haben Bedenken wegen spirituell verbrämter Verdrängungs- und Fluchttendenzen: Ein spiritueller Weg, der zum Ausweichen vor schwierigen Themen benutzt wird, könnte eine wirksame psychotherapeutische Arbeit unmöglich machen.
- Sie fragen sich, ob Psychotherapeuten und buddhistisch Lehrende über die gleichen Themen sprechen und sich in der Tiefe verstehen können. Denn Begriffe wie Verdrängung, Übertragung, Gegenübertragung, Ich-Stärke, Grundvertrauen, Persönlichkeitsanteile, Charakter, Trauma, neurotische Muster, um nur einige zu nennen, haben keine direkt erkennbare Entsprechung in der buddhistischen Terminologie. Besonders die in der Psychotherapie angestrebte Ich-Stärkung steht im vermeintlichen Widerspruch zum Auflösen der Ich-Bezogenheit als erklärtem Ziel des buddhistischen Weges.
- Psychotherapeuten haben manchmal das Gefühl, in buddhistischen Kreisen mit Skepsis betrachtet und in ihrer Kompetenz nicht geschätzt zu werden. Sie bekommen von zum Teil unerfahrenen Personen zu hören, ihre Methoden seien kontraproduktiv für den Weg des Erwachens, ohne dass dabei differenziert hingeschaut würde – fast so, als sei therapeutische Arbeit verlorene Zeit für jemanden auf dem buddhistischen Weg.

Was auf beiden Seiten schwierig ist:

- Um eine Integration weit gefächerter Kompetenz zu ermöglichen, wäre es nötig, dass sich Therapeuten verschiedener Schulen einbringen in den Austausch mit den buddhistischen Lehrern. Es ist aber durchaus nicht selbstverständlich, dass sich Psychotherapeuten verschiedener Therapierichtungen untereinander austauschen. Noch immer gibt es Gräben zwischen den Schulen wie Verhaltenstherapie, Psychoanalyse, Gestalttherapie, jungianische Tiefenpsychologie, humanistischen Ansätzen wie Focusing und dergleichen. Die Distanz, zu der die langjährigen Abgrenzungskämpfe der einzelnen Psychotherapie-Schulen geführt haben, ist nicht leicht aufzulösen, selbst (oder gerade) zwischen verwandten Therapierichtungen.
- Dasselbe Problem ist auch unter buddhistischen Lehrenden zu beobachten: Es ist durchaus ungewöhnlich, Vertreter verschiedener Richtungen in tiefem Austausch miteinander zu sehen, zum Beispiel Lehrer der tibetischen Tradition mit Lehrern der burmesischen, thailändischen oder japanischen Tradition. Viele halten ihre eigene Richtung mit einem gewissen Absolutheitsanspruch für die beste, und zudem gibt es persönliche, methodische, philosophische und historische Gründe, warum man nicht beim anderen Verein mitmacht … Im Rahmen der Ausbreitung des Buddhismus in Asien kam es immer wieder zu heftigen Abgrenzungen, die heute meist schon Jahrhunderte bestehen.

Die Essentielle Psychotherapie hat sich entwickelt, indem wir uns den obigen Fragen gestellt und nach und nach konkrete Antworten auf die geäußerten Bedenken und Schwierigkeiten gefunden haben. Vorgefasste Meinungen wurden aufgeweicht, Identifikationen mit dem Eigenen zurückgenommen und Brücken des Verständnisses geschlagen. Solche Brücken sind leicht zu finden, da es viele Parallelen gibt zwischen den Erkenntnissen der buddhistischen Geistesschulung sowie der westlichen Psychologie und

Psychotherapie. Die Beschreibungen der systematisierten buddhistischen Lehre (Skt. *Abhidharma*), oft buddhistische Psychologie genannt, beruhen auf der sorgfältigen Introspektion von vielen Generationen Praktizierender in verschiedenen Ländern beim Erleben und Befreien der großen Vielfalt menschlicher Geisteszustände – immer mit der Frage: Wie kann der Mensch Heilung und Freiheit inmitten allgegenwärtiger Herausforderungen finden?

Besonders hilfreich im Austausch zwischen Vertretern der Psychotherapie und der buddhistischen Geistesschulung war, stets auf gemachte Erfahrungen Bezug zu nehmen, um so die begrifflichen Unterschiede zu überwinden. Dabei geht es darum, sich unermüdlich auf das Wesentliche auszurichten: Was hilft mir und anderen aus persönlicher Erfahrung, zu tief integrierten Persönlichkeiten heranzuwachsen, die mit großem Nutzen für sich und andere einen Weg der inneren Befreiung, Heilung und des Erwachens gehen? Wo können wir alle – und nicht nur Psychotherapeuten und buddhistische Lehrende – Hand in Hand arbeiten und voneinander lernen zum Wohl derer, die wir und die uns begleiten?

Grundzüge der Essentiellen Psychotherapie

Bei der Essentiellen Psychotherapie handelt es sich um eine buddhistisch orientierte Psychotherapie. Dabei fließen nur die essentiellen buddhistischen Lehren ein; kulturelle und religiöse Aspekte der buddhistischen Praxis werden bewusst nicht einbezogen, um den Ansatz für alle zu öffnen. Wir arbeiten prozessorientiert und unterstützen die individuell unterschiedlichen Wege der Heilung mit Hilfestellungen, die sich auf die Erfahrung im Jetzt beziehen. Als Methoden nutzen wir alles, was beim Auflösen von Leid hilft und mit einem Weg des Erwachens harmoniert. Zusätzlich zur therapeutischen Arbeit in Begleitung eines professionellen Helfers wird großer Wert auf die persönliche Praxis von Achtsamkeit,

Gewahrsein, Herzensöffnung und das Entwickeln tiefen Verstehens gelegt. Es werden nach Möglichkeit tägliche Übungen ausgeführt, die uns – Therapeuten wie Klienten – mit heilsamen Sichtweisen und Geisteszuständen vertraut machen. Dank dieser Übungen, die uns mit der uns innewohnenden Weisheit und Freiheit verbinden, gelingt es, die therapeutischen Fortschritte zu stabilisieren und für einen weitergehenden Weg zu nutzen. Jeder wählt selbst seine Übungen aus. Einige »Klassiker« werden in diesem Buch beschrieben: Gewahrseinspraxis mit Öffnen der sechs Sinne, atembasiertes Kultivieren von Gewahrsein, der Herzatem mit sich selbst und anderen, die Kontemplation der eigenen Prioritäten, natürliches Verweilen frei von Ergreifen und Ablehnen oder die Praxis mit dem Medizin-Buddha.

Wir folgen in der therapeutischen Arbeit, so wie auch die buddhistische Geistesschulung selbst, einem transpersonalen und tiefenpsychologischen Ansatz. Das heißt, die therapeutische Arbeit unterstützt einen Weg der Befreiung aus tiefen emotionalreaktiven Mustern und führt jenseits der »Persona« (ursprünglich: »Maske«) in ein authentisches Sein frei von Schleiern, dessen Erfahrung bei allen Menschen im Wesen gleich und deshalb transpersonal ist. Dabei ist es wichtig, den Blick auf die innewohnenden Qualitäten einer jeden Person zu richten, statt ihre Probleme im Vordergrund stehen zu lassen.

Es geht in erster Linie darum, Qualitäten, hilfreiche Sichtweisen und neue Verhaltensmöglichkeiten zu stärken; die Analyse dysfunktionaler Muster kommt an zweiter Stelle. Eine solche Analyse hat zudem eine größere befreiende Wirkung, wenn dabei bereits auf ein neu gefundenes Selbstvertrauen und alternative Verhaltensmöglichkeiten zurückgegriffen werden kann.

Der tibetische Lehrer Djamgön Kongtrul betonte auf der bereits erwähnten Konferenz, dass »im Herzensgeist des Erwachens (*Bodhicitta*) die Kraft liegt, mit dem Geist anderer zu arbeiten«. Mit Bodhicitta meinte er die Motivation, mit Mitgefühl und Weisheit zum Wohl aller Lebewesen zu wirken und in jedem die erwachten Qualitäten freizulegen. Diese Motivation ist der Motor der Annäherung zwischen westlicher Psychotherapie und Buddhismus. Das folgende traditionelle Gebet wird oft zur Stärkung dieser Einstellung verwendet.

> »Mögen alle Lebewesen glücklich sein und die Ursachen des Glücks besitzen.
> Mögen wir alle frei von Leid und dessen Ursachen sein.
> Mögen wir niemals von wahrer, leidfreier Freude getrennt sein.
> Mögen wir frei von Vorlieben, Anhaften und Ablehnen in großem Gleichmut verweilen.«

Die obigen Zeilen drücken die vier »grenzenlosen Geisteshaltungen« aus: Liebe, Mitgefühl, Freude und Gleichmut. Sie sind für Buddhisten von zentraler Bedeutung, werden aber auch in der westlichen Tradition zutiefst geschätzt und gepflegt. Sie führen in die altruistische Motivation, allen Lebewesen ohne jede Ausnahme zu umfassender Gesundheit zu helfen – das heißt, in ein Erwachen in genau diesen Herzensgeist: Liebe und Mitgefühl gepaart mit tiefer Seinserkenntnis. Dies ist das Herz der buddhistischen Geistesschulung und zugleich das Herz einer buddhistisch orientierten Psychotherapie – ein von Liebe durchdrungenes Gewahrsein.

Therapeuten sind in diesem Zusammenhang Menschen in Heilberufen, die sich selbst auf einem Weg der Heilung befinden und diesen Weg im Rahmen ihrer Kompetenzen mit anderen teilen. Sie haben ihr Leben auf das Entwickeln eines wachen, umfassenden, liebevollen Gewahrseins ausgerichtet und schulen ihren Geist auf vielfältige Weise darin, besonders auch durch Kontemplation und Meditation. Sie widmen sich dem Entwickeln von Liebe, Mitgefühl und Weisheit. Für ihren eigenen Weg, aber speziell auch für ihre Arbeit als Psychotherapeuten, erarbeiten sie sich mithilfe von Lehrern ein Grundlagenverständnis der buddhistischen Lehre.

Die Essentielle Psychotherapie ist eine buddhistisch orientierte

Psychotherapie, die sich noch weiterentwickeln wird und von der sicherlich weitere Formen entstehen werden. Sie berührt alle Bereiche des menschlichen Seins, darunter die verschiedenen Ebenen der Persönlichkeit, der Psychodynamik, der Beziehungen und des Verhaltens wie auch die Ebene des zeitlos-offenen Gewahrseins, auch »Seins-Grund« genannt. Zentrale Methoden der buddhistischen Geistesschulung und Heilung werden in das psychotherapeutische Arbeiten integriert. Methoden, die zur Essenz der buddhistischen Übertragung gehören und mehreren Traditionen gemeinsam sind, werden dabei besonders betont. Dies geschieht im Geiste des Einen Fahrzeugs oder Einen Weges (*Ekayana*), von dem Buddha Śākyamuni in der Lehrrede über die vier Aspekte des Kultivierens von Gewahrsein (Pali: Satipaṭṭhāna-Sutta) sagte:

> »Es gibt nur *einen* Weg ins Erwachen – das Kultivieren von Gewahrsein.«

Therapeutische Schwerpunkte der Essentiellen Psychotherapie liegen in den Bereichen Psychosynthese, Focusing, Imaginationsarbeit nach Phyllis Krystal und Verhaltenstherapie. Es wird bei allem das Gewahrsein des Gesunden geschult, der Blick auf das Gesunde oder Heile. Es handelt sich, in therapeutischen Begriffen, um ein ressourcenorientiertes Vorgehen, wobei die Essentielle Psychotherapie zusätzliche Ebenen des Erlebens einbezieht, die eher spirituellen Bereichen zuzuordnen sind – vor allem die transpersonale Gewahrseinsebene, die tiefere Potentiale der Heilung aktiviert.

Der Prozess der Heilung ist durch zunehmende innere Freiheit gekennzeichnet. Freiheit ist nur möglich auf der Basis bewussten Wahrnehmens, Abwägens, Entscheidens und Handelns. Der eigene Prozess und auch die Arbeit mit Klienten werden erheblich wirksamer, wenn wir uns persönlich in Studium und Praxis einer täglichen Geistesschulung widmen, denn diese wird die notwendigen Entwicklungen in Geistesruhe, Motivation und Sichtweise ermöglichen. Meditationsmethoden müssen geduldig über lange Zeit regelmäßig geübt werden. Sie tragen entscheidend zur persönlichen Entwicklung des Therapeuten bei und haben einen großen Einfluss auf die Therapie, doch ihre direkte Anwendung bei Klienten beschränkt sich auf einfache Formen. Eine vertiefte Anwendung der Methoden des buddhistischen Geistestrainings bleibt stets dem eigenen, persönlichen Weg des Erwachens vorbehalten.

Die Essentielle Psychotherapie bezieht wesentliche Anregungen aus der buddhistischen Lehre. Sie hält sich dabei an die *Essenz* des buddhistischen Erfahrungsschatzes und verzichtet auf die *Formen* buddhistischer Praxis, die sich in den verschiedenen Ursprungsländern entwickelt haben. Es wird auf buddhistische Texte Bezug genommen, ohne selbst zum Buddhisten mutieren zu müssen. Es geht darum, den herausfordernden Weg zu gehen, mit den befreienden Wahrheiten selbst verbunden zu sein, ohne sich abgrenzen zu müssen: »Ich bin jetzt das und nicht mehr das. Ich bin jetzt Buddhist und nicht mehr Christ.« Auf diese Weise Grenzen zu ziehen tut im Herzen weh, weil es in weitere Anspannung führt. Wir begeben uns in Spannung zu Menschen, die sich anders nennen, aber vielleicht dasselbe wollen und auf derselben Suche sind. Das Herzenstor sollte immer offen bleiben.

Innerhalb der buddhistischen Traditionen gibt es zwei etwa gleich bedeutende Strömungen, die beide innerhalb der Essentiellen Psychotherapie berücksichtigt werden. Die Praktizierenden des südlichen Buddhismus in der »Schule der Älteren« (*Theravada*) streben danach, auch wenn sie während ihres Lebens anderen auf vielerlei Weise helfen, bei ihrem Tod vollständig aus dem Daseinskreislauf auszusteigen. Sie wünschen sich ein möglichst rasches Ende der Wiedergeburten. Die zweite Strömung sind die Praktizierenden des »Großen Fahrzeugs« (*Mahāyāna*) des nördlichen Buddhismus, die auf der Basis eines erwachten Verständnisses des Seins bereit sind, immer wieder Geburt anzunehmen, bis alle Lebewesen aus dem Leid befreit sind. Sie praktizieren einen wiederholten, freien Wiedereinstieg in den Daseinskreislauf. Wichtig bei beiden ist, dass wir uns jetzt als selbstgewählte Aufgabe immer wieder mitfühlend auf das Leid in uns und anderen einlassen und darin den Weg der Heilung oder Befreiung gehen.

Teil eins:

Buddhistische Geistesschulung in der Psychotherapie

Emotionale Schleier und belastende Emotionen

Wir kennen wohl alle die kreisenden Gedanken, derer wir gewahr werden, sobald wir äußerlich zur Ruhe kommen oder meditieren, unser »Hamsterrad«. Ein Reiz führt zu einem Gedanken, und dieser löst eine Kette von Assoziationen aus, die Gedanken spinnen sich weiter. Gedanken können aus einem Gefühl heraus entstehen und auch Gefühle erzeugen. Das alles läuft meist relativ automatisch ab.

Wenn wir die Gedanken, Gefühle und Assoziationen wahrnehmen, können wir den Prozess beeinflussen. Doch wie geht das – besonders was die verwickelnden Gedanken und Gefühle angeht? Wie können wir besser mit den eigenen Impulsen und Emotionen umgehen? Wir möchten, dass sie uns und andere weniger belasten, und suchen größere innere Freiheit – besonders dort, wo wir hartnäckigen Mustern begegnen.

Es scheint, wir brauchen dreierlei, um mit unseren emotionalen Mustern aufzuräumen:

- Die emotionalen Muster erforschen: ihre Auslöser, ihre tieferen Ursachen, ihre Auswirkungen und ihre wahre Natur.
- Die Motivation finden und stärken, möglichst vollständig aus ihnen auszusteigen.
- Wirksame Vorgehensweisen kennenlernen und üben, die uns zunehmende emotionale Freiheit und Selbstbestimmung ermöglichen. Dafür braucht es emotional befriedende Lösungen für unsere emotionalen Grundthemen.

Buddhistische LehrerInnen gehen dieses Thema meist aus der prinzipiellen, grundlegenden oder universellen Perspektive an. Die eigene persönliche Erfahrung liefert hierbei den nötigen »Stoff«, um die grundlegenden Mechanismen zu verstehen, die für alle gleich sind. In der Psychotherapie hingegen geht es vor allem darum, die individuell wirkenden Mechanismen zu verstehen; das Vorgehen orientiert sich eher an der individuellen Erfahrung. Aber auch hier setzt sich allmählich ein Bild allgemeiner Wirkprinzipien zusammen, die in ähnlich gelagerten Menschen gleichermaßen zu beobachten sind.

Wir können aus der Vogelperspektive grob in belastende und hilfreiche Emotionen unterscheiden. Hier in diesem Buch wird es zunächst stärker um die belastenden Emotionen gehen, die das Herz eng machen, wie Angst, Wut, Stolz, Eifersucht, Verlangen, um nur die wichtigsten zu nennen. Hilfreiche Gefühle, die das Herz öffnen, wie Freude, Dankbarkeit, Mitgefühl und dergleichen, gehören in den Bereich der heilenden Geisteskräfte und Gegenmittel. Sie spielen eine wichtige Rolle als Ressourcen, die wir aktivieren können, um aus den Bahnungen durch belastende Emotionen herauszufinden – aber sie sind für gewöhnlich nicht gemeint, wenn in diesem Buch verkürzt von »Emotionen« gesprochen wird.

Eigentlich steht hinter jeder belastenden Emotion ein gesundes Bedürfnis, wie zum Beispiel nach Frieden oder Schutz. Auch der Wunsch, geliebt zu werden und zu lieben, verbunden mit dem Bedürfnis nach Nähe, Wärme, Austausch und Einbindung, sind ganz im Zentrum unseres Strebens. Wir sehnen uns nach Lebendigkeit und Fluss.

Eine vordringliche Aufgabe bei hartnäckigen emotionalen Mustern ist, die wahren Bedürfnisse hinter unseren Gefühlen zu identifizieren und echte Antworten und Lösungen zu finden. Eigentlich geht es immer um die menschlichen Grundthemen von Freiheit, Liebe und Freude, wir suchen nach wirklichem Frieden, nach Abrundung, Harmonie und Sicherheit… All das lässt sich auch als das Streben nach authentischem Sein oder »Erwachen« beschreiben.

Begleitend zu den Bedürfnissen steht hinter jeder belastenden Emotion eine Angst – und auch sie will gesehen und angenommen werden. Wenn wir uns um diese Befürchtungen auf angemessene, gute Weise kümmern und sie beantworten, können sie sich entspannen.

Die buddhistische Geistesschulung dreht sich von A bis Z um das Auflösen von belastenden Emotionen. Erwachen ist definiert als die Befreiung von den *kleśa* – der Sanskrit-Ausdruck für belastende Emotionen, auch nicht-heilsame Geisteszustände genannt. *Kleśa* bedeutet eigentlich »Gebrechen«. Wir sind durch eine belastende Emotion wie behindert, das heißt nicht frei in unserem Ausdruck und Handeln. Sie schränkt, solange sie nicht auf den Weg gebracht wurde, den Ausdruck unseres erwachten Potentials ein, sie verringert unser Glück, unsere Freiheit und Liebesfähigkeit. Durch und durch Erwachte haben sich aus diesen Einschränkungen befreit. Ein Buddha (Tib. *sangs rgyas*) wird in der tibetischen Tradition definiert als jemand, der alle Schleier gereinigt (*sangs*) und alle Qualitäten entfaltet hat (*rgyas*).

Es gibt zwei Arten von Schleiern: die emotionalen Schleier und die Gewahrseinsschleier. Die emotionalen Schleier sind Geisteszustände, die auf mangelndem Gewahrsein sowie Anhaften und Ablehnen beruhen. Gewahrseinsschleier sind die subtilen Folgen mangelnden Gewahrseins, die zu einer tiefen Realitätsverzerrung führen. Alle Schleier sind *kleśa* – Behinderungen unseres Potentials. Sich aus aller Verschleierung zu befreien ist das zentrale Anliegen des buddhistischen Weges – zusammen mit dem gleichzeitigen Entfalten der Qualitäten des erwachten Seins.

Schleier machen den Geist unklar, bewirken emotionale Verwirrung, erzeugen enge Geisteszustände und verhindern das Entfalten unserer innewohnenden Qualitäten. Das gilt nicht für Gefühlsregungen wie Freude, Dankbarkeit, Liebe, Mitgefühl und dergleichen, die im Gegenteil den Geist klarer machen, emotionale Verwirrung reduzieren, den Geist weiten und das innewohnende Potential zur Entfaltung bringen. Sie führen ins Erwachen und bewirken das Wohl aller Lebewesen.

Der Begriff »belastende Emotion« (*kleśa*) bezieht sich auf die unklaren, aufgewühlten, engen Geisteszustände, die aus dem dualistischen Haften, der Wurzel aller Emotionen, entstehen. Er umschließt alles, was den Geist verdunkelt oder aufwühlt und so verhindert, die Wirklichkeit erkennen zu können.

Emotion bedeutet ursprünglich »in Bewegung kommen« und »aufgewühlt sein«[5] – sie ist eine aufwühlende Bewegung unseres Geistes. Dies entspricht der buddhistischen Sichtweise: Emotionen werden dort als Geistesbewegungen verstanden, die als getrennt erlebt und unter Bezug auf ein vermeintliches »Ich« ergriffen und für wichtig gehalten werden. An die anfängliche Geistesbewegung, den ersten Stimulus, heften sich Bewertungen, Hoffnungen und Befürchtungen, die diese momentane Bewegung aufbauschen und aus ihr eine emotionale Welle machen. Belastende Emotionen sind also »geistige Bewegungen, die das Bewusstsein verschleiern und Leid erzeugen«.

Emotionen im *weitesten* Sinne sind alle Geistesbewegungen, die unsere gefühlte Welt gestalten. Dabei unterscheidet die buddhistische Lehre ein glückbringendes Gestalten von einem leidauslösenden Gestalten. Freude, Dankbarkeit, authentische Liebe, Vertrauen und dergleichen »heilsame Gestaltungen« verursachen keine Blockaden und kein Leid. Sie sind heilende Ressourcen und bewirken, dass wir im Fluss sind, frei von Fixierungen, mit offenem Herzen und weitem Geist.

Es erscheint wichtig, unterscheiden zu lernen, was heilsam ist und was nicht. Das ist keine bewertende Unterscheidung, sondern reine Beobachtung: Nicht-Heilsames bewirkt Leid, während Heilsames Glück bringt. Verschiedene Emotionen unterscheiden sich in ihren Auswirkungen, auch wenn sie alle das-

---

5 Das Wort *Emotion* für Gefühl, Gemütsbewegung oder seelische Erregung entstammt dem französischen *émotion* mit dem Verb *émouvoir* (bewegen, erregen) und dem lateinischen *emovere* (herausbewegen, emporwühlen). Emotionen, die sprachlich als Ausrufe, Wünsche oder Befehle ausgedrückt werden, nannte Anton Marty *Emotive* (lat. *e-motus* für dt. *herausbewegt, erschüttert*).

selbe grundlegende Wesen haben und emotional alle einen Sinn haben.

Emotionen sind nur dann belastend, wenn sie mit einer vermehrten inneren Spannung einhergehen. Die emotionale Anspannung lässt sich auf einen in der Tiefe wirkenden Mechanismus zurückführen: das Auftrennen des Erlebens in ein erlebendes »Ich« und ein erlebtes »Anderes«, in Subjekt und Objekt. Dabei entsteht das Gefühl: »Ich« erlebe »das« – das Subjekt erlebt sich in Beziehung zu einem Objekt. Das ist mit Dualität oder dualistischer Fixierung gemeint. Auch sie beinhaltet bereits ein gewisses Maß an Anspannung, ganz im Unterschied zum Erleben der Ganzheit einer Erfahrung.

Aus dieser dualistischen Grundhaltung wird schnell, je nachdem ob die Erfahrung angenehm oder unangenehm ist, »Ich will das« oder »Ich will das nicht«. Dieses dualistische Grundmuster mit nachfolgendem Ergreifen oder Ablehnen ist nach buddhistischer Auffassung die Quelle aller belastenden Emotionen. Wir haben es im Grunde nur mit einer einzigen Emotion zu tun: dem Festhalten an einem vermeintlich getrennt vom Objekt existierenden Subjekt, oft verkürzt »Ich-Anhaften« genannt. Dieses zugrunde liegende dualistische Muster wird verschiedentlich Unwissenheit, Verblendung oder besser »mangelndes Gewahrsein« genannt. Eine belastende Emotion entsteht, wenn es das Gefühl eines Ichs gibt und das Gefühl von etwas anderem, das als getrennt vom Ich erlebt wird. Ein vermeintliches Zentrum des Erlebens, das sogenannte Subjekt, fixiert ein vermeintlich getrenntes Objekt, und so entstehen aus mangelndem Gewahrsein Wut, Stolz, Begierde, Eifersucht und all die anderen Emotionen, je nach Art des Anhaftens und Ablehnens.

Viele Menschen gehen davon aus, dass Emotionen aufgrund des Kontakts mit einem äußeren Objekt entstehen. Weil ich zum Beispiel die Tasse mit Tee hier vor mir stehen sehe, habe ich Lust oder keine Lust, Tee zu trinken, also Zuneigung, Abneigung oder Gleichgültigkeit. Wir denken, Emotionen würden aufgrund von

Situationen entstehen. Aber selbst wenn wir völlig ruhig und ungestört dasitzen, zeigen sich jede Menge Emotionen, obwohl wir nichts tun und nichts um uns herum passiert: Wut taucht auf, Begierde taucht auf, Stolz, Eifersucht und die Impulse des Nicht-gewahr-sein-Wollens. Es *bedarf* keiner äußeren Auslöser für das Entstehen einer aufwühlenden Emotion, auch wenn diese natürlich stimulierend wirken können.

Beim Meditieren merken wir, wie Emotionen auch ohne erkenntliche Ursachen und Auslöser auftauchen. Buddhistische Meister erklären dies mit dem Wirken emotionaler Muster (Tib. *bag chags*, Skt. *vāsana*). Es sind die Auswirkungen früherer Handlungen, Gedanken und Gefühle, die unterschwellig nachwirken und unser Erleben beeinflussen – die unbewussten Kräfte, auch *karmische* Wirkkräfte genannt. Sie zeigen sich wie Samen, die zu keimen beginnen und zur Erdoberfläche durchbrechen, sobald die Bedingungen dafür günstig sind. Diese karmischen Kräfte sind unterschwellig in unserem Geist aktiv, meist ohne dass wir ihrer gewahr wären, und färben unsere Wahrnehmung von Situationen. Erst wenn wir mal nicht mit anderem beschäftigt sind und den Blick nach innen richten, werden sie bewusst wahrgenommen.

Emotionale Reaktionen hinterlassen Spuren in unserem Geist, die ein zukünftiges ähnliches Reagieren begünstigen, woraus mit der Zeit ein Muster entsteht. Solche Muster haben sich tief eingeprägt und sind ständig aktiv – einige sind wie innere Autobahnen oder Schienen. Dies wird besonders deutlich in der Meditation, wenn wir unabgelenkt dem Geist Raum geben. Karmische Tendenzen werden von selbst aktiv – in unregelmäßiger Reihenfolge und ohne dass zunächst eine innere Logik zu erkennen wäre. Sobald wir etwas Raum geben, zeigen sich unaufgelöste karmische Kräfte in Form von vielerlei Gedanken, Bildern oder Gefühlsschwankungen, die unvermittelt aufsteigen. Sie zeigen sich wie von alleine, zum Beispiel während der Meditation oder beim Ausruhen, aber sie sind auch sonst unaufhörlich aktiv.

Wir können sagen: »Eine Emotion ist eine Geistesbewegung, die aufgrund von Anhaften oder Ablehnen mit einer starken Energie geladen ist.« Wir selbst sind wie ein energetisches Feld, in dem emotionale und viele andere Kräfte wirken. Die darin erkennbaren emotionalen Muster und Gewohnheiten sind das, was mit karmischen Neigungen gemeint ist. Erfahrungen der Vergangenheit haben Neigungen und Muster in unserem Geistesstrom erzeugt. Diese produzieren Assoziationen, Interpretationen, Bilder und Gedanken. Was wir früher gefühlt, getan, gesagt und gedacht haben, bestimmt, was wir jetzt fühlen und denken und wie wir auf Situationen reagieren – also wer wir jetzt sind, Charakter und Persönlichkeit. »Persönlichkeit« ist die Folge vergangener Erfahrungen in Verbindung mit entfalteten Qualitäten. Wie wir denken, wovon wir uns angezogen oder abgestoßen fühlen, was für Meinungen wir haben, woran wir uns erinnern, kurz: unsere Sicht der Welt ist Ausdruck von karmischen Tendenzen. Karmische Sicht gestaltet die Persönlichkeit.

Unsere karmische Sicht spiegelt wider, ob wir in der Vergangenheit viele ich-bezogene oder viele mitfühlende Handlungen ausgeführt haben. Sie spiegelt, wie wir in der Vergangenheit gefühlt, gedacht und gehandelt haben. Hierbei ist Vergangenheit nicht beschränkt auf dieses Leben. Wenn wir auf das Wohl aller bezogen waren, dann werden wir die Spuren hiervon heute in unserer Haltung wiederfinden. Wenn wir hingegen stark auf uns selbst bezogen waren, wird unsere jetzige Persönlichkeit die Spuren dieser Ich-Bezogenheit zeigen. Wie wir heute sind, ist ein Spiegel unseres bisherigen Seins. Angesichts unserer emotionalen Muster können wir unsere Vergangenheit erahnen.

Diese Beschreibung dürfte jemanden, der mit den tiefen Prägungen durch biografisch weit zurückliegende Ereignisse vertraut ist, kaum erstaunen. Der einzige Unterschied zur modernen Psychologie besteht im betrachteten Zeitraum, denn die buddhistische Sicht zieht auch das Weiterwirken von Erfahrungen aus früheren Leben in Betracht. Karmische Prägung beginnt weit vor diesem Leben und geht weit über dieses Leben hinaus.

Der Prozess des Reinigens emotionaler Schleier

Wenn wir entspannen und die Geistesbewegungen einfach so lassen, wie sie sind, dann steigt ein Gedanke nach dem anderen auf und macht dem nächsten Erleben Platz. Wenn wir in diesem »Entstehen und Vergehen« gewahr bleiben und nicht emotional reagieren, handelt es sich um einen Prozess »karmischer Reinigung«: Karmische Muster und Prägungen führen zu Geistesbewegungen, die sich aber erschöpfen, weil sie dank wacher Bewusstheit nicht weiter genährt werden. Beim entspannten Meditieren lernen wir genau das: nicht auf die Gedanken und Emotionen zu reagieren, sondern gewahr zu sein und inneren Raum zu geben, in dem sie verpuffen oder auslaufen können. Im Nicht-Haften kann sich das augenblickliche Karma auflösen, und auch die karmische Neigung, immer wieder genau solche Gedanken und Emotionen hervorzubringen, wird geschwächt.

Geistesbewegungen sind emotional besetzt, und zwar in dem Maße, wie wir sie als angenehm oder unangenehm bewerten. Gedanken, Bilder, Sinneseindrücke usw., die wir weniger wichtig nehmen, haben für uns nicht denselben emotionalen Stellenwert. Weil wir sie anders bewerten, erzeugen sie keine emotionalen Kettenreaktionen. In der Meditation lernen wir, Geistesbewegungen weiterfließen zu lassen, ohne zu bewerten – auch Emotionen werden angenommen, ohne zu bewerten, und das Erleben fließt weiter. Geistesbewegungen als erwünscht und unerwünscht zu bewerten ist wie ein Gaspedal für das emotionale Karussell. Dieses »Haften« (Bewerten, Für-wichtig-Halten) ist der Motor aller Emotionen.

Das emotionale Ergreifen von Geistesbewegungen führt zu einer Verkettung mit zunehmender emotionaler Verwicklung. Zuerst war da nur ein Gedanke, an den sich nun ein zweiter hängt, der zu einem dritten führt – sie alle kommentieren, bewerten usw. das Vorhergehende. Was zunächst ein einzelner Gedanke war, wird zu einer Gedankenkette, die zusätzlich noch Erinnerungen, Ängste, Wünsche und dergleichen auslöst – und das Ganze verknäult, verdichtet und verknotet sich immer mehr. Wenn wir hineinschauen in ein solches Knäuel, das wir zum Beispiel Eifersucht nennen, so entdecken wir viele Geistesbewegungen (vergleichende, bewertende, befürchtende Gedanken, Assoziationen, Erinnerungen, Bilder und dergleichen), die an dieser Emotion Anteil haben.

Wenn wir Gedanken lassen können, wie sie sind, und »loslassen« – auch wenn wir schon mitten in der vollen Verwicklung sind –, dann entsteht ein Freiraum, die Kette bricht ab. Wir lassen uns nicht hineinziehen ins Reagieren, identifizieren uns nicht, sondern bleiben bewusst und treffen bewusste Entscheidungen, wie: »Ich möchte eine Grenze ziehen«, oder: »Ich möchte mitfühlend handeln und freigiebig sein«. Der Freiraum ermöglicht die Wahl.

Bewusste Entscheidungen sind der Situation angemessener als emotionale Reaktionen, die Ausdruck von Ich-Bezogenheit sind. In der Emotion haben wir kaum Freiheit. Freiheit ist dort, wo wir einen Handlungsspielraum haben und diesen auch nutzen. Wer fixiert, hat keinen Spielraum – wie ein Affe, der gefangen werden kann, wenn er die lockende Banane hinter den Stäben nicht loslässt. Man schreit uns an, und je nach Charakter reagieren wir entweder eingeschüchtert oder aggressiv. Emotionale Reaktionen sind leicht vorhersehbar! Um sich freizumachen aus dem vorhersehbaren Reagieren und in ein bewusstes, freieres Handeln zu finden, braucht es kontinuierliches Üben im nicht-identifizierten Fließen mit allem, was auftaucht.

Da haben wir verschiedene Möglichkeiten: Zunächst können wir schädliche Handlungen aufgeben und so weniger Tumult durch verstrickendes Handeln erzeugen. Wir schauen zudem, dass wir den ersten emotionalen Gedanken bemerken, annehmen und ziehen lassen. Sind wir bereits in emotionaler Verwirrung, dann greifen wir auf Methoden zurück, die den Geist beruhigen und Gegenmittel zur Anwendung bringen. Wir können zudem in die Natur der Gedanken schauen. Wenn das alles nicht möglich ist, können wir zumindest eine Grenze ziehen und sagen: »Bis hierhin, aber nicht weiter.« Es gibt viele Möglichkeiten, emotionale Kettenreaktionen zu unterbrechen. Mitgefühl ist eine der besten, denn es führt schnurstracks aus der Ich-Bezogenheit heraus.

Den meisten Menschen erscheint es völlig normal, ich-bezogen zu sein. Auch ich hatte früher nichts an der Trennung in »ich« und »das andere« auszusetzen. Ich hielt den Beobachter, der alles prüft und beurteilt, für sinnvoll. Wo ist das Problem? Nun, das Problem ist, wie bereits angedeutet, dass die dualistische Auftrennung des Erlebens, ohne dass wir es bemerken, die Quelle von dauernder Anspannung in unserem Geist ist, der Nährboden aller belastenden Emotionen.

Diese Grundspannung ist immer gleich: ich und meine Gedanken; ich und was ich haben kann oder was ich nicht bekommen kann; ich, der nicht aufhören kann, zu benennen und zu bewerten. Diesen Spannungszustand, auch wenn er uns völlig normal und vielleicht sogar angenehm erscheint, nennen wir Saṃsāra, den Kreislauf des Leidens. Saṃsāra bezeichnet die dualistische Art zu erleben, während Nirvāṇa für ein Erleben frei von dieser Ich-Bezogenheit steht, frei von dieser subtilen Anspannung. Nirvāṇa ist die Dimension einfachen Seins in völliger Öffnung, ohne künstliche Trennung zwischen Ich und meinem Erleben. Anspannung und Festhalten untergraben die Freude und das Glück. Kaum bin ich glücklich, schleicht sich die Befürchtung ein, dass es bald vorbei ist oder dass etwas kommt, das mein Glück zerstört – und schon ist das Gefühl des Glücklichseins vorbei.

Wie finden wir nun aus unserem Sein voller Festhalten in ein glückliches, freies Sein in Offenheit und Liebe? Das ist zugegebenermaßen die Arbeit eines ganzen Lebens oder vielleicht mehrerer. Vermutlich haben wir diese Arbeit bereits begonnen, und es geht nun darum, Emotionen besser zu verstehen und unseren

Geist geschickter zu nutzen, um jede Situation zu einem Weg des Erwachens zu machen.

Die Grundemotionen

Aus buddhistischer Sicht gibt es eine einzige Grundemotion, aus der alle anderen entstehen: der Impuls, nicht gewahr sein zu wollen, das heißt wegzuschauen, nicht hinzufühlen. Dies wird auch »Unwissenheit« genannt oder »mangelndes Gewahrsein« – nicht der wahren Natur des Erlebens gewahr zu sein. Es beinhaltet oberflächliches, flüchtiges Wahrnehmen, ein Grundmerkmal der Ich-Bezogenheit, und die Unkenntnis der freien, nondualen Natur des Geistes.

Wir können auch von zwei Grundemotionen sprechen: Anhaften und Ablehnen oder anders ausgedrückt: Habenwollen und Nicht-Habenwollen. Darin sind ebenfalls alle Emotionen enthalten. Man hält an etwas fest oder weist etwas von sich.

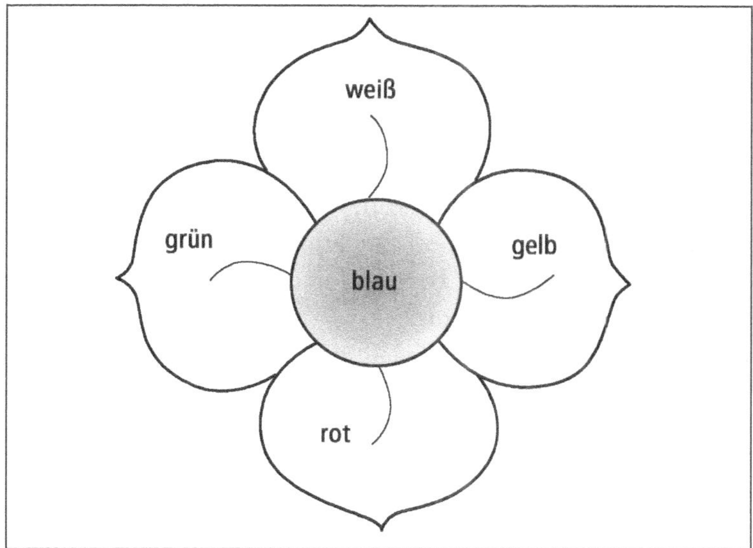

Dann können wir auch von drei Emotionen sprechen: Nichtwahrnehmen-Wollen, Anhaften und Ablehnen. Der Abhidharma, die Zusammenfassung der buddhistischen Lehre, nennt ebenfalls diese drei – Unwissenheit, Begierde und Wut –, gefolgt von Stolz (Identifikation), neurotischen Zweifeln und hinderlichen Anschauungen. Diese sechs grundlegenden nicht-heilsamen Geisteszustände verhindern laut dem Buddha das Erwachen oder wahres Erkennen.

Wir werden uns jedoch im Rahmen dieses Buches einer Darstellung von fünf Grundemotionen bedienen, wie sie im tantrischen Buddhismus, dem Vajrayāna, zu finden ist. Dabei bildet mangelndes Gewahrsein das Zentrum (blau), und die Folgen dieses mangelnden Gewahrseins – Wut, Stolz, Begierde und Eifersucht, weiß, gelb, rot und grün – sind im Kreis darum herum angeordnet.[6] Sie bilden das Maṇḍala oder Kraftfeld emotionaler Verdunkelung.

Erkenntnis der Natur unseres Geistes befreit von mangelndem Gewahrsein. Dadurch zeigen sich diese Emotionen als das erwachte Maṇḍala der fünf Aspekte zeitlosen Gewahrseins, das reine Bewusstsein, das die eigentliche Natur aller Emotionen ist. Was heute das Maṇḍala des Ich-Anhaftens oder Saṃsāras ist, manifestiert sich dann als das Maṇḍala erwachter Bewusstheit – das Gewahrsein des Raumes der Phänomene (statt Unwissenheit) im Zentrum, umgeben von seinen vier Hauptaspekten: dem spiegelgleichen Gewahrsein (statt Wut), dem Gewahrsein der Gleichwertigkeit aller Phänomene (statt Stolz), dem alles unterscheidenden Gewahrsein (statt Begierde) und dem alles vollendenden Gewahrsein (statt Eifersucht).

Wir werden uns mit diesen fünf Grundemotionen befassen

---

6 Neurotische Zweifel und hinderliche Anschauungen gehören zu mangelndem Gewahrsein. Eifersucht kommt in diesem System als zusätzliche Grundemotion hinzu; sie gehörte beim Buddha ursprünglich zu den sekundären belastenden Emotionen.

und auch Angst und Schuldgefühle näher anschauen. Angst ist im Abhidharma keine Emotion für sich, da sie sich mit jeder anderen Emotion verbindet und quasi allgegenwärtig ist, wie das mangelnde Gewahrsein, dessen emotionaler Ausdruck sie ist.

So wie mangelndes Gewahrsein als die Quelle aller Emotionen betrachtet wird, so wird das zeitlose, nonduale Gewahrsein als die Quelle aller Formen erwachten Gewahrseins beschrieben. Es gibt nur *ein* erwachtes Gewahrsein, das wie ein Diamant viele Facetten hat. Wenn einer der Aspekte des zeitlosen Gewahrseins verwirklicht ist, sind alle verwirklicht. Und so, wie es das erwachte Gewahrsein nicht ohne seine verschiedenen Facetten gibt, gibt es auch keine Emotion ohne die subtile Präsenz der anderen. Wo mangelndes Gewahrsein (Unwissenheit) ist, sind auch alle anderen zu finden, und dies gilt genauso für Stolz, Wut usw. Zugleich gilt, dass wenn wir eine Emotion vollständig aufgelöst haben, auch alle anderen bereinigt sind, denn man kann nicht eine Emotion in seiner ganzen Tiefe auflösen, ohne zwangsläufig auch mit allen anderen zu arbeiten. Die Emotion, mit der wir arbeiten, ist übrigens stets die, die sich gerade jetzt zeigt; wir arbeiten immer in der Gegenwart.

Drei Schichten emotionalen Erlebens

Bereits vor zwei Jahrtausenden wurden von buddhistischen Meistern drei Ebenen emotionalen Erlebens beschrieben, von denen uns zumeist nur die beiden ersten bewusst sind:

A. Die aktuell *belastende Emotion* (kleśa, wörtlich »Gebrechen«): ein behindernder, eng machender Geisteszustand, durch den unsere Qualitäten nicht mehr frei fließen; auch emotionale Schleier (kleśa-āvarana) genannt, welche die geistige Klarheit verhüllen.

B. *Gewohnheitsmuster* (vāsana): die latente Neigung, immer wieder auf eine bestimmte Weise emotional zu reagieren, sowie die kognitiven Muster, die als Gewahrseinsschleier das klare Wahrnehmen beeinträchtigen (jñeya-āvarana).

C. *Grundströmungen* (āsava), Triebflüsse: getrieben oder ständig beeinflusst zu sein, von dem Wunsch die eigene Existenz zu bestätigen (Existieren-Wollen) oder zu leugnen (Nicht-existieren-Wollen), sowie von dem alldurchdringenden Wunsch, Sinneserfahrungen machen zu wollen, und dem Hang zu Nicht-Gewahrsein, also die grundlegende Neigung, der vollen Klarheit des Erkennens auszuweichen.

Diese drei Schichten seien kurz am Beispiel einer depressiven Krise erläutert: Die Gefühle, sich wie tot, stumpf oder aufgewühlt und ängstlich zu fühlen, entsprechen der aktuell belastenden Emotion (A). Die Neigungen, sich als ungeliebt, zu nichts nutze, schwach, unfähig, überfordert usw. zu erleben und äußere Erfahrungen in diesem Sinn zu interpretieren, entsprechen dem, was mit Gewohnheitsmuster (B) gemeint ist. Die hierbei deutlich werdenden existentiellen Themen, nicht mehr leben zu wollen, sich nach angenehmen Erfahrungen zu sehnen, jemand sein zu wollen, nicht mehr fühlen zu wollen usw., weisen (C) auf die grundlegenden Strömungen hin, die Existenz zu bejahen oder zu vermeiden, an Sinneseindrücken zu haften und das klare Erkennen zu vermeiden.

Gewahrseinspraxis im Arbeiten mit Emotionen

Bei der Gewahrseinspraxis geht es dementsprechend darum, diese drei Schichten emotionalen Erlebens aufzuspüren und die darin blockierte Energie wieder ins Fließen zu bringen:

- die aktuelle Emotion (Anspannung) wahrnehmen,
- die zugrunde liegenden Muster erforschen und
- die existentielle Dimension des Erlebten aufspüren

und dabei das gesamte Erleben annehmen, verstehen und mit

Gewahrsein durchdringen, bis es wieder ins Fließen kommt. Alle drei Aspekte des Praktizierens mit Emotionen werden mit einer liebevollen Grundhaltung praktiziert. Es gibt nur eine einzige Praxis: liebevolles Gewahrsein! Dazu gehören drei weitere Aspekte von Geistesschulung:

- Achtsamkeit, um unabgelenkte Präsenz und Geistesruhe zu üben,
- Gewahrsein, um Einsicht in die Natur des Erlebens zu finden und die wirkenden Gesetzmäßigkeiten zu verstehen, und
- Liebe und Mitgefühl, um bei allem von einer annehmenden, mitschwingenden und unterstützenden Geisteshaltung erfüllt zu sein.

A. Fünf Schritte beim Arbeiten mit belastenden Emotionen

Das Fünf-Schritte-Modell des tibetischen Meisters Karma Tschagme (achtzehntes Jahrhundert) erscheint besonders hilfreich, um das typisch buddhistische Arbeiten mit Emotionen zu verdeutlichen. Tschagme gab seinem Text den Namen »Der Große Pfau«[7] aufgrund der legendären Fähigkeit des Pfaus, sogar Gift in Nahrung zu verwandeln – sprich: belastende Emotionen in erwachtes Gewahrsein. Er beantwortet darin die Fragen eines Meditierenden: »Was habe ich für Möglichkeiten, mit belastenden Emotionen zu arbeiten, sie auf den Weg des Erwachens zu bringen und mich aus emotionalen Mustern zu lösen?«

Die Antwort der buddhistischen Geistesschulung, wie sie Tschagme zusammenfasst, ist unmittelbar einleuchtend: Wir können (1) unser Gewahrsein einsetzen, indem wir innehalten und der emotionalen Reaktion Einhalt gebieten. Dann können wir (2) mit hilfreichen Mitteln (Antidoten) in das emotional belastende Erleben hineinwirken. Dies wird (3) zusätzlich unterstützt durch das Transformieren unserer Sicht der Emotion und (4) durch das Erkennen der wahren Natur der Emotion. Wenn

---

7 Siehe Gendün Rinpoche: »Der große Pfau – Die Umwandlung der Emotionen im tibetischen Buddhismus«. Ein tibetischer Lama schrieb dem Autor Karma Tschagme Rinpoche, er sei noch nicht in der Lage, die Geistesgifte auf den Weg zu bringen. Tschagme antwortete mit dem »Großen Pfau«. Er streift allerdings die ersten Stufen nur kurz und wird erst ab Stufe drei ausführlicher. Die Kenntnis der ersten Stufen, insbesondere das Lodjong-Geistestraining, setzt er voraus. Erläuterungen finden sich im Lodjong-Sammelband »Der große Weg des Erwachens«.

das gelingt, können wir (5) emotionale Herausforderungen als Weg des Erwachens nutzen.

Gendün Rinpoche, ein tibetischer Meister, unter dessen Leitung wir in Frankreich meditierten, lehrte den Text von Karma Tschagme in öffentlichen Unterweisungen, um einen Überblick über den inneren Weg zu geben. Dieser stufenweise Ansatz beginnt mit grundlegenden Übungen und führt nach und nach in die anspruchsvolleren Praktiken ein. Die fünf Schritte im Umgang mit belastenden Emotionen sind:

1. In der Emotion achtsam innehalten
2. Passende Hilfsmittel einsetzen
3. Eine andere Sicht der Emotion einnehmen
4. Das eigentliche Wesen der Emotion erkennen
5. Belastende Emotionen als Weg nutzen

In der psychotherapeutischen Arbeit üben wir vor allem die ersten drei Schritte: (1) innehalten, schauen und nicht ausagieren; (2) Hilfsmittel einsetzen, die Herz und Geist öffnen, und (3) unsere Wahrnehmung, Sicht und Einschätzung der emotionalen Auslöser erweitern. Das würde zum Beispiel bedeuten, in einer Situation, die starke aggressive Impulse hervorruft, (1) innezuhalten und sie nicht auszuagieren, indem ich zum Beispiel beim Atem bleibe und fühle, was mich da eigentlich wütend macht. (2) In einem weiteren Schritt könnte ich den Herzatem (siehe Seite 269–277) mit dem wütenden Teil meiner selbst praktizieren und dadurch (3) zu einer neuen Sicht der Situation gelangen. Dabei wird mir unter Umständen klar, wie sehr meine eigenen Prägungen (Kindheit usw.) zu dem Übermaß an Wut beitragen, und vielleicht sehe ich auch, welch eine wunderbare Situation dies für das Üben von Selbstmitgefühl und anderen Qualitäten ist, die mir im Leben wichtig sind.

Es ist durchaus auch möglich, (4) unser Verständnis der wahren Natur der Emotionen in die Arbeit mit Klienten einfließen zu lassen und sie zu ermutigen, auf das nicht-fassbare Wesen aller Geistesregungen zu schauen und Vertrauen darin zu fassen, dass sich alle Geisteszustände von selbst wieder auflösen. (5) Der fünfte Schritt würde beinhalten, belastende Emotionen bewusst zu stimulieren, um sie jedes Mal zu durchschauen – aber da muss das Erkennen der wahren Natur der Emotionen erst tief in uns verankert sein, und für gewöhnlich reicht ja bereits die tägliche Dosis Emotionen ohne Extrastimulation …

Die Ursprünge in den Lehrreden des Buddhas

Die eben erwähnten fünf Schritte, die den Weg buddhistischer Geistesschulung im Arbeiten mit Emotionen zusammenfassen, haben vermutlich ihren Ursprung in entsprechenden Aussagen des Buddhas (fünftes Jahrhundert v. Chr.). In einer zentralen Lehrrede zum Wesen der Geistesschulung, dem Sabbasava Sutta, beschreibt der Buddha, dass emotionale Beeinflussungen auf sieben verschiedene Weisen überwunden werden können:

Wir können (1) Emotionen durch *Erkennen* auflösen, was bei Tschagme zu Schritt 4, dem »Erkennen der Natur der Emotion«, zählen würde.

Wir können (2) äußere und innere *Zurückhaltung* anwenden, was bei Tschagme dem »Innehalten« in Schritt eins entspricht.

Wir können (3) einen *sachgemäßen Umgang* mit den Dingen der Welt lernen, (4) uns bei Schwierigkeiten in *geduldigem Ertragen* üben, (5) gefährliche Situationen *vermeiden* und (6) Emotionen *vertreiben* durch das Anwenden von Gegenmitteln, was verschiedene Aspekte des »Anwendens von Heilmitteln« in Schritt zwei sind.

Wir können (7) Achtsamkeit, Wirklichkeitsergründung, Energie, Freude, Stille, Konzentration und Gleichmut *entfalten*, was Schritt zwei, dem gezielten Entfalten von Ressourcen durch Einsetzen von Heilmitteln, und Schritt drei, dem Wandel von Haltung und Sicht, entspricht.[8]

Schritt fünf von Tschagme, »die Emotionen als Weg nehmen«, ist beim Buddha nicht zu finden. Er stammt vermutlich aus der Praxis mit Emotionen im tantrischen Kontext und stellt aus tibetischer Sicht die natürliche Folge der in Schritt vier entwickelten Einsicht dar.

1. Schritt: Innehalten

Die erste Etappe besteht darin, »Stopp!« zu sagen, das heißt, der jeweiligen Emotion Einhalt zu gebieten und sie zu kontrollieren, da ein weiteres Ausagieren unweigerlich zu Leid führen würde. Dieses Innehalten kann subtil sein – ein kaum zu bemerkendes Verlagern unserer Aufmerksamkeit – oder aber ein energisches, durchaus sichtbares Abbremsen einer heftigen emotionalen Reaktion, für das es unseren ganzen Willen braucht.

Mit »Innehalten« ist gemeint, sich beim Anspringen einer emotionalen Reaktion nicht fortreißen zu lassen beziehungsweise

---

8 Originaltext, Majjhima Nikaya 2:4-21: »Für Wissende und für Sehende, sage ich, gibt es ein Versiegen aller *Strömungen* [*Triebflüsse*, die tiefste Schicht emotionaler Schleier, Skt. *sasrava*, Pali *āsava*, Tib. *zag-pa*], aber nicht für Unwissende und jene, die nicht sehen. Welches Wissen und Sehen führt zum Versiegen beziehungsweise Vermehren der Strömungen? Kluges Augenmerk und unkluges Augenmerk. Durch unkluges Augenmerk kommen neue Strömungen auf, und die bereits aufgekommenen nehmen zu. Durch kluges Augenmerk kommen keine neuen Strömungen auf, und die bereits aufgekommenen werden überwunden. Mönche, es gibt Strömungen, die durch *Erkennen* zu überwinden sind. Es gibt Strömungen, die durch *Zurückhaltung* zu überwinden sind. Es gibt Strömungen, die durch sachgemäßen *Umgang* zu überwinden sind. Es gibt Strömungen, die durch *geduldiges Ertragen* zu überwinden sind. Es gibt Strömungen, die durch *Vermeiden* zu überwinden sind. Es gibt Strömungen, die durch *Vertreiben* zu überwinden sind. Es gibt Strömungen, die durch *Entfalten* zu überwinden sind.«

eine bereits laufende emotionale Reaktion nicht weiter fortzusetzen. Der wichtige Punkt hierbei ist, es nicht zuzulassen, sich oder anderen zu schaden. Wir können dies tun, indem wir beispielsweise dreimal bewusst ausatmen, kurz schweigen, die Achtsamkeit in den Körper bringen oder andere Methoden anwenden, mit denen wir etwas Zeit und Abstand gewinnen, um das weitere Verhalten abzuwägen. Dazu gehört auch ein dosierter Rückzug aus der Situation. Was wir versuchen, ist, »einen Fuß in den Türspalt« zu bekommen, bevor uns die Muster weiter mitreißen.

Ich will zum Beispiel gerade jemanden anschreien, sage mir aber in genau diesem Moment: »Halt, stopp! Mach nicht weiter. Das führt nur zu Leid!« Oder ich bin versucht, in Suchtverhalten abzugleiten, und sage mir: »Halt! Lass die Finger davon. Das bringt Chaos und Leid!«

Es geht darum, innezuhalten und zunächst den Auswüchsen der Emotion energisch entgegenzutreten, indem wir sie (das heißt uns) mit Willenskraft bezähmen: »Nein, das reicht, ich werde das nicht tun. Ich werde niemanden verletzen (belügen, betrügen, mich nicht betäuben usw.).« Dafür brauchen wir einen klar etablierten Handlungsrahmen, den wir mit aller Kraft einhalten und stets nach bestem Vermögen respektieren, um Leid zu vermeiden. Wir entscheiden uns, niemanden zu schlagen, unsere Versprechen einzuhalten usw. Wir setzen uns selbstgewählte Grenzen für unsere Arbeit mit den Emotionen, damit wir im Nachhinein nichts zu bereuen haben. Innerhalb dieses Rahmens spielt sich unsere weitere Arbeit mit den Emotionen ab.

Die Grenzen werden individuell verschieden gezogen; jeder muss sie selbst festlegen. Im Dharma vermeiden wir an erster Stelle die folgenden zehn nicht-heilsamen Handlungen. (1–3) Was das körperliche Verhalten angeht, so werden Töten, Stehlen und Fremdgehen aufgezählt – das sind »No-Gos«. (4–7) Als Grundlage für heilsame Kommunikation geben wir verletzende Rede auf sowie Lügen, sinnloses Geschwätz und Verleumdung. Sie nutzen nichts und bringen Leid. (8–10) In Bezug aufs Denken geht es darum, bei emotionalen Gedanken der Habgier, Böswilligkeit und des Festhaltens an nicht zutreffenden Anschauungen innezuhalten und sie nicht weiter zu verfolgen. Ihnen Raum zu geben würde nur bedeuten, sich weiter zu verstricken. Stattdessen schauen wir in die jeweiligen Impulse hinein und versuchen, sie tiefer zu verstehen.

Immer gilt: Innehalten, sobald wir einen solchen Impuls bemerken. Wenn ich in üble Nachrede verfalle, sage ich mir: »Stopp, das wühlt die Emotionen auf, bringt Probleme und zerstört Vertrauen. Finde einen besseren Weg, dich auszudrücken!« Wir begrenzen schädliches, unbesonnenes Reden. Die erste Etappe ist also, sich nicht dem ungezügelten Ausleben der Emotionen hinzugeben. Wohlgemerkt: Wir geben nicht die Emotionen auf, sondern die daraus entstehenden nicht-heilsamen Handlungen.

Eine hilfreiche Vorübung ist, die dafür notwendige grundlegende Achtsamkeit in kleinen Sequenzen einzuüben, die eine bis maximal fünf Minuten dauern. Dabei üben wir uns (wie auf der nächsten Seite beschrieben) im Touch-and-go-Prinzip: das gegenwärtige Erleben kurz wahrnehmen (touch) und uns sofort dem nächsten Erleben zuwenden (go). Gewahrwerden – Annehmen – Fließenlassen. Wir verweilen nur so lange bei einer Erfahrung wie es braucht, sie wahrzunehmen und anzunehmen.

Aus psychologischer Sicht ist dieser erste Schritt des Innehaltens der Beginn einer gesunden »Ich-Stärkung«. Das bewusste Innehalten stabilisiert den Beobachter, führt zu einer ersten Disidentifizierung mit der Emotion, stärkt die Selbstbestimmung, den sogenannten »inneren Piloten«, und hilft zu spüren, was unser eigentliches Anliegen in der jeweiligen Situation ist. Aus freier Selbstbestimmung sagen wir »Stopp!« und schaffen Abstand zu den gewöhnlichen Automatismen. Dabei stoppen wir nicht-heilsame Reaktionsmuster, unterbinden Leid, finden in einen weiteren inneren Raum und sind nicht mehr Spielball der Emotionen. Innehalten ist noch keine Lösung für ein emotionales Muster, sondern nur eine Bedenkpause. Es dient als Basis für ein weitergehendes Erkunden, für das Einsetzen von Methoden und für eine Haltungsänderung, wie sie die Schritte zwei und drei beschreiben und wo ein großer Teil der therapeutischen Arbeit stattfindet.

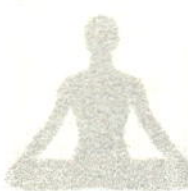

Geführte Meditation zum Innehalten (Übung A.1)

Auch als Einstimmung für eine Therapiesitzung geeignet.

Das Setting dabei ist denkbar einfach. Die Übung kann in jeder Körperhaltung ausgeführt werden: sitzend, stehend, liegend, ja sogar bei leichter Bewegung. Die Sätze sind so formuliert, wie sie von einem Therapeuten oder Meditationslehrer gesprochen würden. Wir können sie auch als Audio aufnehmen und damit üben. Sie kann von jedem geübt werden. Es geht dabei um das Bewusstwerden auf allen Ebenen unseres Seins, das »Öffnen der sechs Sinne«. Zu Beginn einer Therapiesitzung kann solch eine kurze Einstimmungsübung angeboten werden, oder sie dient uns zum Entspannen in einer Pause oder für ein regenerierendes Innehalten zwischen zwei Sitzungen mit Klienten.

Was immer gerade abläuft, schenke ihm deine volle Aufmerksamkeit.
Was erlebst du jetzt gerade?
Du brauchst nichts zu tun. Lasse alles, wie es gerade ist …
Nimm den Körper wahr mit all seinen Empfindungen. Wie ist es im Körper?
Höre die Vielfalt der Geräusche …
Schau. Was da alles zu sehen ist!
Zu schmecken …
Zu riechen …
Was geht in dir vor?
Wie fühlst du dich?
Nimm die geistigen Bewegungen wahr – Gedanken, emotionale Regungen, Bilder, Klänge, Vorstellungen usw. –, ohne dich mit ihnen zu beschäftigen …

Welche Stimmungen sind jetzt gerade spürbar?
Schau, wie sich alles ändert! Siehst du kleine Veränderungen in deinem Erleben?
Den Wandel wahrnehmen, den Strom des Erlebens …
Dahinein entspannen, ins offene, gelöste Sein, völlig bewusst …
Nach einer Weile richte die Aufmerksamkeit auf das aus, was als Nächstes ansteht …
Das Loslassen des einen ermöglicht das Weitergehen ins Nächste …
Gewahrsein. Frei von Haften …

Die Struktur der Meditation ist folgende: Zunächst intensivieren wir unser Bewusstsein für die Empfindungen im Körper, dann gehen wir ins Hören, Sehen, Riechen und Schmecken. Dann weiten wir unsere Aufmerksamkeit aus und nehmen die anderen geistigen Bewegungen hinzu – Gedanken, Gefühle, Bilder usw. –, und schließlich richten wir die Aufmerksamkeit auch auf die geistig-emotionale Stimmung, die im Hintergrund wahrnehmbar ist. Bei allem praktizieren wir dasselbe: *Wahrnehmen – Annehmen – Lassen*. Das ist die Grundhaltung der Meditation: ein nicht intervenierendes, liebevoll-annehmendes Gewahrsein, das zu tieferem Verstehen führt.

Dabei wird deutlich, dass unser Erleben nicht solide ist und keine Substanz hat; es ist in ständigem Wandel, ein kontinuierlicher Strom. Dieses natürliche Fließen des Erlebens wird zeitweilig blockiert durch fixierende Vorstellungen oder allzu angespannte Konzentration. Eine Methode, um wieder freier zu fließen, ist, die vielen kleinen Anzeichen des Wandels wahrzunehmen, die feinen Nuancen des Erlebens, die erfahren lassen, wie lebendig wir sind.

Damit finden wir heraus aus dem, was uns vorher beschäftigt hat, und sind wieder im Fluss – unser Wahrnehmen wird weiter; es umfasst nun wieder alle Bereiche unseres Seins. Diese Erfahrung des erneuten Fließens relativiert das, was uns vorher beschäftigt hat. Sie hilft uns, die vorherigen Erfahrungen hinter uns zu lassen und uns ganz daraus zu lösen. Beansprucht von unserer vorherigen Aufgabe, hatten wir vielleicht vergessen, den Körper wahrzunehmen, haben die Umgebung ausgeklammert und waren nur auf diesen einen Aspekt unseres Lebens konzentriert. Diese kleine Meditation hilft, wieder zu uns zu kommen. Innehalten, fühlen, spüren – und wieder im Fluss sein. Waches Gewahrsein. Das kann sehr erfrischend sein. Bei entspannter Praxis finden wir bald Zugang zu einer inneren Frische. Diese Frische stellt sich umso mehr ein, je konsequenter wir uns beim Meditieren auf das Erleben des Lebendigen ausrichten, wie zum Beispiel die Atemempfindungen oder die Geräusche, ohne sie zu kommentieren und ohne ins begriffliche Denken abzuschweifen.

Als Abschluss dieser kleinen Pausenmeditation richten wir uns auf die nächste Situation aus, frischen die Motivation auf und rufen uns die wesentlichen Punkte, um die es zum Beispiel im nächsten Gespräch geht, ins Bewusstsein.

Die Emotion halten können

Schritt eins – das Innehalten – beinhaltet keineswegs jedes Mal solch eine Meditation wie oben beschrieben. Es geht nur darum, den Blick nach innen zu lenken. Wenn eine starke Geistesregung auftaucht, verleugnen wir sie nicht, sondern halten inne, nehmen sie achtsam wahr, nehmen sie an und verweilen in dem Erleben, ohne die Emotion auszuagieren. Psychotherapeuten nennen das die Fähigkeit, »eine Emotion halten zu können«. Dafür braucht es einen gewissen Mut, in der zumeist unangenehmen Erfahrung zu bleiben, ohne sie nach außen strömen zu lassen und auszuagieren. Auch aus Dharma-Sicht ist das primäre Anliegen, nicht von der Emotion oder dem Affekt fortgerissen zu werden. Gemeint sind die stärkeren Ausprägungen des Anhaftens und Ablehnens, wie Gier, Ärger, Eifersucht, Wut, Stolz, Angst und ihre vielfältigen Kombinationen. Diese Affekte vernebeln unseren

Geist, die Klarheit unserer Wahrnehmung nimmt ab, und unser Urteilsvermögen ist getrübt. Wenn wir da nicht innehalten und für mehr Klarheit sorgen, werden wir vermutlich Dinge sagen oder tun und Entscheidungen treffen, die wir bei klarem Geist bedauern.

Denken wir nur an eine heftige Emotion wie Wut: Bevor ich mich fortreißen lasse und schreie, beleidige, zuschlage oder innerlich verwünschende Gedanken habe, gilt es »Stopp!« zu sagen und innezuhalten. Wir müssen diesen Prozess unterbrechen, der unweigerlich zu noch mehr Leid führt. Wir wollen es irgendwie schaffen, in eine entspanntere Wahrnehmung zu finden und den verloren gegangenen »Raum« wiederzufinden.

Es mag zum Beispiel schwierig sein, innezuhalten in der Begegnung mit unserem Partner, unserer Partnerin. Aber wenn wir uns von einem Wutausbruch hinreißen lassen, sagen wir Dinge, die dem anderen wehtun und die uns im Nachhinein leidtun. Die wütenden Worte wirken zerstörerisch, und wir müssen danach noch mehr Probleme aufräumen als vorher. Es gibt hilfreiche Weisen, Wut auszudrücken, die nicht zerstörerisch sind, aber diese setzen schon ein hohes Maß an Präsenz und Übung voraus.[9]

Für gewöhnlich führt Wut in zerstörerische Denk- und Verhaltensweisen und enge Geisteszustände. Das gilt für alle verstrickenden Emotionen wie Wut, Gier, Stolz, Eifersucht und Angst, mit denen wir uns stellvertretend für alle anderen beschäftigen werden. Sie führen in eine Herzensenge und engen für gewöhnlich den Geist ein. Wenn wir sie einfach so nach außen ablassen, passiert es oft, dass wir andere damit anstecken beziehungsweise heftige emotionale Reaktionen auslösen. Sie werden mit in die emotionale Verwirrung hineingezogen. Wenn andere besonnen reagieren, wird der Schaden eingegrenzt, aber ansonsten wirken Emotionen ziemlich »ansteckend«.

Wenn unser Gegenüber gut mit Emotionalität umgehen kann,

---

9 Ausführlichere Erläuterungen zum Thema Wut finden sich in Kapitel B.2.

können wir ihm mehr von unseren Emotionen zumuten. Das ist auch die Situation beim Therapeuten, wo wir manchmal aufgefordert werden, Emotionen im äußeren Ausdruck zuzulassen. In der persönlichen Praxis ist es entscheidend, ihrer voll und ganz bewusst zu werden und sie innerlich forschend zu erkunden. Wenn wir sie unterdrücken, wirken sie potentiell zerstörerisch auf uns selbst; wenn wir sie unreflektiert an anderen ablassen, wirken sie zerstörerisch auf andere und auf unsere Beziehungen. Es geht um einen heilsamen Umgang mit Emotionen.

Konkret eine Situation aus meinem Leben, die das Innehalten veranschaulicht: Ich begann mit achtzehn Jahren zu meditieren, und meine größte Herausforderung waren während dieser Jahre die Begegnungen mit meinem Vater. Fast jedes Mal bei Tisch begannen wir zu streiten. Ich versuchte, mein Achtsamkeitstraining anzuwenden, und nahm mir vor: »Wenn er dich wieder nervt, denk dran, dreimal tief durchzuatmen. Halte inne und finde ausreichend inneren Abstand, bevor du antwortest. Nutze deine Möglichkeiten, nicht automatisch zu reagieren, sondern eine einigermaßen freie Entscheidung zu treffen, wie du dich verhalten willst.« Es ging darum, den inneren Freiraum zu finden. Es dauerte etwa zwei Jahre, mit vielen Versuchen und Patzern, bis ich mich einigermaßen verlässlich beherrschen und mein Verhalten selbst bestimmen konnte. Dieses Innehalten und Neuausrichten ermöglichte dann in späteren Jahren eine Harmonisierung unserer Beziehung; ein großes Geschenk.

Eine klassische Methode zur Stabilisierung ist, die Achtsamkeit auf den Atem oder auf andere Körperempfindungen zu verlagern. Dadurch kommen wir ins körperliche Erleben, weg von den Inhalten des Gesprächs, die unsere Emotionen triggern. Ich fand es damals sehr schwer, das in der konkreten Situation umzusetzen. Therapeuten und Dharma-Lehrer könnten in solchen Fällen eine unterstützende Funktion spielen, indem sie das hilfreiche Innehalten mit uns einüben und den Prozess begleiten. Es ist möglich, im therapeutischen Austausch hier und da innezuhalten und den

Atem beziehungsweise Körper zu spüren, wenn intensivere Gefühle auftauchen – Klienten wie auch Therapeuten. Das schafft eine heilsame Bahnung für ähnliche Situationen im Alltag. Dies ist keine subtile Psychologie, aber ein notwendiger erster Schritt in Richtung Selbstregulation und Spannungsreduktion.

Bevor wir aber diesen ersten Schritt praktizieren können, braucht es ein Bewusstsein, wann und warum wir das Innehalten anwenden möchten. In manchen Lebensbereichen sind wir noch *vor* der Stufe eins, sozusagen auf *Stufe null*, da wir noch gar nicht wahrgenommen haben, dass wir in einem automatischen Reaktionsmuster sind. Vieles ist noch unbewusst und verdrängt. Nicht nur Ärger und Wut, sondern auch Ängste, Stolz und rivalisierende Muster – eigentlich das gesamte Feld der (noch) unbewussten Emotionen mit ihren Mustern. Sie müssen ins Licht des Bewusstseins geholt werden, brauchen Raum im therapeutischen Prozess und müssen in gewissem Maße auch gelebt und ausgedrückt werden. Ein Beispiel wäre eine Aggressionshemmung, die zu einer Depression aufgrund verdrängter Wut führt. Hier geht es nicht darum innezuhalten, sondern darum, in vielen Zwischenschritten des Bewusstwerdens die Wut zu spüren und zuzulassen. Die Emotion muss bewusst werden, denn sonst führt dies zu körperlichen Erkrankungen oder kommt in anderen Bereichen heraus.

In der buddhistischen Geistesschulung wird für gewöhnlich davon ausgegangen, dass die nötige Bewusstheit über die eigenen Emotionen durch die tägliche Achtsamkeitspraxis der Praktizierenden entsteht. Doch das ist keineswegs der Fall, denn viele haben die Fähigkeit noch nicht entwickelt, aufmerksam hinzufühlen und Gefühle zuzulassen, ohne sie auszuagieren oder zu verdrängen. Deshalb ist etwas »Nachhilfe« von Freunden, Lehrern oder Therapeuten durchaus sinnvoll und oft not-wendig – weil es alleine noch nicht geht. Achtsamkeitsschulung braucht oft erst mal wiederholte Anleitung, bis unsere innere Pilotin weiß, wie sie den Weg alleine findet und den Kurs auch bei Ablenkung hält. Die äußeren Helfer unterstützen uns darin hinzuspüren, welche emotionalen Themen am Rande des Bewusstseins auftauchen. Sie helfen uns, sie zu erfühlen, zu benennen und auszudrücken – gerade so, wie es ist. Das genau ist eine gemeinsame Aufgabe von Meditationslehrern und Psychotherapeuten, wo starke Synergien wirksam werden. Das innere Beobachten und Erforschen wird von außen angeleitet, stabilisiert und sozusagen »an der Hand geführt«, bis die Fähigkeit herangereift ist.

Ich-Stärke und das Auflösen der Ich-Bezogenheit

Durch das Innehalten beginnt eine Arbeit der Ich-Stärkung, die in den folgenden vier Schritten fortgesetzt wird. Dabei wird ein gesundes Ich gestärkt, das zunehmend an innerem Freiraum gewinnt – und die neurotische Egozentriertheit nimmt im gleichen Maße ab. Damit spreche ich ein vermeintliches Paradox an. Was in buddhistischen Begriffen als das »Auflösen der Ich-Bezogenheit« beschrieben wird, entspricht in der psychologischen Terminologie dem gesunden Prozess der Ich-Stärkung. Dies lässt sich auch beschreiben als »den inneren Freiraum wiederfinden«, also die Stabilität zu erleben, nicht in Reaktionsmustern gefangen zu sein. Diese Stabilität zu finden ist Teil des Weges der Befreiung.

Bei den Buddhisten steht der Begriff »Ich« oder »Selbst« (Atman) für die irrige Annahme, einen stabilen, individuellen Wesenskern zu haben. Herauszufinden aus dieser fixierenden irrigen Annahme in ein fließendes Gewahrsein, das sich der Prozessnatur allen Seins bewusst ist, ist der Weg des Erwachens. Im Unterschied dazu steht »Ich« oder »Selbst« in der Psychologie für etwas Gesundes, für eine dynamisch-integrative Funktion unseres Geistes. Ein starkes Ich ist den Herausforderungen des Lebens gewachsen, während ein schwaches Ich in Reaktionsmustern gefangen ist – ein Spielball äußerer Einflüsse und innerer Muster.[10]

---

10 Ausführlichere Erklärungen hierzu finden sich in Kapitel G.

Ich-Stärkung oder Stärkung des Beobachters bedeutet: Ich nehme wahr, was in mir los ist, und entscheide mich bewusst, einem Impuls zu folgen oder nicht. Es kann durchaus hilfreich sein, eine belastende Emotion zu zeigen und zu leben – insbesondere wenn wir sie vorher unterdrückt haben. Aber das geschieht dann bewusst und in gewissem Sinn »kontrolliert«, das heißt, wir vermeiden es, anderen oder uns selbst damit zu schaden. So hauen wir vielleicht auf einen Sandsack, schreien in den Wald oder weinen uns schluchzend aus und drücken so Emotionen aus, die wir vorher ausgebremst haben. Das ist ein gesunder Zwischenschritt, um wieder ins Fließen zu kommen. »Innehalten« ermöglicht, solche heilsamen Ausdrucksformen für unsere Emotion zu finden.

Ein weiterer Schritt nach dem bewussten (Aus-)Leben einer vorher unterdrückten Emotion ist dann das bereits angesprochene »Halten der Emotion«: sie erleben und erforschen, ohne sie auszuagieren. Wie fühlt sich beispielsweise eine Angstreaktion an? Es braucht Mut, innezuhalten und sie zu erforschen. Viele Menschen haben solche Angst vor bestimmten Gefühlen, dass sie ein ermutigendes Gegenüber brauchen, um dieses Erleben zuzulassen und hinzufühlen. All das sind Schritte in der Stärkung eines gesunden Ichs, das Emotionen aushält.

Die sogenannte Ich-Stärke nimmt ständig weiter zu bis Stufe vier und fünf. Dort wird die Täuschung, einen stabilen Wesenskern zu haben, noch weiter aufgelöst – die Erkenntnis des Nicht-Selbst entsteht, was eine außergewöhnliche innere Flexibilität verleiht mitsamt der Fähigkeit, adäquat auf Situationen einzugehen. Die Qualitäten der Erwachten beginnen sich zu zeigen. Wir könnten sagen: Ein Buddha hat das stabilste »Ich« von allen. Vollkommen Erwachte sind frei von Reaktionsmustern und können all ihre Fähigkeiten ohne Blockaden einsetzen, weil sie nicht mehr an einem vermeintlichen Ich haften und nicht mehr mit den Spuren ihrer Biografie identifiziert sind.

Das klingt wie ein Paradox: Das aus psychologischer Sicht stabilste Ich entsteht durch die Nicht-Identifikation mit einem Ich. Doch es ist nicht wirklich ein Paradox, denn eigentlich meinen Psychologen kein konkret existierendes Ich, sondern bestimmte Fähigkeiten, die zusammengenommen das bilden, was wir »Ich« nennen. Hierauf wird in dem gesonderten Kapitel zum »Ich und Nicht-Selbst« eingegangen.

Innehalten ist der Beginn der Ich-Stärkung. Wir lernen, in eine heilsame Distanz zu unseren eigenen Reaktionsmustern zu gehen. Um nicht in den Mustern zu reagieren – wie zum Beispiel recht haben zu wollen, mit Schuldgefühlen zu reagieren, unangenehme Gefühle durch Aggression abzuwehren, mich selbst zu behaupten, indem ich den anderen heruntermache usw. –, müssen wir eine gewisse Distanz schaffen und dürfen nicht so identifiziert mit unseren Gefühlen sein, dass eine Reaktion notwendig erscheint. Ich entdecke, dass ich überleben kann, ohne die üblichen Muster auszuleben; ich entdecke dadurch neue innere Räume der Autonomie.

Wenn die emotionalen Knöpfe gedrückt werden und die entsprechende Identifikation anspringt, reagieren wir wie Roboter, völlig vorhersagbar und unfrei. Wir marschieren schnurstracks ins Leid hinein. Die Distanz, von der wir hier sprechen, ist so, als würde hinter dem Auslöseknopf ein Raum geschaffen: Der Trigger löst keine automatische Reaktion mehr aus, die Provokation geht ins Leere. Es kommt nicht mehr zu der üblichen, vorhersehbaren und manipulierbaren Reaktion. Wir entdecken neuen Freiraum.

Das sind erste Schritte im Entwickeln von Gleichmut – vergleichbar mit den Anstrengungen eines Suchtkranken, nicht nach der Flasche, Spritze oder Zigarette zu greifen. Gleichmut ist hier in seiner primären Bedeutung zu verstehen: die innere Befindlichkeit nicht von äußeren Gegebenheiten abhängig zu machen – weder übermütig noch niedergeschlagen –, also nicht reaktiv einzusteigen auf äußere Trigger, und dies bei vollem, wachem Gewahrsein! Es braucht eine große innere Entschlossenheit, um dieses achtsame Innehalten zu praktizieren. Bei starken Mustern ist das Innehalten eine echte innere Zerreißprobe, die nur mit höchster Entschlossenheit gelingt. Aber wenn das Gewahrsein nicht mehr beim Auslöser, sondern im emotionalen Erleben verweilt, kommt es meist nach kurzer Zeit zu einer Spannungsreduktion, weil wesentliche emotionale Kräfte endlich Aufmerksamkeit bekommen. Der Schatten wird bewusst, und ein neuer Raum öffnet sich. Wir können reflektieren und haben mehr Möglichkeiten der Selbstbestimmung, das heißt die Möglichkeit, Entscheidungen zu treffen und zu wählen. Wir bekommen ein Stück weit unser Leben wieder in die eigene Hand.

2. Schritt: Hilfreiche Methoden einsetzen

Nach dem Innehalten stimulieren wir auf Stufe zwei Qualitäten (Ressourcen) in uns, die wohltuend und ausgleichend wirken. So bin ich vielleicht ärgerlich und würde der Situation gerne mitfühlend begegnen. Dementsprechend lenke ich den Geist ins mitfühlende Verstehen mit mir selbst und anderen, was nicht nur hilft, mich aus dem Ärger zu lösen, sondern auch meine Ressourcen stärkt. Dies mildert die emotionale Welle oder löst sie sogar auf. Ich finde wieder in Harmonie. Eine »hilfreiche Methode« führt aus der emotionalen Blockade zurück ins fließende Sein. Sie wird auch Gegenmittel (Antidot) oder Heilmittel genannt. Die zweite Etappe besteht also im Anwenden einer Methode, die zu einer Abschwächung oder Auflösung der aktuellen Emotion sowie des darunter liegenden Musters beiträgt und zugleich die inneren Qualitäten stimuliert.

So kann ich beispielsweise in Momenten eines als beengend empfundenen Verlangens die Vergänglichkeit des begehrten Objekts kontemplieren (eine klassische buddhistische Methode) und meine Aufmerksamkeit auf die Tatsache lenken, dass das begehrte Objekt (oder die begehrte Person) aufgrund seiner unbeständigen

Natur keine dauerhafte Quelle der Freude sein kann. Dadurch mäßigt sich mein Verlangen; ich erkenne, dass dort kein bleibendes Glück zu finden ist, und werde etwas nüchterner. Solch eine Kontemplation ist hilfreich, wenn tatsächlich ein unbewusster Glauben besteht, im Erlangen des Begehrten tiefe, dauerhafte Befriedigung zu finden. Diese Kontemplation wird oft unterschätzt; sie stellt den Freiraum her, die Aufmerksamkeit auf verlässlichere Quellen von Freude und Glück lenken zu können.

Die erste Etappe (das Innehalten) setzt den Entschluss um, sich aus Sorge um das Wohl anderer wie auch seiner selbst nicht von Emotionen mitreißen zu lassen. Die zweite Etappe nutzt den Freiraum, durch geschickte Methoden die emotionale Spannung weiter zu reduzieren.

Noch ein Beispiel: Ich bin genervt, weil das Spiel der Kinder »schon wieder« meine wohlverdiente Siesta stört. Doch statt loszupoltern, atme ich durch und halte inne (Schritt eins: Innehalten). Dabei erinnere ich mich, wie gut es tun würde, mich an ihrer Freude und Lebenslust mitzufreuen. Genau das wende ich sofort an: Ich fühle mich in ihre Freude ein (Schritt zwei: Heilsames Mittel anwenden). Die von mir gewählte »Methode« setzt mein Anliegen um, mich, wo immer es geht, der Freude zu öffnen. Auch wenn ich eigentlich schlafen möchte.

Mein Anliegen könnte auch sein, andere verstehen zu wollen. In dem Fall würde ich kurz daran denken, wie schwierig es für Kinder ist, leise zu spielen – und wie schlimm es für mich war, wenn mein Vater mich strafte, wenn er sich gestört fühlte. Das Heilmittel ist hier, sich in andere hineinzuversetzen, ein wunderbares Mittel, die eigenen Reaktionen zu relativieren. Ich stelle mir vor, ein paar Meilen »in den Mokassins des anderen zu laufen«... Dann verstehe ich ihn ein wenig besser.

Ich könnte mich auch zur Vernunft bringen, indem ich mir sage, dass jede weitere Sekunde Ärger meine Chancen, überhaupt noch Schlaf zu finden, weiter untergräbt. Viele Heilmittel für Emotionen sind übrigens im Grunde bereits Methoden, die uns zu einer anderen Einstellung und Sicht bringen – was verstärkt in Schritt drei geübt wird. Es gibt keine scharfe Trennung zwischen den Schritten.

Je nach Emotion können wir verschiedene Kontemplationen zum Einsatz bringen, die zum Teil spezifisch auf bestimmte emotionale Aspekte wirken. Wir können aber auch stets, wenn uns nichts Spezifisches einfällt, das weiter hinten erklärte »Annehmen und Geben« (Tonglen) praktizieren, mit dem Austauschen von sich selbst und anderen, auch »Herzatem« genannt. Diese Methode ist eine Art Passepartout und fast immer hilfreich. Ein anderes »Allheilmittel« ist, einfach gewahr zu sein – alles andere ergibt sich dann von selbst.

Gegenmittel wirken, weil unser Geist nicht gleichzeitig zwei Arten des Erlebens voll erfahren kann. Wo Mitgefühl ist, ist kein Ärger. Ein freudiger Geist kann nicht gleichzeitig missgünstig sein. In Freigebigkeit ist keine Habgier. Hass kann nicht zeitgleich mit Liebe sein. Als emotionale Gegenspieler schließen sie sich gegenseitig im Moment ihres Erlebens aus – sie können zwar aufeinanderfolgen, sogar relativ dicht, sind aber nie gleichzeitig vorhanden.

Oft erleben wir »gemischte Gefühle«, wo unter einer dominanten Emotion weitere Gefühle liegen, zum Beispiel das dominante Gefühl von Hass, verbunden mit einer darunter liegenden Angst und verletzten Selbstwertgefühlen – und dahinter wiederum ist das Bedürfnis nach Liebe zu spüren. Dies alles bemerken wir, wenn wir die Gedanken und Bilder auftauchen lassen, die mit der primären Emotion verbunden sind – eine wichtige Vorgehensweise in der Meditation wie in der Psychotherapie. Hierbei erleben wir deutlich, wie manche Geisteszustände einander begleiten können, während andere sich ausschließen.

Aber wir müssen genau hinschauen, sonst denken wir vielleicht, um ein Beispiel zu nennen, Hass und Liebe könnten gleichzeitig gefühlt werden. Man spricht ja sogar von Hass-Liebe. Doch in den Momenten des Hasses ist, wie oben angedeutet, keine Liebe zu entdecken, sondern *enttäuschte* Liebe, *Abkehr von* der Liebe, trotz aller Sehnsucht danach. Wo Stolz ist, ist kein Gefühl von Gleichwertigkeit in Bezug auf andere, sondern ein Gefühl von Über- oder Unterlegenheit, auch wenn sich in einer Gruppe von Stolzen ein Gefühl von Gleichwertigkeit einstellen mag, denn ihr Stolz bezieht sich auf andere außerhalb der Gruppe. Wo Eifersucht ist, gibt es kein Gefühl von echter Zufriedenheit. Angst kennt keine Zuversicht und innere Ruhe. Solche Gegenspieler der jeweiligen Emotionen sind potente Gegenmittel, wenn wir den Geist in ihnen stabilisieren.

Bei dem Einsetzen von Methoden besteht die Gefahr, Emotionen nicht wirklich anzunehmen, weil sie uns unangenehm sind und wir sie möglichst schnell loswerden wollen. So sind wir zum Beispiel bei Wut versucht, allzu schnell ins Mitgefühl zu gehen oder zu vergeben, ohne wirklich dazu in der Lage zu sein. Wir wollen die Wut los sein und nehmen uns nicht die Zeit hinzuschauen, woher sie eigentlich kommt und welche gesunde Funktion sie vielleicht hat. Die Wut wird negativ bewertet und darf nicht sein. Wir haben Angst zu fühlen und sogar Angst mitzufühlen – weil wir Sorge haben, es nicht auszuhalten. Da müssen wir aufpassen und dürfen Gegenmittel nicht zur Verdrängung benutzen! Zunächst nehme ich mich selbst und meine Wut an und bemühe mich, sie zu verstehen, und erst dann gehe ich ins einfühlende Verstehen des anderen – und auch das lasse ich langsam reifen und wirken, bis es ganz spürbar wird. Ähnlich ungesund ist vorschnelles Vergeben bei Rachegefühlen gegenüber jemandem, der uns Unrecht getan hat. Oder sich bei Eifersucht zu der Haltung zu zwingen, sich mit anderen mitzufreuen und ihr Verhalten gutzuheißen. Das Anwenden der hilfreichen Methoden darf keine Selbstmanipulation werden, sondern ist ein organischer Prozess des Aktivierens und Entfaltens unserer Ressourcen in Übereinstimmung mit unseren Herzensanliegen. Das sollte eigentlich dreimal unterstrichen werden …

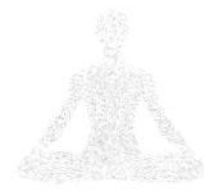

Innehalten und Heilmittel finden (Übung A.2)

Zu den Schritten eins (Innehalten) und zwei (Heilmittel finden) sowie drei (Sicht ändern) lässt sich zu zweit oder in einer Gruppe eine spielerische Partnerübung machen. Sie gleicht ein wenig der Therapiesituation und schult die Fähigkeiten zuzuhören, sich einzufühlen, die Schritte des Innehaltens und die Rolle der Motivation zu verstehen. Wer diese Übung alleine machen möchte, kann hierfür in der eigenen Vorstellung beide Seiten abwechselnd einnehmen.

Es werden Paare gebildet, die sich gemeinsam mit einer Emotion beschäftigen. Die Partner sitzen sich gegenüber. Falls wir fünf solche Paare bilden, können diese sich sogar im Raum verteilen so wie im beschriebenen Fünfer-Mandala: mangelndes Gewahrsein in der Mitte, Wut vorne, Stolz rechts, Begierde hinten, Eifersucht links. Jedes Paar widmet sich einer dieser fünf Grundemotionen.

Schritt eins: Innehalten
Eine der beiden Personen übernimmt die Aufgabe, eine typische Situation zu erzählen, wo sie die jeweilige Emotion mitgerissen hat oder leicht mitreißen könnte. Die andere Person hört mit dem Herzen zu und fragt nach, bis sie die Situation voll erfasst hat.

In der zweiten Phase, einem aufmerksamen Dialog, entwickeln beide zusammen Strategien, wie es in der beschriebenen emotionalen Herausforderung möglich wäre innezuhalten, bevor einen das Muster fortreißt. Dabei achten sie vor allem darauf, was sie dazu *motivieren* würde, tatsächlich innezuhalten. Dann tauschen sie die Rollen, und die andere Person erzählt eine typische Situation zur selben Emotion. Zweimal zehn Minuten.

Schritt zwei: Heilmittel finden
Das Spiel kann in einer späteren Sequenz mit gleicher oder neuer Besetzung fortgeführt werden. Dabei konzentrieren sich die Partner auf die Frage: Welche Heilmittel kämen für mich in dieser Situation infrage? Wiederum wird aufmerksam zugehört, nachgefragt, mitgedacht und mit eigenen Erfahrungen verglichen.

Schritt drei: Die Sicht der Emotion ändern
Auch der dritte Schritt, der erst im folgenden Abschnitt erklärt wird, lässt sich auf die gleiche Weise üben. Die Frage wäre dann: Welche Sicht der emotionalen Herausforderung würde mir in der beschriebenen Situation helfen?

Beispiel: Jemand macht mir wütende Vorwürfe. Ich bin verletzt, und der Ärger schäumt hoch. Doch ich halte inne, gerade noch bevor ich herausplatze. Ich atme durch und schaffe Freiraum. Dieser Raum ermöglicht etwas Neues: eine andere, für mich nicht gewohnte Art des Reagierens. Ich falle nicht in die sonst quasi automatische Verteidigung und starte auch keinen Gegenangriff, sondern frage vielleicht: »Was meinst du damit eigentlich? Habe ich dich verletzt?« Die andere Person ergreift die Möglichkeit, mir zu erzählen, was sie nervt und wo ich ihr wehgetan habe. Ich kümmere mich darum, den inneren Raum freizuhalten und mit dem Herzen zuzuhören. Die Botschaft des anderen erreicht mich. Ich bin betroffen, fühle, wie ich die Person verletzt habe, und kann mein Bedauern ausdrücken. Dies wiederum erreicht und berührt die andere Person …

Wie ist das möglich? Ich habe mich beim Innehalten daran erinnert, dass ich eigentlich verstehen möchte, was andere an mir nervt, und dass es hilft, erst einmal nachzufragen, bevor ich an die Decke gehe. Das Innehalten öffnet den Raum, in dem wir uns an unser eigentliches Anliegen erinnern können. Dieses Erinnern führt zur Wahl einer passenden Methode oder Geisteshaltung, die innere Qualitäten aktiviert, wie hier im Beispiel Geduld, Mut und einfühlendes Nachfragen. Das Heilmittel führt ins Erleben der korrespondierenden Qualität. So finden wir den Weg aus der Wut ins Mitgefühl.

Wer nicht automatisch re-agiert, kann frei agieren. Klassisch für die buddhistische Geistesschulung wäre, dass ich mich im Freiraum des Innehaltens an das Allerwesentlichste in meinem Leben erinnere, meine eigentliche innere Ausrichtung (Zuflucht, Bodhicitta). Sich an die eigenen Prioritäten zu erinnern ist der springende Punkt beim Übergang vom Innehalten zum Heilmittel.

Die Schwierigkeit besteht meist darin, in dem Freiraum nicht wieder ins emotionale Geschehen hineingezogen zu werden. Denn die andere Person macht womöglich weiter mit verletzenden Bemerkungen und einem Verhalten, das meine Emotionen triggert. Ich muss den Freiraum also stabilisieren und darf den Triggern keine Aufmerksamkeit schenken. Da zeigt sich die Kraft der passenden Methode: Sie verbindet uns mitten in der herausfordernden Situation mit einer kraftvollen inneren Qualität – und diese Kraft ist stärker als die Kraft der Emotion. Natürlich müssen wir die Methode mit der erforderlichen inneren Kraft anwenden, und sie muss zur jeweiligen Situation passen.

3. Schritt: Die Sicht der Emotion ändern

Auf Stufe drei transformieren wir unsere Sicht der Emotion. Es geht dabei *nicht* ums Transformieren der Emotion selbst – Gift bleibt Gift, so wie in der Natur. Aber Gifte sind potentielle Heilmittel – wenn wir geschickt mit ihnen umgehen. Traditionell heißt dieser Schritt »Umwandeln«, und da meinen viele, man wandle die belastenden Emotionen um, als eine Art Alchemie. Keineswegs. Auch geht es nicht um das Umwandeln der Haltung *anderer*, sondern darum, die *eigene* Sicht und Haltung zu transformieren. Hier einige Beispiele für hilfreiche Sichtweisen, die unsere Haltung zu herausfordernden Emotionen transformieren:

- Schwierigkeiten helfen mir, achtsam und bewusst zu bleiben.
- Schwierigkeiten und Probleme sind meine besten Lehrer.
- Je mehr schwierige Gefühle, desto besser! Sie machen mich wach für das Wesentliche.
- Emotionen sind ein Spiegel für meine innere Entwicklung – ich danke ihnen!
- Schwierigkeiten bringen mich wieder in den Fluss mitfühlenden Gewahrseins.
- Nur durch Schwierigkeiten wachse ich. Nur durch Probleme kann ich erwachen.

Gendün Rinpoche beschreibt es in dem Buch »Der Große Pfau« so:[II]

- Kein Entwickeln von Freigebigkeit, ohne Bedürftigkeit zu begegnen.
- Kein Entwickeln von Ausdauer ohne herausfordernde Situationen.
- Kein Entwickeln von Geduld ohne ärgerliche Erfahrungen.
- Kein Entwickeln von Mitgefühl ohne Begegnung mit Leid.

Das gipfelt in bekannten Aussprüchen wie:

- Problematische Menschen sind hilfreicher als der Buddha, denn sie helfen, die Ich-Bezogenheit aufzulösen.
- Meine Emotionen sind willkommene Spiegel meiner Muster.
- Meine Feinde sind meine besten Freunde – sie stärken meine Herzenskräfte.

Aufrichtige »Krieger des Herzens« zu werden ist die Grundhaltung des buddhistischen Geistestrainings. Wir können selbst und auch zusammen mit anderen Schritte in solche neue Sichtweisen tun. Wer das Positive in Schwierigkeiten sieht, kann kreativ mit ihnen umgehen.

II Zusammenfassung der Erläuterungen im »Großen Pfau« auf S. 73–75.

Meine Emotion als Lehrerin

Tibeter sagen: Die Emotion ist der Lama, der zu Besuch kommt – sie will uns etwas beibringen. Statt sie abzulehnen, kultiviere eine Haltung, dich ihr interessiert zuzuwenden: »Schau mal an, was kann ich daraus lernen?« Belastende Emotionen tauchen meist auf, wenn etwas aus unserer Sicht schiefläuft. Nehmen wir die Herausforderung an, lernen wir viel aus der Situation und gewinnen im Nu ein tieferes Verständnis von uns selbst und anderen. Das ist auch die Grundhaltung beim psychotherapeutischen Arbeiten:

> Lerne, so viel du kannst, aus den Herausforderungen deines Lebens.

Was Schwierigkeiten wirklich schwierig macht, sind die emotionalen Reaktionen – und genau sie stimulieren Weisheit und Mitgefühl. Sie sind unsere spirituellen Lehrer und Lehrerinnen.[12]

Eigentlich beschreiben die Schritte zwei, drei und vier unterschiedliche Möglichkeiten, die wir haben, sobald wir innehalten (Schritt eins). Wir gehen beim Innehalten zu einem der drei folgenden Schritte – welcher auch immer gerade passt. Das Wichtigste ist, erst einmal den Freiraum zu schaffen. Da brauchen wir noch nicht zu wissen, wie wir weiter vorgehen.

Wir können uns an die neue Sicht erinnern mithilfe von Sätzen wie:

- Keine Angst vor Emotionen. Sie bringen dich nicht um.
- Sie werden dir helfen, dich kennenzulernen.
- Jede Emotion geht vorbei. Je weniger du festhältst, desto schneller.
- Entspannte Achtsamkeit wird dich alles lehren.

---

12 Erläuterungen zu dieser Art von Sicht finden sich im Lodjong-Sammelband »Der Große Weg des Erwachens«.

- Je weniger Greifen desto weniger Leid.
- Alles ist willkommen und löst sich in Bewusstheit auf.

Die Natur des Geistes zu verstehen prägt unsere Sicht auch dann, wenn wir die Natur der emotionalen Welle gerade nicht durchschauen. Wir wissen in der Tiefe:

- Emotionen sind im eigenen Geist, sie kommen nicht von außen.
- Emotionen haben keine Substanz, sondern sind Bewegungen im Geist selbst.
- Emotionen entstehen im Geist und lösen sich von selbst wieder darin auf.

Wir begegnen emotionalen Herausforderungen mit der Sicht, dass alle geistigen Bewegungen in ihrem eigentlichen Wesen von derselben Natur sind. Sie erscheinen, ohne fassbar zu sein. Sie sind Ausdruck der Dynamik des Geistes, sind deutlich erfahrbar und zugleich »leer«, ohne Wesenskern, ohne Substanz. Wenn sie nicht festgehalten werden, lösen sie sich spurlos auf. Emotionen haben keine Substanz. Sie zeigen uns die Natur des Geistes. Jeder emotionale »Film« lehrt uns die Natur geistiger Erscheinungen, egal welchen Inhalts. Je mehr, desto besser! Je mehr gemeisterte Herausforderungen, desto stabiler die Erkenntnis.

Das Umwandeln der Geisteshaltung im Vajrayāna

Bis hierhin gehören die Unterweisungen zu dem, was wir »Mainstream-Buddhismus« nennen könnten. Es sind relativ bekannte, öffentlich gelehrte Inhalte. Es gibt aber noch zusätzliche Methoden zum Arbeiten mit Emotionen, die sich etwa ab dem vierten Jahrhundert in Indien verbreitet haben. Das ist der Ansatz des Vajrayāna oder tantrischen Buddhismus, der Emotionen als Spiegel unseres wahren Seins nutzt.

Dieser Ansatz ist nicht ganz unbekannt in der Psychotherapie, ein ähnliches Vorgehen findet sich vor allem in Verfahren, die heilsame Imaginationen einsetzen, um eine tiefe Veränderung der Sicht herbeizuführen. Dabei werden die innewohnenden Ressourcen genutzt, um die emotionalen Herausforderungen in einem ganz neuen »erwachten« Auge zu sehen.

Im Vajrayāna üben wir, mit dem Herzen oder den Augen eines Buddhas zu sehen. Wenn es uns gelingt, ganz in die Weite ihres Geistes einzutauchen, sehen wir aufsteigende Emotionen nicht als Feinde, mit denen wir kämpfen müssen, sondern als spontane Manifestationen des Geistes, die uns die Gelegenheit geben, ihr wahres Wesen zu erkennen, tiefer loszulassen und in wahre Gelöstheit einzutreten. Alle Geistesbewegungen sind willkommen; wir brauchen nicht gegen sie anzugehen. Sie sind einfach eine Herausforderung, tiefer in das offene Gewahrsein erwachten Mitgefühls hineinzufinden. Darin lösen sie sich sogleich auf.

Emotionen werden in dieser zutiefst positiven, entspannt gewahren Geisteshaltung als ohne Dauer erlebt. Sie tauchen kurz auf im Kleid von Begehren, Wut und dergleichen, lösen sich in der Weite aber umgehend auf. Ärger fällt sofort in sich zusammen, die Geistesöffnung ist unwiderstehlich – das Mitgefühl gewinnt und wird sogar noch stärker als vor der Emotion. Begehren mag sich zeigen, löst sich aber im Nu auf – die Liebe siegt und ist noch stärker als zuvor, denn sie hat die Energie der Begierde integriert.

Die Energie, die in belastenden Emotionen blockiert ist, wird durch Loslassen freigesetzt und zeigt sich in den wahren Qualitäten unseres Geistes, die dadurch immer mehr zum Vorschein kommen. Wir sind wie »transformiert«. Aber es ist zutreffender zu sagen: Was verdeckt war, ist freigelegt. Was so einfach klingt, ist ein tiefgreifendes Arbeiten im Umwandeln eingefleischter Sichtweisen, und es ist nicht möglich – so sehr wir vielleicht auch dazu Lust hätten – die ersten beiden Schritte zu überspringen.

Sich mit den Emotionen anzufreunden setzt voraus, dass sie uns nicht mehr gefährlich werden können. Und das ist nur dann gewährleistet, wenn wir nicht länger von ihnen bestimmt werden (Schritt eins) und sie notfalls mit Gegenmitteln auflösen können (Schritt zwei). Sonst wird zum Beispiel Wut in uns aufsteigen, und unser Mitgefühl ist plötzlich nirgends mehr zu finden. Die Wut wird sich ausbreiten und alles unter sich begraben. Um das zu vermeiden, schaffen wir durch das Anwenden der hilfreichen Methoden zunächst etwas Freiraum und Handlungsfreiheit, und erst dann nutzen wir die Emotionen zum Eintreten in ein weiteres Bewusstsein.

4. Schritt: Die Natur der Emotionen erkennen

Um das wahre Wesen des Geistes und damit auch der Emotionen zu erkennen, gehen wir schrittweise vor: Zunächst untersuchen wir den ruhigen Geist ohne begriffliches Denken. Später widmen wir uns dem Untersuchen des bewegten Geistes mit seinen vielen emotionalen und begrifflichen Bewegungen. Dabei lenken wir den inneren »Blick« weg von den *Inhalten* des Erlebens, den Auslösern der Emotion, in die Qualität des Erlebens, seine wahre Natur. Wir befassen uns nicht mit dem, *was* uns widerfährt, sondern schauen mit unseren intuitiven Antennen hin, *wie* sich *Erleben an sich* anfühlt, Gewahrsein an sich.

Dabei erkennen wir, dass Emotionen keinerlei Substanz besitzen, keine Kraft aus sich heraus, und wie auch alle anderen Geistesbewegungen durch und durch dynamisch sind. Dies bringt die Gewissheit, dass es an ihnen nichts zu korrigieren gibt, sondern nur etwas zu erkennen. In der direkten Schau werden Emotionen als »leer« erkannt, ohne Wesenskern, ohne inhärente Kraft. Sie werden durchschaut, und wenn diese Schau aktiv ist, gibt es kein Erschrecken und Kämpfen mehr, auch nicht bei starken Emotionen. Alles, was im Geist auftaucht, hat dieselbe Natur: Es löst sich von selbst auf, im selben Moment, wo wir die verfestigenden emotionalen Prozesse nicht weiter nähren. Alles wird in seiner nicht-fassbaren Natur erkannt. Auch die schlimmsten Blockaden haben keine Substanz, nichts Solides. Das ist mit »leer« gemeint. Sie haben nur so lange eine scheinbare Festigkeit, wie wir sie für solide halten. Wenn sich die Fixierung löst, löst sich im selben Moment auch die emotionale Anspannung.

In der Vorgehensweise habe ich drei Möglichkeiten:

a) Ich untersuche das emotionale Erleben und entdecke, dass es nicht-fassbar ist und keine Substanz hat.
b) Ich untersuche den Erlebenden, »mich«, das vermeintliche Subjekt, das Ich-Gefühl, und entdecke, dass dieses »Ich« ebenfalls nicht zu finden ist und keine Substanz, keinen Wesenskern hat.
c) Ich untersuche das »andere«, das vermeintliche Objekt, den Auslöser oder Gegenstand meiner Emotion, wobei entscheidend ist, den Blick wirklich auf sein Wesen zu richten und nicht an beschreibbaren Merkmalen hängenzubleiben. Dadurch entdecke ich wiederum, dass nichts fassbar ist, keine Substanz, reiner Prozess.

Mit »Untersuchen« ist kein analytisches Vorgehen gemeint, sondern ein direkter Blick, der keine begriffliche Antwort möchte, sondern mitten ins Zentrum des Erlebens geht. Wir schauen ins wahre Wesen unseres Erlebens, sei es der bewegte Geist mit Gefühlen, Gedanken, Bildern und Wahrnehmungen oder der stille Geist ohne spezielle Inhalte. Dabei ist es unerheblich, um welch ein Erleben es sich handelt – das grundlegende Wesen ist stets gleich, so wie bei den verschiedenen Manifestationen von Wasser: Ob stürmische Wellen oder leichtes Plätschern oder ruhiger See – ihr Wesen ist immer Wasser.

Das Erkennen des eigentlichen Wesens der Emotion entspricht dem Eintreten ins nonduale Gewahrsein. Prinzipiell ist es jederzeit möglich, die unmittelbare Schau der nicht-fassbaren Natur des Seins zu erleben. Doch übersteigt es meist die Möglichkeiten des therapeutischen Settings, dies miteinander zu üben. Schritt vier ist also das Erkennen der Natur des Geistes in dem Moment, wo eine Emotion erfahren wird. Diese Erkenntnis wird dann in Schritt fünf genutzt, um gezielt emotionale Herausforderungen aufzusuchen und das Erkennen in alle Bereiche auszuweiten. Zum Erlernen dieser Schritte braucht es meist erfahrene Meditationslehrer und -lehrerinnen als Begleiter.[13]

Am ehesten gelingt das »Hineinschauen«, wenn gerade eine starke Bewegung im Geist ist, zum Beispiel plötzliche Wut. Wut ist ein starkes, klares Gefühl. Wenn sie auftaucht, schaue ich unmittelbar nach innen: Wo ist sie? Wo ist die Wut zu finden? Hierbei verlässt die Aufmerksamkeit die wütende »Story« und wendet sich der Erfahrung selbst zu: Wie ist es, wütend zu sein? Wer ist wütend? Wo ist die Wut? Ist sie im bebenden Herzen zu finden? Im heißen Gesicht? In dem Blubbern in meinem Bauch? In den aufsteigenden Gedanken?

Emotionen sind einfach Ausdruck der Dynamik des Geistes

Man könnte meinen, der ruhige Geist sei ein besonders guter Geist und dem bewegten Geist vorzuziehen. Doch sind emotionale Geistesbewegungen grundlegend, das heißt in ihrer Geistesnatur, nicht verschieden von ruhigen Geistesbewegungen oder ruhigem Gewahrsein. Ob langsam oder schnell, diffus oder klar, emotional geladen oder ruhig – alle geistigen Bewegungen sind von derselben Natur: Wir können weder einen wütenden noch einen klaren Gedanken festhalten. Sie tauchen auf, sind aber nicht-fassbar. Wir nennen das die Untrennbarkeit von klar wahrnehmbarem Erscheinen und nicht-fassbarem Wesen – Klarheit und Leerheit. Wie in einem Ozean, dessen Wellen wahrzunehmen sind, ohne fassbar zu sein. Emotionale Wellen sind genauso Ausdruck der Dynamik des Geistes wie alle anderen Geistes-

13 Zusätzliche Erklärungen finden sich im Abschnitt B.1.

regungen – ob es sich nun dabei um Erkenntnis oder Verwirrung handelt.

Je mehr Geistesbewegungen als natürliche Dynamik erkannt werden, desto weniger irritiert ihr Erscheinen; frei von Festhalten können sie ungehindert strömen. Was eben noch gehört, gelesen oder erlebt wurde, hindert in keiner Weise das nächste Hören, Lesen und Erleben. Es gibt keinen Stau. Geistesbewegungen brauchen nicht weggeräumt zu werden, denn sie haben keine Substanz und behindern einander nicht.

Emotionen zeigen uns das Wesen aller geistigen Bewegungen: dynamisch und zugleich ohne Substanz. Wenn das erkannt wird, zeigen sie uns das Wesen des Geistes. Erwachter und verwirrter Geist haben dasselbe Wesen – nur die Inhalte des Erlebens sind andere. Ob schöner Film oder furchtbarer Film, ob gewalttätige Szenen oder das Leben eines Buddhas, ob Täuschung oder Gewahrsein – jeder Film »lehrt« gleichermaßen das Wesen des Geistes und aller Erscheinungen.

Dieses grundlegende Wesen zeigt sich im nondualen Erkennen und wird dann »zeitloses Gewahrsein« genannt – *jñana* auf Sanskrit, *yeshe* oder *rigpa* auf Tibetisch. Es ist jenseits von Worten – doch um darauf hinzudeuten, sagt man, es sei weit wie der Raum, ohne Mittelpunkt und Grenzen, klar und unbehindert, in allen Situationen der stets gleichen, nicht-fassbaren Natur des Erlebens gewahr, fein differenzierend und aus sich heraus der inhärenten Vollkommenheit allen Erlebens gewahr.

5. Schritt: Emotionen als Weg des Erwachens nehmen

Schritt vier gibt die Gewissheit, dass Emotionen substanzlos sind und keine Macht haben. Sie können nicht aus eigener Kraft bleiben. Sie sind nur so stark wie die Bedeutung, die wir ihnen geben. Emotionen als Weg zu nehmen bedeutet, sie zu stimulieren, um immer wieder ihr wahres Wesen zu sehen und sämtliche noch bestehenden emotionalen und kognitiven Schleier aufzulösen. Die Botschaft der fünften Stufe ist: Je mehr Emotionen durchschaut werden, desto stabiler die Erkenntnis der Natur des Geistes. Aber aufgepasst: Die vorherigen Stufen können nicht übersprungen werden. Schritt fünf wird hier vor allem der Vollständigkeit halber erklärt, um einen kompletten Überblick über den Weg zu ermöglichen.

Emotionen dienen den Praktizierenden nun als Futter des Erkennens. Sie werden auf verschiedenste Weise stimuliert, um immer wieder die grundlegende Geistesnatur zu sehen, in der sie sich auflösen. So entsteht »Sturmfestigkeit« mit völliger Gelöstheit; selbst heftigste Provokationen lösen kein Greifen mehr aus.[14]

Um Schritt fünf zu praktizieren, müssen Emotionen mithilfe der ersten vier Schritte bereits so weit gemeistert werden, dass wir (1) jederzeit innehalten und (2) Heilmittel einsetzen können. Unsere Sicht der Emotionen (3) sollte sich so grundlegend gewandelt haben, dass wir sie nicht mehr ausagieren oder davonlaufen, sondern sie als Chance betrachten und immer, wenn sie bewusst werden (4), ihre wahre Natur erkennen. Wenn diese Grundlagen da sind, was normalerweise nicht der Fall ist, können wir (5) »mit dem Feuer spielen« und das Stimulieren der Emotionen als Weg des Erwachens nehmen. Dabei üben wir immer wieder Schritt vier: das Wesen der Emotionen durchschauen. Es ist insofern ein Spiel mit dem Feuer, weil man sich beim Anheizen der Emotionen sicher sein muss, dass man sich nicht in ihnen verfängt und dadurch möglicherweise sogar die emotionalen Muster verstärkt.

Wir können zum Beispiel Begierde anheizen, indem wir kon-

---

14 Gendün R. widmet sich im »Großen Pfau« beim 5. Schritt lange dem Tiefschlaf-Yoga zum Auflösen von mangelndem Gewahrsein und streift die anderen Emotionen nur kurz. Der tibetische Kommentar enthält in dieser Passage detaillierte Anweisungen zur Praxis des Vajrayana und der Sechs Yogas von Naropa, die sich eigentlich nur in einem Leben als Yogi umsetzen lassen.

kret Situationen aufsuchen oder uns innerlich Situationen vorstellen, die starkes Begehren anregen. Bevor uns das Verlangen aber mitreißt und re-agieren lässt, das heißt, bevor wir ihm sozusagen auf den Leim gehen, schauen wir in sein wahres Wesen, um uns vollständig aus seinem Bann zu befreien. Wir müssen aber sicher im Sattel sitzen, dürfen keine untergründige Faszination mit der Begierde-Energie nähren und beispielsweise gewöhnliche sexuelle Leidenschaft als spirituelle Praxis ausgeben.

Gleiches gilt für Ärger und Wut. Man begibt sich in Situationen oder stellt sich möglichst lebhaft Situationen vor, die einen richtig wütend machen. Bevor sich der eigene Geist darin verfängt, also ohne sich zu wütendem Denken, Reden oder Handeln hinreißen zu lassen, schaut man in das Gefühl hinein. Auch hier geht es darum, keine subtile Identifikation mit Wut und Zorn zu nähren.

Daneben gibt es die Praxis, Situationen zu provozieren, die starke Gefühle in uns hervorrufen. Dazu kann jede Art unkonventionellen Verhaltens dienen: ungewöhnliche Kleidung zu tragen, sich im Supermarkt auf den Boden zu setzen und dergleichen, um dann die aufsteigenden Gefühle durch direkte Schau aufzulösen.

Stolz zeigt sich in Situationen, wo Selbstbezogenheit angeregt wird, zum Beispiel durch Lob, Komplimente oder Kritik. Auch hier schauen wir, was die Natur dieser Selbstgefälligkeit oder Verletztheit ist und ob es den vermeintlichen Mittelpunkt des Geschehens, dieses »Ich«, das sich großartig, unbedeutend oder verletzt fühlt, wirklich gibt. Das lässt sich auch mit Einsamkeitsgefühlen praktizieren.

Zum Arbeiten mit Eifersucht und Neid stellen wir uns Situationen von Konkurrenz, Rivalität, Neid und Eifersucht vor, wo andere mehr haben oder etwas besser können als wir, oder wir setzen uns diesen Situationen konkret aus, wobei wir immer wieder in das Wesen dieser Erfahrung schauen.

Auch Unwissenheit und Schlaf lassen sich für das Erkennen

der Natur des Geistes nutzen. Wir können gezielt Zustände mangelnden Gewahrseins aufsuchen, sie sind wie Nebelbänke: diffuse, unklare, müde, schläfrige, matte Geisteszustände. Wir tauchen in den Nebel ein und halten dabei ein feines Gewahrsein aufrecht, das die wahre Natur dieser Geisteszustände erkennt. Wenn das geschieht, verschwindet die geistige Vernebelung und es zeigt sich die offene, klare Geistesnatur.

Sturmfestigkeit durch völlige Gelöstheit

In seinen Erläuterungen zu Schritt fünf nimmt Tschagme auf buddhistische Praktiken Bezug, die seit dem elften Jahrhundert als die »Sechs Lehren (Yogas) von Naropa« bekannt sind. Sie sind eine Spezialität des tibetischen Buddhismus und sind in dieser Form nicht in den anderen Traditionen zu finden, obwohl die damit verbundenen Erfahrungen durchaus bekannt sein könnten. Diese Methoden werden in Zurückgezogenheit geübt, mit dem besonderen Anliegen, emotionales Erleben tatsächlich als Weg nehmen zu können: Von diesen Sechs Yogas sind hier die ersten vier relevant, und sie sollen deshalb kurz erläutert werden.

Die Praxis der Inneren Hitze arbeitet vorwiegend mit dem Erkennen des wahren Wesens von Freude. Visualisierungen stimulieren die Begierde-Energie, und in dieses »feurige« Erleben wird der Segen der offenen, freudvollen Geistesnatur eingeladen, wodurch die im Haften an Freude und Glück gebundene Energie von Identifikation befreit wird und sich als die Erfahrung der Vier Unermesslichen Qualitäten – Liebe, Mitgefühl, Freude und Gleichmut – offenbart.

Die Praxis des Illusorischen Körpers findet zwischen den Meditationssitzungen statt, wo mit allen Emotionen geübt wird, aber speziell mit Stolz, Wut und Eifersucht – das heißt mit den Geistesgiften, die auf dem Vergleichen mit anderen Menschen beruhen. Zu den Übungen gehört, sich gegenseitig bewusst zu provozieren, zum Beispiel, indem wir uns selbst oder jemand anderen, der mit uns diese Übung macht, loben, loben, loben. Dann kritisieren wir uns oder den anderen in Grund und Boden – ein Wechselbad wahrhaftiger Lobpreisung und Verdammung. Diese Übung arbeitet mit unseren wunden Punkten und kann sehr dynamisch werden. So ging Gendün Rinpoche in seinem ersten Retreat in den Raum eines anderen Praktizierenden und »klaute« ihm alle Opferschalen. Er baute sie bei sich auf und wartete, bis sein Kollege sie entdeckte – wutschnaubend –, eine schöne Gelegenheit für beide, das Wesen von Wut zu durchschauen. Illusorischer Körper bedeutet, durchgehend – egal was kommt – die wahre Natur des eigenen Seins zu erleben.

Die Praxis der Erhellenden Klarheit, auch Klares Licht genannt, findet im Tiefschlaf statt. Dabei wird man gewahr, dass der Schlaf als das Extrem von geistiger Dumpfheit und mangelndem Gewahrsein, wo wir normalerweise wie bewusstlos sind, ebenfalls von einem subtilen »hellen« Gewahrsein durchdrungen ist, klarer, ruhender Geist ohne jegliche Aktivität.

Die Praxis des Traum-Yogas schließlich durchdringt in einer Serie von Übungen, angefangen beim luziden Träumen, die Natur des bewegten Geistes im Schlaf mit Gewahrsein, bis auch der nächtlich aktive Geist sich voll und ganz als das erwachte, nonduale Gewahrsein offenbart. Das sind die vier großen Yogas.

Die anderen beiden Yogas sind für das Erläutern der fünf Schritte des Arbeitens mit den Emotionen in diesem Leben nicht relevant. Es handelt sich ums Übertragen des Bewusstseins, das sich im Tod vom Körper löst, in eine erwachte Geistesdimension (Phowa) und um das Nutzen der illusorischen Erscheinungen im Nachtod-Übergang (Bardo) für das Erwachen. Diese beiden Praktiken helfen, sich auf den Moment des Sterbens und den Übergang ins Leben danach vorzubereiten.

Yogis praktizieren tagsüber die Innere Hitze auf dem Meditationssitz und den Illusorischen Körper zwischen den Meditationssitzungen. Im Tiefschlaf üben sie sich in Erhellender Klarheit und in der Traumphase im Traum-Yoga. Damit sind sie rund um die Uhr beschäftigt und nutzen jede Situation, um alle Geisteszustände auf den Weg des Erwachens zu bringen.[15]

Diese letzten Erklärungen sind wenig relevant für die psychotherapeutische Praxis. Sie können aber als Inspiration dienen. Die zentrale Botschaft ist: Alles ohne Ausnahme kann für die Gewahrseinspraxis genutzt werden! Wenn es »dick« kommt im Leben, dann sind diese Situationen nur eine Stimulation und kein Notfall. Wir können ins Erleben schauen, in diese geistigen Filme, die sich mit unglaublicher Präzision und Intensität gestalten, aber keine Substanz haben. Es geht darum, in all diesen Situationen den Herzensgeist von Liebe, Mitgefühl und Weisheit zu praktizieren. Die durchdringende Schau der Natur des Seins wachzuhalten macht das liebevolle Gewahrsein wirklich »sturmfest«. Selbst heftige Provokationen lösen dann kein Greifen mehr aus. Deswegen wird in Schritt fünf mit Provokationen gearbeitet, um auch in heftigen Situationen hilfreich sein zu können. Es dient dazu, emotionales Material, das noch nicht an die Oberfläche gekommen ist, zu stimulieren und zu befreien.

Diese fünf Schritte bewirken, dass wir flexibler werden, beweglicher und zugleich feinfühliger, ohne Angst vor Emotionen. Im Grunde genommen haben wir mehr Gefühle als früher, wo wir

---

15 Der »Große Pfau«, Grundlage dieser Erklärungen, erwähnt die Praxis der »vier Mudras« (Siegel). *Karma-Mudra*, die sexuelle Vereinigung mit einem Partner als Gewahrseinspraxis, dient dem Auflösen von Begierde. Dies erfordert einen hohen Grad an Gelöstheit und Gewahrsein, um sich nicht in Ich-Bezogenheit zu verstricken. *Samaya-Mudra*, die Praxis der Inneren Hitze (Tummo), stimuliert diese Energie innerlich, ohne Partner. Bei der *Jñana-Mudra* (Gewahrseins-Mudra) visualisiert man sich selbst als Buddha in sexueller Vereinigung: die vollkommene Integration der innewohnenden männlichen und weiblichen Qualitäten. Im *Mahāmudrā* werden alle Phänomene in ihrer grundlegenden Einheit von Manifestation, Klarheit und Leerheit erkannt. Hierbei stehen Manifestation, Mitgefühl, Freude und Klarheit für den männlichen Aspekt und Leerheit, Weisheit, Offenheit für den weiblichen.

noch mit unseren Schutzpanzern unterwegs waren – zumindest nehmen wir viel mehr Gefühle wahr, in uns selbst und bei anderen – aber wir haben den Umgang mit ihnen gelernt und kennen ihre wahre Natur. Das Herz wird empfindsam, sehr feinfühlig, es schwingt mit Leichtigkeit mit, und zugleich ist da eine große innere Durchlässigkeit, ein Fließen, das diesem Erleben keinen Widerstand entgegensetzt und auch nicht an ihm festhält.

B. Die innere Arbeit mit den fünf emotionalen Grundmustern

Die ersten Seiten dieses Kapitels B geben einen Überblick über das Kräftefeld der fünf emotionalen Grundmuster und die korrespondierenden fünf Aspekte des erwachten Gewahrseins. Die folgenden Unterkapitel beschreiben diese fünf Grundmuster dann einzeln in ihren wesentlichen Zügen und Ausprägungen. Zum Bearbeiten der jeweiligen Grundmuster werden jeweils drei »Schlüssel« für das persönliche Üben mit der jeweiligen Emotion dargestellt. Als praktische Zusammenfassung wird abschließend erläutert, wie die in Kapitel A 1–5 besprochenen fünf Schritte (Innehalten – Heilmittel anwenden – Sicht ändern – Natur der Emotion erkennen – Emotion als Weg nehmen) auf das jeweilige emotionale Grundmuster angewendet werden können.

Um das Arbeiten mit belastenden Emotionen ausführlicher zu beschreiben, beschränken wir uns in Anlehnung an die buddhistische Geistesschulung auf *fünf emotionale Grundmuster:*

1. mangelndes Gewahrsein (Unwissenheit, Angst)
2. Begierde (Anhaften, Verlangen, Abhängigkeit)
3. Stolz (Hochmut, Arroganz, Herablassung)
4. Wut (Abneigung, Ärger, Zorn, Aggressivität)
5. Eifersucht (Neid, Rivalität)

Das Identifizieren dieser fünf Grundmuster dient Praktizierenden der buddhistischen Geistesschulung als eine Art diagnostisches Grundschema und ersetzt für den Laien die differenzierteren Diagnosen der Psychotherapie. Ohne also diese feineren Diagnosen kennen zu müssen, kann der normale Mensch schauen, welche dieser Grundmuster gerade aktiv sind, und weiß damit auch zugleich, welche Hilfsmittel infrage kommen. Es wird davon ausgegangen, dass diese emotionalen Schleier so weit aufgelöst werden können, dass das zeitlose Gewahrsein des Erwachens zum Vorschein kommt – eine Erfahrung, die offenbar schon viele Praktizierende gemacht haben.

Deshalb werden diese fünf verstrickenden emotionalen Grundmuster im tibetischen Buddhismus genau wie die fünf Buddha-Familien und die fünf Aspekte des zeitlosen, erwachten Gewahrseins als Maṇḍala dargestellt, in Form einer fünffarbigen Lotusblüte (siehe Abbildung S. 47). Der Lotus steht in der buddhistischen Tradition für das Erwachen, denn er wächst in schlammigen Gewässern und entfaltet, sobald sich die Knospe übers Wasser erhebt, seine Blüte in unberührter Reinheit – Symbol für unseren Geist, der sich im Erwachen in völliger Reinheit zeigt, ohne von früheren emotionalen Verdunkelungen in irgendeiner Weise beeinträchtigt zu sein.

Bei feinerer symbolischer Betrachtung des Lotus verteilen sich die fünf Störgefühle auf das Zentrum und die vier Blütenblätter und stehen als Ganzes für die Welt unserer emotional verwirrten Wahrnehmung. Das blaue Zentrum, wo der Fruchtstand wäre, symbolisiert mangelndes Gewahrsein, die Ursache aller anderen verstrickenden Muster. Auf den vier Blütenblättern sind, stets vom Zentrum aus gesehen, oben Wut als weißes Blütenblatt, rechts Stolz als gelbes Blütenblatt, unten Begierde als rotes Blütenblatt und links Eifersucht als grünes Blütenblatt.

Diesen Grundmustern werden die Farben der elementaren Grundenergien unserer Welt zugeordnet – in enger Korrespondenz zu den *fünf Elementen*, die sich in der Natur finden lassen:

- Die blaue Farbe steht für den Himmel und grenzenlosen *Raum*, in dem alles stattfinden kann, Symbol von Weite und Unbegrenztheit.
- Die weiße Farbe steht für das strömende, gelegentlich schäumende *Wasser*, Symbol von Kohäsion und Kontinuität.

- Die gelbe Farbe steht für die alles tragende und alles hervorbringende *Erde*, Symbol von Stabilität und Verlässlichkeit.
- Die rote Farbe steht für das alles erhellende, aber auch verzehrende *Feuer*, Symbol von Wärme und Vitalität.
- Die grüne Farbe steht für den *Wind*, der den Regen bringt, alles Grüne wachsen lässt und die Blätter bewegt, Symbol von Dynamik und Kraft.

Unser Geist hat dieselben natürlichen Eigenschaften: Weite, Kontinuität, Verlässlichkeit, Vitalität und Dynamik. Werden sie durch emotionale Schleier eingeschränkt, färbt sich unsere Wahrnehmung, als würden wir durch eine emotionale Brille schauen. Natürlich sehen wir bei Begierde nicht rot – das ist nicht gemeint. Die Farben sind nur symbolische Hinweise auf die grundlegenden Geistesqualitäten und die korrespondierenden Buddha-Familien.

Frei von emotionalen Grundmustern zeigen sich die Qualitäten des Geistes als die *fünf Aspekte zeitlosen Gewahrseins*, auch Weisheiten genannt. Diese sind, in derselben Reihenfolge:

1. Raumgleiches Gewahrsein: ohne Mittelpunkt und Grenzen, weit wie der Raum, der alle Bewegungen ermöglicht
2. Spiegelgleiches Gewahrsein; unbehindert, klar und kontinuierlich wie Erscheinungen in einem Spiegel
3. Gewahrsein der Gleichheit: alle Erfahrungen sind gleichermaßen »leer«, nicht-fassbar
4. Unterscheidendes Gewahrsein: lebendig, differenziert, einzigartig, fein unterscheidend
5. All-vollendendes Gewahrsein: frei fließendes, dynamisches Sein ist in sich vollkommen und vollständige Erfüllung

Diese fünf Aspekte des Gewahrseins oder der Natur des Geistes sind gleichzeitig vorhanden wie die Farben, die in den verschiedenen Facetten eines Juwels zu sehen sind.

Andere Emotionen sind als Kombinationen der fünf Grundmuster zu verstehen. Sie werden sekundäre emotionale Belastungen genannt. Es gibt unzählige Kombinationen. Ungeduld hat zum Beispiel Anteile von Ärger (Wut), Verlangen (Begierde) und mangelndem Gewahrsein (Angst, Sorge). Es gibt aber auch stolze Ungeduld und eifersüchtige Ungeduld.

Beim Begleiten von Menschen reicht es meistens, die emotionalen Grundmuster und deren tiefere Beweggründe aufzudecken. Psychopathologische Diagnosen anzusprechen kann zu einer Fixierung auf das Krankheitsbild beitragen. Beschreibende Worte wie Schutzreaktion, Verlassenheitsgefühl, mangelnde Selbstsicherheit und schützende Selbsterhöhung finden zum Beispiel mehr Verständnis als der Ausdruck narzisstische Persönlichkeitsstörung. Die beschreibenden Formulierungen bleiben näher am Erleben und lassen erahnen, dass sich diese emotionalen Muster durch Arbeit mit sich selbst auflösen werden. Wenn die in ihnen gebundene Energie frei wird, zeigen sich die Qualitäten des »erwachenden« Gewahrseins. Solange wir die letztlich instabile Natur emotionaler Muster im Blick haben, ist es relativ leicht, hinter all den wirkenden emotionalen Kräften, die zu diesen Symptomen führen, mit dem erwachten Potential verbunden zu bleiben. Es ist, als wäre hinter dem emotionalen Erleben bereits der potentielle Buddha zu sehen. Jeder von uns ist solch ein potentieller Buddha, und der Heilungsweg legt ihn in uns frei. Die Mahāyāna-Tradition geht von einer Vielzahl Buddhas aus und beschreibt die Befreiung aus dem verschleierten ins erwachte Erleben symbolisch als das Maṇḍala der fünf Dhyani-Buddhas (in derselben Reihenfolge wie oben der Lotus):

1. Im Auflösen des ängstlich unwissenden Erlebens zeigt sich Buddha Vairocana.
2. Im Auflösen des wütend abwehrenden Erlebens zeigt sich Buddha Akṣobhya.
3. Im Auflösen des stolz vergleichenden Erlebens zeigt sich Buddha Ratnasambhava.

4. Im Auflösen des begehrend anhaftenden Erlebens zeigt sich Buddha Amitābha.
5. Im Auflösen des eifersüchtig rivalisierenden Erlebens zeigt sich Buddha Amoghasiddhi.

Dabei sind die Namen der Buddhas, ihre Zuordnung und die damit verbundene Ikonografie für unsere Betrachtung unerheblich. Die Hauptaussage ist: Wir alle haben das gesamte Fünfer-Maṇḍala an Emotionen und Buddhas in uns, und so sind stets auch alle Aspekte des zeitlosen, nondualen Gewahrseins in uns präsent – auch wenn wir uns dessen nicht bewusst sind.

Auf dem eigenen Heilungsweg wie auch in der Prozessbegleitung leitet uns die Vision, wie wir selbst und andere bei Freilegung unseres innewohnenden Potentials sein könnten, wenn alles Erleben von Gewahrsein durchdrungen ist und sich der innere Buddha zeigt. Das ist der eigentliche Sinn, von einer »Buddha-Natur« in jedem von uns zu sprechen: Wir drücken damit das tiefe Vertrauen aus, dass wirklich jeder gesunden und erwachen kann. Wir wissen, wie zäh emotionale Muster sind, insbesondere jene mit Wurzeln in der frühen Kindheit – und wie stark diese Kräfte den Charakter formen können. Doch je heftiger die Störung, umso wichtiger ist es, mit dem Potential der Gesundung verbunden zu bleiben.

Alle psychischen Probleme und Störungen können als das Zusammenspiel der fünf Grundemotionen verstanden werden, das zu unendlich vielen individuellen Ausformungen des immer gleichen saṃsārischen Grundproblems führt: ein unnötiges, Leid erzeugendes, emotional unterlegtes Kreisen um mich selbst, in buddhistischen Kreisen vereinfacht »Ich-Anhaften« oder »Ich-Bezogenheit« genannt. Da das Kennenlernen dieser emotionalen Grundmuster im Zentrum der buddhistischen Selbsterforschung und des darauf aufbauenden Geistestrainings steht, sei den fünf Grundemotionen hier besondere Beachtung geschenkt.

Zum Prinzip des Maṇḍalas (siehe Lotus S. 47): Die gegenüberliegenden Pole wie Wut, Abneigung (vorne) und Begierde, Verlangen (hinten) sind über das mangelnde Gewahrsein (im Zentrum) miteinander verbunden. Sie können leicht ineinander übergehen beziehungsweise umschlagen. Wenn Verlangen enttäuscht wird, schlägt es oft in Abneigung um, Begierde wird zu Wut oder Hass. Auch Eifersucht und Stolz sind über mangelndes Gewahrsein miteinander verbunden: Wenn der Stolze verliert, kommt die Eifersucht zum Vorschein, und wenn der eifersüchtig Rivalisierende, der ewig Zweite, endlich an die Spitze kommt, dann wird er oft stolz und missbraucht seine Macht ebenso wie zuvor seine stolzen Widersacher. Dieses Prinzip der kreuzweisen Wechselbeziehungen emotionaler Paare macht das Maṇḍala-Modell zusätzlich interessant, da deutlich wird, wie durch den Faktor mangelnden Gewahrseins entgegengesetzte Emotionen ineinander umschlagen können. Als Maṇḍala der fünf Emotionen versinnbildlicht der fünfblättrige Lotus die Welt der Verstrickung, Unfreiheit und Ich-Bezogenheit (Saṃsāra). Sind die Energien befreit, zeigen sich dieselben Lebenserfahrungen als die Welt des Erwachens, der Freiheit und des Friedens (Nirvāṇa).

Für jede dieser fünf Emotionen werden wir uns nun die fünf Schritte anschauen: das Innehalten, das Anwenden hilfreicher Methoden, das Ändern der Sicht, das Erkennen ihres wahren Wesens und das Nutzen der Emotion als Weg des Erwachens.

1. Mangelndes Gewahrsein

Die wichtigsten Formen mangelnden Gewahrseins sind Dumpfheit, Gleichgültigkeit, Zweifel und irrige Anschauungen – und die Basis von all dem ist das Haften an einem Ich, die grundlegende Unwissenheit, die charakterisiert ist von einem Gefühl der Unsicherheit oder Angst.

Grundlegende Unwissenheit

Mangel an Gewahrsein ist ein Schleier, der das direkte, unmittelbare Erkennen verhindert, das zur Buddhaschaft führt. Dies bezieht sich auf zwei Dinge: (a) nicht gewahr zu sein, was das wahre Wesen aller Phänomene ist, und (b) nicht gewahr zu sein, wie sich diese Phänomene auf relativer Ebene manifestieren. Eine Person mit umfassender Seinserkenntnis versteht das wahre Wesen aller Phänomene als dynamisch, nicht-fassbar, ohne Substanz und leer von einem Wesenskern. Zugleich versteht sie genau, wie sich Phänomene dank ihrer leeren, nicht-fassbaren Natur im Spiel wechselseitiger Bedingtheit deutlich wahrnehmbar manifestieren. Eine solche Person versteht das Zusammenspiel des letztendlichen und des bedingten Aspekts der Wirklichkeit und ist somit frei von der grundlegenden Unwissenheit. Sie versteht zutiefst, dass diese beiden Aspekte der Wirklichkeit untrennbar miteinander verbunden sind.

Unwissenheit bedeutet zudem, ein »Ich« für wirklich zu halten. Dieses grundlegende, auf mangelndem Gewahrsein beruhende Ich-Gefühl bringt mit sich, dass auch »das andere« für wirklich gehalten wird. Und daraus entstehen die belastenden Emotionen: »Ich« hier, mit meinen Gefühlen, verschieden und getrennt von allem, was als »das andere« wahrgenommen wird. Diese Aufspaltung des Erlebens in Subjekt und Objekt verhindert Befreiung. Das ist mit Dualität gemeint: der Glauben an die Trennung von Erlebendem und Erlebtem.

Aus dem Haften an einem vermeintlich getrennten Ich entsteht Anspannung; alle Konflikte haben hier ihren Ursprung. Aufgrund von mangelndem Gewahrsein ist keine Bewusstheit, dass dieses vermeintliche Ich in Wirklichkeit ein dynamisches Gewahrsein ist. In dem Ich-Gefühl ist kein bleibendes Ich zu finden, es ist nur eine Geistesbewegung ohne Substanz. Aus Unwissenheit verteidigen und umhegen wir dieses Ich, das nicht wirklich existiert. Wir sind so gefangen in unserer Ich-Bezogenheit, dass es kaum möglich ist, eine andere Sicht einzunehmen als die des Ichs.

Wenn wir das Ich-Gefühl untersuchen, finden wir nichts, was sich als ein Ich oder eine Seele identifizieren ließe. Äußerlich hingegen findet das Gefühl von Ich und anderen leicht Bestätigung; wir brauchen nur etwas zu berühren. In der körperlichen Berührung spüre ich die Grenzen meines Körpers und wo »das andere« anfängt: Ich bin hier, und das andere ist dort. Doch wie ist das im Geist? Ist nicht auch »das andere« unsere eigene Wahrnehmung? Noch kein Erwachter hat ein Ich gefunden, und auch die Wissenschaftler finden keines.

Von dem französischen Philosophen René Descartes stammt der berühmte Satz: »Ich denke, also bin ich.« Er wollte das Dilemma lösen, nicht mit Sicherheit bestimmen zu können, ob es ein Ich gibt. Doch aus der Tatsache des Denkens lässt sich kein stabiles Ich ableiten. Denken ist dynamisch und wandelt sich ständig. Die eigentliche Frage ist, ob es jemanden gibt, der denkt. Gedanken sind momentane Bewegungen des Geistes. Wo sind die Gedanken von gestern? Alles wandelt sich, nichts bleibt. Wo soll es in diesem Wandel ein bleibendes Ich geben?

Obendrein gibt es bei Meditierenden die Erfahrung, gänzlich frei von begrifflichem und auch nicht-begrifflichem Denken zu sein, einfach nur Gewahrsein. Wo ist das Ich dann? Vielleicht ist es im Beobachten dieser Erfahrung zu finden? Doch auch dieses Beobachten ist Prozess und fällt zudem bei noch tieferer Gelöstheit ebenfalls weg. Wo ist das Ich dann?

»Ich« ist nur ein nützlicher Begriff, um zu kommunizieren. Ich und anderes sind weder eins noch getrennt, sie sind dynamisches Erleben. Im Erleben ist kein bleibender Wesenskern zu finden, der uns als ein separates, konstantes Individuum definieren würde und eine ausreichende Basis für eine permanente Identifikation und klare Trennung von der Welt darstellen könnte. »Ich« ist Prozess, in wechselseitiger Bedingtheit und Abhängigkeit von allem, was uns umgibt, dynamisches Gewahrsein – ein lebendiger, nicht-fassbarer Strom des Erlebens ohne festen Kern, ohne »Jemand«.

Dort, wo wir einen individuellen Wesenskern vermuten, findet sich nur offener, dynamischer Gewahrseinsraum, und der ist zudem nicht verschieden von anderen Menschen. Diesen dynamischen Gewahrseinsraum braucht man nicht zu verteidigen, denn er kann nicht verletzt werden – er ist einfach offener Raum. Das Territorium des vermeintlichen Ichs ist in Wirklichkeit ein karmisches Kraftfeld ohne Besitzer. Sich damit zu identifizieren ist mangelndes Gewahrsein. Zu verstehen, dass es nichts zu verteidigen gibt, ist Weisheit.

Mein Körper, *meine* Familie, *meine* Freunde, *mein* Team, *mein* Land – das Ich-Anhaften kennt keine Grenzen. Es verleibt sich alles ein, mit dem es sich identifizieren möchte, und stößt alles von sich, was als bedrohlich und unangenehm erlebt wird. Um frei zu werden, sind alle diese Identifikationen aufzulösen. Das gesamte Spiel der Emotionen erklärt sich aus unseren Identifikationen, dem Haften am Angenehmen und dem Abwehren des Unangenehmen. Die Frage dabei ist stets: Was will ich haben, und was will ich weghaben? Das ist die doppelte Bewegung des Ich-Anhaftens: Ansichziehen und Wegstoßen, beruhend auf der Annahme, als Ich wirklich zu existieren.

Identifikation schafft die Basis für Leid. Je mehr ich meine Müslischüssel als *meine* persönliche Schüssel betrachte, desto schwieriger wird es, sie anderen zur Verfügung zu stellen. Wenn *ich* etwas als *meins* betrachte und jemand anders will es ebenfalls nutzen, entsteht ein Konflikt, weil es dann weniger *meins* ist. Mein privates Auto teile ich nicht so leicht wie das Auto vom Car-Sharing oder einen öffentlichen Bus. Das gilt auch, wenn ich etwas als *nicht meins* identifiziere und von mir fernhalten möchte, weil es mir zuwider ist. Wenn jemand anders es ebenfalls nicht haben will und versucht, es mir zuzuschieben, entsteht ein Konflikt: Wir sind dann beide dabei, das ungeliebte Etwas hin und her zu schieben. So entstehen alle Probleme aus diesem »*Ich* will, *ich* will nicht«.

Wir brauchen die Worte »ich«, »mir« und »mein«, um Zugehörigkeit auszudrücken. Nur dürfen wir uns von ihnen nicht täuschen lassen. Es sind abstrakte, statische Begriffe, die einen dynamischen, lebendigen Prozess beschreiben. Das »Ich« ist genau wie das »Du« jeden Moment ein wenig anders. Fixe Identifikationen sind nicht angemessen, weil nichts Stabiles zu finden ist. Ich kann die Begriffe »ich«, »du« und »wir« sowie »mein«, »dein« und »unser« gebrauchen und dabei gewahr sein, dass sie dynamische Prozesse beschreiben, ohne Identifikation. So kann jemand *mein* Auto fahren, ohne dass ein Konflikt entsteht.

Noch ein Beispiel: Auf Hemdensuche sehen wir in einem Geschäft ein schönes Hemd mit einem Flecken. »Nun ja«, denken wir, »schade für den Ladeninhaber, aber nicht mein Problem.« Wir kaufen das Hemd daneben. Beim Auspacken macht unser Kind einen Flecken drauf. »Auf *mein* Hemd!« Eine heftige emotionale Reaktion mag folgen. Ein ähnlicher Flecken wie zuvor, aber eine völlig andere Reaktion, denn starke Identifikation bewirkt starke Reaktionen.

Wir können nondual in der Dualität leben – also der letztendlichen Dimension ohne »ich« und »andere« bewusst sein in einer relativen Welt, wo es sehr wohl mich und andere gibt. Wir gebrauchen die Worte »ich« und »du«, ohne Trennungen aufzubauen.

Ein weiteres Beispiel: Im Traum sehe ich, wie mein wunderschönes Haus abbrennt, und erlebe wirkliche Panik, die ich beim Aufwachen noch in allen Zellen spüre. Sobald mir aber klar wird, dass es ein Traum war, lösen sich die Emotionen auf. Dies können wir in den Alltag übertragen: Wenn wir uns bewusst sind, dass unser Erleben von traumgleicher Natur ist, dynamisch, beeinflusst von unzähligen Bedingungen, dann gibt es auch keine soliden Probleme mehr – sie alle können bearbeitet werden. Erkenntnis entzieht dem Anhaften und Abneigen den Boden. Es geht darum, eine möglichst flexible Sicht einzunehmen, mit geringem Haften an diesem vermeintlichen Ich. Dann lernen wir auch, wirklich geschickt mit den verschiedenen Kräften umzugehen, die zum Entstehen von Problemen oder aber zu Freude, Offenheit und Liebe führen. Alles entsteht im dynamischen Zusammenwirken verschiedener Kräfte – je flexibler und weiser wir in diesem Kräftefeld agieren, desto besser.

Dumpfheit, Gleichgültigkeit, neurotische Zweifel und irrige Anschauungen

Wir haben viele Mechanismen, wie wir Unangenehmes zu vermeiden suchen. Fast der wichtigste unter ihnen ist das reflexartige Wegschauen und Nicht-sehen-Wollen. Das gilt nicht nur für äußere Situationen, sondern gerade auch für unsere inneren Muster. Als Ausdruck dieses meist unbewussten Wunsches, des inneren Erlebens nicht gewahr zu sein, erleben wir Schwere, Abwesenheit, Apathie, Dumpfheit und Vernebelung des Geistes. Der Mangel an Schärfe und Leichtigkeit verhindert, ganz unserem unbewussten Wunsch entsprechend, die Dinge klar sehen und erkennen zu können. Wir sind wie »dicht«. Leider wirken diese Vermeidungsstrategien auch bei Menschen, die eigentlich durchaus gewahr sein wollen oder sogar Achtsamkeit und Gewahrsein lehren.

Auch Gleichgültigkeit, Indifferenz, Desinteresse und mangelnde Neugier sind Ausdruck dieses Vermeidens. Wir klammern Bereiche des Lebens aus, weil sie uns zu viel werden. Wir wollen nichts mit diesen Themen, Herausforderungen oder drohenden Einsichten zu tun haben. Das ist völlig okay, vor allem wenn es eine bewusste Entscheidung ist. Doch wir müssen in Kauf nehmen, dass sich in all den Bereichen, die wir vermeiden, aufgrund mangelnder Bewusstheit kein Verständnis entwickeln kann; sie verkümmern beziehungsweise die in ihnen wirksamen unbewussten Muster wirken mit ungebremster Kraft weiter.

Eine dritte Form mangelnden Gewahrseins sind *ungesunde* Zweifel. *Gesunde* Zweifel sind Zeichen von Intelligenz und ausreichender emotionaler Freiheit: sich nicht täuschen zu lassen und nicht blind zu glauben. Sie motivieren, verwirrende Sachverhalte zu klären. Dieses gesunde Zweifeln ist hier nicht gemeint. Wenn mangelndes Gewahrsein zu Zweifeln führt, gelingt es nicht mehr, klar zu denken, weil jeder Gedanke gleich von einem weiteren Gedanken infrage gestellt wird. Kaum habe ich mich durchgerungen, einen Schritt zu tun, sehe ich schon wieder tausend Gründe, den Schritt nicht zu tun. Neurotische Zweifel unterhöhlen das Vertrauen in die eigene Wahrnehmung, ins Denken und blockieren das Handeln. Wir brauchen ein Mindestmaß an Vertrauen, um etwas zumindest auszuprobieren. Der angespannte Intellekt findet unzählige Vorwände, sich nicht einzulassen. Eigentlich haben wir Angst vor schmerzhaften Erfahrungen, was leider auch befreiende Erfahrungen verhindert.

Ein vierter Aspekt von mangelndem Gewahrsein sind »Anschauungen« – ein emotionales Festhalten an Annahmen über die Wirklichkeit, die wir keiner Überprüfung unterziehen wollen. Traditionelle Beispiele für Anschauungen, die das Erwachen behindern, wenn wir an ihnen dogmatisch festhalten, sind der Glauben, ein stabiles, individuelles Ich existiere wirklich oder Erwachen sei unmöglich oder Handlungen hätten keine weitergehenden Folgen. Wenn wir die eigenen Annahmen hinterfragen und andere Sichtweisen offen bedenken, dann sind selbst verkehrte Anschauungen nicht schwerwiegend – sie können geklärt werden.

Aber ohne Offenheit gibt es kein Forschen und keinen Raum für Weiterentwicklung. Festhalten an Anschauungen bedeutet, das eigene Teil-Wissen oder Nicht-Wissen zu zementieren. Es wird fast unmöglich, eventuelle Fehler in unseren Interpretationen zu korrigieren. Aber selbst zutreffende Anschauungen können zu Dogmen erstarren und für persönliche Zwecke missbraucht werden. Nur wirkliche Flexibilität des Geistes jenseits von Standpunkten schützt davor: Die »rechte Anschauung« der Erwachten vertritt keine Standpunkte.

Eine kurze Passage aus einem EPT-Gruppengespräch über mangelndes Gewahrsein

Die Passage ist hier als kleine Inspiration eingefügt, uns eventuell einmal mit Freunden über so maßgebliche Themen wie die grundlegenden Emotionen auszutauschen und gemeinsam ein forschendes Interesse dafür zu entwickeln. Dem Austausch ging eine Kontemplation voraus, in der jeder Teilnehmer sich anhand verschiedener Erinnerungen auf das Erleben von Unwissenheit und mangelndem Gewahrsein einließ. Danach berichteten sie:

Teilnehmer 1: Unwissenheit erlebe ich als unlebendig, dumpf, mit wenig Gefühl, so eine Routine im Funktionieren. Wie in einer dunklen Blase, wo ich nicht mitkriege, warum ich mich so fühle. Diese Wohlgefühlsblase schützt mich vor Veränderung. Ich will nicht gestört werden in der wohligen Blase des Nicht-Gewahrseins. Wenn meine Frau die Blase anpikt, wehre ich mich, bis ich es selbst nicht mehr aushalte. Was mir beim Aussteigen hilft, ist Vertrauen in den Sinn der Störung und in ihr Wohlwollen. Dann kann ich mich ein Stück weit auf das Neue einlassen. Sonst würde ich ständig abwehren, damit ich weiter in der Unwissenheit bleiben kann. Natürlich kann ich mir auch sagen, dass es leidvoll ist, weil es mich unlebendig macht.

Teilnehmer 2: Wenn ein Veränderungsimpuls kommt, bin ich gleich in der emotionalen Reaktion.

Tilmann: Hinter der Reaktion steckt eine Angst: »Lass mich in Ruhe« – das ist die Angst vor Veränderung, vor dem Unbekannten. Manchmal führt das auch zu einer Art Totstellreflex. Was bringt uns da heraus? Was kann uns motivieren?

Teilnehmer 3: Die Sehnsucht nach Lebendigkeit. Vertrauen. Wenn ich das Vertrauen nicht habe und dem anderen unterstelle, er will mir eigentlich nur Böses, dann wehre ich weiter ab. Es muss mir ein wenig der Weg geebnet werden, dass die Ängste nicht zu schnell anspringen.

Teilnehmer 4: Ich würde bei der schmerzhaften Emotion in die Reflexion gehen, um diese Unwissenheit aufzulösen. Ich möchte verstehen, was dahintersteht und wie ich da herauskomme. Weil ich leide, möchte ich verstehen.

Teilnehmer 5: Mir fällt auf, dass der Glaube an Identität sehr aus dieser Unwissenheit geboren ist. Ich brauche Zuversicht, Vertrauen, dass es möglich ist, aus der Unwissenheit auszusteigen. Da ist so eine Sehnsucht nach Freiheit. Ihr kennt diesen Spruch: Wissen macht frei.

Teilnehmer 6: Wissen ist Macht.

Tilmann: Und Unwissenheit ist Ohnmacht und Angst. Gewahrsein bringt Klarheit. Es ist eine schwierige Aufgabe, die eigene Neigung anzugehen, wenig gewahr sein zu wollen. Dieses Eingelulltsein ist unglaublich verführerisch – eine halbe Klarheit, in der nichts erkannt wird, aber die Zeit auf angenehme Weise vergeht. Da braucht es den Entschluss hinzuschauen.

Heraus aus dem Gefängnis der Angst

Angst ist immer da, wo mangelndes Gewahrsein ist und wir uns nicht auskennen. Dies gilt auch für die menschliche Grundangst oder existentielle Angst. Sie baut sich immer dann auf, wenn wir der Natur des Seins nicht gewahr sind, das heißt, nicht wissen, wer wir wirklich sind ohne äußere Bezugspunkte und wie es im Unsicheren, zum Beispiel nach dem Tod, weitergeht. Auch neurotische Zweifel, dogmatisches Festhalten an Anschauungen und Starrsinn sind im Grunde Ausdruck von Angst.

Angst hat wie alle anderen Gefühle einen Sinn: Sie macht uns aufmerksam, dass wir nicht wissen, uns nicht auskennen und eine Gefahr drohen könnte. Eigentlich ist sie eine Aufforderung, bewusster hinzuschauen, hinzufühlen und »aufzupassen« im weitesten Sinne des Wortes, also eine Aufforderung, gewahr zu sein. Leider neigt Angst wie jede andere Emotion dazu, sich zu verselbstständigen und immer wieder anzuspringen, auch wenn sie gerade gar nicht angemessen ist. Angst wird zum Reflex auf

Unbekanntes und Ungewisses, ja unter Umständen sogar zum Reflex auf das Leben selbst mit all seinen Unwägbarkeiten.

Wenn es so weit kommt, dass Angst wie reflexhaft ständig anspringt, ist sie keine wohlwollende Helferin mehr, gewahrer zu sein, sondern blockiert uns in der Bereitschaft, voll und ganz im Leben zu sein. Wir sind dann wie eingemauert von Ängsten und brauchen enormes Vertrauen, um die Tür dieses Gefängnisses zu öffnen und den notwendigen Schritt ins Unbekannte zu wagen. Meist muss das Leid erst unerträglich werden, bevor ein wirkliches Interesse entsteht, die Tür zu öffnen und mutig ins Unbekannte aufzubrechen. Wir müssen fast ersticken. Erst dann sagen wir uns: »Es kann ohnehin nicht schlimmer kommen.« Das ist der Moment, wo wir die Kontrolle lassen. Wir vertrauen nun der Öffnung mehr als dem aus Angst errichteten engen Schutzwall. Die Enge ist uns vertraut; Offenheit hingegen erleben wir als Wagnis. Aber zum Glück stellt sich Offenheit nicht mit einem Schlag ein, sondern allmählich. Offenheit ist die »Zuflucht« der Buddhisten – das klingt wie ein Paradox, doch tatsächlich ist es so: Sich mit Körper, Rede und Geist ins Erwachen, in völlige Offenheit und ins Fließen zu begeben ist der wahre Schutz, der auch beim Sterben hilft.

Erwachen ist völlige Öffnung – und Offenheit wird unser neues Zuhause. Erwachte verkörpern das offene, fließende Sein und vollständige Heilung. Sie unterstützen uns durch ihr Beispiel und ihre Unterweisungen – wodurch unser Herzensgeist aufgeht wie eine Lotusblüte. Die Blütenblätter des zeitlosen Gewahrseins entfalten sich. Zum Glück gibt es viele Helfer und Helferinnen, die uns ermutigen, weitere Schritte auf dem Weg der Öffnung zu machen und Liebe und Mitgefühl ins Herz zu lassen. Sie gehen uns mit ihrem Beispiel voran – wenn wir uns umschauen, finden wir vielleicht sogar jemanden in unserem unmittelbaren Umfeld, der uns dazu inspiriert.

Was uns hindert, in die Öffnung zu gehen, ist Angst: Angst vor Verletzung, Angst vor Leid, Angst, nicht zu existieren, Angst, niemand zu sein, Angst, nicht geliebt zu werden ... Es gibt keine belastenden Emotionen ohne Angst. Viele Emotionen können als Abwehr von gefühlter Bedrohung verstanden werden. Angst vor Durst, vor Hunger, vor Übermüdung, vor Kritik, vor Verlust, vor Ablehnung, vor Unangenehmem – überall ist Angst. Das Bedürfnis nach Schutz baut den Verteidigungsring: unser Gefängnis. In der Tiefe sind existentielle Ängste, manchmal spürbar als Angst vor dem Ungewissen und vor dem Tod. Angst erlebt eine Bedrohung für das »Ich«, und im Körper erleben wir Zittern, Enge, Schwitzen, Herzrasen, Durchfall, Starre, Übererregtheit, Hitze oder Kälte. Wir kennen die Angst vor dem Auflösen vertrauter Strukturen, die Angst, die Kontrolle oder Autonomie zu verlieren, in unserer Lebendigkeit eingeschränkt zu werden, und vieles mehr. Angst ist ein Spannungszustand von Körper und Geist. Sie geht oft mit dem Gefühl einer geballten Präsenz auf allen Ebenen einher.

Beim Zugehen auf die Gefängnistür habe ich Angst, dass sie sich nicht öffnet, und beim Hinaustreten habe ich Angst, dass ich nicht wieder zurückfinde. Überall ist Angst, denn sobald ich mich auch nur einen Schritt bewege, begegne ich etwas Neuem. Unbekanntes löst Angst aus. Da Veränderung immer mit etwas Neuem einhergeht, haben wir schlichtweg Angst vor Veränderung. Begierde hat Angst, Angenehmes nicht zu bekommen. Wut hat Angst, Unangenehmes zu erfahren. Stolz hat Angst, herabgewürdigt zu werden. Eifersucht hat Angst, Geliebtes zu verlieren oder nicht gut genug zu sein. Jegliche belastenden Emotionen ist Angst gemeinsam, denn bei allen spielt mangelndes Gewahrsein eine Rolle. Deshalb wird Angst im Abhidharma nicht als getrennte Emotion beschrieben. Die Annahme, dass da jemand ist, der sich schützen muss, ist die eigentliche Ursache der Angst.

Angst hindert uns mehr, als sie uns nützt. Bei imaginären Gefahren ist sie ohnehin kontraproduktiv, und auch bei realen Gefahren wäre Weisheit eine bessere Ratgeberin. Wir brauchen keine Angst, um körperliche oder geistige Höchstleistungen zu vollbringen – da ist eher waches Interesse gefragt oder Vertrauen, Liebe, Mitgefühl, Weisheit … Ja, Angst kann aufwecken, doch meist lähmt sie uns dann eher, wenn sie anhält. Therapeutisch können wir sagen: »An der Angst geht's lang«, denn dort stecken die Blockaden. Angst ist ein Signal, dass etwas nicht stimmt, aber was genau, ist oft nicht klar. Angst verdeckt oft ein darunter liegendes Gefühl, so als würde sie dieses Gefühl ein wenig verstecken. Denn Angst bewirkt in vielen Fällen, dass wir nicht genauer hinschauen und hinfühlen wollen. Angst stabilisiert natürlich auch das soziale Miteinander, aber wie viel schöner wäre es, wenn es durch Mitgefühl und wechselseitige Fürsorge stabilisiert würde! Angst behindert die Kommunikation, da sie Ausdruck mangelnden Vertrauens in uns selbst und andere ist.

Vermehrtes Gewahrsein dieser Zusammenhänge macht zwangsläufig auch Unangenehmes bewusst. Deshalb braucht es den Entschluss, Gewahrsein zu kultivieren. Wenn wir gewahr werden, was in uns und anderen an Schwierigem los ist, beginnt eine innere Suche nach Lösungen, wobei wir zunächst auch Gefühle der Unfähigkeit und Ohnmacht auszuhalten haben. Wir sehen zwar klarer, haben aber noch nicht die Möglichkeiten, dieses Neue zu integrieren und zum Weg zu machen. In Wirklichkeit hat mangelndes Gewahrsein nichts Positives, außer dass man es auflösen kann. Es verstrickt uns in leidvolle Reaktionen, und das Verheerendste ist, dass wir das Leid kaum wahrnehmen und kaum einen Impuls verspüren auszusteigen. Mangelndes Gewahrsein bewirkt, nicht unterscheiden zu können, was zu Glück und was zu Leid führt.

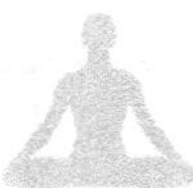

Drei Schlüssel: Studieren, Kontemplieren, Meditieren (Übung B.1)

Vorbemerkung: Für jede der fünf Grund-Emotionen werden »drei Schlüssel« für das Arbeiten mit diesen emotionalen Mustern besprochen. Es werden darüber hinaus keine spezifischen Übungen angebo-

ten, es sind einfach genau diese drei Schlüssel, die zu üben sind – so viel wie möglich.

Wie kann ich mich aus mangelndem Gewahrsein befreien? Da wir es mit verschiedenen Formen zu tun haben, braucht es ein Vorgehen auf mehreren Ebenen. Eine Form mangelnden Gewahrseins ist ein Mangel an Wissen, an lernbarem Verständnis, das uns andere übertragen können, sei es durch Texte oder durch Unterricht. Da können Studien, Gespräche und Fortbildungen helfen. Aber die grundlegende Unwissenheit, sich und anderes für konkret existent zu halten, das fundamentale Problem dualistischer Wahrnehmung, können wir nur durch persönliche Introspektion (Kontemplation und Meditation) auflösen. Studieren reicht da nicht. Die buddhistische Geistesschulung arbeitet deshalb auf mehreren Ebenen. Da sind zunächst die Drei Schulungen: heilsames Verhalten, tiefe Geistesruhe und Weisheit:

(1) Die Grundlage ist heilsames Verhalten – *śila* auf Sanskrit, ein umsichtiges, heilsames Sein im Denken, Reden und Handeln.
(2) Auf dieser Basis beruhigt sich der Geist und erfährt tiefe Geistesruhe – *samādhi.*
(3) Diese wiederum ist die Voraussetzung für tiefes Verstehen, Seinserkenntnis oder Weisheit – *prajña.*

Diese drei sind die Essenz des buddhistischen Weges, wie er in allen Traditionen gelehrt wird. Zu ihrer Unterstützung lehrte der Buddha drei Formen der Praxis, die Drei Quellen der Weisheit: Studieren, Kontemplieren und Meditieren.

- *Studieren:* Wir hören Unterweisungen, tauschen uns mit anderen darüber aus und studieren Texte, um uns ein intellektuelles Verständnis zu erarbeiten.
- *Kontemplieren:* Dann bringen wir das Gehörte und Gelesene mit unseren eigenen Erfahrungen in Verbindung, indem wir die Inhalte tief reflektieren, bis innerlich ein tieferes Verständnis entsteht. Diesen Prozess nennt man Kontemplation.
- *Meditieren:* Das beim Kontemplieren auftauchende Verstehen

führt uns jenseits von Fragen und Antworten in einen Prozess spontanen Soseins. Die Dinge nicht mehr verändern wollen, das ist Meditation.

Das *Studieren* der Weisheitslehren gibt ein intellektuelles Verständnis. Besonders wichtig ist, sich klar zu werden, welche Handlungen und Einstellungen hilfreich sind und welche nicht. Wollen wir uns selbst aus Leid befreien, sollten wir anderen kein Leid zufügen – das ist die Grundlage des gesamten Weges. Der Dharma zeigt an vielen Beispielen, was intelligentes Verhalten in Hinblick auf das Ziel der Befreiung vom Leid ist. Er schult unseren gesunden Menschenverstand: Wir lernen zu unterscheiden zwischen dem, was zu Glück führt, und dem, was zu Leid führt.

Studium verändert die Sicht und damit unsere Reaktionen und Handlungen. Das Hören und Lesen von Unterweisungen ist ein notwendiger Teil der Dharma-Praxis. Traditionelle Unterweisungen, um mangelndes Gewahrsein aufzulösen, behandeln die Vier Wahrheiten der Edlen (siehe Kapitel D), die vier grundlegenden Gedanken, die den Geist zum Dharma wenden (siehe Kapitel C.1), die Auswirkungen von Handlungen (Karma), die zwölf Glieder des abhängigen Entstehens von Leid und von Befreiung, wechselseitige Bedingtheit, unser Potential zu erwachen, die Sechs befreienden Qualitäten (Pāramitās) und Aufklärungen zur Natur des Geistes.

Damit das Studieren wirklich klärend wirkt und unser Wesen verändert, brauchen wir Interesse. Das Interesse gilt aber nicht nur dem Dharma, sondern auch der Person neben uns, den Geschehnissen in der Welt und den Wissenschaften. Das Interesse gilt allem, was hilfreich sein könnte, um uns selbst und andere zu verstehen. Es geht um ein Interesse an der Welt. Wir müssen neugierig werden. Dieses grundlegende Interesse ist Offenheit für Neues. Es bewirkt, dass wir generell offen und empfänglich sind, bis in die letzte Zelle. Interesse ist das fundamentale Heilmittel für unsere Unwissenheit.

Kontemplieren: Zusätzlich zum Hören und Studieren muss ich die Unterweisungen persönlich auf mich beziehen: »Was haben diese Aussagen mit mir zu tun?« Kontemplieren ist tiefes Bedenken. Es verändert uns mehr als das nur begriffliche Aufnehmen von Gehörtem. Beim fragenden Kontemplieren entstehen erste Antworten, dann gibt es meist eine kleine Pause, die Frage vertieft sich, wir kommen mehr ins Fühlen, neue Antworten entstehen, dann wieder Ruhe, als Nächstes kommt vielleicht noch eine Antwort usw. Wer so kontempliert, versteht immer tiefer. Schon das Kontemplieren einer einzigen Unterweisung wie Vergänglichkeit kann mein ganzes Leben verändern. Prioritäten werden zurechtgerückt, manches wird wichtiger, anderes weniger dringlich. Dharma-Unterweisungen sind dafür gedacht, uns zu verändern.

Meditieren: Das Kontemplieren, das zum größten Teil noch begrifflich ist, führt ins nicht-begriffliche, einfache Sein – Meditation. Wir lernen, im jeweiligen Moment zu sein, bewusst und gewahr. Meditation beginnt mit dem Wunsch, ins gelöste Sein zu finden. Ich meditiere aber nicht nur, um zu entspannen, sondern auch, um ein inneres, nicht-begriffliches Verstehen freizusetzen. Es mag sich dann zwar in Begriffen ausdrücken, ist aber ein tiefes Erkennen des Soseins der Dinge. Dieses Erkennen befreit und führt ins völlig gelöste, nonduale Sein. Zunächst geht es um geistige Stabilität. Dabei können wir klassische Methoden der Achtsamkeit anwenden, wie die Atem- oder Gehmeditation. Wir lernen bei jeder Bewegung, jedem Wort, jedem Gedanken achtsam zu sein. Meditation hilft, achtsamer wahrzunehmen, ohne zu bewerten oder zu verdrängen. Je gelassener wir sind, umso achtsamer und präziser wird auch unsere Achtsamkeit.

Meine erste Achtsamkeitsübung (siehe Übung A.1) kann auch das Autofahren sein: Ich schalte das Radio aus, fühle die Körperhaltung und erspüre die sonstigen Empfindungen, nehme wahr, was in mir und um mich herum vor sich geht, und bin ansonsten einfach nur beim Fahren. Ich nehme die Handlungen des Fahrens, die ich sonst automatisch ausführe, ins Zentrum meiner

Achtsamkeit und erfreue mich an der Klarheit des Wahrnehmens, die sich dabei einstellt. Ich nehme wahr, wie sich mein Körper zusammen mit dem Auto leicht in die Kurve legt, wie Gedanken kommen und ich nicht mehr mit dem Geschehen verbunden bin. Lebensfreude liegt im achtsamen Erleben von Details. Ebenso kann ich Geschirrspülen, Rasenmähen und sonstige Routinearbeiten zum Üben wählen und dies dann auf andere Bereiche ausdehnen.

Gendün Rinpoche sprach häufig davon, das »Weisheitsauge« zu entwickeln. Dieses Auge schaut nach innen und nimmt die eigenen Emotionen und den eigenen Geisteszustand wahr. Der direkte Weg, um besser zu verstehen und weiser zu werden, ist, sich der eigenen Fehler und Unzulänglichkeiten bewusst zu werden … Wir sollten uns auf eine lebenslange Praxis einstellen. Gewahrsein übt man nicht, um es dann wieder zu lassen. Die Übung macht zudem immer mehr Spaß.

Zusammengefasst gibt es also drei Methoden zum Entwickeln von Gewahrsein, *Studieren, Kontemplieren* und *Meditieren*, die drei wesentliche Qualitäten freisetzen: *heilsames Verhalten, Geistesruhe* und *Weisheit.* Sie gehören zusammen: drei Methoden und drei Qualitäten.

Die fünf Schritte im Kultivieren von Gewahrsein

Erste Etappe: Innehalten – der erste Schritt ins Gewahrsein

Wir sagen »Stopp!«, halten inne und unterlassen es, automatisch zu reagieren. Wir geben uns Zeit und erinnern uns, wie es besser geht: den Projektionen Einhalt gebieten, ihnen nicht solchen Glauben schenken, andere Sichtweisen in Betracht ziehen, sich nicht von Gleichgültigkeit einlullen lassen, keine weiteren negativen Handlungen ausführen, den Schaden eingrenzen, um Hilfe bitten und Abstand nehmen, um neue Verhaltensweisen zu erlernen.

Zweite Etappe: Hilfreiche Methoden zum Unterstützen von Gewahrsein

Durch das Innehalten können wir Gegenmittel zur Anwendung bringen: hilfreiche Texte studieren und kontemplieren, die Ausrichtung auf das Wesentliche stärken, uns an inspirierende Beispiele erinnern, Achtsamkeit praktizieren, uns in andere hineinfühlen, um tiefer zu verstehen, heilsame Handlungen ausführen, Hilfe suchen, neue Vorgehensweisen austesten, uns mit anderen austauschen, den Geist anregen und Interesse wecken.

Dritte Etappe: Die Geisteshaltung transformieren und eine hilfreiche Sicht einnehmen

Es geht um eine forschende Geisteshaltung, auch bei dumpfen Geistzuständen. Eine offene, interessierte Einstellung kultivieren und den Sprung in eine radikal andere Sicht von uns selbst wagen: sich selbst als Ausdruck des erwachten Gewahrseins kontemplieren, als »Buddha in spe«, wodurch wir den weiten Geist der Buddhas erahnen können. Wir betrachten die verschleiernden Geisteszustände nicht mehr als Feinde, sondern als Hilfen, den Geist tiefer zu verstehen. Nicht-Wissen, Dumpfheit und Zweifel sind willkommene Herausforderungen, tiefer loszulassen, mehr auf das Leben zuzugehen, die innere Entspannung zu vertiefen und weiter ins erwachte Bewusstsein hineinzufinden. Durch Erkennen – Entspannen – Fließenlassen in Offenheit, Verständnis und Liebe wird unser Leben energievoller, und allmählich gewinnen wir die Emotionen als Freunde.

Statt so überzeugt zu sein, dass die Welt mich angreift und ich das Opfer bin, entdecke ich, wie ich die Welt ständig mitgestalte, und gehe dadurch anders mit Situationen um. Ich gehe in die Initiative, beteilige mich und übernehme Verantwortung. Ich kann mich und andere zudem als potentielle Buddhas betrachten und dadurch leichter in Kontakt mit innewohnenden Qualitäten kommen. Vielleicht sehe ich dann mit dem inneren Auge, dass mein aggressives Gegenüber etwas Wunderschönes in sich trägt. Das gibt mir die Möglichkeit, mich zu seinen tieferen Schichten in Beziehung zu setzen und nicht auf der Oberfläche zu reagieren. Ich gebe meiner Emotion weniger Nahrung – denn meine Aufmerksamkeit bleibt beim Wesentlichen: dem Gesunden in mir und im anderen.

Vierte Etappe: Mangelndes Gewahrsein in seiner wahren Natur befreien

Hier geht es darum, die wahre Natur der vernebelten Geisteszustände zu durchschauen und zu entdecken, dass sie keine konkrete Existenz haben. Dumpfheit befreit sich im Moment des Erkennens, genau wie die Vorstellungen von Subjekt und Objekt. Die »Methode« besteht darin, unmittelbar das Ich-Gefühl zu betrachten, also denjenigen, der sich für wirklich hält (das Subjekt), oder direkt in den Auslöser der Emotion hineinzuschauen (das vermeintliche Objekt). Die direkte Schau löst beide Illusionen auf, und wir erleben eine erstaunliche innere Offenheit. Erfahrungen mangelnden Gewahrseins enthüllen sich als die wach-offene Natur unseres Geistes.

Unser Vertrauen ins einfache Sosein wächst, wir können uns selbst vergessen und erfahren, dass es tatsächlich nichts zu verteidigen gibt. Gewissheit über die Natur des Geistes befreit von Angst. Wir erleben Offenheit ohne Kontrolle. Mahāmudrā-Meditation ist völliges Loslassen, so wie beim Einschlafen, aber bei völliger Klarheit. Wer bei wachem Bewusstsein völlig loslässt, entdeckt, dass es da niemanden gibt, kein Ich.

Präsenz, Vertrautheit, Gewahrsein und Weisheit ersetzen die Angst. Angst zeigt ein Problem, aber nicht die Lösung; die findet sich erst, wenn sich das angstvolle Gewahrsein entspannt. Die Ent-Blockierung führt zu panoramischem Gewahrsein, tieferem Verstehen und sinnvollem Handeln. Doch Angstlosigkeit per se ist kein Beweis für Weisheit! Sie kann ebenfalls Ausdruck mangelnden Gewahrseins sein, Ausdruck von mangelndem Einfühlungsvermögen, Naivität, Gefühllosigkeit und Fehleinschätzung von sich selbst und anderen.

Fünfte Etappe: Mangelndes Gewahrsein als Weg nehmen
Wer mit dem Hineinschauen in trübe, vernebelte Geisteszustände vertraut ist, kann sie gezielt aufsuchen, um immer wieder die erhellende Klarheit der Natur des Geistes zu erfahren und die Gewahrseinsschleier aufzulösen. Im unmittelbaren Erleben der dumpfen Geisteszustände enthüllt sich das zeitlose Gewahrsein des Raumes aller Phänomene. Die Praxis besteht darin, so viel zu schlafen und zu träumen, wie wir wollen, sich also bewusst in träge, dumpfe Zustände gleiten zu lassen, und dabei zu schauen, was die Natur dieses Erlebens ist. Dabei entdecken wir jedes Mal aufs Neue die Natur des Geistes. Je mehr Momente der Unwissenheit auf diese Weise erfahren werden, umso stärker wird die Erkenntnis, bis sich völlige Gewissheit einstellt, dass es die Unwissenheit nie gegeben hat und dass alle Schleier nur illusorische Manifestationen des Geistes waren und schon immer die Natur zeitlosen Gewahrseins hatten.

2. Wut und Ärger

Erste Überlegungen zum Thema Wut und Ärger fanden sich bereits im Kontext des Anwendens der fünf Schritte in Kapitel A.1. Wir möchten das Thema nun noch ein wenig vertiefen.

Eigentlich spiegeln alle Emotionen der Abneigung, wie Ärger, Wut, Zorn und Hass, unser Begehren. Hinter dem ausgeprägten »Nicht-Habenwollen« verbirgt sich ein starkes »Habenwollen« und umgekehrt. Anhaftung und Abneigung gehen immer zusammen. Sobald ein Verlangen enttäuscht wird und wir Unerwünschtes erleben, entstehen Abneigung, Ärger und Wut. Starkes Begehren führt leicht zu starken Wutausbrüchen, denn beides nährt sich aus unflexiblen Vorstellungen darüber, wie etwas zu sein hat.

Ärger und Zorn zeigen, dass mir etwas wichtig ist und ich mich angegriffen fühle – es geht um »mich«. Es kann sich einfach um eine leidvolle, unangenehme Erfahrung handeln, der *ich* mich nicht aussetzen möchte. Ärger versucht, das Unangenehme aus der Welt zu schaffen. Er will verhindern, dass mir Leid zugefügt wird. Wut ist die Entrüstung darüber, dass die Dinge nicht so sind, wie wir sie haben wollen. Wenn wir mit den Ansichten darüber, wie die Welt zu sein hat, *persönlich* identifiziert sind, wird jede Abweichung von der gewünschten Norm als ein persönlicher Affront genommen. Wut ist ein Aufbäumen dagegen, wie die Welt ist. Doch statt die Situation zu verbessern, verschlimmert sie meist alles: Aggression führt zu Verteidigung und Gegenangriff – und die Situation verfestigt sich. Keiner lässt nach, alle haben recht und kämpfen für das Beste der Welt.

Von der unangenehmen Empfindung bis zur Aggression

Eigentlich beginnt alles mit einem unangenehmen Gefühl oder Gedanken. Es kann sich um eine äußere Wahrnehmung handeln – im Spüren, Sehen, Hören, Riechen, Schmecken – oder aber um eine Vorstellung. Dieses Erleben wird als unangenehm eingestuft. Aber statt den Eindruck einfach vorbeiziehen zu lassen, beschäftigen wir uns mit ihm, was weiteres Unbehagen auslöst. Je länger wir uns damit beschäftigen, desto ungeduldiger und ärgerlicher werden wir. Der Groll gegen das Unangenehme wächst und kann sich bis zur Feindseligkeit und schließlich bis zum Hass steigern. Es entsteht der imperative Wunsch, das Unangenehme zu beseitigen. Es soll sofort verschwinden – wenn nicht, dann werde ich aggressiv! Aggression erscheint immer mehr als Mittel der Wahl. Ich glaube, damit etwas ändern zu können; zumindest meine ich, Erleichterung finden zu können.

Wut verdunkelt den Geist und schreckt nicht vor wüsten Worten und schädlichem Handeln zurück. Falls das Unangenehme wiederholt auftaucht, bleibt es nicht bei einem einmaligen Wutausbruch. Wir gehen immer schneller hoch, bei immer kleineren Anlässen. Unser Charakter verändert sich. Wir leben im Ärger, verbittern und erleben die Welt als feindselig und aggressiv. Um uns zu verteidigen, greifen wir ständig an. Es beginnt, Freude zu machen, anderen einen Hieb zu versetzen. Man wird bissig und böswillig. Voller Gram, Schmerz, Bitterkeit und Hass hängt man übelwollenden Gedanken nach. Immer mehr vergiftet einen dieses Geistesgift des Ärgers. Man findet keine Ruhe mehr. Wir sind wie eine überspannte Saite – höchst empfindlich, kurz vor dem Reißen. Wer unsere neuralgischen Punkte berührt, muss mit heftigen Reaktionen rechnen. Ganze Gruppen und sogar Nationen können in solch eine Anspannung geraten, so dass eine kleine Provokation genügt, um einen Krieg auszulösen.

Wir erleben uns als »ich hier« mit einem Territorium, das gegen »die anderen« verteidigt werden muss. Fest überzeugt, die Aggression käme von außen, sind wir immer weniger zu Kompromissen bereit. Selbst alltägliche unangenehme Situationen empfinden wir zunehmend als gezielte Angriffe auf unser Wohlsein. Alles und jeder greift uns an. Ich kämpfe darum, andere von meiner Sicht zu überzeugen. Dabei erfahre ich sogar meine Nächsten nur noch als widerwillig. In meinem Zorn erlebe ich die Menschen, die ich geliebt habe, nun als ständiges Ärgernis. Was auch immer sie tun, nichts ist so, wie ich es mir vorstelle. Alles wird als Provokation erlebt. Das mag dazu führen, dass ich mich mehr und mehr zurückziehe: »Sollen die ruhig machen! Die verstehen mich ja doch nicht. Ich kümmere mich jetzt nur um mich. Sollen sie mich nur fragen, ich antworte nicht mehr.« Wütende Verweigerung und Enttäuschung kann in die Depression führen – wie auch bekannt ist, dass dem Ausstieg aus der Depression oft ein erneutes Erleben verdrängter Wut vorausgeht.

Ärger ist selten in Reinkultur zu finden; viele gemischte Gefühle begleiten ihn, zum Beispiel Schuldgefühle. Wir wissen, dass etwas mit uns selbst nicht stimmt, wenn wir zornig werden. Wir spüren, dass wir nicht mehr klar denken und nicht wirklich sinnvoll handeln. Dieses Gefühl, auf dem Holzweg zu sein, versuchen wir zu überdecken durch jede Menge Argumente, warum wir genau so fühlen und handeln *müssen*. Wenn wir ein ausgeprägtes Gefühl haben, wie unangebracht der Ärger eigentlich ist, werden wir versuchen, ihn abzubiegen und zu verstecken.

Wütende haben oft Angst. Wenn wir ihre Angst sehen, wird Mitgefühl wach, und wir können uns anders verhalten. Vielleicht finden wir einfühlsame Worte, die zeigen, dass ihre Angst gehört wird. Wir setzen uns nicht mehr mit der Wut der anderen Person in Beziehung, sondern mit ihrem Bedürfnis nach Schutz. Wir verhalten uns dann so, dass sie sich entspannen kann.

Eine ärgerliche Stimmung kann auch ohne offenkundigen Auslöser auftauchen. Natürlich sucht und findet sie ein geeignetes Objekt, das den latenten Ärger an die Oberfläche bringt. Die unangenehme Wahrnehmung findet den Nährboden eines Geistes, der geneigt ist, ärgerlich zu reagieren. Die emotionale Sicht oder Neigung ist das Entscheidende.

Um das zu veranschaulichen: Vielleicht müssen wir einer Person etwas beichten, was sie nach unserer Einschätzung garantiert wütend macht. Aber es mag sein, dass sie gelassen reagiert, weil ihre Sicht der Situation anders ist, als wir uns vorgestellt haben. Stets hängt es von der Geisteshaltung und Sicht der Person selbst ab, ob Wut und Abneigung in ihr aufsteigen. Die Sicht färbt die Wahrnehmung. Bei einer wohlmeinenden, verständnisvollen und entspannten Sicht findet Wut keine Unterstützung.

Wie wir eine Situation einschätzen, hängt von den jetzt aktiven emotionalen Mustern ab. Diese sind die Folge von vergangenen Erfahrungen und emotionalen Neigungen, die wir kultiviert haben. Sie sind »Karma« – die Auswirkungen unseres bisherigen Denkens, Fühlens und Handelns. Um eine misstrauische Sicht vertrauensvoller werden zu lassen, braucht es positive Geisteseindrücke, die unsere Sicht der Welt offener und entspannter werden lassen.

Heilsames Denken und Handeln unterstützt eine offene, positive Sicht. Affirmationen wie »Jemand, der mich kritisiert, macht mir ein Geschenk« funktionieren, wenn wir das »karmische Polster« dafür haben, das heißt ein stabil verankertes Wohlwollen. Ohne diese Verankerung wird unsere positive Sicht schnell in sich zusammenfallen. Um sie aufrechtzuerhalten, brauchen wir die innere Kraft, die uns aus heilsamen Erfahrungen zufließt. Diesen Kraftquell stärken wir durch unermüdliches heilsames Handeln und Denken, das nachhaltig unsere Sicht ändert. Das braucht Geduld. Viele Heilmittel für Emotionen arbeiten an einer neuen Haltung uns selbst und der Welt gegenüber, wodurch wir mit unseren Emotionen anders umgehen. Die eigentliche Ursache für Wut ist die Neigung, mich selbst für wichtiger als andere zu halten.

Weitere Aspekte von Wut

Die Ablehnung des Unstimmigen setzt eine emotionale Kraft frei, die es für gewöhnlich schafft, die Situation zu verändern – leider nicht immer zum Besseren. Wenn wir die Energie, eine Situation zum Positiven verändern zu wollen, besser kanalisieren, kann sie sehr hilfreich sein. Wut ist ein Versuch, sich nicht ganz so hilflos und ausgeliefert zu fühlen. Sie gibt ein Gefühl von Stärke und Vitalität – und eigentlich steckt ein Gestaltungswunsch in ihr. Wut beinhaltet eine potentiell aufbauende und klärende Energie. Aber nur, solange ich achtsam bleibe und nicht verletze. Der Irrtum ist zu meinen, durch eine Verdopplung oder Verdreifachung der verbalen oder aggressiven Spannung könnten Dinge in eine gute Richtung gebracht werden. Wenn unsere Gegenüber grundsätzlich Vertrauen in uns haben, dann macht kurze Wut nichts kaputt, denn alle wissen um die positive Grundhaltung. Wut verbrennt viel Wohlwollen und Liebe, wenn wir uns von ihr mitreißen lassen. Sie sollte deshalb möglichst konstruktiv ausgedrückt werden. Sobald sich der Ärger Luft gemacht hat, wenden wir uns einem konstruktiven Weitergehen zu. Es finden sich zumeist geschicktere Wege, auf Missstände aufmerksam zu machen, als es knallen zu lassen und dann die Scherben aufzusammeln …

Es gibt einen heiligen Zorn, der aus weisem Mitgefühl kommt und kein Erbarmen mit dem Falschen kennt. Er packt die Dämonen am Kragen und lässt sie strampeln, bis sie nachgeben. Diese Wut ist nicht ich-bezogen, sondern völlig geerdet. Da wächst man über sich selbst hinaus, weil man fühlt, dass es richtig ist. Wut kann zudem ehrliche Kommunikation in Gang bringen. Wir drücken plötzlich etwas aus, was wir vorher nicht gewagt haben zu sagen – und am besten so, dass sich niemand persönlich angegriffen fühlt. Kritik ausdrücken, indem ich von mir spreche …

Ärger und Wut haben zudem eine abgrenzende Funktion, sie schützen das verletzliche Ich. Gerade bei Traumatisierungen durch Übergriffe oder Missbrauch sind Zwischenschritte zum Ausbilden einer gesunden Ich-Grenze nötig. Dazu gehört, die Wut überhaupt zu spüren und auch zuzulassen. Wut, die nicht ausgedrückt werden kann, richtet sich meist nach innen und macht uns schwer, wie gelähmt und traurig. Wenn der heruntergeschluckte Ärger wieder hervorkommt, ist das ein Zeichen für einen heilenden Prozess.

Wer auf das Projizieren seiner Wut verzichtet, wird sich zwangsläufig nicht mehr so sehr schützen wie vorher. Er öffnet sein Herz für die eigenen Gefühle und wird auch den Gefühlen des anderen besser zuhören. Wenn wir uns einlassen und Verständnis zeigen, mag das als Schwäche erscheinen, weil die emotionale Kraft der Wut nachlässt. Doch wie viel größere Kraft liegt im Eingestehen der eigenen Schwächen, im Öffnen des Herzens, im Nachgeben-Können zur rechten Zeit! Wenn ich stabil in mir verankert bin, brauche ich keine Wut, um Übergriffe, Manipulationsversuche und verkehrte Anschauungen abzuwehren. Es reicht aus, in der Wahrheit verankert zu sein. Wenn genug Gewahrsein da ist, brauche ich keine Wut, sondern vor allem ein mitfühlendes, weises Hinschauen.

Bevor im Folgenden so viel vom Auflösen der Wut die Rede ist, sei mit allem Nachdruck darauf hingewiesen, dass der erste Schritt das Annehmen der eigenen Wut und des eigenen aggressiven Potentials ist. Auf keinen Fall geht es darum, Wut zu verdrängen und sich zu einem »Gutmenschen« zurechtzubiegen. Besser ist es, Ärger und Wut in gemäßigter Form auszudrücken, als sie hinunterzuschlucken. Wenn wir gelernt haben, sie auszudrücken, können wir auch lernen, ihr immer konstruktiver und weniger verletzend Ausdruck zu verleihen. Aber wenn der erste Schritt der Selbstannahme des Wütenden in mir noch nicht getan wurde, können auch all die weiteren Schritte nicht folgen.

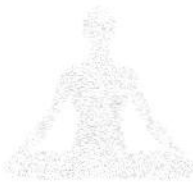

Drei Schlüssel: Geduld, Verständnis und Mitgefühl (Übung B.2)

Beim Arbeiten mit Ärger und Wut denkt man in der buddhistischen Geistesschulung als Erstes an: Geduld, Verständnis und Mitgefühl.

Geduld ist nicht nur der Gleichmut, Schwieriges zu akzeptieren und zu warten, bis es vorbei ist. Echte Geduld entspannt und führt zu einem Verstehen, das hilft, einen langen Atem zu haben. Übung in Geduld ist das bewusste Kultivieren der Fähigkeit, sich bei Unangenehmem zu entspannen – und vor allem bei den sogenannten »kleinen« Dingen: wenn mich etwas nervt, wenn der Verkehr schleppend läuft, wenn etwas länger braucht als erwartet, wenn mir etwas misslingt oder wenn jemand wieder denselben Fehler macht, auf den ich ihn schon mehrmals hingewiesen habe ...

Die Mittel, um Geduld zu entwickeln, sind in der traditionellen Darstellung dieselben wie die, um mit Wut zurechtzukommen. Einen guten Überblick zu Methoden des buddhistischen Geistestrainings bietet das Kapitel über Geduld im »Kostbaren Schmuck der Befreiung«, wo Gampopa neun Betrachtungen und fünf Kontemplationen anführt.[16] Sie seien hier zusammengefasst:

(1) Bei der Betrachtung der Unfreiheit dessen, der uns Schaden zufügt, führen wir uns vor Augen, dass diese Person gefangen ist in ihren eigenen Emotionen und gar nicht so frei, anders zu handeln, wie wir ihr das normalerweise unterstellen. (2) Wir betrachten, wie wir durch unser eigenes Wirken (Denken, Reden, Handeln) zu dieser schwierigen Situation beigetragen haben und (3) wie unsere eigenen emotionalen Muster und Sichtweisen dazu beitragen, dass wir Wut erleben. (4) Wenn wir diese Situation nicht aufgesucht hätten, wäre es gar nicht erst zu Schwierigkeiten gekommen. Wir haben unsere Schritte zu diesem Menschen oder in diese Situation gelenkt. Dafür sind wir selbst verantwortlich und nehmen uns darin liebevoll an.

Zudem liegt (5) ein Teil der Verantwortung für meine Wut in meiner großen Empfindlichkeit, die es schwermacht, gelassen zu bleiben. (6) Mit einem gewissen Humor können wir uns fragen: Wer ist eigentlich dümmer? Derjenige, der aus Verblendung etwas Nervendes sagt oder tut, oder derjenige, der sich darüber aufregt? (7) Wir können noch hinzufügen: Macht es eigentlich Sinn, wütend zu werden? Was bringt es überhaupt?

Wir können (8) zudem betrachten, wie nützlich die ärgerliche Erfahrung ist. Wenn mich nichts und niemand herausfordert, wie würde ich dann erkennen, wo meine Anhaftungen sind und woran ich zu arbeiten habe? (9) Die provozierende, herausfordernde Situation ist ein Geschenk, als würde es von meinem Lehrer kommen, damit ich in den Spiegel schaue. (10) Wie könnte ich mir ohne solche Herausforderungen meiner Negativität bewusst werden und meine schwierigen Muster auflösen? Um mich aus den alten Mustern zu befreien, brauche ich solche Situationen! (11)

---

16 Gampopa in: Der kostbare Schmuck der Befreiung – »Neun Betrachtungen zum Üben von Geduld« (S. 185ff.) und »Geduld üben durch das Gewahrwerden von fünf Dingen« (S. 188f.).

Diejenigen, die uns die meisten Probleme bereiten, sind eigentlich unsere besten Freunde auf dem Weg der Befreiung, und ich lerne sie auf neue Weise schätzen.

(12) Zudem kann es hilfreich sein, sich zu vergegenwärtigen, dass diejenigen, die uns Schwierigkeiten bereiten, wie auch die Situation selbst und alle dabei auftauchenden Emotionen, eine »Abfolge vergänglicher Phänomene« sind – das heißt: »Auch das geht vorbei«, denn alles ist Wandel. (13) Schließlich – nachdem wir durch alles Vorangehende gut vorbereitet sind – entwickeln wir Mitgefühl für unser Gegenüber, indem wir uns das Leid der anderen Person bewusst machen und uns an ihre Stelle versetzen. Wir machen uns klar, dass diese Person genau wie wir glücklich sein will. Dies lässt warme, empathische Gefühle in uns entstehen. Dadurch stellt sich ein Gewahrsein ein (14), dass die einzige Lösung für einen Konflikt darin besteht, die schwierigen Anteile in uns selbst und im anderen in der Tiefe anzunehmen, mit Gewahrsein zu durchdringen und konstruktiv mit ihnen zu arbeiten. Das völlige Annehmen des anderen wie auch von uns selbst ist dabei das Wesentliche.

Diese vierzehn Kontemplationen bewirken einen radikalen Wandel unserer Sicht von wutauslösenden Situationen. Dies entspricht dem Schritt drei – »Die Sicht der Emotion ändern« – der in Kapitel A besprochenen fünf Schritte. Als Grundlage für diese Kontemplationen, um uns zu motivieren, Geduld zu kultivieren, kontemplieren wir die vielen Vorteile von Geduld, bis wir zutiefst sehen, wie sehr Geduld allen das Leben erleichtert.

Verstehen: Bei Wut braucht es ein mehrdimensionales Verstehen von mir selbst, von der anderen Person, vom Wirken emotionaler Prägungen (karmischer Kräfte) und von der traumgleichen Natur der Emotion:

- Mich selbst zu verstehen beinhaltet, meine Beweggründe und Muster zu kennen und mich damit auch liebevoll anzunehmen.

- Andere zu verstehen beinhaltet, mich in ihr Erleben, in ihre Sicht, in ihre Beweggründe und Muster einfühlen zu können und sie darin liebevoll anzunehmen.
- Das Wirken karmischer Kräfte zu verstehen beinhaltet ein Gefühl dafür, dass weit zurückliegende Ursachen und Bedingungen jetzt das emotionale Erleben mitgestalten.
- Die traumgleiche Natur der Emotion zu verstehen beinhaltet, ihr nicht-fassbares, substanzloses Wesen zu erkennen.

Auf die letzten beiden sei kurz eingegangen. Die karmischen Ursachen und Bedingungen, die jetzt dazu führen, dass in mir oder anderen Wut entsteht, liegen oft weit zurück und sind rückwirkend nicht mehr zu beeinflussen. Unsere Chance liegt im neuen Gestalten. Vielleicht kann ich das an einem Beispiel verdeutlichen: Etwas gut Gemeintes wird völlig missverstanden. Der andere wird fuchsteufelswild. Er will nicht zuhören und ist überzeugt, genau verstanden zu haben. Das macht nun mich wütend … Nehmen wir einmal an, die Situation liegt Jahrzehnte zurück; dann ist eine Klärung kaum noch möglich. Wenn ich intelligent damit umgehe, werde ich versuchen, hier und heute die Samen für eine neue Art von Beziehung zwischen uns beiden zu setzen. Ich gebe es auf, mich mit der alten Abneigung des anderen herumzuschlagen. Stattdessen tue ich einfach das, was die heutige Situation positiv beeinflusst. Ich wende mich dem wirklich Konstruktiven zu und versuche nicht weiter, die Vorbehalte des anderen aufzulösen.

Mit Karma ist es ähnlich: Wir verstehen nicht so recht, warum uns manche Leute mit Vorbehalten begegnen und andere mit offenen Armen – es hat offenbar irgendwie mit uns selbst zu tun und ist vielleicht das Ergebnis unserer eigenen Muster und Ausstrahlung. Doch statt mit schwierigen Reaktionen zu hadern oder uns auf positiven Reaktionen auszuruhen, gestalten wir die jetzige Situation so, dass daraus viele positive Kräfte für die Zukunft erwachsen. Das ist das Einzige, was Sinn macht.

Wut löst sich auf, wenn wir den eigenen emotionalen Film wahrnehmen. Realitätsüberprüfung lässt uns unsere verzerrte Wahrnehmung erkennen. Auch können wir untersuchen, *wer* sich da aufgebracht fühlt – wo ist dieses Ich? Nichts Konkretes zu finden. Wenn ich tief verstehe, dass es mich als konkrete Person, die sich behaupten, verteidigen oder andere angreifen muss, nicht gibt, fällt die Wut in sich zusammen. Sie verraucht, sobald sie nicht mehr genährt wird – was lässt sie eigentlich so solide erscheinen? Und: Welche Ängste und Bedürfnisse liegen hinter meiner Wut? Wie kann ich ihnen auf bessere Weise gerecht werden?

Eine wichtige Hilfe, um den Ausstieg zu finden, ist auch, an den jederzeit möglichen Tod zu denken. Möchte ich dieser Wut wirklich so viel Raum geben, wenn es sein kann, dass wir uns morgen nicht wiedersehen? Das Denken an den möglichen Tod lässt das wirklich Wichtige hervorkommen. Jeder Tag, jeder Abschied, kann der letzte sein …

Mitgefühl ist hier die Fähigkeit, sich in andere einzufühlen, wie mit ihren Augen zu schauen und mit warmem Herzen zu reagieren. Wir tauschen innerlich den Platz mit dem anderen. Mitleid hingegen verbindet die eigenen leidvollen Erfahrungen mit den Erfahrungen des anderen und bleibt häufig im eigenen Erleben gefangen. Im Mitfühlen jedoch schwingen wir mit anderen mit und werden aus Mitgefühl dann auch spontan aktiv, um das erfühlte Leid zu verringern. Mitgefühl wird in der buddhistischen Geistesschulung definiert als der Wunsch, das Leid anderer zu verringern, gefolgt von dem entsprechenden Handeln.

Wenn wir zudem daran denken, wie sehr wir selbst in Emotionen gefangen sind, sind wir weicher und mitfühlender mit anderen, die es ebenfalls sind. Solange wir in unserer Wut annehmen, jemand könne anders sein, wenn er oder sie es nur wolle, so lange wird sich nichts an der verfahrenen Situation ändern. Andere sind keineswegs so frei, wie ich unbewusst annehme oder mir wünsche – sie sind genauso gefangen in ihren emotionalen Mustern wie ich. Der andere kann sich nicht so leicht ändern, wie wir das gerne hätten. Wir haben tatsächlich vielleicht nur wenig emotionalen Spielraum – aber genau den nutzen wir jetzt, um über das verstehende Mitfühlen in eine neue Sicht zu finden. Eine mitfühlende Sicht lässt uns allfällig auftauchende Irritationen ganz anders wahrnehmen und verarbeiten …

Wir lernen, uns selbst nicht zu verurteilen, sondern zu verzeihen, wenn wir emotional werden. Wir lassen die eigenen Gefühle zu, arbeiten geduldig an uns selbst und mit unseren Ängsten. Es wird Rückschläge geben, wir werden realistisch und mäßigen unsere Ansprüche an uns selbst. Am besten üben wir den in Kapitel F erläuterten Herzatem (Tonglen) mit uns selbst, wobei wir uns selbst mit unseren Fehlern und unserer Bedürftigkeit annehmen (Übung F.1). Wir brauchen niemand anders zu werden – können dadurch aber geschickter mit unseren Gefühlen umgehen. Ich erinnere mich an einen jungen Vater mit vier Kindern, der bekümmert sagte: »Ich schaffe es nicht, meine Wut zurückzuhalten. Drei Atemzüge zu nehmen, bevor ich etwas sage, erscheint unmöglich!« Doch er hat geduldig weiter die Impulskontrolle geübt. Nach zwei Jahren berichtete er strahlend: »Jetzt schaffe ich es fast immer. Wenn ich wütend werde, atme ich tief durch und nehme Zuflucht. Dann ist alles nur noch halb so schlimm!« Von da an hatte er immer häufiger den Fuß rechtzeitig in der Tür … Solche Geduld braucht es: stets weiterarbeiten.

Die fünf Schritte im Auflösen von Wut

Erster Schritt: Innehalten und der Wut Schranken setzen

Zuerst gilt es, »Stopp« zu sagen, »Pause, ich brauche Abstand!« Ich halte inne, um mich nicht von der Wut fortreißen zu lassen. Ich lasse nicht zu, dass ich anderen äußere oder emotionale Verletzungen zufüge, von denen sie große Mühe haben, sich zu erholen. Ich mache mir klar, wie Aggressivität die Spirale der Aggression anheizt, und ziehe einen Strich: »Wut nur so ausdrücken, dass sie niemanden verletzt.« So fasse ich den Entschluss, mich nicht mehr zu bestimmten Handlungen hinreißen zu lassen, zum Beispiel werde ich niemanden zusammenschlagen, niemanden töten, werde Worte vermeiden, die andere verletzen, usw. Ich ziehe also zunächst in Form einer inneren Abmachung die Grenzen und halte mich dann in der konkreten Situation an diese Abmachung. Innerhalb dieser Grenzen beginnt die Arbeit an mir selbst, wo ich adäquatere Umgangsformen mit Wut ausprobiere: Wir können unsere Aufmerksamkeit in die Körperempfindungen lenken, die Atemzüge zählen oder auch die Situation verändern, indem wir die Körperhaltung ändern oder den Raum wechseln. Wir können innerlich die Intensität des Erlebens skalieren (0–10), um Abstand zu gewinnen. Bei all dem üben wir uns in Selbstannahme und sorgen gut für uns selbst, geben uns selbst Raum und Zeit. Vielleicht nutzen wir diesen Raum sogar, um dann um Hilfe zu bitten. Tief durchatmen, Ich-Botschaften, ruhig bleiben, die eigenen Bedürfnisse benennen, dem anderen zuhören. Es kann helfen zu benennen: »Da ist Wut«, oder sich zu sagen: »Ich habe Wut, bin aber mehr als die Wut«.

Es gibt noch weitere de-eskalierende Maßnahmen: Wenn sich jemand – zum Beispiel im Rahmen einer Paarbeziehung – nicht gesehen fühlt und wie überrollt, gibt es verhaltenstherapeutische Interventionen wie die bekannte »gelbe Karte« und »rote Karte«. Es gibt sogar Paare, die auf einen stabilen Küchentisch steigen oder bewusst ins Gäste-WC gehen, um dort weiterzustreiten. Es fällt schwer, den Streit auf so engem Raum aufrechtzuerhalten … Wir können auch einfach einen Spaziergang machen oder uns aufs Meditationskissen setzen. Diese Methoden helfen, uns aus der Identifikation mit dem Gefühl zu lösen.

Zweiter Schritt: Hilfsmittel für Wut anwenden

Zu den Hilfsmitteln gehören die vierzehn Kontemplationen, die als Mittel zum Entwickeln von Geduld erwähnt wurden (siehe Seite 118). Außerdem hilft das Ausführen vieler kleiner positiver

Handlungen, denn sie bringen unseren Geist in eine wohlwollende Grundhaltung. Zudem üben wir alles, was uns hilft, tieferes Verstehen für uns selbst und andere sowie Gleichmut und Mitgefühl zu entwickeln (siehe Ausführungen in Kapitel F).

Damit Methoden, wie zum Beispiel der Herzatem, auch unter emotionaler Belastung wirksam sind, müssen wir sie wiederholt üben, und zwar gerade dann, wenn es uns einigermaßen gut geht – so lange, bis wir sie integriert haben. Bei häufigem entspanntem Üben fließen sie fast unbemerkt in unser Leben ein und stehen uns dann auch in Stresssituationen zur Verfügung. Das Ziel all dieser Hilfsmittel ist, in den offenen, warmen Geist zu finden, wo andere genauso wichtig sind wie wir selbst – und wir selbst genauso wichtig wie andere. Die Einheit von Liebe, Mitgefühl und Weisheit, auch Geist des Erwachens (Bodhicitta) genannt, ist das universelle Heilmittel.

Es geht bei allem darum, die innere Flexibilität wiederzugewinnen. Die Welt wird nicht aufhören, uns zu irritieren. Um anderen helfen zu können, müssen wir mit diesen Irritationen umgehen lernen und schauen, dass wir nicht ständig in die Opferfalle tappen. Wir stärken die eigene Handlungsfähigkeit, indem wir uns erinnern: »Ich kann etwas tun.« Auch wenn das einfach »Ventil-Aktivitäten« sind, die lösend wirken: Sport, Tanzen, Musik hören oder Musizieren, Wandern, Gärtnern, Freunde besuchen … Positives tun hilft, die Grundspannung zu reduzieren. Freude und Glück hängen nicht davon ab, *was* wir machen, sondern *wie* wir es tun. Erst einmal brauchen wir entspannende Aktivitäten, und zusätzlich lernen wir dann, den Geist direkt zu entspannen, ohne etwas tun zu müssen: stille Einkehr, Meditation, Nichtstun.

Weiterhin können wir die Gefühle im Tagesrückblick aufarbeiten und uns den begleitenden Emotionen zuwenden, wie Ohnmachtsgefühle, Verzweiflung und Überforderung, und sie alle mit liebevollem Gewahrsein durchdringen (siehe Übungen F.1–4). Auf der emotionalen Ebene findet sich da oft ein verletztes Kind – wir erleben uns zurückversetzt in die Zeit der Kindheit: nicht gesehen werden, nicht ernst genommen, nicht verstanden. Ich bin wütend auf eine Autorität, aber eigentlich kämpft die Dreijährige mit ihrem Vater oder ihrer Mutter …

Es erleichtert alle, wenn wir fixe Vorstellungen loslassen, uns von Erwartungen freimachen, aus Rollen aussteigen, uns selbst und andere nicht überfordern und uns nicht von Gefühlen der Ablehnung irritieren lassen. Wir geben es auf, nach Schuldigen zu suchen – es ist ohnehin meist zu komplex. Vielmehr geht es um Versöhnung: Verzeihen und Verzeihung erbitten. Wir können den offenen Dialog suchen, um einander besser zu verstehen. Vielleicht können wir das Thema des Streites für eine Weile auf die Seite stellen. Selten ist ein Punkt so wichtig, dass er den Streit wert ist, der sich daran entzündet. Und auch bei wichtigen Punkten kommt es sehr darauf an, *wie* gestritten wird. Es ist meist viel intelligenter, der persönlichen Begegnung den Vorrang zu geben, insbesondere wenn es sich um Menschen mit diametral entgegengesetzten Anschauungen handelt. Wenn die zwischenmenschliche Beziehung wieder eine gute Basis hat, weil sich ein jeder respektiert und gehört fühlt, können wir über die Dinge sprechen, die vorher schwierig waren. Dabei lassen sich häufig ohne die alten endlosen Diskussionen neue Lösungen finden.

Die Grundlage für ein Leben mit weniger Aggression schaffen wir, indem wir wahres Glücklichsein fördern und aktiv für innere Zufriedenheit sorgen. Statt die Welt ändern zu wollen, arbeiten wir an uns selbst. Wir öffnen uns der Zuwendung und Liebe anderer, kultivieren Entspannung und lassen Gefühle des Verbundenseins zu. Wir üben Verzicht auf Unnötiges, helfen einander und machen kleine Geschenke …

Dritter Schritt: Die wütende Sicht transformieren

Es geht im dritten Schritt darum, eine andere Sicht einzunehmen: Wir können die ärgerliche Situation als willkommene Unterweisung betrachten und uns geradezu daran freuen. Sie lehrt uns Achtsamkeit, Mitgefühl und Weisheit – alles, was ein guter

Samurai braucht. Sie fördert die Qualitäten, die wir brauchen, um anderen helfen zu können. Alle Situationen sind Hilfen und Fingerzeige auf dem Weg, willkommene Herausforderungen, noch tiefer loszulassen und mich den wahren Quellen des Glückes zuzuwenden. Die Praxis wird dadurch energievoller, denn wir gewinnen Wut als Freund.

Auf eine Art wird es umso spannender, je mehr es kocht – und umso klarer wird der Geist. Das Spannende daran ist herauszufinden, wie wir mit diesen Herausforderungen entspannen können. »Ob es wohl gelingt, auch jetzt in Liebe und Mitgefühl verankert zu bleiben?« Wenn Pfeile auf mich abgeschossen werden – gelingt es dann, durchlässig, offen und bescheiden zu bleiben? Schwierige Situationen sind deshalb schwierig, weil wir an unsere Grenzen kommen und Widerstände wach werden. Sie zeigen mir, wo ich festhalte und wo ich identifiziert bin.

Wenn wir zum Beispiel mit jemandem auskommen müssen, der viele Aggressionen hat, können wir ihn als unseren Lehrer in Geduld, Mitgefühl und Verständnis sehen. Wenn es mir nicht gelingt, ruhig zu bleiben, merke ich, wo meine Praxis tiefer gehen kann. So gesehen ist es willkommen, wenn der andere nervt: Da kann ich spüren, wo ich noch festsitze.

Ich kann mir in einer Situation, die mich ärgerlich macht, mindestens zwei alternative Betrachtungsweisen überlegen – das hilft enorm. Also zum Beispiel der anderen Person zu unterstellen, sie hätte die besten Beweggründe, sie würde aus Liebe oder Fürsorge handeln, oder einfach mal davon auszugehen, es würde sich um ein Missverständnis handeln, oder davon, dass ich noch nicht den richtigen Ton getroffen habe, oder, oder, oder …

Natürlich ist auch der Herzatem (Kapitel F) eine wunderbare Methode, um in eine andere Sicht zu finden, da wir uns wohlwollend mit uns selbst und dem anderen verbinden. Eigentlich eröffnen alle klassischen Methoden der buddhistischen Geistesschulung eine neue Sicht. Schon ein einfaches Sich-Erinnern an die eigene »Zuflucht« (Kapitel C: Den Sinn des eigenen Lebens klären) bringt das Wesentliche wieder ins Bewusstsein und verändert die innere Ausrichtung. Auch kann ich die positiven Seiten der für mich schwierigen Person kontemplieren oder mir vorstellen, sie sei meine beste Freundin. Gezielt übe ich mich darin, die Dinge aus der Perspektive des Gegenübers oder gar Gegners zu sehen: mich selbst als den Widersacher und ihn als mich, bis ein völliger Austausch des inneren Erlebens stattgefunden hat. Es hilft, anderen den Sieg zu schenken und selbst die Niederlage anzunehmen, selbst rücksichtsvoll und nachsichtig zu sein, statt dies von anderen zu erwarten, und auf andere zuzugehen, statt sie abzuweisen.

Wir können kontemplieren, wie groß das Leid aller Lebewesen ist und dass sie sich genauso wie wir nach Glück sehnen. Das bewirkt, dass wir zunehmend das Wohl aller im Auge behalten und eine weite Perspektive einnehmen, in der wir andere nicht als Rivalen im Glück betrachten, sondern ihnen zutiefst Freiheit von Leid und umfassendes Wohlergehen wünschen.

Wir können auch auf uns selbst als den Buddha der Vajra-Familie, Akṣobhya, meditieren, was symbolisch für das völlige Freisein von Wut steht und für das ungehinderte, von allen Blockaden freie, spiegelgleiche Gewahrsein der Erwachten. Bekannter noch, aber in der Essenz identisch, ist die Meditation auf uns selbst und alle Lebewesen als Buddha Avalokiteśvara. Dabei treten wir in die Weite des erwachten Mitgefühls aller Buddhas ein und betrachten alle aufsteigenden Geistesbewegungen als Hilfe, um die spontane Aktivität des Buddha-Geistes tiefer zu verstehen. Auftauchende Wut wird nicht mehr als *meine* Wut betrachtet, sondern als dynamischer Ausdruck des Gewahrseins. Die Wut wird in diese essentielle Sicht der Dinge hineingenommen. Wir schauen auf ihre wahre Natur, und ihre starke, aber bisher blockierte Energie wird wieder frei und bringt neue Erkenntnis und Mitgefühl. Wir wenden also die Sicht eines Buddhas an, für den Wut kein Problem ist. Wut ist einfach Energie oder Prozess.

Vierter Schritt: Wut in ihrer wahren Natur befreien

Hier geht es darum, in der Wut die Natur des Geistes zu erkennen. Dafür schauen wir direkt in die ärgerlichen Geisteszustände und entdecken, dass sie keine konkrete Existenz haben. Sie sind wie »leer«, das heißt ohne Wesenskern. Abneigung befreit sich im Moment des Erkennens. Wut besteht aus Gedanken, die ohne Substanz sind. Völlig unabhängig vom Inhalt der Wut machen wir den Prozess des Anhaftens und Ablehnens selbst zum Gegenstand der Praxis.

Technisch ausgedrückt gibt es zwei Arten zu schauen: unmittelbar das Ich-Gefühl zu betrachten, also denjenigen, der wütend ist (das vermeintliche Subjekt), oder direkt in die Wut selbst hineinzuschauen (das Objekt). Tatsächlich ist es ein und dasselbe Erleben, das da auf leicht verschiedene Weisen zum Gegenstand des intuitiven Schauens genommen wird: Mal blicken wir mehr ins Ich-Gefühl, mal mehr in das Andere-Gefühl, in das, was als Nicht-Ich wahrgenommen wird. Dabei lassen wir direkt in das Zentrum der Wut hinein los und erfahren, dass Beobachter und Beobachtetes untrennbar sind. In diesem Moment des Verschmelzens mit der Wut zeigt sich die Natur des Geistes. Das ist sogar einfacher, wenn die Wut stark ist, denn bei schwächeren Gefühlen ist es schwieriger, die beobachtende Distanz loszulassen. Das beste Übungsfeld sind wütende Gefühle, die in der Meditation aufsteigen. Dort haben wir vielleicht die Geistesgegenwart, in sie hinein loszulassen. Im Erkennen bleibt nur noch klarer, freier Geist. Das innere Kochen ist sofort vorbei, es ist keinerlei Wut mehr zu finden. Eine erstaunliche Entdeckung: Wut ist illusorisch.

Fünfter Schritt: Wut als Weg nehmen

Hier gilt es, Wut als Weg des Erwachens zu nutzen. Wir setzen uns Provokationen aus beziehungsweise stimulieren bewusst Ärger und Wut, indem wir an Dinge denken, die uns wütend machen. Jedes Mal, wenn die Emotion deutlich spürbar wird, schauen wir wieder hinein, um erneut ihre wahre Natur zu entdecken und die Täuschung zu durchschauen. Das Stimulieren der Abneigungsmuster macht sie bewusst, und die direkte Schau löst sie auf. Alle ärgerlichen Geisteszustände haben die Natur des Geistes – ihre Auflösung macht die spiegelgleiche, völlig unbehinderte, frei fließende Qualität des Gewahrseins deutlich. Das Prinzip ist bei allen Emotionen dasselbe: die Emotion stimulieren und ihre wahre Natur erkennen. Śantideva schreibt in *Eintritt in die Bodhisattva-Praxis*:[17]

> »Jene, die sich nichts aus ihrem eigenen Leid machen,
> bezwingen Hass und alle anderen Geistesgifte.
> Wer solchen Sieg erlangt, ist ein wahrer Held –
> die anderen bringen nur Leichen um.«

3. Stolz

Mangelndes Gewahrsein (sprich: Angst und der Glaube an ein Ich) verbinden sich mit dem Verlangen, jemand Besonderes zu sein, und der Abneigung, niemand Besonderes zu sein, zu Stolz. Stolz ist von daher nicht grundlegend verschieden von mangelndem Gewahrsein und Begierde und beinhaltet zwangsläufig eine Neigung zur Wut und zur Eifersucht. Stolze erleben unweigerlich Abneigung, wenn ihre eigene Wichtigkeit infrage gestellt wird. Wenn sie diese »Beleidigung« an sich herankommen lassen, werden sie wütend. Doch oft verdrängen sie dieses unangenehme Gefühl. Wenn jemand behauptet: »Du bist doof!«, werden sie ärgerlich, falls sie sich damit identifizieren. Ohne Stolz wäre die Behauptung kein Problem. Ich-Anhaften ist der Ausgangspunkt des Stolzes.

---

17 Kap. 6, Vers 20 im Bodhicaryavatara, eigene Übersetzung aus dem Tibetischen, s. a. Gampopa, »Der kostbare Schmuck der Befreiung«, S. 181.

Stolz identifiziert sich mit vermeintlichen oder tatsächlichen Qualitäten, die nicht unbedingt die eigenen zu sein brauchen. Man kann sich auch mit den Qualitäten von *anderen* identifizieren, zum Beispiel mit den vermeintlichen Qualitäten von jemandem in der Familie: *Mein* Sohn ist supergut, der Beste in seiner Klasse! Für den Stolz spielt es keine Rolle, ob eine Qualität wirklich vorhanden ist oder nicht. Es reicht, wenn wir glauben, dass sie vorhanden ist. Es kann sich sogar um Fehler handeln, auf die wir stolz sind. Ein Dieb kann beispielsweise stolz darauf sein, dass er supergut einbrechen kann, kein Haus widersteht ihm. Ein Betrüger kann stolz darauf sein, wie gut er alle belügen kann und alles bekommt, was er haben möchte. Das ist Stolz auf vermeintliche Qualitäten, die in Wirklichkeit Charakterfehler sind. Stolz identifiziert sich auch mit den Fehlern anderer, zum Beispiel: Mein Sohn schlägt alle zusammen, die ihm in die Quere kommen, dem kann keiner was!

Stolz findet immer etwas, an dem er festhalten kann, und wenn es die völlige Abwesenheit aller Qualitäten ist, zum Beispiel: »Mir geht es am dreckigsten von allen. Ich habe die schlimmste Krankheit. Keiner leidet wie ich. Meine Depression ist die größte von allen.« Das alles ist Stolz – es geht mir in dem Moment darum, jemand Besonderes zu sein und besondere Aufmerksamkeit zu bekommen. Wenn diese stolze, verdrehte Identifikation infrage gestellt wird und jemand mir gegenüber zum Beispiel andeutet, es gäbe vielleicht noch andere mit schlimmeren Erkrankungen, zeigt sich sofort die Wut, ein sicheres Anzeichen für den verborgenen Stolz. Diese Identifikation mit der eigenen Krankheit ist eine Variante des gleich beschriebenen »völlig in die Irre gehenden Stolzes« (Punkt 6).

Sieben Arten von Stolz

Wie wir mit dieser kurzen Einführung bereits sehen können, hat Stolz eine enorme Spannbreite unterschiedlicher Ausprägungen. Die buddhistische Geistesschulung unterscheidet sieben solche Formen:

1. Arroganz
Die erste Form ist Arroganz oder Hochmut, definiert als »der Glaube, gleichwertigen Menschen *sehr* überlegen zu sein«. Es handelt sich also um das Verhältnis zu gleichwertigen Menschen, die in einem bestimmten Bereich genauso viele Qualitäten haben wie wir. Wir glauben dennoch, ihnen sehr überlegen zu sein, obwohl wir tatsächlich gleich qualifiziert sind. Das nennt sich Hochmut und geht oft damit einher, dass wir zu geringschätziger, aggressiver Unverschämtheit neigen im Wegstoßen der Gleichwertigen. Mit kleinen bissigen Bemerkungen versuchen wir, sie nach unten wegzudrängen.

2. Herablassung
Die zweite Form von Stolz ist Herablassung. Das bedeutet, »sich Unterlegenen gegenüber *weit* überlegen zu fühlen«. Dies meint also die Beziehung zu Menschen, die weniger Kompetenzen haben als wir selbst und denen wir uns herablassend zuwenden. Diese Form der gefälligen Herablassung oder der heuchelnden Zuwendung ist gekennzeichnet durch die Haltung: »Ich muss mich auf sein Niveau hinabbegeben.« Wir sind so überzeugt davon, höher zu stehen, dass es schon eine große Gefälligkeit ist, dem anderen überhaupt zu antworten. Herablassendes Sprechen ist Merkmal dieses Überlegenheitsgefühls, das oft mit Verachtung vermischt ist für diejenigen, die weniger Fähigkeiten haben als wir selbst.

3. Überheblichkeit

Die dritte Form von Stolz ist Überheblichkeit in dem speziellen Sinne von »sich denjenigen überlegen fühlen, die eigentlich *uns* überlegen sind«. Diese schwerwiegende Form von Stolz blickt herab auf andere, die mehr Qualitäten, Fähigkeiten und Kompetenzen haben als wir selbst. Wir sehen weder die eigenen Fehler noch die Qualitäten der anderen. Wir bemerken nicht, dass sie uns überlegen sind, und meinen zum Beispiel, sie an Kompetenz in ihrem Fachbereich zu übertreffen. In einer Gruppe mag jemand Neues meinen, er wüsste alles besser. Ohne hinzuschauen, was die Anwesenden für Fähigkeiten besitzen, übernimmt er die Leitung und setzt mit größter Treffsicherheit das Ganze in den Sand. Wenn Spezialisten nicht besonders redegewandt sind, mag bei uns das Gefühl entstehen, sie seien nicht kompetent und wir könnten das allemal besser. Es stellt sich ein Gefühl der Überlegenheit ein, obwohl sie viel mehr von der Sache verstehen. Überheblichkeit blockiert unsere Aufnahmefähigkeit und damit alles weitere Lernen. Es gibt keine Möglichkeit, jemand Überheblichem den Weg zu zeigen.

4. Anmaßung

Anmaßung ist eine Variante der Überheblichkeit. Anmaßung bedeutet, »sich selbst für *kaum* geringer zu halten als jemand, der uns *weit* überlegen ist«. Wir begegnen einer Person, die uns weit überlegen ist an Kompetenzen, Fähigkeiten, Einsicht, Verständnis und Erfahrung, und denken: »Da fehlt mir ja nicht mehr viel. Ich bin schon fast so wie sie. Sie ist mir zwar immer noch überlegen, aber es fehlt nur noch ein kleines bisschen. Bald werde ich besser sein.« Wir bemerken zwar die Qualitäten des anderen, aber unterschätzen völlig, wie groß der Unterschied zwischen der eigenen Kompetenz und der des anderen ist. Wir gleiten nur deshalb nicht in völlige Überheblichkeit ab und behaupten, wir seien besser, weil die überlegenen Qualitäten der besagten Person unübersehbar groß und einfach nicht zu leugnen sind.

5. Einbildung

Einbildung, die fünfte Spielart von Stolz, besteht darin, »sich einzubilden, größere Qualitäten zu besitzen, als tatsächlich vorhanden sind«. Dies beschreibt den grundlegenden Mangel an Realitätsbezug, der bei allen Formen von Stolz mitspielt. Anders als bei den bisherigen Formen kommt es hier nicht auf den Vergleich mit anderen an, sondern nur auf die Sicht von uns selbst. Wir können auch ohne andere stolz sein. Ich kann alleine auf einer Insel leben oder in völliger Zurückgezogenheit und mich im Besitz enormer Qualitäten wähnen, zum Beispiel besonders mutig oder mitfühlend oder geduldig zu sein, ein hervorragender Schwimmer, was auch immer. Der Einbildung sind keine Grenzen gesetzt. Solange meine imaginären Qualitäten nicht durch konkrete Situationen auf die Probe gestellt werden, kann ich unbeschadet weiter an sie glauben.

6. Völlig in die Irre gehender Stolz

Die nächste Form von Stolz treibt es wirklich auf die Spitze. Die Definition für den »völlig in die Irre gehenden Stolz« lautet: »Man glaubt, Qualitäten zu besitzen in einem Bereich, wo man keinerlei Qualitäten hat, *oder* man nimmt gar Fehler oder Mängel als Basis für den Stolz.«

In der ersten Variante gibt es keine tatsächliche Grundlage für den Stolz. Ich denke, ich sei freigebig, gebe aber nie etwas her. Ich denke, ich sei mitfühlend, aber andere sind mir egal. Ich glaube, eine bestimmte Qualität sei vorhanden, ohne dass es dafür ein Anzeichen gäbe. Ein völliger Irrtum. So lebe ich vielleicht in dem Glauben, sehr zugänglich für Kritik zu sein, bitte aber nie um Kritik und würge sie sofort ab, wenn sie geäußert wird. Ich denke, es ließe sich leicht mit mir reden, aber in Wirklichkeit höre ich nie zu …

Die zweite Variante dieses völlig in die Irre gehenden Stolzes ist, auf etwas stolz zu sein, das in Wirklichkeit ein Fehler ist, zum Beispiel darauf, wie ich mich nach oben durchgeschlagen und anderen die Ellenbogen in die Seite gestoßen habe. Das ist der Stolz der Ehrgeizigen, denen das Wohl anderer egal ist. Sie sind egoistisch, betrachten das aber als eine Qualität. Das kann so weit gehen, dass jemand, der in seinem Sozialverhalten »über Leichen geht«, sich als Beispiel des Mitgefühls ausgibt. Er mag sein rüdes Verhalten sogar noch als Mitgefühl ausgeben, »zum Besten der anderen, um sie zu stärken …«. So existieren leider auch Menschen, die stolz darauf sind, wie viele sie schon umgebracht haben, und doch glauben, sie seien sehr mitfühlend. Zugleich gibt es militante Pazifisten, deren ganzes Verhalten kriegerisch ist. Sie sind überzeugt, von friedfertiger Natur zu sein, sind aber voller Intoleranz ständig im Krieg gegen die Überzeugungen anderer. Solche Auswüchse des Stolzes manifestieren sich nicht gleich als durchgehende Charaktereigenschaften. Wer kennt nicht Momente des Stolzes, wo wir uns freuen, dem anderen eins ausgewischt oder ihn clever getäuscht zu haben … und wenn es nur der Parkwächter ist.

7. Selbstgefälligkeit (Eitelkeit)

Zum Abschluss kommen wir zu einer besonders grundlegenden Form von Stolz, der Selbstgefälligkeit. Sie wird definiert als »Selbstzufriedenheit in Verbindung mit der Annahme, dass diese Aggregate mein ›Ich‹ ausmachen«. Wir identifizieren uns mit den »Aggregaten«, das heißt mit unserer äußeren Erscheinung und unseren geistigen Fähigkeiten. Das tun wir eigentlich alle. Zur Selbstgefälligkeit wird es dann, wenn wir selbstzufriedenen Gefallen an diesem aus Organen, Knochen, Muskeln und Haut zusammengesetzten Körper finden, uns im Spiegel anschauen und denken: »Ach, wie schön bin ich doch geraten …« Oder aber wir identifizieren uns mit den eigenen geistigen Fähigkeiten, erfreuen uns am wunderbaren Klang der eigenen Stimme und sind stolz, die eigenen Fähigkeiten spielen zu lassen. Wir halten unsere Schönheit, Kraft und geistige Beweglichkeit für eine persönliche Errungenschaft, identifizieren uns damit und nähren uns eitel daran. Wie schlimm ist es dann, wenn die Stimme brüchig wird, die Haut faltig und das Gedächtnis schwach! Man wird sich abstrampeln in dem Bemühen, das Rad der Zeit aufzuhalten, aber vergebens.

Lasst uns darauf achten, uns nicht mit Qualitäten zu identifizieren, die vergänglich sind. Es ist absolut wesentlich, uns um einen Zugang zu den innewohnenden wahren Qualitäten des Menschseins zu bemühen und unser Selbstwertgefühl darin zu gründen, ohne Stolz. Da diese Qualitäten niemandem gehören und allen Menschen gemeinsam sind, sind sie zugleich auch ein gutes Heilmittel für unseren Stolz.

Weitere Aspekte von Stolz

Stolz schützt, da einen die »Kleinigkeiten dieser Welt« nicht mehr so aufregen. Im Elfenbeinturm ist die Welt weit weg – Leiden und Probleme tangieren einen kaum. Stolz gibt eine gewisse Stabilität, da Stolze ganz auf sich selbst zentriert sind und darin ein Selbstvertrauen finden. Das gibt eine täuschende Sicherheit im Umgang mit anderen. Wenn der Stolz ins Wanken kommt, wankt auch dieses scheinbare Selbstvertrauen. Solange er jedoch standhält, beeindrucken einen die Bemerkungen anderer kaum. Wirklich Stolze kümmern sich nicht um die Meinungen anderer – es zählt ohnehin nur die eigene Einschätzung. Stolz ist ein emotionales Korsett, das Halt gibt und zugleich einengt – und wenn es wegfällt, bricht der Mensch zusammen.

Stolz gibt uns ein Gefühl des Reichtums und der Fülle. Doch es können plötzliche Selbstzweifel auftauchen: Was habe ich eigentlich wirklich zu geben? Wer liebt mich überhaupt? Ich habe ja gar nicht diese Qualitäten. Solche Zweifel werden als ein Versagen erlebt und schnell weggewischt. Stolz leistet Widerstand gegen eine innere Arbeit. Er nimmt keine Hilfe an. Die Ideen müssen von mir selbst kommen, nur dann können sie gut sein!

Einem Stolzen kann man nichts sagen. Er lebt in seinem Elfenbeinturm, umgeben von Hörigen. Da ist keine Bereitschaft, sich selbst infrage zu stellen. Stolze sitzen in ihrer Festung der Selbstbehauptung und stellen sich prinzipiell nicht infrage. Ein paar Qualitäten reichen aus, um darauf ihr stolzes Gebäude zu errichten. Sie wollen nicht tiefer schauen, denn in der Tiefe wartet der Selbstzweifel – das macht Angst. Mit dem »Auge der Weisheit« nach innen auf die eigenen Schwächen zu schauen, dazu ist ein Stolzer nicht in der Lage. Wenn ihm ein Fehler an sich selbst auffällt, so wäre es ihm höchst peinlich, wenn andere den auch bemerken würden. Die Fähigkeit zur Selbstkritik ist diametral entgegengesetzt zu Stolz. Stolz bricht zusammen, wenn wir unsere Fehler sehen. Damit haben wir auch das größte Gegenmittel zum Stolz. Das Erkennen und Zugeben der eigenen Fehler ist genau das, was Stolz auflöst.

Für einen Stolzen besteht der Kontakt mit anderen darin, dass sie sein Publikum sind. Sie sind eigentlich nur dazu da, um zu klatschen und zu sagen, wie toll er doch ist. Wenn sie das nicht mehr tun, gehören sie nicht länger zum engeren Kreis. Der Elfenbeinturm wird immer höher. Kontakte werden unterteilt in eventuelle Bewunderer, die noch hilfreich sein könnten, und potentielle Feinde, welche die stolze Position untergraben könnten.

Für einen Stolzen geht es um zwei Dinge: Niederlage, Kritik, Erniedrigung zu vermeiden und Sieg, Lob, Ruhm, Anerkennung zu erlangen. Diese beiden Anliegen bestimmen sein Leben. Natürlich ist ein Stolzer nicht immer gleich oben auf der sozialen Leiter, es gibt ja auch Vorgesetzte und Leute, die tatsächlich etwas besser können. Den Stolzen beschäftigt die Frage: Ist das jemand, dem ich Respekt zeigen muss, weil er noch über mir steht, oder kann ich ihn bereits einstufen in die Klasse derer, die unter mir sind? Als jemand Stolzes werde ich schauen, wie ich mich den Vorgesetzten annähern und sie dann überholen kann. Zunächst muss ich so werden wie sie, um sie dann zu übertrumpfen, wenn sich eine Gelegenheit bietet.

Ein Stolzer mag andere zwar seine Freunde nennen, aber er öffnet sich ihnen nicht wirklich. Sie werden für seine Ziele eingesetzt. Wenn die Freunde ausgedient haben, macht er sich frei von ihnen, um weiter nach oben klettern zu können. Die wohlmeinenden Freunde werden dann zu einem lästigen Gepäck, weil sie ja vielleicht nicht so behände auf der sozialen Leiter sind, nicht so angesehen und beliebt wie er selbst. Jemand, bei dem Stolz wirklich die alles prägende Charaktereigenschaft ist, hat keine Freunde auf der gleichen Ebene. Beziehungen von Gleichwertigkeit mit fließendem Austausch kennt ein Stolzer nicht. Und darum ist eines seiner charakteristischen Gefühle die Einsamkeit. Wer keine Freunde hat, sollte sich fragen, ob es nicht ein Stolz-Problem ist.

Es wird Momente geben, wo trotz des Wunsches nach Bewunderung auch der Wunsch nach gleichwertigem Austausch auftaucht. Aber aufgrund seines unnahbaren Verhaltens und der Neigung, andere auf ihre Fehler aufmerksam zu machen und sie zu erniedrigen, werden diese keine Lust haben, mit ihm in näheren Kontakt zu treten.

Zum Stolz gehört das Übertreiben. Kleine Leistungen werden aufgebläht, und die Beiträge anderer werden vergessen. Erzählungen haben immer denselben Geschmack: wie wunderbar wir doch sind. Wir erheischen Bewunderung und übertreiben unsere Qualitäten, sportlichen Leistungen, Reisen, Erfahrungen, Siege, Liebesabenteuer, um uns interessant zu machen. Krasses Übertreiben kann als Gegenmittel für Stolz genutzt werden. Der Versuch des Stolzes, sich in schillerndsten Farben anzupreisen, löst sich dann in einem gemeinsamen Gelächter auf, in einer gemeinsamen Entspannung. Wir übertreiben, bis unser Übertreiben offensichtlich absurd und dadurch für alle unschädlich wird.

Stolz ist vermutlich das größte Hindernis auf dem spirituellen Weg. Er schließt die Tore für den Segen wie auch für die Hilfe der LehrerInnen und der Gemeinschaft. Er verschließt dem Mitgefühl und anderen Lebewesen die Tür. Stolz ist zunächst ein angenehmes Gefühl. Wir fühlen uns wohl und selbstzufrieden, aber können nicht vorwärtskommen. Es braucht lange, bis Stolz so unangenehm wird, dass wir ihn loswerden wollen. Am Stolz zu arbeiten bedeutet, herabzusteigen aus relativem Wohlbefinden in die unbequeme Welt der eigenen Unzulänglichkeit und Bedürftigkeit. Stolz ist, zumindest zu Anfang, nicht schmerzhaft – er lullt uns ein und macht uns blind.

Wenn Stolz zusammenbricht, ist das ein schmerzhaftes Erwachen: Wir sehen unsere Fehler und müssen uns eingestehen, dass wir ganz normal sind, genau wie die anderen, vielleicht sogar schlimmer dran als sie. Wir fallen aus der Götterwelt auf die Erde. Aber ohne das geht es nicht. Später werden wir uns wohler fühlen, um einiges leichter als in den Zeiten mit der stolzen Bürde unserer Identifikationen. Wir finden leichter Zugang zu anderen. Sie werden sagen: »Du bist ja plötzlich so menschlich!« Wir finden Freunde, und irgendwie wird alles leichter, unbeschwerter. Es tauchen Freude und Ausgelassenheit auf, weil wir unser Selbstbild nicht mehr zu schützen brauchen.

Stolz ist, wie es buddhistische Texte beschreiben, die letzte Emotion, die sich auf dem Weg des Erwachens auflöst. Der Grund dafür ist, dass die verbleibenden ich-bezogenen Muster es noch lange Zeit versuchen, sich an den vermehrt auftauchenden Qualitäten zu nähren. Stolz aufzulösen, wenn man wenige Qualitäten hat, ist schon relativ schwer – und wenn sich dann wirkliche Qualitäten einstellen, wird es keineswegs leichter, denn es scheint nun einen echten Grund zu geben, stolz zu sein. Wir können stolz darauf werden, wie tief wir meditieren können, wie angstfrei wir mit Situationen umgehen, wie gut wir emotionale Hürden nehmen, kurz: alle auftauchenden Qualitäten, alle »Fortschritte« auf dem Weg, können wieder als Nahrung für stolze Selbstgefälligkeit missbraucht werden. Die Ich-Bezogenheit verleibt sich die Qualitäten im Nachhinein wieder ein. Was wirklich hilft, ist, sich ganz dem Segen zu übergeben und Hingabe zu praktizieren. Und: zu erkennen, dass diese Qualitäten nicht auf eigenem Tun beruhen, sondern der spontane Ausdruck des natürlichen Seins sind, wenn »Ich« endlich einmal nicht mehr im Wege stehe.

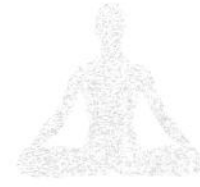

Drei Schlüssel: Einfachheit, Hingabe, Freundschaft (Übung B.3)

Das Auflösen von Stolz erhöht die Lebensfreude, wenn echte Qualitäten seinen Platz einnehmen, etwas ganz Neues, was die tiefsitzende Schwäche des Selbstwertgefühls heilt. Drei Stichworte: Einfachheit, Hingabe und Freundschaft.

Einfachheit meint hier den Mut, einfach so zu sein, wie ich bin, und mich nicht zu verstecken. Solange ich mich bemühe, der Beste zu sein, bin ich sehr kompliziert. Mir geht es nicht darum, einfach, ohne Hintergedanken mein Bestes zu geben, sondern ich möchte an die Spitze, eine hervorragende Position einnehmen oder meine Position schützen. Kritik wehre ich ab, ohne zuzuhören. Es ist echt schwer, mir etwas beizubringen – überall trifft selbst wohlgemeinter Rat auf Abwehr. Mir fällt es hingegen leicht, Fehler bei anderen zu sehen. Einfach-Sein bedeutet, diese komplizierte Selbstverteidigung aufzugeben und den Mut zu haben, niemand Besonderes zu sein, sondern einfach normal – mit allen natürlichen Qualitäten. Einfach-Sein macht beweglich. Weil ich niemand Besonderes sein will, kann ich den Platz auch mal anderen überlassen. Ich werde flexibler, mal zu dienen und mal zu führen, was die Situation halt gerade braucht. Ich lasse mich führen und bin bereit, andere zu führen – und dann auch gleich wieder abzudanken. Obwohl ich früher sperrig wie ein Wohnzimmerschrank war, kann ich dank der zunehmenden Einfachheit nun mit Situationen fließen – es gibt kein prinzipielles Hindernis mehr, mich auf andere einzulassen.

Hingabe ist eine Form der Herzensöffnung. Sich dem Rat und der Führung von jemandem anzuvertrauen, der den Weg besser kennt als ich, ist ein Heilmittel für Stolze. Wenn ich eingestehe, dass ich Hilfe brauche, bin ich schon gar nicht mehr so arg stolz.

Mit dem Bedürfnis, geführt zu werden und Hilfe zu empfangen, zeigt sich die Fähigkeit, die Qualitäten anderer zu sehen. Dabei erkenne ich, dass andere mir tatsächlich ein Vorbild sein können. Wenn sich Stolz auflöst, hören wir nicht etwa auf, Qualitäten zu entwickeln, aber wir merken, dass sie nicht aus der Ich-Identifikation geboren werden. Wir entdecken, dass diese Qualitäten letztendlich aus der Buddha-Natur kommen, und sind dankbar dafür, dass die äußeren Helfer uns den Weg zum inneren Buddha gezeigt haben. Das hat nichts mehr mit aufgeblasenem Selbstwertgefühl zu tun. In der Entdeckung, dass die Qualitäten umso mehr fließen, je weniger wir identifiziert sind, steckt etwas sehr Befreiendes. Wir brauchen nichts zu erzeugen. In dem Maße, wie sich das Ich-Anhaften tatsächlich auflöst, in genau dem Maße kommen alle Qualitäten zum Vorschein. Sie sind der natürliche Ausdruck der Natur des Geistes, und wir brauchen nichts für sie zu tun – nur zulassen müssen wir sie, uns ihnen hingeben!

Hingabe ist die Bescheidenheit, dem Guten nicht im Wege zu stehen. Ich bin das, was es gerade braucht. Ein Bodhisattva-Gebet sagt: »Möge ich ihnen die Erde sein, die sie trägt. Möge ich ihnen die Brücke sein, die sie hinüberführt.« Ich werde den Lebewesen genau das sein, was sie gerade brauchen. Das ist Bescheidenheit. Ohne fixe Vorstellungen diene und helfe ich, wo ich kann, und brauche niemand Besonderes zu sein. Demut ist Ausdruck dessen, dass sich Einfachheit einstellt. Wenn wir einfach und natürlich sind, sind wir auch bescheiden und demütig im besten Sinne des Wortes. Wenn wir auf die Bedürfnisse der Situation hören und dem Geist des Erwachens folgen, hat Stolz keine Chance.

Freundschaft: Es braucht Freunde, die einander als gleichwertig respektieren, sich austauschen und sich in ihrer Natürlichkeit und Normalität begegnen. Sich auf der selbstverständlich menschlichen Ebene zu begegnen, wo wir alle gleich sind, ist ein Heilmittel für Stolz. Das beinhaltet, die eigenen Schwächen zu zeigen. Dass ich nicht so topfit in allem bin. Ich komme aus meinem Turm dorthin, wo sich alle Menschen treffen, und bin ein Mensch unter anderen. Für mich ist Gendün Rinpoche das Beispiel für jemanden, der völlig natürlich war – menschlicher kann man nicht mehr sein. Er war so menschlich und normal, da gab es keinen Abstand. Es gab manchmal Situationen, wo Leute kamen und ihren Kopf auf seine Knie legen wollten, in seinen Schoß. Er hat sie genommen, er hat sie gestreichelt, da war kein Abstand. Er war für jeden ein Freund. Zeit spielte keine Rolle. Er hat die Leute nicht rausgeschickt und ihnen gesagt, jetzt müsst ihr aber gehen, ich habe Wichtigeres zu tun. Er war offen, annehmend und völlig natürlich – ganz Mensch.

Die fünf Schritte im Auflösen von Stolz

Erster Schritt: Innehalten – nicht auf den Stolz hereinfallen
Die erste Etappe ist innezuhalten und dem Stolz die Zusammenarbeit zu verweigern. Wir gebieten den Tendenzen, uns selbst aufzuplustern Einhalt, und entspannen sie. Wir fallen nicht auf die Verlockungen des Stolzes herein.

Damit das möglich ist, müssen wir überhaupt erst mal bemerken, dass sich Stolz im Denken, Fühlen und Handeln breitmacht. Er fühlt sich oft verführerisch angenehm an. Unser Gesicht strahlt mit Selbstsicherheit und Wohlgefühl. Wir leben auf, das Gespräch fängt an zu fließen, und wir fangen an, uns richtig in Szene zu setzen. Man fühlt sich wohl dabei. Aufgepasst! Innehalten, dem Stolz nicht weiter auf den Leim gehen. Wir unterlassen sofort alles weitere stolze Verhalten, wie zum Beispiel beim Erzählen zu übertreiben und unsere Qualitäten zu unterstreichen. Mein innerer Entschluss ist, dem Stolz keinen weiteren Vorschub zu leisten, sondern »einfach normal« zu sein. Genau das kultiviere ich jetzt.

Diesem tiefen Entschluss, uns nicht von Stolz einwickeln zu lassen, geht ein Bewusstwerden voraus, wie verheerend die Auswirkungen von Stolz sind. Innehalten gibt die Möglichkeit, anders weiterzumachen. Vielleicht entsteht eine verlegene Pause, aber dann spreche ich ganz normal und natürlich weiter, lache über mich selbst. Das ist möglich, weil ich Freude daran finde, niemand Besonderes zu sein: »Genug mit dem Stolz – jetzt wird die Normalität gefeiert!«

Um aus dem Stolz herauszufinden, müssen wir bemerken, wann wir künstlich werden. Stolz hat etwas Aufgesetztes. Das ist Ausdruck des Bedürfnisses, anderen zu zeigen, wie toll oder besonders wir sind. Wir spielen eine Rolle. Es geht darum, dahinein zu entspannen und die Maske fallen zu lassen. Dahinter sind meist schmerzliche Gefühle von Einsamkeit, Unsicherheit, Nicht-wahrhaben-Wollen, Angst und Bedürftigkeit, die wir andere nicht sehen lassen wollen. Doch genau darum geht es. Wir werden es lernen, uns mit all diesen ganz normalen Gefühlen zu offenbaren, ohne großes Drama. Dabei helfen die Übungen, die hier im Buch beschrieben werden. Wenn wir uns zeigen, kommt es zu einer richtigen Begegnung von Mensch zu Mensch. Supermann und Superfrau sind Fiktion. Jetzt werden wir echte Menschen mit Gefühlen, wie alle anderen auch. Erst dann können wir uns anderen mitfühlend zuwenden und wahre Freude und Leichtigkeit erfahren. Mit Mitgefühl und Liebe als Motor unserer Begegnungen kommen wir ins Fließen.

Im Grunde sind Stolze unbeweglich, obwohl sie wunderbare Animateure sein können und alle zum Lachen bringen. Doch das ist keine wirkliche Flexibilität. Die zeigt sich, wenn man aus der Freude wechseln kann in Ernsthaftigkeit und tiefe Anteilnahme mit jemandem, der gerade ganz andere Gefühle hat, und dann wieder in die Leichtigkeit – in keiner Rolle fixiert zu sein, das ist wirklich natürliches Sein.

Zweiter Schritt: Hilfreiche Methoden für Stolz anwenden

In diesem zweiten Schritt ist alles willkommen, was uns hilft, in ein verbundenes, feinfühliges, mitfühlendes Sein zu finden. Da könnte man eine lange Liste von Hilfsmitteln aufstellen, doch hier seien nur die wichtigsten erwähnt. Ich finde »Zufluchtnehmen« besonders hilfreich. Damit meine ich, mich innerlich wie mit einem Stoßgebet der Führung durch die Erwachten anzuvertrauen, wobei ich mir eingestehe, dass ich Hilfe brauche. Wenn ich bemerke, wie ich mich in meinem Stolz verrenne, wie ich Hilfe brauche, und es dann schaffe, Zuflucht zu nehmen, ist der Stolz schon kein wirkliches Problem mehr.

Dann können wir auch den »Herzatem« (Kapitel F) praktizieren, denn in dem Moment, wo ich offen für Hilfe bin, merke ich, wie andere ebenfalls Unterstützung brauchen, und dann kann über das offene Herz ein richtiger Austausch stattfinden. Den Herzatem praktizieren wir nie aus dem Stolz heraus, er entwickelt seine Kraft im verbundenen, bescheidenen Sein. Im Herzatem bin ich nicht der große Bodhisattva, der alle Welt von Leid befreit, sondern ein Mensch mit all seinen Schwierigkeiten und Schwächen, der sich bewusst ist, dass andere auch solche Schwächen haben, und der jetzt bereit ist, mit anderen ihre Schwierigkeiten zu teilen und sie mit Freude und Liebe zu unterstützen.

Weniger als um das Anwenden von Methoden geht es darum, fein hinzuspüren und auch den verborgenen Stolz wahrzunehmen, der sich hinter unnatürlicher Bescheidenheit oder Minderwertigkeitsgefühlen, Versagensängsten und Lampenfieber verbirgt. Ich nehme das Trennende, emotional Abgrenzende und stark auf mich selbst Bezogene wahr, das im Stolz stets mitschwingt, wie auch andere unangenehme Aspekte der eigenen stolzen Haltung. Wir gestehen uns selbst und anderen den Stolz ein, verbergen ihn nicht mehr und versuchen zu verstehen, was dahintersteckt. Wir üben uns darin – man könnte fast sagen: aus Eigeninteresse, weil wir vom Stolz gesunden wollen –, anderen zu dienen, das heißt kleine Gefälligkeiten für sie zu erledigen oder ihnen Geschenke zu machen, Gesten der Aufmerksamkeit. Wir lernen, andere aufrichtig wertzuschätzen.

Im »stolzen Anfall« ist es total hilfreich, ein Gewahrsein der eigenen Beschränktheit zu entwickeln. Wir sehen, dass wir keinen Grund haben, stolz zu sein. Das zeigt schon die einfache Frage: »Wenn ich tatsächlich so toll wäre, wie ich denke, warum bin ich dann noch nicht erleuchtet?« Bei genauer Betrachtung entpuppen sich unsere vermeintlichen Qualitäten als von rein weltlicher Natur. Wir sind nicht in der Lage, uns selbst (geschweige denn andere) aus Saṃsāra zu befreien. Wir können uns zudem die Vergänglichkeit der Eigenschaften vergegenwärtigen, auf die wir so stolz sind – was von all dem hilft in Beziehungskrisen, Krankheit, Alter und Tod? Echte Qualitäten sind – wann immer sie tatsächlich auftauchen – nicht unser eigenes Werk, sondern Ausdruck der Natur des Geistes selbst und von daher kein Anlass zu Stolz. Diese wahren Qualitäten manifestieren sich dank des Loslassens und nicht aufgrund von Ich-Bezogenheit. Ja, es hilft auch zu sehen, wie unbedeutend und austauschbar wir eigentlich sind, bei all unserer Einzigartigkeit. Woran werden sich unsere Freunde wirklich dankbar erinnern, wenn wir gestorben sind – an unsere Leistungen oder an unsere Menschlichkeit? Es tut gut, die eigene Schwäche zu kontemplieren und sich die eigenen Fehler bewusst zu machen. Als Stolze brauchen wir den »Dorn« der gesunden Scham, um zu einer neuen, offenen Haltung zu finden. Wenn Eitelkeit ein Thema ist, hilft es, die wahre Beschaffenheit des eigenen Körpers zu meditieren, um die übertriebene Vorstellung der eigenen Attraktivität aufzulösen.

Wir werden den Mut und das Vertrauen entwickeln, unsere Gefühle, Ängste und Schwächen zu zeigen. Wir gestehen unseren Wunsch nach Liebe und Beachtung wie auch unsere Abhängigkeit von anderen ein, lernen konstruktive Kritik schätzen, gehen schwierigen Situationen nicht mehr aus dem Weg und bauen ein gesundes Selbstwertgefühl auf mit einem Vertrauen in tatsächlich vorhandene Fähigkeiten.

Es wird uns ein Bedürfnis werden, gleichwertige Freundschaften zu pflegen und uns der Zuwendung und Liebe anderer zu öffnen. Wir üben einen spielerischen Umgang mit uns selbst und werden flexibel in unseren Rollen: mal oben, mal unten, mal helfen und mal sich helfen lassen. Es entsteht eine Freude, andere für wichtiger zu nehmen als uns selbst, andere im Mittelpunkt stehen zu lassen und fähig zu werden, sich selbst zurückzunehmen – bis es deutlich zu einem befriedigenden Wir-Gefühl kommt. Dabei hilft es, bewusst ein Gewahrsein der Qualitäten anderer zu entwickeln und die Qualitäten unserer Eltern, Lehrer, Angehörigen, Freunde und Mitarbeiter zu schätzen, wobei wir besonderen Wert legen auf das Kontemplieren der essentiellen Gleichheit von uns selbst und anderen in unserem wahren Sein (Buddha-Natur).

Wir können im Rahmen der buddhistischen Geistesschulung auch spezielle Methoden anwenden wie das Ausführen von Niederwerfungen, Zufluchtsgebete, Lobpreisungen, Bodhicitta-Kontemplationen, Tonglen-Meditationen, Guru-Yoga und die Praxis des Tschö, um nur einige zu nennen. Eigentlich tragen alle aufrichtig angewendeten Dharma-Methoden zur Auflösung des Stolzes bei.

Dritter Schritt: Stolze Weltsicht in ein Erleben von Gleichheit wandeln

Der bereits beschriebene Prozess setzt sich fort in eine immer weitere, wohlwollende Geisteshaltung, in der alle Menschen und sonstigen Lebewesen gleich wichtig und gleich viel wert sind. Sie werden in ihrer grundlegenden Gleichheit erkannt: Alle streben nach Glück und möchten Leid vermeiden – und unser aller Geist funktioniert auf die gleiche Weise. Wir haben die gleichen Emotionen und erleben ähnliche Herausforderungen und Freuden mit nur geringen individuellen Unterschieden, wenn wir uns mal unabhängig von Kultur, Rolle, Geschlecht, Alter und Besitz betrachten.

Wir schätzen die eigenen Fehler und Qualitäten realistischer ein. Schon das ist ein Wandel in unserer Sicht. Dabei brauchen wir unsere Qualitäten keineswegs zu leugnen, sondern stellen sie in den Dienst aller. Statt zu überlegen, wie diese Situation mir dienen kann, frage ich mich: Wie kann ich der Situation dienen? Ein radikaler Wandel. Wirklich der Gesamtsituation zu dienen, sich zutiefst dem Wohl aller zu verpflichten und demütig, ohne Aufsehen zu erregen, seinen Beitrag für diese Welt zu leisten ist ein Heilmittel für den Stolz. Doch er schleicht sich gerne durch die Hintertür ein: Ich bin nicht da, um der berühmteste und demütigste Diener der Welt zu werden. Ich gebe in aller Einfachheit mein Bestes.

Stolz lässt sich nicht auflösen, indem wir nur unser Verhalten ändern – aber es ist ein unumgänglicher Teil des Prozesses, ein neues Verhalten zu üben. Immer wieder rufen wir den Geist des aufrichtigen Dienens, der Hingabe und des Mitgefühls in uns wach, immer wieder distanzieren wir uns von stolzen Gedanken, bis wir über sie schmunzeln können. Der Wandel in der Sicht wird deutlich, wenn wir uns selbst nicht mehr für so wichtig nehmen und über uns selbst lachen können. Wenn Stolz nachlässt, werden wir immer natürlicher mit anderen das einfache Sein teilen, einfach so … einige Momente im natürlich verbundenen Sein – was mehr wollen wir anderen denn schenken?

Gendün Rinpoches humorvolle »Hinweise für Stolze« sind da eine große Hilfe: »Wenn ich wirklich so toll wäre, wie ich denke, dann sollte ich doch schon längst erleuchtet sein! Warum irre ich noch immer im Daseinskreislauf umher? Warum stecke ich noch in emotionaler Verwirrung? Das beweist doch, dass ich nicht so schlau und weise bin, wie ich meine. Es zeigt, dass es mir an der positiven Kraft mangelt, früheren Buddhas zu begegnen und den erwachten Meistern wirklich zu folgen. Sonst wäre ich ja schon längst erleuchtet! Zum Glück nimmt mich jetzt jemand bei der Hand und zeigt mir den Weg. Ohne den Segen des Lamas wäre ich aufgeschmissen. Er zeigt mir meine Fehler und wie ich mich daraus befreien kann. Nur dank des Segens von Buddha, Dharma und Sangha kann ich da herausfinden. Ich muss ziemlich auf der Leitung stehen, denn schon seit anfangsloser Zeit irre ich in Saṃsāra; also kein Grund für Stolz. Millionen und Abermillionen von Lebewesen haben schon Erleuchtung gefunden, und ich stecke immer noch fest.«[18] Indem ich so räsoniere, gibt der Stolz nach.

Vielleicht kennen wir Gedanken wie: »Die sollten froh sein, dass ich jetzt dazustoße! Es ist eine echte Verstärkung für dieses Projekt, wenn so jemand wie ich auftaucht! Der Leiter sollte froh sein, mich dabeizuhaben!« Wer so denkt, ist blind dafür, wie viel uns durch die Geduld unserer Eltern, Lehrer, Ausbilder, Freunde, Geschwister, Vorgesetzen, Wegbegleiter und Mitarbeiter an Hilfe geschenkt wird, sodass wir unseren Weg in der Welt finden können. Sie alle kümmern sich um uns und zeigen uns, wie dieses und jenes funktioniert. So entsteht eine Geisteshaltung der Dankbarkeit für all das, was uns andere und natürlich auch die Natur schenken. Wir beginnen in einem Gewahrsein der wechselseitigen Abhängigkeit zu leben, wo alle aufeinander und auf die Natur angewiesen sind.

Zum dritten Schritt gehört im »Großen Pfau« bei jeder Emotion, sich in das weite Gewahrsein der Buddhas hineinzubegeben, zum Beispiel in das Bewusstsein, dass wir selbst wie auch alle anderen in Wirklichkeit Buddhas sind, wie Tara, Avalokiteśvara, der Medizin-Buddha und dergleichen. In dieses Bewusstsein einzutreten wird das Kultivieren von »Vajra-Stolz« genannt. Das ist der »Stolz« der Buddhas, ein unerschütterliches Selbstwertgefühl, das auf den innewohnenden Qualitäten des Geistes beruht und völlig frei vom Haften an einem vermeintlichen Ich ist. Der Vajra-Stolz ist unzerstörbar und ist keinen emotionalen Einflüssen ausgesetzt – es ist das Leben im Gewahrsein aller erwachten Qualitäten. Da gibt es kein Zögern, kein Zaudern, es ist völliges Selbstvertrauen, frei von dem Glauben an ein persönliches, dauerhaftes, getrennt existierendes Selbst. Wir könnten sagen, es ist ein unerschütterliches Vertrauen in unser »wahres

---

18 Persönliche Hinweise von Gendün Rinpoche an den Autor (T. Borghardt), 1992.

Selbst« – diese Dimension des Seins, die uns allen gemeinsam ist, eine Fülle von Qualitäten, ohne Zentrum, ohne Besitzer, frei fließendes Sein ohne Mittelpunkt. Deswegen ist da auch keine Angst, und deswegen sind Erwachte so unbeirrbar. Der »Mittelpunkt«, wenn man überhaupt von einem reden kann, ist Bodhicitta, ohne Aufspaltung der Wirklichkeit in ich und andere. Genau das ist Vajra-Stolz: unbeirrbares Bodhicitta, das sich in spontanem Wirken zum Wohl der gesamten Situation ausdrückt.

Vierter Schritt: Stolz in seiner wahren Natur befreien

Die vierte Etappe, Stolz in seiner wahren Natur zu befreien, ist genau wie für die anderen Emotionen: Hineinschauen in den stolzen Impuls oder Gedanken, direkt in die stolzen, ich-bezogenen Geisteszustände schauen. Aber wie schauen wir eigentlich in eine Emotion hinein? Wir brauchen die Achtsamkeit, die Emotion wahrzunehmen, in diesem Fall den Stolz. In diesem stolzen Erleben gibt es das Gefühl von einem Zentrum der Emotion, wo die Energie am dichtesten ist. Genau da schaue ich hinein, genau dem wende ich mich mit einer raschen Kehrtwende meiner Aufmerksamkeit zu. Dieses »dichte Gefühl« mag körperlich lokalisiert sein, im Bauch, im Herzen, im Kopf, oder aber es kommt uns vor wie im geistigen Raum oder im Zentrum der Gedanken, die nicht zu lokalisieren sind. Wir gehen einfach da hinein, wo wir die größte Intensität verspüren, und schauen, was passiert.

Fünfter Schritt: Stolz als Weg nehmen

Die fünfte Etappe, den Stolz als Weg zu nehmen, ist möglich, wenn wir den Stolz bereits in seiner wahren Natur erkannt haben. Dann bringen wir uns bewusst in Situationen, wo Stolz stimuliert wird – vielleicht wenn wir die Aufmerksamkeit vieler Menschen bekommen für etwas, was wir gut können, die Art von Situation, die mich die eigenen Unzulänglichkeiten vergessen lässt und den Stolz nährt. Sobald wir ein klares Gefühl von Stolz haben, schauen wir unvermittelt hinein in dieses Gefühl. Das werden wir wohl noch unser ganzes Leben tun. Es hilft nichts, vor dem Stolz davonzurennen und die Situationen zu vermeiden, in denen Stolz ausgelöst wird, zum Beispiel nicht mehr zu unterrichten, weil sich mein »Ego« daran nähren könnte. So wird sich der Stolz nie auflösen. Wir vermeiden ihn nur – im Untergrund geht er genauso weiter wie zuvor. Es ist besser, sich zu exponieren und ihn bei den Hörnern zu nehmen. Direkt damit arbeiten statt vermeiden – das gilt für alle Emotionen.

Wir lassen bewusst Stolz entstehen, um jedes Mal seine leere, nicht-fassbare, traumgleiche Natur zu sehen, wodurch sich die Ich-Bezogenheit auflöst; je mehr Momente des Stolzes, desto mehr Gelegenheiten haben wir, die Natur des Geistes zu sehen – und diese ist immer gleich unfassbar. Wir nennen die dadurch auftretende Erkenntnis das Gewahrsein der Gleichwertigkeit aller Phänomene.

Was dem Stolz den Nährboden entzieht, ist, die Natur desjenigen zu erkennen, der stolz ist, das Subjekt, das Ich. Wenn wir erfahren, dass dieses vermeintliche Ich nicht wirklich existiert, dass dieser Denker, dieser Beobachter »leer« ist, also keinen innersten Kern hat, den man Ich nennen könnte, dann erkennen wir, dass all die Qualitäten, mit denen sich der Stolz identifiziert, niemandem gehören. Sie sind spontan vorhanden und aktiv und ebenfalls ohne Wesenskern, ohne Zentrum. Dies zu verwirklichen durchtrennt den Stolz an der Wurzel.

Mehrere Meister haben uns erklärt, dass der Stolz schwer aufzulösen ist und die Praktizierenden auf subtile Weise bis in die hohen Bodhisattva-Stufen begleitet. Von daher sollten wir nicht lockerlassen oder besser gesagt: genau da besonders lockerlassen und systematisch die stolzen Identifikationen entwurzeln, bis sich das Ich-Anhaften an nichts mehr nährt und schließlich wirklich aufgelöst ist. Gendün Rinpoche sagt in seinen *Herzensunterweisungen*:[19]

---

19 Gendün Rinpoche, »Herzensunterweisungen«, S. 250f.

»Wenn Dharma-Praktizierende immer engstirniger und dogmatischer werden und von sich glauben, einer Elite anzugehören, welche die Weisheit gepachtet hat, dann ist ihre Praxis von Eifersucht und Stolz getrübt und hat nichts mehr mit wirklichem Dharma zu tun. Um diese schwerwiegende Verirrung zu korrigieren, muss man des eigenen Stolzes gewahr werden und Offenheit entwickeln. Jeden Tag und in jeder Situation sollten wir uns um diese Offenheit und Geistesgegenwart bemühen. Das ist wahre Disziplin, durch die sich unsere Praxis Tag für Tag vertieft. Wenn wir unseren Stolz nicht bemerken, werden wir immer angespannter und anfälliger für ärgerliche Gefühle im Umgang mit anderen. Dieser Ärger kann sich sogar gegen den Lehrer und gegen die Dharma-Praxis richten. Das ist die größte Gefahr für einen Praktizierenden.«

4. Begierde

In der buddhistischen Geistesschulung wird das Wort Begierde in einem sehr weiten Sinn gebraucht, nicht nur für sexuelles Verlangen, starkes Begehren oder Sucht. Begierde fängt bereits damit an, dass wir ein Erleben für angenehm halten und mehr davon haben wollen. Auf die Bewertung »angenehm« (*mir* angenehm) folgt ein Haften, das diese Erfahrung fortsetzen möchte. Dies bleibt oft unbemerkt. Das Haften beginnt schon, wenn ich die schöne Blume auf der Wiese in meinem Wohnzimmer haben möchte. Begierde im Sinne eines *kleśa*, also einer belastenden Emotion, meint das Habenwollen eines für wirklich existent gehaltenen Objekts. Dies kann ein konkret vorhandenes Objekt sein, eine Person oder ein imaginäres Objekt, wie Ansehen, Ruhm, Glück usw.

Da ist zum Beispiel diese Tasse hier. Ich nehme ihre besonderen Merkmale wahr und denke: »Sie gefällt mir!« Fasziniert schaue ich sie mir genauer an. Die Anziehung verstärkt sich, und ich entwickle den Wunsch, sie zu besitzen: »Ach, wie schön, wenn ich sie zu Hause hätte!« Dieser Wunsch führt unter Umständen zu konkreten Handlungen: Ich kaufe sie und nehme sie mit nach Hause. Mit der Zeit gewöhne ich mich an sie und entwickle eine richtige Anhaftung daran. Wenn jemand anderes Tee trinken möchte, biete ich ihm lieber eine andere Tasse an. Es fällt mir schwer, mich von *meiner* Tasse zu trennen. Ich möchte immer aus ihr trinken. Eventuell entsteht sogar eine Abhängigkeit, und ich kann, um das Beispiel auf die Spitze zu treiben, nicht mehr aus einer anderen Tasse trinken.

Die Tasse lässt sich durch jedes andere Objekt des Begehrens ersetzen – alles Gesagte gilt gleichermaßen auch für Menschen, die uns anziehen. Wir können den beschriebenen Prozess jederzeit unterbrechen, schon beim ersten Habenwollen. Wir erinnern uns zum Beispiel, dass vergängliche Objekte wie die Tasse keine Quellen bleibenden Glücks sind. Schwierig wird es, wenn eine Abhängigkeit besteht. Dann müssen wir uns zu einer Entziehungskur entschließen, um die innere Freiheit zurückzugewinnen. Ähnlich laufen die Prozesse mit jedem Objekt des Anhaftens, ob Zigarette, Freundin, Kinder oder Auto. Das Anhaften prägt sich immer tiefer ein, wird zur Gewohnheit und steigert sich manchmal bis zur Abhängigkeit. Es macht unfrei und angespannt und führt zu Leid erzeugenden Handlungen aufgrund von Habenwollen und Verteidigen.

Wir unternehmen so einiges, um das Objekt unseres Anhaftens fest in unserem Einflussbereich zu halten. Wir versuchen, eine Beziehung zwischen uns und dem Objekt (oder der Person) herzustellen, die wie Klebstoff wirken soll. Alles, was diese Verbindung stören könnte, betrachten wir als Feind. Wir lassen uns sogar zu Handlungen der Wut, Aggressivität und Zerstörung hinreißen. Einfach nur, weil wir etwas, an dem wir hängen, beschützen wollen. Wir haben Angst vor der Trennung, haben Angst, unsere privilegierte Beziehung mit dem Objekt zu verlieren,

Angst, uns allein wiederzufinden, mit einem Gefühl der Leere und des Unbefriedigtseins. Wir sind auf der Flucht vor der inneren Leere und lassen uns auf vielerlei Anhaftungen und Ablenkungen ein, um der Konfrontation mit unserer Wirklichkeit zu entgehen.

Anhaften als die Basis aller Emotionen

In jeder aufwühlenden Emotion ist Anhaften und Fixieren zu finden. Ohne Festhalten an etwas, was wir begehren oder ablehnen, kommt es zu keiner emotionalen Welle. Verlangen und Begehren fixieren auf Angenehmes, Wut, Ärger und Zorn fixieren auf Unangenehmes, und hinter allem ist die Fixierung auf ein vermeintliches »Ich«. In allen aufwühlenden, belastenden Emotionen findet sich ein korrespondierendes Verlangen. Ich möchte meine Ruhe haben und bin deswegen ärgerlich, wenn jemand meine Ruhe stört. Stolz haften wir an dem, was wir zu sein meinen oder sein wollen. Ebenso gäbe es ohne Anhaften an Begehrtem keinen Neid und keine Eifersucht. Nur wenn wir etwas wollen, macht es uns etwas aus, wenn jemand anders dieses Etwas besitzt, das wir noch nicht haben oder von dem wir nicht so viel haben wie er. Weil Anhaften so omnipräsent ist und stets zu Anspannung führt, üben wir so viel das Fließenlassen und das gelöste Sein als heilsame Grundhaltung.

Natürlich sind Festhalten- und Fixieren-Können absolut notwendige geistige Fähigkeiten. Wir brauchen sie jedes Mal, wenn wir uns mit etwas näher befassen wollen. Aber dieses Festhalten und Fixieren verselbstständigen sich und führen dazu, dass wir selbst dann nicht mehr loslassen können, wenn wir es wollen. Unbewusst meinen wir, nicht loslassen zu können oder nicht loslassen zu dürfen. Anhaften und Festhalten als quasi automatische Mechanismen halten unser inneres Hamsterrad am Drehen – wir können nicht aufhören zu denken, haben Angst, die Kontrolle aufzugeben. Was geschieht denn wirklich so Schlimmes, wenn ich häufiger mal entscheide, Sinneswahrnehmungen, Gedanken, Gefühle einfach zu lassen? Bin ich dann weniger glücklich?

Lässt sich durch Festhalten Glück finden? Anhaften kann kein wahres Glück schenken. Unwissend lasse ich mich aufgrund von Anhaften auf Abhängigkeiten ein und verliere meine Freiheit. Mit ist nicht bewusst, dass ich Glück unabhängig von all diesen begehrten Objekten und Personen im freien, fließenden Geist finden kann. Vielleicht haben wir diese Erfahrungen ja schon gemacht: glücklich zu sein im einfachen Sosein. Diese Momente sind wenig spektakulär und bekommen oft unzureichende Aufmerksamkeit. Einfach so entspannt auf dem Sofa zu sitzen und in die Weite des Himmels zu schauen oder gelöst auf einer Parkbank zu sitzen und zu fühlen, wie es ist zu sein – oder einfach nur fließend zu atmen, ist nichts Besonderes. Freude lässt sich nicht festhalten – sie verschwindet, sobald wir anhaften. Doch in Unkenntnis dieser an sich banalen Lebensweisheit hafte ich auf meiner Suche nach Glück immer wieder und immer mehr an den angenehmen, freudvollen, glücklichen Erfahrungen, und es erscheint mir unvorstellbar, anders glücklich zu werden. Das ist Unwissen, das Gegenteil von Weisheit: Was Leid verursacht, halte ich für Glück und unentbehrlich, und was Glück verursacht, halte ich für Leid und gefährlich.

Haften ist daran zu erkennen, dass wir ärgerlich werden, wenn wir etwas verlieren, und dass wir unter dem Verlust oder der Trennung leiden. Das Haben oder Nicht-Haben von Dingen ist kein Anzeichen dafür, wie stark wir anhaften. Jemand mag viel besitzen und zugleich völlig freigebig sein. Es kommt auf die Geisteshaltung an.

Eigentlich haften wir an der Erfahrung des Glücklichseins und meinen, sie würde den als angenehm erlebten Personen oder Objekten innewohnen. Eine Verwechslung! Glücklich macht die eigene Geistesöffnung – die angenehme Situation ist nur der Auslöser. Sogar unangenehme Erfahrungen oder Entbehrungen können glücklich machen, wenn sich unser Geist dabei öffnet. Wenn sich mein Handeln darauf ausrichtet, andere glücklich zu machen – und ich im Wir-Modus unterwegs bin –, dann ist mein eigenes Streben nach Glück darin eingebettet. Ich nehme dann sogar Unannehmlichkeiten persönlicher Art auf mich, um insgesamt eine bessere Situation zu schaffen. Wir erleben, wie wir selbst glücklicher sind, wenn wir helfen können. So entsteht die glücklich machende Fähigkeit, Leid zu ertragen. Wir erkennen, dass Leid und Freude von persönlichen Prioritäten und Sichtweisen abhängen. Letztlich ist alles von der Geisteshaltung abhängig.

Bei Personen geht es darum, das Festhalten in ein Unterstützen zu verwandeln, in wirkliche Liebe, die Raum gibt. Anhaften erstickt die Liebe. Eine Beziehung wird glücklich, wenn ich mich immer wieder für die frische Erfahrung öffne und das Alte loslasse, sodass sich die Liebe zeigen kann. Dann können wir einander die vielen Ausdrucksformen der Liebe schenken. Liebe ist Hinwendung und Geschenk – und daraus entsteht nur Glück. Leid entsteht aus Festhalten und Kontrollieren. Die Herausforderung in Beziehungen ist, aus dem Greifen ins Geben zu finden.

Festhalten beruht auf Angst, und so treffen wir ständig Vorkehrungen, für alle Eventualitäten etwas parat zu haben, mit dem wir unsere Leere, Unruhe und Begierde stillen können. Wir möchten keinen Mangel erfahren. Unser Besitz wird sich so immer mehr ausweiten. Wenn wir ihn noch mit anderen teilen können, haben Begierde und Angst noch nicht völlig die Oberhand gewonnen. Ich hebe alles auf, was einmal nützlich sein könnte, zum Beispiel eine Schnur. Wenn mein Mann diese Schnur wegwerfen will, werde ich ganz aufgebracht. So sind viele Kleinigkeiten für irgendeine Situation bestimmt, die einmal auftauchen könnte. Natürlich macht das Sinn, aber in Grenzen – dahinter steckt auch die Befürchtung, mit der unangenehmen Erfahrung in Berührung zu kommen: »Ich habe nicht das, was ich brauche.« Solche Erfahrungen nicht nur aushalten, sondern darin sogar weiterhin glücklich sein zu können, erweitert ganz erheblich unseren inneren Freiraum.

Bei längerer Einkehr mit uns selbst begegnen uns zwei unangenehme Erfahrungen des Mangels. Die erste ist *Langeweile*: Die Zeit will nicht vergehen. Ich hätte gerne etwas, das mich ablenkt. Etwas, das mich stimuliert und aus diesem Loch herausholt. Ich suche nach Ablenkung, verzweifelt. Ich bin hungrig, habe »Durst« und fühle mich so leer, dass ich unbedingt etwas von außen brauche, Nahrung, Gedanken oder Ideen, die diese Leere füllen. Das ist Begehren: nicht mit der vermeintlichen Leere in mir umgehen zu können. Wenn wir uns in sie hinein öffnen können, verschwindet sie. Langeweile ist das Zeichen für einen angespannten, suchenden Geist. Wir können durch sie hindurch entspannen, bis wir sozusagen »auf der anderen Seite« herauskommen, tief entspannt, gelöst und frisch. Wer diese Erfahrung kennt, hat keine Angst mehr vor der Langeweile. Die Angst, sich fürchterlich zu langweilen, hält viele vom Meditieren ab. Doch wenn wir entspannen, dauert Langeweile nur kurz. Wenn wir noch nicht aus der Langeweile draußen sind, sind wir noch nicht entspannt.

Die zweite große Schwierigkeit ist *Einsamkeit*: sich allein und getrennt zu fühlen. Wir möchten heraus aus diesem Gefängnis, wo wir ganz auf uns selbst zurückgeworfen sind. Wir brauchen Kommunikation, Austausch, Öffnung. Wenn wir uns im Zusammensein mit anderen wirklich öffnen, sind wir das Gefühl von Einsamkeit los. Menschen, die sich offen begegnen, schwingen miteinander, ihre festen Konturen weichen auf. Das ist vielleicht das Hauptbedürfnis im sexuellen Verlangen: zu verschmelzen, sich aufzulösen. Wenn wir aber im Verlangen bleiben, fühlen wir uns weiterhin einsam und getrennt, obwohl zusammen mit anderen. Es kann sein, dass wir uns auf einem großen Fest unsagbar alleine fühlen, weil wir nicht in die Öffnung finden. Viele meinen, es brauche den Kontakt mit anderen, um sich zu öffnen. Aber wenn wir uns einfach innerlich für das Sein öffnen, machen wir die Erfahrung, uns eins, verbunden oder nicht getrennt zu fühlen, und es entsteht eine große innere Freiheit. Wir sind nicht abhängig von anderen, um aus der Einsamkeit herauszufinden. Einsamkeit ist wie Langeweile eine suchende Anspannung. Sie löst sich auf, wenn wir entspannen.

Der Wunsch, wahre Zufriedenheit zu finden, könnte uns bewegen, an der Transformation der Begierde-Energie zu arbeiten. Das Zufriedenstellen von Begierden bringt keine wirkliche Zufriedenheit; kaum werden sie ein wenig erfüllt, kommt die nächste. Das ist wie Salzwasser zu trinken, es löscht nicht den Durst. Begierde ist kein Grundbedürfnis – sie lässt sich nicht stillen. Durst oder Hunger sind elementare Bedürfnisse – sie lassen sich stillen, sie sind nicht unersättlich. Eigentlich liegt der Begierde das Bedürfnis nach Rundsein, Ruhe und Frieden zugrunde. Darum müssen wir uns kümmern: um die innere Abrundung. Darum geht es eigentlich auch in der sexuellen Begierde: Frieden, Erfüllung, Begegnung, Fließen, Öffnung und Liebe – es geht um Qualitäten des Seins mehr als um den sexuellen Akt. Die folgende Schilderung eines Freundes veranschaulicht das:

»Einmal war ich voll sexueller Begierde, sehr erregt, bin dann aber zu einem Erzählabend gefahren, wo Sufi-Geschichten vorgetragen wurden. Dort ging die Erregung plötzlich weg, es war sehr beruhigend. Der Abend war erfüllender und feiner, lichter als die sexuelle Erregung. Das war kein einfacher Ersatz, sondern so, als hätte ich die Ebene gewechselt. Erfüllung auf der Herzensebene. Mir wurde deutlich, wie vergänglich die Begierde ist. Man erlebt etwas Neues und springt darauf an. Ich glaube aber, ein intellektueller Vortrag hätte nicht die gleiche Wirkung gehabt. In den Geschichten war wirkliche Liebe zu spüren, ich war im Herzen berührt, und das löste die Spannung und den sexuellen Wunsch auf.«

Weitere Aspekte von Verlangen und Begierde

In Begehren und Anhaften verbirgt sich ein großer Reichtum. Sie werden, wie alles andere auch, erst dann zum Problem, wenn Fixierung entsteht. Das Aufsteigen der Begierde selbst schadet niemandem. Sie löst sich schnell wieder auf, wenn es nicht zur Identifikation kommt. Das Problem ist das Anhaften an der Emotion, nicht die Emotion selbst. Sie kann sogar als Brennstoff auf dem Weg genutzt werden. Alle erleben, wie stressig Anhaften ist. Warum ziehen wir es dann immer wieder dem gelösten Sein vor? Weil es durchaus positive Aspekte hat:

Begehren interessiert sich und bringt in Kontakt, in Austausch mit der Welt – und das macht Freude! So entsteht das Gefühl, Begehren wäre Voraussetzung für Freude und Kontakt. Wenn über das Auflösen des Anhaftens gesprochen wird, fürchten wir unwillkürlich, die Freude, den Kontakt und unsere Partner und Freunde zu verlieren. Wir halten Begehren und Anhaften für den Kitt unserer Beziehungen – welch eine fundamentale Verwechslung! Wir können uns auch aus Liebe interessieren und aus Lebensfreude in Kontakt treten. Je weniger Anhaften, desto liebesfähiger werden wir. Der wahre Kitt unserer Beziehungen sind Liebe, Verantwortung und Fürsorge. Das befreit die Beziehungen aus den Schwankungen des Habenwollens und Nicht-Habenwollens. Wir können begehren, ohne zu fixieren – entspanntes Begehren.

Begehren bejaht die Welt: In der Haltung »Ich bin hier und will genau dies« schwingt eine positive, gestaltende Grundhaltung zum Leben mit. Dies beinhaltet ein grundlegendes Bejahen von sich, anderen und den vielen wunderschönen Dingen dieser Welt. Doch wir können unser Hiersein bejahen und genießen, ohne die schönen Erfahrungen festhalten zu wollen. Das wird möglich, wenn wir die Freude an der Einzigartigkeit des momentanen Erlebens verbinden mit einem Gewahrsein seines steten Wandels – entspanntes Genießen.

Begehren entwickelt die Fähigkeit, genau zu unterscheiden: Der Wunsch nach größtmöglicher Erfüllung schärft das feine Unterscheiden der unterschiedlichen Qualitäten ähnlicher Objekte oder Personen. Die Suche nach dem besten Jahrgang, dem schönsten Musikgenuss, dem Topmodell, dem besten »was auch immer« verfeinert das Unterscheiden. Ein entspanntes Interesse entwickelt diese Fähigkeit ohne den Stress, sich nicht mehr an suboptimalem, normalem Klang-Erleben, Geschmacks-Erleben, Beziehungs-Erleben usw. freuen zu können. Liebe und Mitgefühl würden diese Fähigkeit ebenfalls ausbilden, aber in eine andere Richtung.

Begehren bringt eine hohe Intensität der Zuwendung: Das beste Beispiel sind Verliebte, deren Gedanken sich ständig um die geliebte Person drehen. Alles wird bedacht. Verliebte versuchen, Gedanken zu lesen: Was könnte ihr oder ihm eine Freude machen? Eine kaum zu übertreffende Intensität der Zuwendung liegt im Verliebtsein. Und diese Zuwendung verschwindet nicht, wenn Begehren und die damit verbundenen Ängste weniger werden. Es zeigen sich Qualitäten einer stressfreien, freudigen Zuwendung ohne dieses hohe Maß an Identifikation – ein feines Gespür für das, was der anderen Person Freude macht, und die Freude, genau das zu geben.

Wer am Angenehmen haftet, wird Abneigung gegen Situationen entwickeln, die nicht diese Lustbefriedigung bieten. Begierde ist nicht zufrieden mit dem, was gerade ist. Wenn wir zufrieden sind, sind wir nicht im Begehren. Lasst uns Zufriedenheit kultivieren, Genügsamkeit – wir selbst sind die Ersten, denen es Glück bringt.

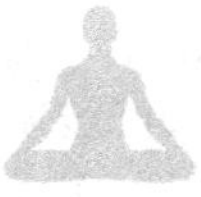

Drei Schlüssel: Gelöstheit, freigebig sein und lieben (Übung B.4)

Gelöstheit bedeutet, in angenehmen wie unangenehmen Erfahrungen im Fließen zu bleiben. Gelöst zu sein macht glücklich, aber dafür braucht es auch die Bereitschaft zu entsagen, auf etwas zu verzichten und die Situation zu lassen, wie sie gerade ist. Ich ent-sage, lasse los und finde in gelöstes Sein. Diese Haltung, Verlockendes lassen zu können und nicht zu ergreifen, braucht es, um aus dem Zirkus der Begierden auszusteigen. Eigentlich geht es darum, das Glück nicht mehr außen zu suchen, sondern in uns selbst zu finden. Ein Verlangen zu entspannen ist nicht immer einfach. Doch wenn es uns gelingt loszulassen, werden wir die damit verbundene entspannte Freiheit und Freude erfahren. Die Freude gelösten Seins wird dann selbst zum Anreiz, auftauchenden Wünschen weniger Beachtung zu schenken.

Freigebigkeit: Geben macht frei. Es löst Begehren und Anhaften auf. Habenwollen wird geheilt durch Geben. Dabei üben wir uns im Geben *und* im Empfangen – Hilfe schenken und Hilfe annehmen. Im therapeutischen Setting praktizieren wir die Freigebigkeit, anderen unsere ganzherzige Aufmerksamkeit zu schenken. Man sagt ja auch: Man leiht sein Ohr … Aus dem tiefen Zuhören heraus beschenken wir Menschen mit unserem Interesse an ihrem Leben. Schenken befreit aus dem Zugriff der Begierde. Habenwollen wird vergleichsweise uninteressant, weil Schenken und Austausch tiefer befriedigen.

Lieben bedeutet, zutiefst am Wohlergehen des anderen interessiert zu sein. Liebe gibt, was guttut. Sie kalkuliert nicht. Je mehr ich in die Liebe gehe, desto weniger bin ich im Anhaften, Begehren und Manipulieren. Liebe befreit das Geben von versteckten Absichten, und so kann der andere völlig frei empfangen. Er darf einfach glücklich sein und sich an der Liebe nähren, ohne verpflichtet zu sein, etwas zurückzugeben. Vermutlich gibt die andere Person dieses Geschenk der Freude und Liebe ihrerseits dann an andere weiter – das ist der natürliche Weg. Es gibt Methoden, Liebe, Güte und Wohlwollen zu entwickeln; die wichtigste ist in meinen Augen der Herzatem (Tonglen) – darauf sei später eingegangen. Aber nichts ist wirksamer, als einfach zu lieben, das heißt jedem, der uns begegnet, mit tiefem Wohlwollen und anteilnehmendem Interesse zu begegnen. Wir können uns in jeder Situation auf die Liebe einlassen.

Die fünf Schritte im Auflösen von Begierde

Erster Schritt: Innehalten – der Begierde Schranken setzen – Abstand nehmen

Die erste Etappe ist, »Stopp« zu sagen und Abstand vom Ausleben der Begierde-Impulse zu nehmen, weil das Ausleben dieser Impulse zu Verstrickung und Leid führt. Aus diesem Grund werde ich nicht auf meiner Befriedigung bestehen. Aus Respekt vor mir selbst und anderen halte ich mitten in der emotionalen Welle inne und gebiete den Projektionen, die das Objekt meiner Anhaftung aufbauschen, Einhalt. Ich setze alles daran, mich nicht zu schädlichen Handlungen verleiten zu lassen. Vielleicht muss ich dafür klare Abmachungen mit mir selbst und anderen treffen, um mich aus einer Sucht zu befreien – ich tue, was immer mir hilft, den Fantasien und Illusionen der Begierde nicht auf den Leim zu gehen.

Zweiter Schritt: Hilfreiche Methoden für Begierde anwenden

Die zweite Etappe besteht im Anwenden von Gegenmitteln, wie Kontemplationen zur Vergänglichkeit und zur wahren Natur des begehrten Objekts. Durch das Innehalten kann ich mir eine neue Richtung geben. Es macht es mir auch möglich, um Hilfe zu bitten, die Prioritäten zu klären, positive Handlungen auszuführen, Freigebigkeit und wahre Güte zu entwickeln.

a) Verlangen durch Kontemplationen auflösen

- Wir können die Vergänglichkeit der begehrten Person oder des begehrten Objekts kontemplieren.
- Wir können die Vergänglichkeit der Freude kontemplieren, die wir uns aus dem Erfüllen der Begierde erhoffen.
- Wir können die weniger anziehenden Aspekte der begehrten Person kontemplieren.[20] Dabei richten wir unsere Auf-

---

20 Siehe die fünf Meditationen im »Großen Pfau«, S. 49–51.

merksamkeit auf die vielen Anzeichen des Wandels (Müdigkeit, Altern, Krankheit, Stuhlgang, Blähungen, Schweiß, Geruch ...), also auf Aspekte der Person, die wir normalerweise nicht sehen wollen. Es geht nicht darum, Abneigung zu empfinden, sondern die Brille des Begehrens abzulegen und zu einer ausgeglichenen, nüchternen Sicht zu gelangen.

- Eine besonders ernüchternde Kontemplation, die der Buddha empfahl, um speziell aus körperlichem Verlangen herauszufinden, geht so, dass wir uns vorstellen, wie der Körper der begehrten Person unter der Hautoberfläche aussieht, Schicht um Schicht, Organ für Organ. Erleben wir sie dann immer noch als begehrlich?
- Oder wir stellen uns vor, wie die begehrte Person mit sechzig, achtzig oder hundert Jahren aussieht. Werde ich sie wohl noch lieben, wenn sie alt, gebrechlich oder krank ist? Dies können wir in leichter Abwandlung auch auf Gegenstände und Projekte anwenden. Diese Kontemplation wirkt nicht nur ernüchternd, sondern sie bringt auch hervor, was ich wirklich in der anderen Person liebe und schätze oder was mich in der Tiefe in der Beziehung motiviert.
- Wir können auch den eigenen möglichen Tod kontemplieren: Falls ich heute Abend sterbe, möchte ich dann immer noch den Impulsen meiner Begierde folgen, oder ist anderes dann wichtiger? Wie würde ich die Zeit nutzen, wenn ich in drei Jahren sterbe? An den Tod zu denken klärt die Prioritäten für das Leben wie für das Sterben. Das kann helfen, sich aus dem Verlangen zu lösen. Oft wird mir dabei klar, wie unwichtig die Erfüllung meiner Begehren ist angesichts des möglichen baldigen Todes.
- Wir können zudem kontemplieren, was für ein Gefängnis die Kreisläufe des Begehrens sind. Anhaften führt zu Begehren, dieses führt zu Anspannung und Handlungen, die nur kurzfristige Erleichterung bringen, dies führt zu erneu-

tem Verlangen, was zu enttäuschter Begierde mit Frustration und erneutem Begehren führt ... Wir können uns dieses Hamsterrad von Begierde, Enttäuschung, Hoffnung und Furcht klarmachen. Auch das kann helfen, in konkreten Situationen Wünsche loszulassen, deren Erfüllung nicht wirklich wichtig ist. Es geht darum, sich aus allem Suchtverhalten zu lösen.

b) Gelöstheit fördern und das Loslassen üben

- Wir können auch die traumgleiche Qualität des begehrten Erlebens bedenken; wie es ohne Substanz ist, nicht-fassbar und im Nu zerronnen, hoffnungsvolle Träume, die ich schon etliche Male geträumt habe. Ich kann mich daran erinnern, dass ich und das Objekt meines Begehrens unbeständig sind und kein ständiger Freudenquell.
- Beim Meditieren können wir üben, nicht an den aufsteigenden Gedanken zu haften. Klänge werden wahrgenommen, und wir lassen sie einfach weiterziehen. Später können wir das mit emotionalen Gedanken üben. Je mehr wir das Loslassen üben, desto einfacher wird es zu sagen: »Das ist durchaus interessant, aber ich lasse es, weil es zu unnötigen Komplikationen führt.« Ich werde weiser und entwickle die Fähigkeit, dieser Weisheit zu folgen. Ich kultiviere, wo immer es möglich ist, ein entspanntes Sein.
- Wir können uns gezielt darin üben, Zufriedenheit mit unserer gegenwärtigen Situation zu entwickeln und Verzicht zu üben, statt uns auf Verstrickungen einzulassen.
- Wir können auch direkt ins Verlangen oder in die Unzufriedenheit schauen, in ihr eigentliches Wesen. Diese Gefühle sind nirgends zu finden – Begierde ist eine Haltung, aber kein Ding. Zu erleben, dass da nichts zu finden ist, nimmt der Begierde die Kraft. Ich brauche die Welle der Begierde eigentlich nur vorbeirauschen zu lassen – einfach abwarten, bis sie vorbei ist – sie hat keine Substanz und bleibt nicht. In

diesem Sinne können wir Begierde als Lehrerin betrachten, die uns das Loslassen lehrt.

c) Wahres Glücklichsein fördern

- Wir könnten uns auch direkt darum kümmern, wirklich glücklich zu sein, indem wir uns im Alltag Entspannung gönnen, Öffnung zulassen und die Qualitäten leben, die wir immer schon leben wollten. Wir sorgen aktiv für innere Zufriedenheit und Erfüllung. Dafür müssen wir jedoch Momente von Lustlosigkeit überwinden und die Freuden disziplinierten Handelns entdecken. Dies macht weniger hungrig und weniger abhängig von den Objekten unserer Anhaftung. Wir sind entspannt und dadurch freier.
- Wir genießen echte Lebensqualität, indem wir uns auf verlässliche Quellen des Glücks ausrichten, die inneren Frieden geben. Ich tausche das abendliche Bierchen am Fernseher gegen das Glück, mich auszutauschen. Ich öffne mich der Zuwendung und Liebe. Wir nähren und lassen uns nähren. Wir gehen von oberflächlicher Befriedigung zu tiefer erfüllenden Formen des Seins. Der springende Punkt ist, den Kontakt, nach dem wir uns sehnen, auch wirklich herzustellen. Nähe und Verbundenheit entstehen, wenn wir diese Gefühle zulassen. Dann werden Anhaftungen weniger Macht haben.
- Wir können eine Haltung freizügigen Teilens einnehmen. Das beinhaltet, sich in andere hineinzuversetzen und ihnen konkret oder im Geiste eine Freude zu machen – auch denen, wo es uns vielleicht nicht so leichtfällt. Besonders glücklich macht, in unserem Handeln das Wohl aller im Auge zu behalten und eine weite Perspektive einzunehmen. Dabei betrachten wir andere nicht als Rivalen im Glück, sondern als geliebte Freunde, denen wir die Erfüllung ihrer Herzenswünsche wünschen.

d) Spezielle Methoden

- Bei hartnäckigen Mustern ist es hilfreich, klare Abmachungen mit sich selbst einzugehen, um spezifische schädliche Verhaltensweisen aufzulösen.
- Es ist auch möglich, regelmäßig zu spenden oder symbolische Opfergaben auszuführen, um sich an das Geben zu gewöhnen.
- Die Meditation des Herzatems (Tonglen) mit Geben und Annehmen dient speziell dem Entwickeln von Liebe und anderen Herzenskräften.

In dem *vom Laienpraktizierenden Ugra erbetenen Sutra* heißt es:

»Was wir hergeben, ist unser,
was wir zu Hause behalten, ist nicht unser.
Was wir hergeben, hat Wert,
was wir zu Hause behalten, ist wertlos.
Was wir hergeben, brauchen wir nicht zu schützen,
was wir zu Hause behalten, müssen wir schützen.
Was wir hergeben, macht keine Sorgen,
was wir zu Hause behalten, macht Sorgen.
Was wir hergeben, führt auf direktem Weg zum Erwachen,
was wir zu Hause behalten, führt als Nächstes zu schädlichen Handlungen.
Was wir hergeben, bringt großen Wohlstand,
was wir zu Hause behalten, bringt keinen Wohlstand.
Was wir hergeben, wird zu einem unerschöpflichen Schatz,
was wir zu Hause behalten, wird sich erschöpfen …«[21]

Dritter Schritt: Eine andere Geisteshaltung einnehmen

Manchmal wird Begierde fast als Feind betrachtet. Wir können sie aber auch schlichtweg erforschen, um sie tiefer zu verstehen.

---

21 Gampopa, »Der kostbare Schmuck der Befreiung«, Kap. 12, S. 156.

Dann offenbart sie uns die ihr innewohnenden Qualitäten des Interesses, der Zuwendung und Öffnung anderen gegenüber. Indem wir uns der tieferen emotionalen Bedeutung des Verlangens zuwenden, fallen äußere Anhaftungen ab. Wir erfahren ihre klare Energie, die auf Kontakt und Erfüllung gerichtet ist, mit der Möglichkeit zu lieben. Begehren zeigt mir, dass ich etwas brauche – nur ist oft zunächst unklar, was es wirklich ist. Wir nehmen Anhaften und Begehren als willkommene Herausforderungen an, tiefer loszulassen und uns den wahren Quellen des Glücks zuzuwenden. Die Praxis wird energievoller, denn wir gewinnen Begierde als Freundin. Meditationen, wo wir uns selbst als Buddha-Aspekt betrachten (Tschenresi, Tara…), lassen uns zudem in die Weite nicht-anhaftender Liebe und Freigebigkeit eintauchen. Darin erleben wir aufsteigende Begierdeprojektionen als Ausdruck unserer tiefen Wertschätzung des Seins. Das ist das Geschenk der dritten Etappe.

Vierter Schritt: Begierde in ihrer wahren Natur befreien

Die vierte Etappe ist, direkt in die Natur der anhaftenden, ichbezogenen Geisteszustände zu schauen und ihre »Leerheit«, die Abwesenheit konkreter Existenz zu sehen. Anhaften befreit sich im Moment des Erkennens. Das wahre Wesen des Begehrens zu erfahren heißt, die Natur des Geistes zu sehen. In diesem Moment merken wir zugleich, dass es da niemanden gibt, der begehrt oder liebt, sondern dass dieser begehrende Geist im Grunde einfach Offenheit ist. Uns geht auf, dass Begierde von illusorischer Natur ist, ohne einen Wesenskern, ohne etwas Beständiges. Es gibt nichts Bleibendes in diesen Bewegungen des Begehrens und Verlangens.

Fünfter Schritt: Begierde als Weg nehmen

Wenn die Erfahrung gemacht wurde, die »leere« Natur der Begierde zu sehen, dann ist es möglich, sie zu stimulieren, um die Muster des Anhaftens zum »Kochen« zu bringen und restlos aufzulösen. Wir stimulieren sie, indem wir bewusst an Objekte oder Personen denken, die wir begehren, und schauen jedes Mal, wenn die Begierde stark genug ist, in ihr wahres Wesen und machen erneut die Erfahrung, dass sie keine Substanz und keine Macht hat. Es eröffnet sich das alles unterscheidende zeitlose Gewahrsein – ohne jemanden, der begehrt.

5. Eifersucht und Neid

Eifersucht verbindet Wut mit Stolz, Begierde und mangelndem Gewahrsein. Sie ist ein Gefühl von Ärger, Missgunst oder Feindseligkeit, wenn wir das Wohlergehen anderer mitbekommen.[22] Eifersucht wünscht, das zu haben, was der andere hat, sei es eine Sache oder eine Person. Sie tritt auf, wenn sich jemand anders an etwas erfreut, was ich als *meins* betrachte oder gerne als meins betrachten würde. Zur Eifersucht gehören auch Neid und Rivalität, wobei sich das eifersüchtig rivalisierende Neiden auf alle Arten begehrenswerter Objekte, Personen und Qualitäten beziehen kann.

Eifersucht hat Angst, einen Vorteil teilen zu müssen oder ihn an jemand anders zu verlieren. Sie hat Angst, vom Glück ausgeschlossen zu sein. Eifersucht ist also bereits *vor* dem Verlust da, allein schon bei dem Gedanken an eine mögliche Einbuße. Wir werden nicht erst eifersüchtig, wenn der Partner fremdgeht – es reicht die Vorstellung.

Eifersucht taucht auf, wenn mir das Begehrte zu entgleiten

---

22 Der Erste Mipham Rinpoche (Jamgön Ju Mipham Gyatsho) definiert auf S. 11 in seiner »Einführung in die Vorgehensweise der Experten« (Mipham Kejug): »Eifersucht gehört zur Kategorie des Ärgers und beinhaltet, aufgrund von Haften an Gewinn, Ehre usw. das Wohlergehen anderer nicht ertragen zu können und geistig zutiefst aufgewühlt zu sein. Sie unterstützt Unglücklichsein und den Fehler, den Geist nicht natürlich ruhen lassen zu können.« (Eigene Übersetzung aus dem Tibetischen.)

droht oder ich glaube, es sei unerreichbar. Alles in mir wird eng, ich kann mich nicht mehr am Schönen oder am Wohlergehen anderer freuen. Sobald ich bei anderen etwas Begehrenswertes bemerke, setzt Vergleichen ein: »Habe ich das auch? Bin ich auch so gut?« Wenn die Antwort ist: »Okay, das habe ich auch«, dann kann ich wieder entspannen. Zu Neid und Enge kommt oft noch das Gefühl, ausgeschlossen zu sein. Es kann der Eindruck entstehen, zwei meiner Freunde verstünden sich untereinander besser als mit mir – und ich kann mich nicht mitfreuen, weil ich an ihrer Stelle sein möchte. Ich möchte vielleicht selbst der beste Freund dieser Person(en) sein und sie nicht mit anderen teilen. Dahinter steckt das Gefühl, etwas entbehren zu müssen, ein quälendes Gefühl von Mangel oder Leere. Wenn wir uns reich, komplett und rund fühlen, entsteht keine Eifersucht.

Niemand hat Lust, eifersüchtig zu sein. Im Gegensatz zum Stolz ist Eifersucht nie ein angenehmes Gefühl. Sie frisst uns innerlich auf, aber der Ausstieg gelingt nur schwer. Zu stark ist der Eindruck, nicht so glücklich zu sein wie die anderen. Wir haben so sehr den Wunsch, genauso glücklich zu sein wie sie, dass wir einfach nicht lockerlassen können. Wir sitzen im Gefängnis. Der Ausgang wäre die Mitfreude, aber genau die ist unerreichbar.

Die Brille der Eifersucht

Eifersüchtige werten die Freude anderer ab, um nicht so arg unter dem eigenen Gefühl des Mangels leiden zu müssen. Das Schlimmste ist, wenn ihr Partner jemand anders zutiefst liebt und noch nie so glücklich war wie jetzt. Je mehr wir des Glücks der anderen gewahr werden oder auch für je größer wir es halten, desto mehr erleben wir es als eine Bedrohung. Wir verspüren den Wunsch, ihr Glück zu zerstören. Das kann so weit gehen, dass sich die eifersüchtige Wut sogar auf die Person oder das Objekt des Begehrens selbst richtet, nach der Logik: »Wenn ich mich nicht daran freuen kann, dann soll sich niemand daran freuen!«

Diese zerstörerische Energie kann sich natürlich auch gegen einen selbst richten, wenn sie keine anderen Ventile findet. Melancholische Zustände sind oft nach innen gerichtete Eifersucht. Da man sich nicht freuen kann, ist man melancholisch, man kann keine Freude zulassen, kann sich nicht mit anderen mitfreuen und verschließt sich. Wenn wir zugeben würden, dass es Spaß machen kann, in dieser Welt zu leben, müssten wir uns die Frage stellen, warum wir immer so griesgrämig sind. Wir ziehen es vor, die Welt in trübem Licht zu sehen: »Die Welt ist nichts als Leid.« Das ist eine melancholisch-eifersüchtige Sicht der Welt, die all das übergeht, was einen wirklichen Weg des Erwachens ausmacht. Wenn sich die Leid erzeugenden Muster auflösen, bleibt reine Freude!

Mit Eifersucht geht oft der Verdacht einher, andere könnten schlecht von mir denken. Auch unterstelle ich ihnen, dass sie mir gegenüber eifersüchtig handeln und dass ihr eigentliches Anliegen ist, besser zu sein als ich. Wenn ich etwas Gutes getan habe, habe ich das Gefühl, alle anderen seien eifersüchtig auf mich. Ich trage die Brille der Eifersucht und sehe überall Eifersucht, ohne meine eigene zu sehen. Ich denke von den anderen – so wie es unbemerkt bei mir der Fall ist –, dass sie ständig die Handlungen anderer bewerten und mit sich vergleichen. Es fällt mir nicht auf, dass ich selbst eifersüchtig bin und ständig meine, nicht gut genug zu sein und nicht genug zu haben.

Eifersucht missgönnt anderen ihr freies Geplapper, ihre kleinen Freuden, ihre gemeinsamen Partys, was auch immer. Nach einem Fest, auf dem sich zwei Freunde ohne mich unterhalten haben, schaue ich argwöhnisch: Begegnen sie mir anders als vorher? Ich bin ständig fürs Schlimmste gewappnet, denn vielleicht ist etwas gegen mich gesagt worden oder gegen mich in die Wege geleitet worden. Immer auf der Hut zu sein ist die Bürde chronischer Eifersucht. Ich würde am liebsten die Blicke meines Partners, meiner Partnerin kontrollieren …

Abwesenheit von Eifersucht kann ein Zeichen von Stolz sein, denn es gibt ja keine Veranlassung: »Die anderen reichen ohnehin nicht an mich heran. Wieso sollte *ich* jemanden beneiden?« Wenn aber das stolze Selbstbild zusammenbricht und Zweifel an den eigenen Qualitäten auftreten, wird sich sofort auch Eifersucht einstellen.

Eine weitere Spielform der Eifersucht ist Rivalität – sie ist leider meist die treibende Kraft beim Wettkampf mit anderen. Selten sind es wirklich »sportliche« Wettkämpfe, wo wir uns mitfreuen, wenn andere besser sind. Dieses Rivalisieren findet in allen Bereichen unserer Gesellschaft statt, sogar in Freundschaften – ein ständiges Vergleichen mit anderen. Wir möchten mehr Anerkennung bekommen als andere, mehr Geld, mehr Einfluss, mehr Wissen, mehr Freunde usw.

Wenn das unser Ziel ist, gibt es die Möglichkeit, die Ärmel hochzukrempeln und sich zu sagen: »Ran an die Sache! Dem werde ich es schon zeigen!« Ehrgeiz, Eifersucht, Neid und Rivalität setzen enorme Energie frei, eine rastlose, unzufriedene Energie, die auf ein ständiges Verbessern aus ist, seien es sportliche Leistungen, persönliche Erfolge, Unternehmensumsätze oder auch Erfolge im sozialen oder spirituellen Bereich. Im ehrgeizigen, rivalisierenden Streben steckt (leider!) eine unglaubliche Effektivität. Man kann mit dieser Motivation sehr viel tun zum eigenen Wohl, für die Familie, für die eigene Gruppe, viel in Bewegung setzen. Diese Energie ist ja wunderbar, doch bei allem ist diese Zwanghaftigkeit zu spüren, die Unfähigkeit, still zu sitzen und einfach zu genießen. Wir sind nicht gerade entspannt und glücklich. Gendün Rinpoche sagte einmal: »Wenn ihr den spirituellen Weg doch nur mit genauso viel Energie gehen würdet, wie ihr für weltliche Ziele aufbringt! Was nehmt ihr alles beim Fußballspielen auf euch! Aber bei der inneren Arbeit, die eigentlich viel wichtiger ist, verzagt ihr allzu leicht!«

Um mit dieser rivalisierenden Einstellung aufzuräumen, ermutigt uns das buddhistische Geistestraining, die entgegengesetzte

Haltung zu pflegen: Sieg den anderen, Niederlage uns selbst.[23] Solch eine Einstellung ist *wirklich* mutig: weniger für sich zu wollen und obendrein noch glücklich zu sein! Was unsere Gesellschaft für Mut hält, ist oft einfach Dummheit. Aus Konkurrenz und Profitdenken setzt man sich, andere und die ganze Welt unnötigen Risiken aus – ein haarsträubender Mangel an Weisheit und Mitgefühl. Wenn wir wirklich das Wohl aller Beteiligten im Herzen tragen, dann können wir uns überall mitfreuen, wo Freude entsteht. Das herzgefühlte Interesse am Wohlergehen aller löst Eifersucht, Neid und Konkurrenzdenken auf.

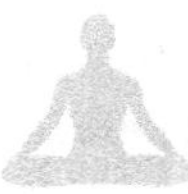

Drei Schlüssel: Ehrliche Kommunikation, Gleichmut und Freude (Übung B.5)

Um Eifersucht und Neid aufzulösen, scheint direkte, ehrliche Kommunikation besonders wichtig zu sein, verbunden mit Gleichmut, Freude und Mitfreude.

Ehrliche Kommunikation, offen und direkt, verhindert, dass wir auf Eifersucht hereinfallen. Sie schafft eine hohe Transparenz, wo nicht hinter dem Rücken anderer intrigiert wird. Wenn ich eifersüchtig und neidisch auf jemanden bin, suche ich am besten den direkten Austausch, denn sonst sind Schwierigkeiten vorprogrammiert. In der direkten Begegnung kann ich vermutlich nicht verbergen, dass es mir schwerfällt, das Gespräch zu suchen, und dass ich Hemmungen habe. Aber ich werde entdecken, dass der andere ein Mensch ist wie ich, mit Schwächen und Qualitäten. Es macht keinen Sinn, Aversionen zu hegen, denn diese Person ist auch nur ein Mensch. Im direkten Kontakt entdecken wir den anderen als Menschen – meist reicht das schon. Wenn direkter

---

23 Lodjong-Sammelband »Der große Weg des Erwachens«, S. 108. Dort zitiert Djamgön Kongtrül Lodrö Thaye im Kommentar zum Geistestraining in Sieben Punkten die Kadampa-Meister: »Allen Gewinn und Sieg schenke ich den Lebewesen, meinen Meistern, und alle Verluste und Niederlagen nehme ich auf mich.« (Eigene Übersetzung aus dem Tibetischen.)

Kontakt nicht möglich ist, kann ich den Herzatem üben. Dabei stelle ich mir vor, dass die Person vor mir sitzt und wir miteinander sprechen. Ich frage, wie es ihr geht, und höre auf meine intuitiven Antworten. Ich versuche, mich einzufühlen, und erzähle innerlich, wie ich mich fühle. Ich erkläre mich bereit zu »wohlwollender Koexistenz«, das wäre doch schon ein guter Anfang. Ich frage, was sie sich wünscht – und höre hin. Vielleicht wünsche ich ihr Glück und stelle mir vor, wie Unterstützung zu ihr fließt. Das ist eine Möglichkeit, mich auf ein späteres direktes Gespräch vorzubereiten.

Bei *Gleichmut* geht es in erster Linie darum, nicht mehr so stark zu urteilen aufgrund von Anhaften und Ablehnen. Ohne Bewerten und Urteilen funktioniert Eifersucht nicht. Das kann ich beim Meditieren üben, indem ich meine eigenen Gedanken und Gefühle nicht mehr bewerte. Im Alltag übe ich mich darin, mich selbst und andere so zu nehmen, wie wir sind. Ich höre auf zu kritisieren. Ein eifersüchtiger Geist ist nörglerisch – und nie zufrieden.

Gleichmut beinhaltet, tief akzeptiert zu haben, dass ich immer mal wieder weniger stark bin als andere, weniger groß, weniger geschickt, weniger intelligent, weniger geliebt, weniger was auch immer. Das lehrt uns das Leben – wir können nicht immer besser oder auch nur genauso gut dran sein wie andere, schon gar nicht, wenn wir dann alt werden und sich vielleicht niemand mehr um uns kümmert. Annehmen, akzeptieren, wie es ist. Normal sein – auch schon, wenn ich noch jung bin und das Leben noch vor mir habe. Den Stress, das haben zu wollen, was ich nicht habe, und der sein zu wollen, der ich nicht bin – den können wir uns ersparen! Die Lösung steckt im Annehmen meines Einfach-so-Seins. Wenn ich niemand Besonderes sein will, bin ich auch nicht neidisch auf andere – das Vergleichen hört schlagartig auf, wenn ich mich selbst in meinem Sosein annehme. Solange ich versuche, andere von meiner Wichtigkeit und von meinen besonderen Qualitäten zu überzeugen, bin ich in Schräglage.

Trungpa Rinpoche beschrieb einmal das Gefühl, eines der Sandkörner am Strand zu sein und so offen, weit und frei wie der Himmel überm Strand, dieses Gefühl, einfach ein Sandkorn unter unzähligen anderen Sandkörnern zu sein – niemand unterscheidet zwischen mir und dem Sandkorn daneben. Einfach dieses unerkannte Sandkorn zu sein unter unzähligen gleichen; das öffnet den Geist dafür, so weit zu werden wie der Himmel. So jemand fühlt sich nicht mehr getrennt von anderen Sandkörnern und nicht getrennt vom Himmel darüber. Der Geist ist frei, weil es kein Streben mehr nach Bedeutung – nach Bedeutung dieses Ichs – gibt.

Freude: Bei Eifersucht sind das Entwickeln der Freude, die dem entspannten Geist innewohnt, und der Mitfreude, die durch das Mitfühlen entsteht, besonders wesentlich. Dafür gibt es ein wenig geübtes Mittel: aufrichtige Wünsche für das Wohlergehen aller machen – Wunschgebete, dass alle glücklich und froh sein mögen und die höchste Freude des Erwachens erleben und dass sie alle, am besten noch vor uns, die Erleuchtung erlangen. Gebete verankern den Geist im Heilsamen, so wie auch Mantras. Wir können Wünsche machen, auf alle nur möglichen Arten zur Freude aller beizutragen und ihnen eine Hilfe zu sein.

Gebete müssen sich stimmig anfühlen, sonst werden sie als Selbstmanipulation erlebt. Sobald ich Eifersucht bemerke, kann ich einen korrespondierenden Wunsch formulieren – etwas, das Wohlwollen für diese Person ausdrückt; auch wenn es nur ist: »Ich wünsche dir, dass du heute keine Kopfschmerzen hast! Möge meine Eifersucht bei mir bleiben und dir nicht schaden.« Falls sich dadurch der innere Raum ausdehnt, kann ich mehr und mehr Glück wünschen – immer in Übereinstimmung mit mir selbst.

Die Gebete der großen Erwachten können mich inspirieren, mir als Vorbild dienen und helfen, eigene Worte zu finden. Ich halte Einkehr und schaue: Welches Gebet kommt von Herzen? Nur das wird mein Herz öffnen. Wir können unsere eigenen Formulierungen auch aufschreiben. In Gebeten machen wir Wünsche für alle Lebewesen: Möge uns Leiden erspart bleiben. Mögen wir wahres Glück finden. Mögen Wohlergehen und Qualitäten zunehmen. Mögen alle möglichst schnell die Erleuchtung erlangen! Das alles widmen wir dem Erwachen von uns allen. Wir achten dabei darauf, immer im Wir-Modus zu bleiben.

Wenn wir die Inspiration traditioneller Gebete nutzen, während wir selbst Gebete formulieren, dann wird sich das Beten in uns befreien und ganz spontan werden. Dieses spontane Beten zum Wohle aller braucht dann keine vorformulierten Worte mehr. Es mag dann auch reichen, ein immer gleiches Herzensgebet oder ein Mantra (Gebetsformel) wie OM MANI PADME HUNG[24] zu sprechen. Sein Klang wird all die Gebete, die wir schon gesprochen haben, in sich tragen und Ausdruck all dessen sein, was wir an positiven Gedanken daran knüpfen. Aber nichts geht über die Freude, die Humor freisetzt. Deswegen wäre es ein Geschenk für alle, wenn wir uns folgenden Hinweis ins Herz schreiben würden und nie vergessen:

> »Schließlich kann ich gar nicht genug betonen, wie wichtig es ist, Spaß zu haben und sich selbst oder das Leben nicht allzu wichtig zu nehmen. Eines der größten Mankos vieler traditioneller spiritueller Systeme besteht darin, dass sie uns oft dazu bringen, das Leben so furchtbar ernst zu nehmen … wenn ich eine Reihe von Grundsätzen für einen spirituellen Weg zur Heilung aufstellen müsste, dann lautete die Nummer eins darauf, dass wir jeden einzelnen Tag so oft wie möglich lachen – und am besten über uns selbst. Das käme noch vor jeder Form von Gebet, Meditation, Chanten oder Umstellung der Essgewohnheiten. Alltäg-

24 Das hier nur beispielhaft erwähnte Mantra vom Buddha des erwachten Mitgefühls (Avalokiteśvara) bedeutet so viel wie: »Mögen durch den Segen der Erwachten die Qualitäten des erleuchteten Mitgefühls überall erfahrbar werden.«

liche Probleme erscheinen immer weniger gewichtig, wenn sie mit Humor und Liebe betrachtet werden.«[25]

Die fünf Schritte im Auflösen von Eifersucht

Erster Schritt: Innehalten – nicht der Eifersucht folgen
Ich bemerke meine Eifersucht und sage entschlossen: »Nein, ich lasse mich von dir nicht verleiten. Ich werde nicht abfällig über andere reden oder ihnen irgendwie sonst schaden.« Ich halte inne, richte mich innerlich neu aus (Zuflucht), praktiziere den Herzatem, mache Wunschgebete – was immer sich richtig anfühlt. Ich gebiete den eifersüchtigen Tendenzen Einhalt, nehme Abstand und entspanne. Dahinter ist der tiefe Entschluss, der Eifersucht nicht auf den Leim zu gehen. Die Motivation, wirklich mit ihr aufzuräumen, entsteht, wenn wir ihre leidvollen Folgen sehen und echte Freiheit und Selbstbestimmtheit anstreben, wenn wir Mitgefühl, Mitfreude und inneren Frieden finden wollen und lernen möchten, wirklich zu lieben.

Zweiter Schritt: Hilfreiche Mittel für Eifersucht anwenden
Das Innehalten eröffnet die Möglichkeit, die Gegenmittel, wie Klären der inneren Ausrichtung, Herzatem und Wünsche, anzuwenden. Wir nutzen die Situationen, in denen andere glücklich sind, um uns mitzufreuen. Wir entwickeln ehrliche Freude am Wohlergehen und an den Fähigkeiten aller. Statt zu rivalisieren, denke ich: »Klasse, dass der das so gut kann!« Ich höre mit dem Vergleichen auf und akzeptiere die Situation, wie sie ist: Jeder erlebt, was er gesät hat, etwas anderes liegt ohnehin nicht drin. Ich bin reich, weil ich den Dharma gefunden habe – was soll ich die Illusion nähren, dass mehr zu haben mich glücklicher machen

---

25 Anita Moorjani, »Heilung im Licht: Wie ich durch eine Nahtoderfahrung den Krebs besiegte und neu geboren wurde«, Arkana 2012.

würde! »Reiche« sind auch nicht unbedingt glücklicher; wir alle besitzen fundamental dieselben Qualitäten, alle haben das gleiche Glückspotential. Von daher konzentriere ich mich darauf, Zugang zur eigenen Buddha-Natur zu finden. Ich steige aus dem Leistungs- und Wettkampfdenken aus. Das Leben ist zu kurz dafür; ich werde es Wesentlicherem widmen.

Mutig suchen wir den direkten Austausch mit potentiellen Rivalen, sprechen schwierige Situationen an und teilen wiederkehrende eifersüchtige Gedanken mit. Wir sprechen aus, was uns zu Herzen geht und was uns trifft. Wir stellen uns dem Gefühl des Mangels, zeigen unsere Schwächen und offenbaren unseren Wunsch nach Liebe und Beachtung. Wir bauen ein gesundes Selbstwertgefühl auf, schenken uns selbst und anderen Vertrauen und stellen Vertrauen, das erschüttert wurde, unverzüglich wieder her. Wir freuen uns am Erfolg, Wohlergehen und den heilsamen Handlungen anderer, als wäre es unser eigenes Leben. Wir geben anderen mehr, als sie erhoffen, und lernen es, Freunde und Geliebte nicht an uns zu ketten. Wir setzen uns ein, dass andere es besser haben als wir selbst. Wir nehmen uns jene zum Vorbild, die freudig ausdauernd zum Wohl aller wirken und wo immer es geht mit ihnen zusammen.

Dritter Schritt: Eine andere Geisteshaltung einnehmen

Der Anfang einer neuen Sicht kann sein, dass ich Eifersucht als Lehrerin betrachte, die mich aufmerksam macht: »Schau hin, du vergleichst dich und andere und nimmst dich gerade ein wenig zu wichtig!« Wir sehen Eifersucht als eine Gelegenheit, weiter an uns zu arbeiten. Die neue Geisteshaltung beinhaltet, stets Mitfreude wachzuhalten – auch wenn das Positive bei der Konkurrenz stattfindet. Wenn uns diese freudige Grundhaltung vertraut wird, ist der Kontrast zur Eifersucht unüberschaubar. Eifersucht wird kaum Wurzeln schlagen können, weil uns die positive Grundstimmung leicht zurückfinden lässt.

Der Vajrayāna-Buddhismus lädt dazu ein, die Sicht der Ich-

Bezogenheit einzutauschen gegen die Sicht des Erwachens, wo es kein Vergleichen mehr gibt. Alles ist die Manifestation des Buddha-Geistes. Auch emotionale Impulse sind die dynamische Manifestation ein und desselben Geistes. Was wir daraus machen, hängt von unserer Sicht ab: Vielleicht erinnere ich mich an dieses Gefühl, eines dieser unzähligen Sandkörner unterm weiten Himmel zu sein – eine Sicht, in der alles perfekt ist, so wie es ist. Wenn die ich-bezogene Sicht der Sicht des Erwachens Platz macht, dann gibt es niemanden mehr, der sich mit eifersüchtigen Gedanken identifiziert, und die darin blockierte Energie steht zum Wohle aller zur Verfügung. Eifersucht als Freundin sagt: »Hoppla, erinnere dich ans erwachte Gewahrsein!« Dank dieser Erinnerung öffne ich mich schnell wieder der neuen Sicht. Die Energie der Eifersucht wird frei, und ich kann viel für andere tun – energievoll und entspannt zugleich.

Vierter Schritt: Eifersucht in ihrer wahren Natur befreien

Um die wahre Natur von Eifersucht zu erkennen, schauen wir ins eifersüchtige Erleben. Darin ist kein Zentrum zu entdecken, kein Ich, das diese Eifersucht hat. Wir erkennen, dass das gesamte eifersüchtige Drama ohne Substanz ist, eine traumgleiche Manifestation des Geistes ohne innewohnende Kraft, mit dem wir umgehen können, wie es uns beliebt – oder es auch einfach sein lassen. Wir entdecken dort, wo wir das Zentrum der Eifersucht vermuteten, eine mittelpunktslose Offenheit. Unsere Energie fließt wieder frei, und es ist unmöglich, die eifersüchtige Identifikation wiederzufinden.

Fünfte Etappe: Eifersucht als Weg nehmen

Wenn das Wesen der Eifersucht erkannt wurde, kann ich Situationen aufsuchen, die meine Eifersucht stimulieren, wo andere besser sind als ich und wo Wettkampf stattfindet. Immer wieder, wenn Vergleichen, Eifersucht oder Rivalität auftauchen, schaue ich in dieses Gefühl hinein und nehme auf diese Weise Eifersucht als Weg des Erwachens. Wir wecken Eifersucht, um jedes Mal die leere Natur des emotionalen Erlebens zu sehen. Dabei zeigt sich das allvollendende zeitlose Gewahrsein. Es erkennt, dass die Situation so, wie sie ist – unvollkommen, wie sie auch sein mag –, in sich vollendet und vollkommen ist. Eifersucht ist nie zufrieden; das allvollendende Gewahrsein hingegen erkennt, dass die Natur eines jeden Erlebens perfekt und vollendet ist. Diese andere Sicht des Seins, voller Wohlwollen und frei von Eifersucht, beschreibt Gendün Rinpoche:[26]

> »Ein Bodhisattva interessiert sich für andere und ist betroffen, wenn sie leiden. Er wünscht ihnen von Herzen, glücklich und frei von Leid zu sein. Wenn sie Glück erfahren, freut er sich zutiefst, denn ihr Glück ist sein einziges Anliegen. Wo solches Wohlwollen vorhanden ist, verschwindet jegliche Art von Eifersucht und Wettbewerb, ebenso auch Stolz, Zorn und Neid. Ein Bodhisattva hat nicht mehr den Wunsch, besser oder glücklicher zu sein als andere. In seinem Herzen ist kein Raum mehr für Eifersucht, und so erlebt er anhaltende Freude, wahren Frieden und tiefe Stabilität. Frei von persönlichen Interessen, haftet er nicht mehr an den Objekten, denen er zuvor hinterherlief. Sie werden als Projektionen des Geistes erkannt, und er findet inneren Frieden. Dieser Frieden entspringt dem Interesse an anderen und ist das, was wir geistige Ruhe nennen. Frei von Anhaften entsteht tiefes Glück, und der Geist wendet sich anderen Wesen zu, mit dem einzigen Wunsch, dass sie glücklich sein und sich befreien mögen.«

Resümee: Neustart auf der Bühne unseres Lebens

Diese fünf emotionalen Grundmuster beschreiben, welch ein Schauspiel wir Tag für Tag aufführen. Bisher wurde das gesamte Stück von den Emotionen geschrieben. Vielleicht haben wir nun

26 Gendün Rinpoche, »Herzensunterweisungen«, S. 252.

ein Gefühl dafür bekommen, dass dieses Theater eine Projektion der eigenen Sichtweisen ist. Wir denken vielleicht, es handle sich um eine Tragödie. Aber ein Blick hinter die Kulissen lässt zugleich an eine Komödie denken. Und: Auf der Bühne meiner Projektionen kann ich die Rollen ändern. Wenn mir die alte nicht mehr gefällt, kann ich sie aufgeben. Wie wäre es mit einem neuen Stück, zum Beispiel dem »Weg der Befreiung«? Wir nutzen unseren Entscheidungsspielraum und geben dem Spiel eine andere Richtung. Der Weg liegt offen vor uns, alle Rollen sind neu zu besetzen. Wir können aus Dämonen Engel machen, aber das braucht natürlich Übung. Wir müssen uns in sie hineinfühlen. Wir üben, mit unseren Projektionen auf neue Weise umzugehen, damit in dieses Spiel immer mehr Leichtigkeit kommt und sich das Schauspiel der Befreiung auch wirklich vollzieht. Es gibt Herausforderungen, aber kein Problem.

Unser Schauspiel wird sich verändern, wie wir loslassen. Wir entdecken Freiräume und verhalten uns anders. Wenn wir Achtsamkeit entwickeln, können wir innehalten und neue Wege einschlagen. Wir können anderen Gefühlen die Aufmerksamkeit schenken: Mitgefühl ist viel angenehmer als Ärger. Wir entdecken das Spiel der Liebe, Freude, Großzügigkeit usw. und entdecken, dass auch sie einfach Regungen des eigenen Geistes sind. Aber dieses Spiel verursacht kein Leid und hilft anderen, ebenfalls aus der Tragödie ins leichte Sein zu finden. Uns wird bewusst, dass alles eine Manifestation des Geistes ist, ohne Substanz, das illusorische Spiel des dynamischen Geistes. Denken, Sprechen, Handeln vollziehen sich – und niemand ist identifiziert damit. Wir sind frei in diesem Spiel.

Um aus dem jetzigen Drama auszusteigen, können wir uns vorstellen, der Vorhang würde fallen. Wir haben eine Verschnaufpause, in der wir uns sammeln können. Wir haben eine Idee, wie unsere neue Rolle aussehen könnte. Der Vorgang geht auf, und der nächste Akt beginnt. Bisher war das Spiel völlig improvisiert; wir hatten keine Ahnung, wo es langgeht und wer der Regisseur ist. Jetzt ahnen wir, dass wir eine Menge mitentscheiden können – und das probieren wir aus. Wir haben Lust auf ein freudigeres Spiel. Wir üben, lockerer zu sein, spielerischer mit uns selbst, ohne aus allem ein Problem zu machen.

Wir geben uns einen kleinen Ruck, im neuen zweiten Akt auf die Bühne zu treten und in die neue Rolle zu schlüpfen. Es ist ja nur ein Spiel. Bald haben wir uns an diese Rolle gewöhnt. Und dann fällt wieder der Vorhang… wir lernen etwas Neues und stürzen uns begeistert in den nächsten Akt. So entwickelt sich unser Leben von einem Akt zum anderen.

Irgendwann sterben wir, das ist der letzte Akt in diesem Leben. Unsere Haltung beim Sterben ist die Frucht unseres Lebens: Wie mutig wir geworden sind! Doch noch ist kein Ende des Schauspiels in Sicht: Der Vorhang geht wieder auf, und unser Auftritt im Nachtodzustand beginnt… Je entschlossener wir uns hineinbegeben, desto leichter werden die Neuanfänge: Uns wird ein neues Leben geschenkt.

C. Den Sinn des eigenen Lebens klären

Um den eben angedachten »Neustart« auf der Bühne unseres Lebens anzugehen, müssen wir uns klar werden, welche Richtung unser Leben eigentlich nehmen soll. Was ist uns wirklich wichtig? Es geht um den Sinn unseres persönlichen Lebens – ein absolut essentielles Anliegen, das sich hinter vielen emotionalen Krisen verbirgt: Sie sind oft »Sinnkrisen« in emotionalem Gewand. Wir möchten unserem Leben einen tieferen Sinn geben – aber welcher das genau ist, das müssen wir selbst herausfinden. Unser Sinn ist keineswegs vorherbestimmt von irgendeiner äußeren Instanz, von Gott oder von der Natur, sondern findet sich, indem wir Kontakt aufnehmen mit unseren tiefsten Herzensanliegen.

Außenstehende können nicht wissen, welche Qualitäten mich am meisten inspirieren und wie ich am ehesten Zugang zu meinem ureigenen Wesen, zu meiner »Buddha-Natur«, finden kann. Nur ich selbst kann mein eigentliches Lebensziel so definieren, dass es mir auch wirklich eine nachhaltige Inspiration ist, eine zutiefst motivierende Kraft, die mich in Herausforderungen und Problemen leitet und mir hilft, einen »Akt« nach dem anderen auf der Bühne des Lebens zu gestalten. Um diese Kraft freizusetzen, braucht es die Klärung des eigenen Lebenssinnes durch ein persönliches Erforschen dessen, was mich in der Tiefe motiviert, mich auf dieses Leben einzulassen, es anzunehmen und dann auch Freude daran zu finden.

Viele Menschen, darunter auch so manche, die psychotherapeutische Unterstützung suchen, sind unsicher in Hinblick auf die eigentliche Ausrichtung ihres Lebens. Eine auf das Wesentliche gerichtete und darum »essentielle« Psychotherapie wird (und »muss«) ihnen helfen, diesen Lebenssinn zu klären. Dies geschieht ohne jegliche Manipulation, allein über das innere Erspüren der Qualitäten, die uns inspirieren – ein Prozess, der sich unser ganzes Leben fortsetzt, wobei unser Gespür für das, wofür wir eigentlich leben, immer feiner wird.

Wer mit seinem Lebenssinn, seiner ureigenen Motivation, verbunden ist, gewinnt – im Vergleich zu vorher – außerordentlich an innerer Stabilität und Kraft. Uns von diesen sinngebenden Qualitäten leiten zu lassen und uns an ihnen auszurichten erfüllt die Funktion eines Kompasses für schwierige Situationen.

Die Qualitäten werden so zu unserer »Zuflucht« – ein buddhistischer Ausdruck, der die zentrale Ausrichtung unseres Lebens auf das Erwachen beschreibt; eine Ausrichtung, die uns vor Unsicherheit schützt und Schutz gibt, Sicherheit und Vertrauen. Wenn wir die Ausrichtung auf diese Qualitäten wachhalten, schenken sie uns Klarheit und ein unbeirrbares Wissen von der jeweils einzuschlagenden Richtung – genau wie ein Kompass. Das Klären des Lebenssinnes ist von daher ein wichtiges (zusätzliches) Werkzeug im Arbeiten mit sich selbst und mit Klienten.[27]

Durch Kontemplieren die eigenen Prioritäten klären (Übung C.1)

Die Übung setzt sich aus sieben Schritten zusammen, wobei jeder Schritt einzeln kontempliert werden kann. Wenn wir mit den einzelnen Schritten vertraut geworden sind, können diese Kontemplationen als Ganzes einen Teil unserer täglichen Praxis

27 Diese grundlegenden Kontemplationen finden sich in vielen Standardwerken der tibetisch-buddhistischen Geistesschulung, zum Beispiel: (1) »Der kostbare Schmuck der Befreiung« von Gampopa, (2) »Mahamudra – Das Licht des Wahren Sinnes« von Djamgön Kongtrül Lodrö Thaye, (3) »Herzensunterweisungen eines Mahamudra Meisters« von Gendün Rinpoche und (4) »Mahamudra – Der Ozean des wahren Sinnes« von Karmapa Wangtchug Dordje.

bilden; sie eignen sich insbesondere als Einstieg in die Morgenmeditation. Die späteren Übungen in diesem Kapitel dienen alle dem Vertiefen dieser ersten Übung.

1. Bevor wir überhaupt zu den eigenen Prioritäten kommen, geht es darum, eine Basis von Dankbarkeit und Wertschätzung für unsere menschliche Existenz zu legen. Die zentralen Fragen, die wir uns dafür immer wieder stellen können, lauten: Wofür kann ich hier und jetzt, heute an diesem Tag dankbar sein? Was schätze ich besonders an meiner augenblicklichen Lebenssituation? Die Antworten darauf sind ganz individuell. Vielleicht haben wir zuerst Mühe, Antworten zu finden. Aber lassen Sie nicht nach, auch wenn es einfach ist: »Ich bin dankbar, atmen zu können.« Machen Sie weiter, bis Sie eine lange Liste von kleinen und großen Dingen in Ihrem Leben benannt haben, für die Sie trotz aller Schwierigkeiten dankbar sein können, zum Beispiel auch, dass es Menschen gibt, die sich mit uns mit solchen Themen beschäftigen, ihre Erfahrung teilen – und dies schon seit Jahrhunderten. Wie der Weisheitsschatz der Menschheit von einer Generation zur anderen weitergetragen wird und wie auch ich Nutzen davon habe … Es entsteht ein Gefühl dafür, wie kostbar mein Leben eigentlich ist.
2. Dann kontemplieren wir die eigene Sterblichkeit und die Unbeständigkeit allen Seins. Ja, auch ich werde sterben – und zudem ist es völlig unsicher, wann das sein wird. Wann, weiß ich nicht. Es kann viel früher sein, als die Statistiken es erwarten lassen – ganz unerwartet. Wir führen uns vor Augen, wie sich in der Natur alles wandelt und wie auch unser eigenes Erleben unaufhörlicher Wandel ist. Wir kontemplieren die Prozessnatur allen Seins – Wandel überall. Das heißt: Auch diese jetzige Lebenssituation wird unter Umständen nur noch kurze Zeit so weitergehen. Wir lassen ein Gefühl der Dringlichkeit entstehen, diese kostbare Situation auch wirklich für das zu nutzen, was uns besonders wichtig ist. Es entsteht ein Bewusstsein, dass keine Zeit zu verlieren ist.

3. Dann stelle ich mir weitere Fragen: Was ist mir denn jetzt wirklich wichtig? Was ist oder wäre, angesichts eines möglichen baldigen Todes, meine höchste Priorität? Was möchte ich konkret jetzt tun; wie setze ich mein Anliegen um? Wie möchte ich diese kostbare Situation nutzen? Was möchte ich tun – und was möchte ich lassen?
4. Um die Prioritäten noch weiter herauszufiltern, frage ich mich begleitend dazu: Wo finde ich wahres Glück im Leben, im Sterben und danach? Wo finde ich, was ich in der Tiefe suche? Welche emotionalen und geistigen Qualitäten sind mir besonders wichtig? Was möchte ich leben, damit ich im Tod nichts zu bereuen habe? Sind das Liebe, Einfachheit, natürliches Sein, Verstehen, spielerische Leichtigkeit …? Was genau ist es für mich, welche inneren Qualitäten inspirieren mich und gehören für mich zur Verwirklichung meines wahren, erwachten Selbst? (Hierbei helfen Übungen C.2 und C.3)
5. Dann richte ich mich innerlich klar auf diese Qualitäten aus – auf das, was mir absolut wichtig ist – und erfühle sie mit jeder Zelle meines Seins (siehe Übung C.4). Ich verankere die innere Ausrichtung auf diese Qualitäten (meine persönliche »Zuflucht«) zudem als einen Entschluss, eine Vereinbarung mit mir selbst, alle Situationen zu nutzen, um diese wesentlichen Qualitäten in mir zu erwecken und zu praktizieren.
6. Damit beginnt die innere Praxis, die Qualitäten im eigenen Geistesstrom freizusetzen, wobei das Gewahrsein auf den Atem in Verbindung mit den Herzensqualitäten (der Herzatem oder Tonglen) besonders hilfreich ist.
7. Als Nächstes bleibt uns nur noch, in allen Situationen des Tages diesen Geist des Erwachens zu üben. Dann kommt es zu klaren Anzeichen des Vertrautseins mit den erwachten Qualitäten

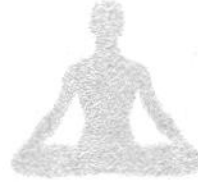

Kontemplation der Qualitäten, die mich besonders inspirieren (Übung C.2)

Zum Vertiefen der ersten Übung möchte ich Sie, den Leser, einladen, an sich selbst die folgende Übungssequenz auszuprobieren. Wir widmen uns dabei folgenden Fragen:

- Um welche Qualitäten geht es mir eigentlich im Leben?
- Was ist das Allerwichtigste, der Sinn meines Lebens?
- Worauf möchte ich meinen Heilungsprozess ausrichten?

Die folgende Übung können Sie sich (wie auch alle anderen) auf Band sprechen und dann abhören, wobei Sie immer wieder mit der Pausentaste unterbrechen, um sich Zeit zu geben, oder Sie können sie auch einfach extrem langsam lesen, wobei Sie jeden Schritt auf sich wirken lassen, bis es sich rund anfühlt.

Ich begebe mich an einen Ort, an dem ich mich wohlfühle.

Dort nehme ich eine beliebige, entspannte Körperhaltung ein.

Dann lasse ich mich darauf ein, die vielen verschiedenen Körperempfindungen ganz unmittelbar zu erleben.

Unter anderem spüre ich, wie der Atem fließt, spüre die Empfindungen im Kontakt mit dem Boden und der Sitzfläche.

Ich spüre nach und nach die Empfindungen in den Fußsohlen, Zehen, Fußrücken, Knöcheln, Unterschenkeln, Oberschenkeln, im Gesäß und im Becken, im ganzen Unterkörper.

Ebenso spüre ich nach und nach die Empfindungen im Oberkörper.

Ich öffne mich für das Erleben des Raumes um den Körper herum, Empfindungen von Weite und Beweglichkeit.

Wo immer es Spannung im Körper gibt – sei es in der Schulter, im Nacken, im Bauch –, lasse ich zu, dass sie sich etwas lockern kann und Bewegung hineinkommt.

Speziell im Bauchraum lasse ich los, denn es gibt nichts zu verteidigen. Der Bauch darf sich entspannen und weich werden. Der Atem fließt, und ich erlebe die Bewegungen der Bauchdecke.

Einatmend und ausatmend bin ich mir des ganzen Körpers bewusst. Einatmend und ausatmend erlaube ich dem Körper, sich zu entspannen. Dabei entspannt sich auch der Geist. Einatem. Ausatem.

Beim Ein- und Ausatmen verbinde ich mich mit dem Strom des Lebens, den vitalen Empfindungen in Körper und Geist. Ich nehme wahr, wie lebendig es überall ist.

In dieses entspannte, mit dem Körper verbundene Gewahrsein hinein frage ich mich: Was ist mir in diesem Leben (und vielleicht sogar über dieses Leben hinaus) am wichtigsten? Worauf kommt es mir an? Welche Qualitäten sind mir am allerwichtigsten?

Ein- und ausatmend gebe ich mir allen Raum zu erspüren, in welcher Seinsqualität ich leben möchte, für welche Qualität es sich aus meiner Sicht lohnt zu leben.

Um sie bewusster zu machen und zu verankern, benenne ich die Qualität mit einem Wort, einem Ausdruck, oder gebe ihr ein Bild – und dann lasse ich los und atme weiter.

Wieder stelle ich mir dieselbe Frage: Welche Qualitäten sind mir am allerwichtigsten? Und lasse aufs Neue die inneren Antworten aufsteigen – ein Gefühl davon, in welcher Qualität ich leben möchte.

Mehrere solche intuitiven Bilder, Gefühle und Überzeugungen können sich zeigen – sie alle begleitet ein Gefühl von Freude und Inspiration: »Ja, so möchte ich sein, so möchte ich leben!« Benenne die jeweilige Qualität oder lass ein Bild entstehen, das sie ausdrückt, und kehre immer wieder zum Atem zurück und fühle die Qualität auch mit dem Körper.

Frage dich erneut: Welche Qualitäten möchte ich in meinem Seinsstrom zulassen? Welchen möchte ich mehr Raum geben, sodass sie sich voll und ganz entfalten? In welchen Qualitäten möchte ich aufgehen?

Schließlich frage dich: Sind dies bereits alle Qualitäten, die mich inspirieren, oder gibt es noch etwas anderes, das nach Beachtung verlangt und mir in dieser Zeit besonders wichtig ist?

Dann bringe diese Qualitäten in Verbindung mit der Kontemplation des eigenen Todes und frage dich: Sind es diese Qualitäten, von denen ich mir wünsche, dass sie meinen letzten Atemzug bestimmen? Oder gibt es da vielleicht weitere Qualitäten, die dann, im Sterbeprozess, besonders wichtig werden? Welche Qualitäten sollen beim »großen Übergang« meinen Geistesstrom lenken?

Inspirieren mich diese Qualitäten oder Kräfte bis in die Wurzeln meines Seins, oder braucht es noch etwas anderes, um die Kräfte tiefer Inspiration freizusetzen?

In der Arbeit mit einzelnen Menschen versuche ich, jede einzelne dieser persönlich wichtigen Qualitäten genau zu erspüren. Was bedeuten sie? Wenn etwas nicht offenkundig ist, frage ich nach oder bitte um Beispiele aus dem Erleben.

Die Liste dieser Qualitäten beschreibt eigentlich das Erwachen. Wenn diese Qualitäten in einem Erwachten aktiv sind und somit frei von Ich-Bezogenheit, dann sind es erwachte Qualitäten. All diese Qualitäten schwächen die Ich-Bezogenheit, sie lösen die Ich-Bezogenheit auf. Auch wenn manche nur drei Qualitäten benennen – das reicht schon, denn alle Qualitäten sind miteinander verbunden. So verbindet die Qualität der Liebe mit dem Wunsch, in der Begegnung mit anderen von Liebe motiviert zu sein, ihnen liebevoll zugetan zu sein und nicht vorrangig an sich selbst zu denken. Das beinhaltet Gleichmut und Gelassenheit und vieles mehr. Wenn wir so ein wenig an der benannten Qualität »zupfen«, kommen die anderen nach und nach ebenfalls hervor – die ganze Fülle der Qualitäten kommt hinterdrein, weil sie alle miteinander verbunden sind.

So gibt es zum Beispiel Freigebigkeit nicht ohne Liebe und Mitgefühl – wir wollen verstehen, wie man andere und sich selbst mitfühlend und liebend unterstützen kann. Dies fördert die Weisheit – sie ist also im »Schlepptau« oder Gefolge von Freigebigkeit, Liebe und Mitgefühl. Alle sind miteinander verbunden. Dieselbe offene Geisteshaltung durchwebt alle Geistesqualitäten wie ein roter Faden – sie sind untrennbar, eine bedingt die andere. Wenn die eigentliche innere Inspiration klar wird, wissen wir auch, woher unser Lebenssaft kommt und warum er manchmal versiegt. Dann können wir beginnen, aktiv den eigenen Prozess des Erwachens zu gestalten. Dieser Prozess steht und fällt damit, dass man sich möglichst häufig an diese Qualitäten erinnert, die uns den Lebenssaft schenken. Die innere Ausrichtung ist das Essentielle im Heilungsprozess.

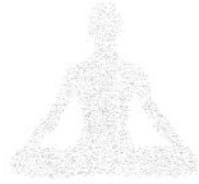

Die besonders inspirierenden Qualitäten aufschreiben (Übung C.3)

Im Anschluss an die Kontemplation der Qualitäten, die mich besonders inspirieren, macht es Sinn, sich zu notieren, welche Qualitäten sich als besonders wichtig herausgestellt haben. Da es unter Umständen viele Qualitäten sind, geht es nun zusätzlich darum, die wichtigsten herauszufiltern und sie in meiner Liste zu unterstreichen, damit ich meine Kräfte gezielt auf sie ausrichten kann.

Das kann ich alleine tun, aber Sie können diese Übung vielleicht auch im Freundeskreis vorschlagen – es braucht dafür die Bereitschaft, seine Herzensanliegen miteinander zu teilen, sowie Papier und Stifte und die Zeit, einander zuzuhören und darüber ins Gespräch zu kommen. Wenn eine Gruppe die inspirierenden Qualitäten zusammenträgt, wird offenkundig, wie individuell und doch zugleich verwandt unsere Herzensanliegen sind.

Im Rahmen der Fortbildung in Essentieller Psychotherapie wurden zum Beispiel die folgenden Qualitäten genannt: Großzügigkeit, Lebendigkeit, Liebe, Einfachheit, ein gutes Herz, Leichtigkeit, tänzerisch-dynamisches Sein, innere Freiheit, Weisheit, Verständnis, Mut, Angstfreiheit, Kreativität, Geduld, gütige Weisheit, Mitgefühl, Freundlichkeit, Herzenswärme, Ehrlichkeit, Aufrichtigkeit, Vergebenkönnen, Sanftheit, Vertrauen, Klarheit, Präsenz, Dankbarkeit, Freigebigkeit, Akzeptanz, Annehmen, Verstehen, Kompetenz, Dankbarkeit, Beweglichkeit, Zufriedenheit, Natürlichkeit, das Leben genießen, Liebe für mich selbst, Offenheit, Freude, gesundes Eintretenkönnen für Werte und Bedürfnisse, Entschlossenheit, Respekt, Würde, Bindungsfähigkeit, Vitalität, Humor, Geschick, Tatkraft, Vorurteilslosigkeit, Gleichmut, Gelassenheit, Ausgeglichenheit, authentisch sein, im Fluss sein, Flexibilität, Gelöstheit, Geschmeidigkeit, Standfestigkeit, geerdet sein, zentriert sein, Kraft, Geborgenheit, Verbundenheit, Freundschaft, Bescheidenheit, Selbstbewusstsein …

Die innere Ausrichtung auf die uns besonders inspirierenden Qualitäten entspricht in der buddhistischen Praxis der Ausrichtung auf das Erwachen, auch »Zuflucht« genannt. Wobei Zuflucht eine unglückliche Übersetzung ist, denn es hat nichts mit »Fliehen« zu tun, sondern mehr mit »Sichausrichten« auf das, was wirklichen Halt, Klarheit, Ausrichtung und natürlich auch Schutz gibt.

»Erwachen« heißt *Bodhi* auf Sanskrit; dementsprechend ist ein *Buddha* ein »Erwachter«. Zu unverschleierter innerer Freiheit zu erwachen ist der eigentliche Sinn der buddhistischen Geistesschulung. Die Qualitäten des Erwachens werden in Erwachten äußerlich sichtbar und sind innerlich erfahrbar im eigenen Geist. Man nennt sie die befreienden Qualitäten (pāramitā), die »ans andere Ufer führen«, oder auch einfach die Qualitäten unserer »Buddha-Natur«. Damit ist gemeint, dass einem jeden von uns natürlicherweise Qualitäten innewohnen, die sich von selbst zeigen, wenn sich die hindernden Blockaden oder verhüllenden Schleier auflösen. Diese Qualitäten sind die eigentliche treibende Kraft auf dem Weg des Erwachens. Wir können diese Qualitäten erahnen, denn sie wirken auch jetzt bereits in uns.

Ein Gebet, das diese Gedankengänge und Erfahrungen ausdrückt, ist das Zufluchtsgebet von Shantideva aus dem achten Jahrhundert, das in der tibetischen Tradition oft verwendet wird:

»Bis zur Erleuchtung nehme ich Zuflucht
zu Buddha, zum Dharma und zur höchsten Gemeinschaft (Sangha).

Möge ich durch die positive Kraft der befreienden Qualitäten
wie Freigebigkeit usw.
zum Wohle aller Lebewesen das vollkommene Erwachen
verwirklichen.«

Wenn wir dies weniger buddhistisch ausdrücken, könnte es so lauten:

»Um den eigentlichen Sinn meines Lebens zu verwirklichen,
richte ich mich auf die inspirierenden Qualitäten des Erwachens aus (Buddha).
Dabei stütze ich mich auf ein befreiendes Verständnis der Natur des Seins (Dharma)
und auf authentische spirituelle Freunde und Begleiter (Sangha).
Möge ich durch das Praktizieren von befreienden Qualitäten
wie Freigebigkeit, Liebe, Einfachheit usw.
zum Wohle aller das vollkommene Erwachen verwirklichen.«

Die für uns persönlich erstrangigen Qualitäten aufzuspüren gibt uns eine innere Vision, wie und wofür wir leben möchten. Indem wir sie so gut wir können umsetzen, entwickelt sich die Vision weiter: Sie wird deutlicher, bezieht neue Erfahrungen mit ein und gewinnt an Kraft. Zur weiteren Klärung können wir sie vergleichen mit den traditionellen Beschreibungen der Qualitäten des Erwachens, in denen die Erfahrungen und Lebensziele früherer Generationen zum Ausdruck kommen. Durch den Vergleich mit den idealtypischen traditionellen Hinweisen kann sich unsere persönliche Vision des Lebenssinnes verfeinern, bis wir zu einer für uns absolut stimmigen inneren Vision gelangen. Bleibt dann nur noch das Umsetzen …

Buddha, Dharma, Sangha entsprechen dem Ziel, dem Weg und den Helfern. Auch wenn uns die Sanskrit-Worte wenig sagen mögen, so brauchen wir doch vermutlich alle Klarheit über unser Ziel oder unseren Lebenssinn, über den Weg, der zu gehen ist, um ihn zu verwirklichen, und über die Ressourcen und Helfer, die wir haben, um diesen Weg zu gehen.

Die für uns sinngebenden, wichtigen Qualitäten zu praktizieren ist unser Weg, unser »Dharma«. Er orientiert sich an den Qualitäten, für die wir leben möchten, und so orientiert sich auch unsere therapeutische Arbeit an ihnen.

Genauso wie wir selbst wollen auch viele Klienten in der psychotherapeutischen Praxis eine klare Orientierung und Entscheidungshilfe für die unzähligen Situationen ihres Lebens finden: Was sind ihre Lebensziele? Wo will ihr Lebensstrom hin? Wie können wir helfen, dies herauszufinden? Und wie können wir es ihnen ermöglichen, dies zu verwirklichen? Wie können wir diese Qualitäten in ihnen stützen und aktivieren? Wir sind als Therapeuten die Helfer dieser Qualitäten, die Unterstützer ihres Lebensziels. Beim Ausführen der beiden obigen Übungen wird deutlich, dass allein schon das Kontemplieren dieser Qualitäten eine heilsame Auswirkung hat. Bei regelmäßiger Kontemplation ist die Wirkung noch nachhaltiger, insbesondere wenn wir die Qualitäten mit jeder Zelle unseres Körpers spüren (siehe Übung 3). Dies stärkt die positiven Kräfte in uns – die »heilsamen Geistesfaktoren«. Es entstehen positive Bahnungen, und die geistigen Kräfte, die weder uns noch anderen guttun (die »nicht-heilsamen Geistesfaktoren«), werden nicht mehr wie zuvor genährt. Ähnlich wie in der buddhistischen Praxis der Zufluchtnahme wendet sich die Essentielle Psychotherapie deshalb intensiv dem Stärken der heilsamen Qualitäten zu, die für die Klienten im Zentrum ihres Lebenssinnes stehen.

In Lebenskrisen ist das Bedürfnis, das eigene Lebensziel zu klären, besonders groß. Erst wenn der Lebenssinn wieder klar im Herzen zu spüren ist, finden wir die Kraft, den Weg zu diesem Ziel einzuschlagen. Zusätzlich ist noch zu klären, wer uns dabei helfen kann. Der Weg des Erwachens wie auch der Heilung geht sich leichter mit Unterstützung durch kompetente Freunde, Helfer, Begleiter und Vorbilder – das ist unsere »Sangha« –, die

Gemeinschaft derer, die auf die gleichen Qualitäten ausgerichtet sind. Dies sind in erster Linie diejenigen, die den Weg kennen und bereit sind, uns auf dem Weg zu führen und zu unterstützen. Neben den eigenen innewohnenden Qualitäten und inspirierenden Menschen zählen auch Texte, Audios, Videos – und nicht zuletzt die Natur – zu den Ressourcen. Wir nehmen gezielt zu diesen Ressourcen Kontakt auf, da sie unsere ureigene innerste Ausrichtung stimulieren. Die tiefste Ressource ist unser Seinsgrund (unsere »Buddha-Natur«), aus dem alle Qualitäten entstehen. Unsere »Zuflucht« ist unser Leitstern, die Inspiration, die wir durch die Qualitäten erfahren, die uns zutiefst am Herzen liegen. Dieser Leitstern lenkt mein Denken, Reden und Handeln – er motiviert alles in mir, diese Qualitäten zu verwirklichen. So erlebe ich mich in einer kontinuierlichen Bewegung hin zur Quelle der Inspiration. Die zentrale Inspiration ist das Erwachen selbst, das Eintreten in authentisches, wahrhaftiges Sein. Wie können wir nun im Alltag mit den Qualitäten verbunden bleiben? Was bewirkt, dass ich in die Qualitäten hineinfinde? Mich immer wieder mit dem ganzen Körper an sie erinnern!

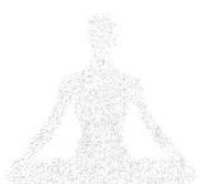

Die Qualitäten in jeder Zelle erleben (Übung C.4)

Die folgende Übung kann in Kurzform auch Teil unserer täglichen Praxis werden:

Alles, was war – heute, gerade eben, die letzte Situation –, lass all das wegsinken, als würde es im Erdboden verschwinden …

Der tiefe Ausatem hilft dir, das ganz und gar loszulassen. Um die Zukunft brauchst du dich nicht zu kümmern, sie kommt von allein …

Dann frage dich: Worum geht es mir eigentlich? Von welcher Geisteshaltung möchte ich meinen nächsten Atemzug bestimmen lassen, das nächste Einatmen und das nächste Ausatmen?

Mache zehn bewusste Atemzüge …

Dann atme ein, atme aus, in der Qualität, die dir am Herzen liegt …
Nun öffne alle sechs Sinne: Erlebe die Körperempfindungen, ohne irgendeine zu bevorzugen …
Schaue, ohne irgendetwas zu betrachten …
Höre, ohne auf irgendetwas zu hören …
Rieche, ohne etwas mit dem Geruchssinn zu verfolgen …
Schmecke, ohne bei etwas hängen zu bleiben …
Fühle, wie es ist, gewahr zu sein …
Wacher, offener Geist, offene Sinne, offene Augen …
Entspannt, ohne etwas zu wollen …
Erinnere dich nun wieder an eine der Grundqualitäten, die dir am Herzen liegen. Spüre sie in dir. Atme mit ihr …
Spüre sie mit jeder Zelle. Lass den Atem eins werden mit dieser Qualität …
Bleibe für mindestens drei Atemzüge im direkten Erleben dieser Qualität, wie sie dich ganz ausfüllt und aufs Neue inspiriert …
Wenn du möchtest, nimm noch eine weitere Qualität hinzu. Verweile auch in ihr so lange, bis sie sich tief in dir verankert hat …
Wenn der Moment gekommen ist, gehe mit dieser Grundhaltung in die Aktivität, ins Handeln.

Weitergehende Überlegungen: Bei jedem Übergang von einer Situation zur nächsten können wir uns ans Wesentliche erinnern. Ob wir aus dem Haus gehen, in einen Bus steigen, Zeit zwischen zwei Patienten haben, jemandem begegnen … Immer wenn sich Neues gestaltet, »nehmen wir Zuflucht«. Das heißt: Ich erinnere mich an das Wesentliche, die Quelle meiner Kraft für die neue Situation. Wir nutzen jede Lücke zwischen zwei Situationen, um den Kompass zu justieren: Was ist jetzt wesentlich? Dabei hilft es, zunächst den Körper zu spüren, zu entspannen, dann das Herz auf die Qualitäten auszurichten und sie beim Atmen im ganzen Körper zu spüren. Das wäre eine Drei-Minuten-Übung für die persönliche Beraterpraxis.

Der Ausatem kann helfen, in tiefere Gelöstheit zu finden – als würden wir mit dem ausfließenden Atem alles gehen lassen, abschließen mit allem, was war. Das kann sich anfühlen wie eine Dusche, ein kribbelnd-frisches Gefühl, das durch den Körper nach unten wandert. Und: nicht darüber nachdenken, wer oder was als Nächstes kommt. Es geht darum, sich in diesen nicht gestalteten Raum hinein zu öffnen – als wäre ich ein unbeschriebenes Blatt Papier. Einfaches Sein im nicht gestalteten Jetzt. In dieser Offenheit verbinde ich mich mit den natürlichen Qualitäten des Geistes und erlaube mir, darin aufzugehen, darin zu atmen. Dann geht's weiter in die nächste Situation – ich hole den nächsten Patienten herein, wende mich einer Person oder meinen Akten oder E-Mails zu …

Diese Kompass-Justierung zu Beginn einer Situation kann auch durch ein Gebet unterstützt werden, durch das Lesen eines inspirierenden Textes, durch ein Mantra oder die Visualisation eines Buddhas. Eigentlich nehmen wir Zuflucht in die innewohnenden erwachten Qualitäten.

Diese innewohnenden Qualitäten sind keine persönlichen Errungenschaften, denn sie finden sich genauso in mir wie in jedem anderen. Zunächst erleben wir sie vielleicht als »meine« Qualitäten, aber bei genauerem Hinschauen merken wir, dass sie sich umso deutlicher zeigen, je weniger »Ich« da ist. Es sind keine erzeugten, konditionierten Qualitäten, sondern Urqualitäten des Geistes. Sie sind die eigentliche Zuflucht. Im therapeutischen Prozess bleiben wir eng mit ihnen verbunden, während wir die jeweiligen Schwierigkeiten und Herausforderungen ins Bewusstsein rufen, das zu bearbeitende persönliche Material. Dabei achten wir darauf, dass wir bei der Bearbeitung dieser schwierigen Themen nicht von ihnen eingenommen werden, sondern möglichst kontinuierlich mit der Erfahrung des unbelasteten Hier und Jetzt mit all seinen Qualitäten verbunden bleiben. Erwachen bedeutet: Wach sein, bewusst, gewahr, ohne Gefühle von Mittelpunkt oder Trennung, fließend, schöpferisch, verbunden, spontan aktiv zum Wohle der gesamten Situation …

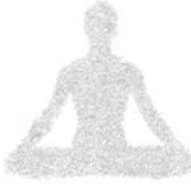

Zehn Übungsschritte zum Bewältigen von Sinnkrisen (Übung C.5)

Ich möchte die Frage nach dem Lebenssinn noch aus einer anderen Perspektive aufgreifen. Was ist der Sinn unseres Lebens, wenn alles auseinanderfällt? Es mag eine schwere Krise geben, die ich im Folgenden bewusst etwas überzeichne (aber leider entspricht sie einem konkreten Lebensbeispiel).

Nehmen wir einmal an: Wir finden trotz Qualifikation keine Arbeit, können weder uns selbst noch unsere Lieben von der eigenen Arbeit ernähren und fühlen uns ganz und gar wertlos. Weil wir kein Geld haben, müssen wir die ganze Zeit zu Hause bleiben. Wir sind unzufrieden mit uns selbst und streiten mit unserem Partner … Es kann so weit gehen, dass wir die meiste Zeit vor dem Fernseher sitzen, im Internet surfen oder einfach nur im Bett liegen, weil es keinen Grund mehr gibt aufzustehen. Es kann aber auch sein, dass wir uns jeden Tag einen Ruck geben und mühsam unser Leben durchziehen, uns um unser Kind kümmern, aber eigentlich keine Perspektive mehr haben. Vielleicht beginnen wir zu trinken, um alles zu vergessen. Wir geben vermutlich erst mal anderen die Schuld – der Regierung, den Banken, der Gesellschaft und den Reichen –, aber oftmals geben wir uns dann selbst die Schuld daran, so unfähig zu sein. Das Gefühl von Schuld und Versagen wird heftig auf uns lasten. Was ist der Sinn meines Lebens in solch einer Situation?

Um die Frage auf die Spitze zu treiben, können wir uns vorstellen: Ich lebe in einem Krisenland, bin arbeitslos, und obendrein sind meine Beine durch einen schlimmen Unfall gelähmt. Was hält mich davon ab, mir das Leben zu nehmen? Was gibt meinem Leben in einer solchen Situation Sinn? Ich muss Schritt für Schritt vorgehen; in möglichst kleinen Schritten.

Die zehn Übungsschritte verteilen sich über mehrere Tage oder gar Wochen. Wir gehen jeweils nur so weit, wie es sich gut anfühlt, und beginnen am nächsten Tag am besten nochmals von vorne, bis sich jeder Schritt integriert anfühlt. Es mag hilfreich sein, die eigenen Gedanken und Gefühle aufzuzeichnen und die Überlegungen dabei an die eigene konkrete Situation anzupassen.

Schritt 1: Zu einer unverblümten, realistischen Einschätzung der Situation gelangen

Ich bedenke: Ja, viele Ursachen und Bedingungen sind für meine gegenwärtige Situation verantwortlich – einiges mag durchaus die Folge davon sein, wie mein Land und die heutige Gesellschaft funktionieren. Vielleicht sind auch übelwollende, egoistisch motivierte Leute mitverantwortlich, bis hin zur materialistischen Haltung selbst einfacher Menschen. Vielleicht war auch ich selbst zu naiv, zu wenig bewusst, und gewisse persönliche Defizite mögen eine Rolle spielen darin, dass es jetzt so gekommen ist. All das ist wahr. Ich sehe, wie überall, sei es bei der Arbeitslosigkeit, bei einer Scheidung, bei einem Unfall oder bei einer Krankheit, Ursachen und Bedingungen am Werke sind, die ich zu Recht beklagen kann – und nun? Klagen schafft keine wirkliche Abhilfe. Was hilft, ist eine klare, unverblümte Einschätzung der Situation: Sie ist katastrophal, und Hilfe von außen ist erst mal nicht zu erwarten und vielleicht auch schon ausgeschöpft. Zudem hält mich das Warten auf äußere Hilfe in einer inneren Sackgasse fest – es fällt schwer, die eigenen Energien zu mobilisieren. Ich stecke in der schwierigsten Situation meines Lebens – sie fühlt sich ausweglos an, und jetzt endlich gestehe ich mir das ein. Das ist nicht einfach, aber notwendig. Sie mögen fragen: Was bringt es, die Situation so klar zu sehen?

Schritt 2: Zu einem Annehmen der Situation gelangen

Die Situation klar und realistisch zu sehen macht es möglich, mit ihr zu arbeiten. So schwer es auch fällt, ich akzeptiere, dass die

Dinge im Moment so sind: Die Krise ist da, mit Arbeitslosigkeit, Armut, Behinderung, Einsamkeit usw. – all das, was ich nie haben wollte. Indem ich mich den Fakten stelle, finde ich aus dem Verleugnen heraus und kann die Situation tiefer erfassen. Akzeptanz lockert die Blockaden, Groll löst sich, und eine neue Haltung stellt sich ein. Jetzt drängt sich die Frage auf, ob sich irgendetwas an der Situation ändern kann?

Schritt 3: Sehen, dass Veränderung prinzipiell möglich ist
Es gilt herauszufinden, ob sich die Situation ändern lässt. Hier verfangen wir uns möglicherweise in Überlegungen, wie sich die Gesellschaft, das ökonomische System und andere äußere Bedingungen ändern müssten und wie unmöglich es ist, wieder ganz gesund zu werden. Doch diese Bedingungen sind schwer zu beeinflussen. Sie sind das Ergebnis vieler Faktoren, von denen die meisten außerhalb unserer Reichweite liegen. Dennoch gibt es Veränderung – überall – in der Gesellschaft, in der Familie, im eigenen Körper. Alles verändert sich, Leben ist Prozess, Ausdruck dynamischer Kräfte. Ich fühle mich immer wieder anders, unterschiedliche Stimmungen zeigen sich – mal bin ich völlig verzweifelt, dann wieder zeigt sich ein Hoffnungsschimmer; mal fühle ich mich zutiefst müde und ausgelaugt, dann wieder fühle ich frische Energie im Körper. Bei genauerem Hinfühlen bleibt nichts einfach gleich. Erleben ändert sich, wenn auch manchmal nur subtil. Veränderung ist das Gesetz des Lebens.

Schritt 4: Erkennen, dass das Bewusstsein des Einzelnen der Ort von Veränderung ist
Die Handlungen, Worte und Gedanken unzähliger Individuen beeinflussen mein Leben. Mal abgesehen von den Kräften der Natur gestaltet sich unsere Welt durch die Summe der Auswirkungen unseres Denkens und Handelns, ein gigantisches Netzwerk wechselseitiger Beeinflussung. Was andere denken, sagen und tun aufgrund ihres jeweiligen Bewusstseins, beeinflusst,

gestaltet, verändert mein Erleben, meine Familie und Beziehungen. Aber allzu oft fühle ich mich als Opfer der sich wandelnden Bedingungen und Umstände. Wie kann ich diesen fortwährenden Wandel beeinflussen und nutzen – von meinem Rollstuhl aus?

Schritt 5: Einsicht – ich muss mit mir selbst beginnen

Was andere denken (und dann sagen und tun), kann ich nicht direkt beeinflussen – diese Möglichkeit habe ich nur bei mir selbst. Hier kann ich jederzeit ansetzen, so schwer es auch scheinen mag. Ich kann es lernen, meine Gedanken zu steuern und meinen Geist auszurichten. Indem ich mit meinem eigenen Geist arbeite, kann ich recht überraschende Veränderungen in der von mir gewünschten Richtung bewirken. Ich kann meinen Geist bewusst auf etwas Wohltuendes richten; mich mit etwas beschäftigen, das mich interessiert, mich jemandem zuwenden, Wohlwollen fließen lassen … Vermutlich stimuliert das sogar andere, mit mir in dieselbe Richtung zu gehen. Deshalb konzentriere ich mich auf das, wo ich unmittelbar eine wohltuende Veränderung bewirken kann: meine eigene Einstellung.

Schritt 6: Die einzuschlagende Richtung klären

Aber welche Richtung soll ich in der Arbeit mit dem eigenen Geist einschlagen? Wo will ich genau hin? Hierfür ist entscheidend, welche Qualitäten mir im Leben am wichtigsten sind. Vielleicht magst du aufschreiben, welche Qualitäten dich besonders inspirieren – Qualitäten wie Liebe, Freundschaft, Verständnis – vielleicht Einfachheit, vielleicht Kreativität … Mach eine Liste, so lang, wie du willst, mit all den Qualitäten, für die es sich zu leben lohnt. Dann unterstreiche solche, die dir am meisten am Herzen liegen. Diese Qualitäten haben die Kraft, deinem Leben einen Sinn zu geben. Sie beschreiben zum Beispiel, wie es sich von innen her anfühlen würde, ein glücklicher, wenn auch arbeitsloser Rollstuhlfahrer zu sein. Was »beseelt« mich innerlich, welche Herzensqualitäten geben mir die Kraft, aus meinem Leben das Beste zu machen?

Schritt 7: Diese Qualitäten bewusst in den Mittelpunkt meines Lebens stellen

Wenn uns klar wird, welche Qualitäten uns wirklich inspirieren und Kraft geben, haben wir die Möglichkeit, uns genau diese Ausrichtung zu geben. Es ist, als würden wir unseren Kompass neu einstellen und dann energisch diese innere Vision leben. Durchs Leben zu gehen kann mit dem Durchqueren unbekannten Territoriums verglichen werden. Wir brauchen eine gute Orientierung – und ein fein eingestellter Kompass wird uns helfen, speziell in den unvermeidlichen schwierigen Situationen, wo ich mich hoffnungslos fühle und am liebsten alles hinschmeißen möchte. Wir orientieren uns an den Qualitäten, die wir leben möchten, und finden immer wieder in sie hinein. Mit ihnen geben wir unserem Leben unseren ganz persönlichen Sinn – wir richten uns aus auf das, was uns am meisten am Herzen liegt. Nur braucht es halt wirkliche Entschlossenheit, mein Leben auch jetzt gerade, immer wieder jetzt, auf diese Weise in die Hand zu nehmen und den Geist auszurichten.

Schritt 8: Regelmäßig die Richtung überprüfen

Um Konstanz in unserer inneren Arbeit zu entwickeln, müssen wir uns immer wieder mit ausreichender Intensität an unsere Ausrichtung erinnern und diesen Qualitäten eine Gelegenheit geben, sich in unserem Geist zu entwickeln, sodass sie unsere Gedanken, Worte und Handlungen inspirieren. Jemand, der einen schweren Schicksalsschlag zu verkraften hat – und wie in unserem Beispiel mit einer Behinderung leben muss –, kann kaum bloß aufgrund eines einmaligen Entschlusses ein glückliches, sinnerfülltes Leben führen. Es braucht kontinuierliche Arbeit, und es wird wichtig sein, die Qualitäten regelmäßig aufzusuchen und tief in uns zu verankern (siehe Übung 3). Hierzu brauchen wir Pausen des

Innehaltens, um mittels unseres inneren Kompasses zu schauen, ob wir noch in die gewünschte Richtung gehen – diese Pausen sind Momente der Kontemplation. Vielleicht magst du dir in deiner Wohnung einen kleinen Ort einrichten, dessen Gestaltung und Gegenstände dich an diese Qualitäten erinnern: eine Blume, ein Gemälde, eine Kerze …

Schritt 9: Die Qualitäten nähren, bis wir ganz im wahren Sein aufgehen

Es mag uns betroffen machen, wie schnell wir im Alltagstrubel die Qualitäten vergessen, die wir als den sinngebenden Mittelpunkt unseres Lebens wertschätzen. Es bedarf täglicher Praxis, um sie zu nähren und zu verankern, bis sie sich als vollständig natürlich erweisen, als der freie, natürliche Ausdruck unseres Seins. Der gesamte buddhistische Weg handelt hiervon, und vermutlich gilt dies auch für andere spirituelle Traditionen. Auch im Rollstuhl kann ich erwachen!

Schritt 10: Andere inspirieren, dasselbe zu tun

Und natürlich teilen wir all dies mit allen, denen wir begegnen oder an die wir denken. Wir schenken ihnen die Qualitäten des einfachen Seins durch unsere Gedanken, Worte und konkreten Handlungen. Auf diese Weise regen wir um uns herum sinnvolle Veränderung an – innerhalb des ständig wechselnden Kontextes unzähliger voneinander abhängiger Faktoren.

Es geht im Leben um diese Qualitäten, die ihm einen Sinn verleihen und uns motivieren, das Leben in diesem Sinn zu gestalten – heilsame gestaltende Kräfte. Wenn wir in der Gruppe die persönlichen »Herzensjuwelen« miteinander teilen, können wir bei fast allen Qualitäten, die benannt werden, mitschwingen. Es entsteht ein Gefühl, als wären wir eine Person; die Qualitäten, die für andere wichtig sind, könnten auch Teil meines eigenen Lebenssinnes sein:

Respekt, Mitgefühl, Liebe, Freigiebigkeit, Freundlichkeit, Güte,

Weisheit, Verstehen, Gewahrsein, Weitblick, Klarheit, Vertrauen, Geborgenheit, heilsames Sein, Zuverlässigkeit, reine Motivation. Frische, Freude, Präsenz, Offenheit, Sanftheit, Verbundenheit, Mitgefühl, Herzenswärme, Geschick, Freiheit, Freiheit von Begierde, Seelenfrieden, Verständnis, Reinheit des Herzens, heilsames Verhalten, Dankbarkeit, Gleichmut, Aufrichtigkeit, Ehrlichkeit, Direktheit, Authentizität, Ganzheit, Geduld, Ausdauer, Einfachheit, Natürlichkeit, Tatkraft, Mut, Furchtlosigkeit, Gelassenheit, Gelöstheit, Ausgeglichenheit.

Diese Qualitäten inspirieren Menschen offenbar schon seit Jahrtausenden; sie haben nichts spezifisch Persönliches. Was uns zutiefst inspiriert, verbindet uns zugleich mit fast allen Menschen, als wären es innewohnende Qualitäten, um deren wohltuende Wirkung das Herz der Menschheit weiß.

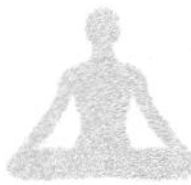

Sieben Schritte zur Verankerung des Lebenssinnes (Übung C.6)

Als Zusammenfassung der obigen Übungen haben sich in Zusammenarbeit mit Wolfgang Erhardt die folgenden sieben Schritte herauskristallisiert:

1. Zuerst spüre ich den Körper und »erde« mich, insbesondere mithilfe der Empfindungen in den Füßen und in der Sitzfläche. Dann kultiviere ich für eine Weile das Gewahrsein der Atem-Empfindungen, um ganz in der Situation anzukommen.
2. Als Nächstes mache ich mir (so wie in den Übungen C.2 und C.3) die für mich wesentlichen Qualitäten bewusst, indem ich sie benenne und zugleich im Körper spüre.
3. Im »Als ob«-Schritt frage ich mich: Wie fühlt es sich an, wenn ich mir vorstelle, ganz und gar zu diesen Qualitäten zu werden? Ich erlebe sie mit meinem ganzen Sein, als hätten sie sich schon ganz in mir entfaltet …
4. Ich erlaube dieser Erfahrung sich auszuweiten – und spüre in ihr Zentrum hinein.

5. Dann bitte ich meine innerste Intuition: »Zeig mir ein Symbol für diese Qualitäten.«
6. Danach wende ich mich der Frage zu: »Was ist nun der nächste Schritt? Was braucht es im Leben jetzt, um das umzusetzen?«
8. Abschließend verankere ich das Symbol, indem ich mir verschiedene Lebenssituationen vorstelle, in denen es mich inspirierend begleitet, und runde die Übung durch einige Momente des stillen Verweilens ab.

Die Übungen in diesem Kapitel dienen dazu, sich der eigenen »Zuflucht« bewusst zu werden. Das tibetische Wort dafür ist »Kyab su drowa«. »Kyab« bedeutet sicherer Ort. »Su« ist dorthin, und »drowa« bedeutet gehen, es ist also eine Bewegung gemeint, ein Sichausrichten und In-Bewegung-Setzen in Richtung auf das, was uns ein sicherer Ort oder eine klare Inspiration ist – wo wir die Gewissheit haben: »Da geht es lang! Dort ist mein Vertrauen. Da habe ich keine Angst.« Unsere Zuflucht ist unsere Ahnung dessen, wo wir hinwollen. Wir sind sehr differenzierte Wesen – und da müssen auch die Benennungen der Zufluchtsqualitäten und die dafür verwendeten Symbole genau zu uns passen. Eine Teilnehmerin, mit der ich diese Übung machte, hatte noch nie an diesem Thema gearbeitet. Hier ein Ausschnitt aus unserem Dialog, der die Arbeit mit dem Symbol veranschaulicht.

Ich (Tilmann) fragte die Teilnehmerin eines Kurses: Wo möchtest du wirklich hin? Was ist deine innere Ausrichtung?

Teilnehmerin: Ich kann es gar nicht benennen, aber es kommt ein Bild von einem Baum.

Tilmann: Ein Baum? Was denkst du, was spürst du, wenn da ein Baum auftaucht?

Teilnehmerin: Seine Wurzeln.

Tilmann: Wofür stehen denn die Wurzeln?

Teilnehmerin: Für das Verbundensein mit dem Wesentlichen, mit dem Essentiellen.

Tilmann: Woran denkst du noch, wenn du dir den Baum vorstellst?
Teilnehmerin: An die Äste, die Zweige. Die gehen ins Unendliche. Die gehen in den ganzen weiten Raum.
Tilmann: Ist es dieses Allumfassende, Alldurchdringende in dem Raum?
Teilnehmerin: Ja, das ist es. Das, was sich aus dem Wesentlichen speist, muss den ganzen Raum durchdringen. Das ist, was ich als meine Zuflucht verspüre.

Die Frau hat ihre Herzensqualität in Form eines Bildes erfahren und benennen können. Dieses Bild hat sie dann weiter begleitet, und dahinter verbarg sich die ganze Fülle ihres Erlebens und wo es sie hinzieht, was ihre innere Entwicklung ausmacht. Das Bild war völlig ausreichend, um ihre innere Ausrichtung zu verstärken, mehr Worte brauchte es erst mal nicht.

Jeder hat dabei seine eigenen Symbole – diese haben eine besondere Kraft, weil sie stärker als Begriffe auch das Unbewusste ansprechen. Klassische buddhistische Symbole, die für die Qualitäten des Erwachens stehen, sind der Fußabdruck des Buddhas, die Lotusblüte und das achtspeichige Dharma-Rad. Der Buddha wurde erst ab dem dritten Jahrhundert v. Chr. als Symbol des Erwachens verwendet, durch den Einfluss der griechischen Bildhauer im Gandhara-Reich. Vorher wurde er nicht als Person dargestellt (siehe der leere Thron des Buddhas in den Höhlen von Ajanta).

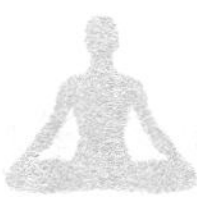

Mit diesen Qualitäten im Herzen bewusst atmen (Übung C.7)

Wir üben den Herzatem (siehe Kapitel F): das Atmen im Erleben der Herzensqualitäten, und dehnen diese Praxis dann auf alle Aktivitäten aus.

- Mit diesen Qualitäten im Herzen … atmen.
- Mit diesen Qualitäten … den ganzen Körper spüren.
- Mit … hören und zuhören.
- Mit … sehen, riechen und schmecken.
- Mit … wahrnehmen.
- Mit … liegen, sitzen, stehen, gehen und tanzen.
- Mit … sprechen und singen.
- Mit … sein.

Dies führt zu einer bewussten, »herzgefühlten« Präsenz in diesem Leben in konstanter Verbindung mit unserem eigentlichen Herzensanliegen.

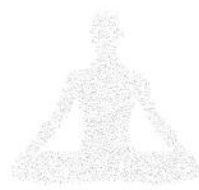

Sich mit dem Herzatem begegnen, ohne etwas zu tun (Übung C.8)

Für diese kleine Übung setzen wir uns zu zweit einander gegenüber (auch in der Vorstellung möglich), so als wollten wir meditieren. Der Unterschied ist aber, dass wir uns anschauen, ohne irgendetwas zu tun, und einfach innerlich mit den Herzensqualitäten verbunden bleiben. Dies setzen wir fort, bis wir in vollständige Ruhe und warme Entspannung gefunden haben. Wir üben, das liebevolle Gewahrsein aus der individuellen Praxis in die zwischenmenschliche Begegnung hineinzutragen. Das brauchen wir, um andere auf ihrem Weg unterstützen zu können. Dabei geben wir einander allen Raum und achten darauf, uns in keinerlei Gedanken über den anderen zu verstricken.

D. Vier Erkenntnisse – Vier Schritte – Vier Wahrheiten

Für gewöhnlich gehen Ärzte und Therapeuten in vier Schritten vor, wenn Patienten mit Beschwerden oder Krankheiten zu ihnen kommen:

1. Sie analysieren das Problem.
2. Sie analysieren die Ursachen des Problems.
3. Sie erwägen, inwieweit Heilung möglich ist, und legen die Therapieziele fest.
4. Sie erläutern die Therapie und ermutigen die Patienten, sie durchzuführen.

Diese vier Schritte laufen mehr oder weniger explizit bei jeder Therapie ab, und genauso ging vor 2500 Jahren der Buddha vor. Er erläuterte sie in seiner ersten Unterweisung in Sarnath bei Benares, wo er vier Erkenntnisse darlegte, die dem klassischen therapeutischen Vorgehen entsprechen – aber im Unterschied zur individuellen Therapie auf alle Menschen angewendet werden können. Sie wurden bekannt als die »Vier edlen Wahrheiten« und dienen als Leitschiene für eine Psychotherapie des Erwachens. Dabei handelt es sich aber vielmehr um vier Erkenntnisse, zu denen alle gelangen, die sich unser Dasein in der Tiefe anschauen:

1. *Es gibt die Erfahrung von quasi allgegenwärtiger Anspannung* (»Leid«) – und dies nicht nur bei Schmerz und Unangenehmem, sondern als feine Anspannung auch bei angenehmen Erfahrungen und sogar in allen dualistischen Meditationszuständen.
2. *Es gibt erkennbare Ursachen dieser Anspannung* – in erster Linie handelt es sich dabei um emotionale Identifikationen, die

ein Greifen auslösen, und in zweiter Linie um kognitive Faktoren, wo sich ein »Ich« vom »anderen« abtrennt, was Spannung erzeugt.
3. *Es gibt die Erfahrung, völlig frei von Anspannung zu sein* – hiermit ist das »Erwachen« in ein völlig offenes, fließendes Gewahrsein gemeint. Heilung ist möglich! Dabei ist man weiterhin den unangenehmen Erfahrungen des Lebens ausgesetzt, nur reagiert man nicht mehr in den alten Mustern auf diese unvermeidbaren Herausforderungen.
4. *Es gibt einen gangbaren, verlässlichen Weg, in diese Erfahrung des Freiseins von unnötiger Anspannung hineinzufinden* – und somit frei zu werden von allem reaktiven Leid. Die Therapie verspricht Erfolg.

Diese Vier Wahrheiten oder Erkenntnisse beinhalten eine eingehende Analyse des Seins in Hinblick auf vier grundlegende Fragen:
1. Woran leiden wir? Was bedrückt mich, wovon möchte ich frei werden?
2. Was sind die tieferen, wirklichen Ursachen von groben wie subtilen Formen des Leidens? Wovon muss ich mich befreien, damit es weniger wird?
3. Inwieweit ist es möglich, sich von Leid zu befreien? Welche Formen von Leid können sich auflösen? Ist Erwachen möglich? Welches Potential der Heilung spüre ich?
4. Wie sieht ein Weg des Erwachens aus? Was sind die nächsten Schritte? Worauf ist besonders zu achten? Wie kann therapeutische Arbeit das Erwachen unterstützen?

Die innere Logik dieser vier Schritte ist offenkundig – einer folgt aus dem anderen. Wir gehen vom unmittelbaren eigenen Erleben aus. Darin gibt es neben allem Schönen und Wunderbaren stets eine gewisse Portion von Leid, Anspannung, Stress, Unzufriedenheit und zugleich den Wunsch, weniger gestresst zu sein, weniger zu leiden und glücklicher zu sein. Dies zu konstatieren und innerlich anzunehmen ist der erste Schritt.

Statt nun resigniert die unbefriedigende Situation einfach hinzunehmen, schauen wir genau hin, wo in unseren emotionalen Mustern und in unseren Denk- und Sichtweisen Kräfte wirksam sind, die genau zu dieser Form von Leid führen. So wird uns allmählich klar, was die Ursachen von Leid und Unzufriedenheit sind. Dazu gehören für eine therapeutisch relevante Analyse auch biografische Prägungen (Kindheitstraumata, Bindungsstörungen, Entbehrungen u.v.m.). Das bewusste Anschauen und Annehmen der tiefer liegenden Ursachen ist der notwendige zweite Schritt.

Dann fragen wir uns, ob es eine andere Möglichkeit gibt, als in den üblichen Mustern weiter zu funktionieren und latent stets weiter zu leiden und unbefriedigt zu sein. Im Grunde geht es um die Frage: Gibt es wirkliches Glück? Gibt es ein Ende von Leid, wie es die buddhistische Lehre ausdrückt, oder gibt es zumindest die Möglichkeit, gewisse Formen des Leids aufzulösen? Gibt es ein Erwachen? Wie viel Freiheit, Freude und Glücklichsein ist uns Menschen eigentlich möglich? Oder salopp ausgedrückt: »Doktor, ist das heilbar? Muss ich mich damit abfinden, dass es einfach so ist und immer so sein wird, oder gibt es einen Weg heraus?«

Unwillkürlich schauen wir uns um, ob wir inspirierende Vorbilder entdecken können, Menschen, die es geschafft haben, sich weitgehend zu »befreien« oder zu »erwachen«. Da reicht das Zeugnis des Buddhas nicht ganz, denn sein Erwachen liegt weit zurück. Wir brauchen in unserer Zeit lebende Beispiele für ein solches Erwachen. An den jetzt lebenden Vorbildern können wir unsere realistischen Heilungschancen ermessen oder zumindest erahnen – immer vorausgesetzt, dass wir grundlegend ähnlich strukturiert sind (»ähnlich ticken«) und ähnliche Möglichkeiten haben wie diejenigen, die uns inspirieren. Vorbilder der Heilung und des Erwachens zu finden und von der Möglichkeit umfassender Heilung inspiriert zu sein ist der dritte Schritt.

Wenn wir solchen Vorbildern umfassender innerer Heilung begegnen oder von ihnen hören, dann fragen wir uns logischerweise, wie wir selbst uns auf einen ähnlichen Weg begeben können, woran wir arbeiten wollen und worauf wir achten müssen. Natürlich nehmen wir dabei Bezug auf die Erfahrungen jener, die den Weg kennen, und bringen dieses Wissen um den Heilungsweg in Verbindung mit unseren eigenen Erfahrungen und Anliegen. Das Gehen des Weges ist dann der vierte und entscheidende Schritt beziehungsweise Prozess.

Die 1. Wahrheit entspricht der Problem-Diagnose – wir erfassen das Problem, mit dem der Patient kommt, seine spezifische Form von Leid.

Die 2. Wahrheit ist die Ursachen-Diagnose – wir erforschen die eigentliche Ursache des Leidens. Welche Muster sind es, wo müssen wir ansetzen?

Die 3. Wahrheit entspricht dem therapeutischen Ziel – Heilung ist möglich, das heißt Gesundung oder Erwachen.

Die 4. Wahrheit ist die Therapie – der Weg des Behebens der Ursachen von Leid, der Weg der Heilung oder des Erwachens.

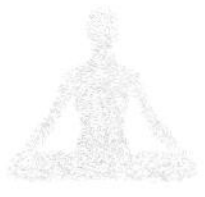

Die Vier Wahrheiten als tägliche Praxis (Übung D.1)

Ich kann das Verständnis dieser vier essentiellen Erkenntnisse in Form von Übungshinweisen in meiner täglichen Praxis anwenden – und diese Praxis kann mich in genau dieser Form bis ans Ende des Lebens begleiten:

1. Die Wahrheit des Leidens – den eigenen Spannungszustand wahrnehmen: Ich erforsche, inwieweit Leid, Enge, Stress, Anspannung, Unzufriedenheit, Verstrickung in mir vorhanden sind.
2. Die Wahrheit der Ursachen des Leidens – die Ursachen der eigenen Anspannung erforschen: Ich richte den Blick auf die inneren Zusammenhänge und erforsche, wie bestimmte Geis-

teshaltungen, Denkmuster, Gewohnheiten, emotionale Kräfte zu vermeidbarem Leid führen.
3. Die Wahrheit der Auflösung des Leidens – in ein gelöstes Sein finden: Ich erforsche und erkenne die Möglichkeit, frei von Stress Erfahrungen von Glück, Offenheit und Frieden zu machen.
4. Die Wahrheit des Weges in die Auflösung des Leidens – den Weg des Erkennens und Entspannens aller Leid erzeugenden Muster gehen: Ich erforsche, erkenne und gehe den Weg der Heilung beziehungsweise des Erwachens. Dabei nutze ich alle dafür dienlichen Methoden und Heilmittel.

Diese vier Schritte sind die tägliche Übung eines jeden Praktizierenden im buddhistischen Geistestraining. Sie sind der unmittelbare Ausdruck der vier grundlegenden Erkenntnisse, die als die Vier Wahrheiten der Edlen bekannt wurden. Wenn wir sie üben und in diesem Sinn unseren Geist erforschen, vertiefen sich die Erkenntnisse zunehmend. Wir verstehen dann auch den Zusammenhang zum therapeutischen Arbeiten:

1. Bei meiner Bestandsaufnahme des eigenen Verhaltens (meiner persönlichen »Krankheitsdiagnose«) komme ich nicht umhin zu konstatieren, dass Stress, Anspannung und Leid allgegenwärtig sind in meinem Erleben, und zwar in dreierlei Form:
   - Ich erlebe Anspannung bei offenkundig unangenehmen Erfahrungen, was Gefühle entstehen lässt wie »Ich mag das nicht«, »Die Situation ist nicht befriedigend«, »Ich habe ein Problem« und eventuell »Ich würde gerne für Abhilfe sorgen« oder »Ich brauche Hilfe« – wir konstatieren mannigfaltige Gefühle von Unzufriedenheit.
   - Ich erlebe das durch den Wandel der angenehmen Erfahrungen ausgelöste Leid. Angenehme Lebenssituationen, Liebesbeziehungen, Freundschaften, liebgewonnene familiäre Bande, gute berufliche Situationen, das eigene körperliche

Befinden und natürlich das Wetter – alles wandelt sich. Dies wird beim Wandel des Angenehmen ins Unangenehme als Verlust erlebt, wir würden gerne festhalten, sind aber jetzt gezwungen, Wandel, Abschied und Trennung zu verkraften. Diese Art von Leid führt zu einer ständigen »Trauerarbeit«, dem Loslassen des bereits Vergangenen.

- In der Tiefe ist noch eine andere Schicht von Leid zu spüren: das durch dualistische Wahrnehmung bedingte Leid aufgrund der Trennung unseres Erlebens in Subjekt und Objekt. Diese fast stets vorhandene, aber meist unbemerkte subtile Anspannung bewirkt Gefühle von Getrenntsein. Die Anzeichen sind Kontrollieren-Wollen, Sehnsucht nach Einheit, nach tiefem Frieden und Verschmelzung

2. Durch kontinuierliches Beobachten werden die Ursachen für dieses Leid offenkundig; die »Ursachen-Diagnose«. Dazu zählen die reaktiven emotionalen Muster, die biografischen Spurrillen, das heißt durch vergangene Erfahrungen entstandene Muster mit wenig flexiblen Persönlichkeitsstrukturen, Fixierungen und Identifikationen. Diese beruhen letzten Endes auf einem mangelnden Gewahrsein von dem, wie der Geist funktioniert, auf »kognitiven Schleiern«, also einer ständigen Verzerrung der Wahrnehmung. Ich erlebe Situationen mit Widerstand oder aber mit Begehren, Greifen und Anhaften.
3. Im Erkennen der Ursachen wird auch das »Therapie-Ziel« deutlicher: Es erscheint möglich, diesem Leid ein Ende zu setzen. Vorbilder solch innerer Freiheit geben die notwendige Gewissheit, dass es prinzipiell möglich ist, volle psychische und geistige Gesundheit zu erlangen; Heilung ist möglich! Nirvāṇa ist Frieden, wirkliches Glück, tiefe Harmonie, Einklang und Zufriedenheit durch Auflösen der Ursachen des Leidens. Erwachen (Bodhi) ist fließendes Sein mit völlig offenem Herzen, frei von emotionalen und kognitiven Schleiern, völlig unbelastet und spontan, verbunden mit Einsicht ins Nicht-Selbst, das zeitlose, nonduale Gewahrsein, in dem die innewohnenden

Qualitäten frei wirken können, in ihrer ganzen Fülle, natürlich, spontan, ohne Blockaden.

4. Die »Therapie« – der Weg der Befreiung beziehungsweise Heilung – ist offenkundig. Ich mache mich an die Arbeit und folge dem sogenannten Achtfachen Weg: Dabei arbeite ich (1) an meinem Verständnis, (2) an meiner Motivation, (3) an meiner Kommunikation, (4) an meinem ethischen Verhalten, (5) widme mich einem heilsamen Lebenserwerb, (6) entwickle ein tiefes Streben nach authentischem Sein, (7) verankere mich in Achtsamkeit, (8) finde in innere Sammlung durch immer tieferes Gewahrsein.

Erste Wahrheit: Was ist Leid, und was ist Glück?

Ein Beispiel aus der therapeutischen Arbeit: Ein Klient kommt mit »Burn-out«: völlige Erschöpfung seit vielen Monaten bei langfristiger emotionaler Überlastung. Den Weg aus diesem Ausgebrannntsein zu finden ist sein unmittelbares Anliegen und somit der Therapieauftrag. Zum einen geht es natürlich darum, dem Klienten zu helfen, mit dem offenkundigen Leid der als unangenehm erlebten Situationen besser zurechtzukommen und die emotionalen Ursachen (Überidentifikation, Versagensängste, hohe Erwartungen) für solches Leid zu bearbeiten. Doch bei einer »Psychotherapie des Erwachens« geht es zugleich längerfristig um einen ganz fundamentalen Stressabbau, der im Grunde für alle gleich ist. Die folgenden Punkte gelten von daher für fast alle Menschen:

(1) Zunächst geht es um das Entwickeln der Fähigkeit, unangenehme Situationen im Leben (geistige, emotionale und körperliche Belastungen) anzunehmen, mit ihnen zu arbeiten und sie nicht durch unsere Ablehnung zu verstärken, sondern möglichst entspannt mit ihnen umzugehen.

(2) Gleichzeitig geht es darum, auch in glücklichen Situationen entspannt zu bleiben, nicht ängstlich gegen den unvermeid-

lichen Wandel anzukämpfen, keinen Stress in diese an sich angenehmen Situationen hineinzutragen, sondern sie zur tiefen Entspannung zu nutzen und wirkliche Freude zu erleben.

(3) Und zudem entdecken wir, dass uns in allen Situationen, selbst im einfachen Sein, eine gewisse Grundspannung begleitet, ein Gefühl von Trennung, ein Bedürfnis nach Kontrolle, eine innere Unruhe oder Anspannung, die fast nie verschwindet. Diese Grundspannung scheint immer da zu sein, morgens beim Aufwachen, in stillen Momenten, in allen Erfahrungen. Sie begleitet das »Ich-Gefühl«, das heißt, sie ist immer präsent, wenn ein vermeintliches »Ich« im Zentrum des Wahrnehmens steht. Sie ist die dualistische Grundspannung, die dadurch entsteht, dass sich im Wahrnehmen ein vermeintliches Subjekt von einem Objekt des Erlebens abspaltet. Hier liegt aus buddhistischer Sicht die tiefe Ursache von allem Stress – es ist ein »existentieller Stress«, wo ein existentielles Getrenntsein erfahren wird, getrennt vom eigenen Erleben, vom Körper, von der Umwelt, ein ständiges subtiles Kämpfen. In der Tiefe ist eine Sehnsucht nach Frieden, nach gelöstem Sein. Dieser Frieden lässt sich nur finden, wenn wir alle diese Bereiche geklärt haben.

Zurück zu unserem Beispiel: Wenn wir die obigen drei Punkte im Herzen tragen, werden wir dem Klienten mit Burn-out nicht nur helfen, die emotionalen Auslöser seiner Erschöpfung zu bearbeiten. Sondern wir behalten während der Therapie auch diese tieferen Schichten von Stress im Auge, um dem Klienten – falls erwünscht – Wege der immer tieferen Entspannung zu eröffnen. Dafür kann es hilfreich sein, Adressen weiterzugeben, wo kompetente Anleitung in Meditation zu finden ist.

Das Ziel ist, sich immer häufiger bei vollem Gewahrsein (!) selbst zu vergessen. Diese Selbstvergessenheit ist eine wesentliche Qualität, um wirklich glücklich zu sein, denn sie ermöglicht uns, voll und ganz zu erleben und im Erleben und Handeln wirklich ins Fließen zu kommen. Der therapeutische Auftrag ist, das offenkundige Leid zu lindern, aber wir wissen, dass darunter drei weitere Schichten liegen: das Unangenehme abzulehnen, am Angenehmen zu haften und sich in der Tiefe vom Erleben abzutrennen.

Ob es sich um Scheidung, Abschied, Altwerden oder Krankheit handelt – vorher war etwas Angenehmes, das nun nicht mehr ist: eine Liebesbeziehung, eine Freundschaft, jugendliche Frische oder Gesundheit. Wir leiden gar nicht so sehr an dem, *was ist*, zum Beispiel ohne Partner zu sein, sondern sind ständig damit beschäftigt, dass das vertraute Angenehme *nicht mehr ist.* Im offenkundigen Leid steckt das durch Wandel bedingte Leid. Und darin wiederum verbirgt sich das durch dualistische Wahrnehmung bedingte Leid, salopp ausgedrückt: diese Tendenz, alles zu beobachten und kontrollieren zu wollen, selbst in tiefer meditativer Ruhe.

Im Grunde gibt es keinen anderen Weg zu wirklichem Glück, als mit all diesen inneren Ursachen für Stress und Unglücklichsein aufzuräumen. Alle wissen, dass uns nichts wirklich glücklich machen kann – die wunderbarsten Lebensgefährten, die schönsten Ferien, der tollste Sonnenuntergang, der größte Gewinn, höchstes Ansehen und traumhafte Lebensumstände –, wenn wir nicht entspannen können. Ja, so einfach ist das: *Unnötige* geistige Anspannung verhindert Freude und Glücklichsein. Geistige Gelöstheit hingegen bringt Freude und Glück, ganz unabhängig von äußeren Bedingungen. In jeder Situation innerlich gelöst zu bleiben, ohne irgendeine unnötige Anspannung, ist der Weg des Erwachens und des Glücks. Ja, es kann auf solch einfache Art auf den Punkt gebracht werden. Was nicht einfach ist, ist tatsächlich in allen Situationen so gelöst zu sein, frei von den reaktiven Mustern unserer Identifikationen.

Glück ist im Gewahrsein selbst zu finden – gelöstes, gewahres Sein ist von Natur aus freudvoll. Sie kennen diese Erfahrung vermutlich auch; vielleicht wenn Sie gerade eine tief wohltuende, entspannende Massage erhalten haben. Wenn ich nach der Massage die Augen aufschlage, völlig gewahr und zugleich wirklich gelöst, dann ist eine warme Freude in mir, ein liebevolles, dankbares Empfinden. Es ist auch möglich, ohne Massage in dieses freudvolle Erleben zu finden, in ein gelöstes, waches Sein. Die Freude, das innere Glück, ist immer da, wenn sich der Geist aus allen Erwartungen und Befürchtungen löst. Gelöstes Sein ist eine unerschöpfliche Quelle von Glück. Dies im Herzen zu tragen ist Teil einer Psychotherapie des Erwachens.

Zweite Wahrheit: Leid entsteht durch mangelndes Gewahrsein

Vielfältige Ursachen bedingen Leid, Stress und Anspannung in Körper und Geist. Doch auch hier lässt sich die Analyse auf eine wesentliche Ursache verdichten: Immer wenn unser Geist eng wird, ist mangelndes Gewahrsein im Spiel und damit verbunden eine gewisse Geistes- oder Herzensenge. Im Entwickeln eines liebevollen Gewahrseins löst sich diese Enge auf. Oder anders ausgedrückt: Mitgefühl und Weisheit befreien von Leid. Sie sind die beiden Grundpfeiler buddhistischer Geistesschulung – sie zu entwickeln bringt ein »weises Herz«, wie Jack Kornfield sein wunderbares Buch zu diesem Thema genannt hat.

Wo mangelt es uns denn an Gewahrsein? In Hinblick auf die Natur des Seins, seine wesentlichen, unveränderlichen Merkmale. Denn alle Enge des Herzens und des Geistes entsteht aus einem Nicht-Sehen, Nicht-Erleben der wesentlichen Merkmale des Seins. Dieses Nicht-Gewahrsein führt zu Fixierungen und Blockaden, die uns hindern, im natürlichen Fließen eines weisen Herzens zu leben.

Wir sind nicht in vollem Ausmaß des Wandels gewahr, der allen Dingen und Erfahrungen innewohnt. Das führt zur Illusion von Beständigkeit, mit Erschrecken angesichts der Unbeständigkeit des Seins, und auch zu kräftezehrendem Festhaltenwollen und Nicht-Habenwollen von Situationen, Gefühlen, Gedanken, Erfahrungen und Dingen, die sich ohnehin wandeln.

Wir brauchten ein tieferes Gewahrsein von uns selbst, von dem, was wir das »Ich« nennen – von seiner prozesshaften, sich unaufhörlich wandelnden Natur. An ein festes Ich, eine feste Person zu glauben, bei sich und anderen, führt immer wieder zu Ent-Täuschungen, während ein Gewahrsein der dynamischen Natur unseres Seins ein ständig fließender Quell von Lebensfreude ist. Wir glauben an Stabiles, wo es keine Stabilität gibt, so auch an eine feste Seele, einen unveränderlich bestehenden Wesenskern des Individuums, wo sich bei genauem Hinschauen dynamische Offenheit findet.

Es mangelt uns an Gewahrsein der sich ständig wandelnden, prozesshaften Natur unserer Gefühle und Sinneserfahrungen. Wir halten sie für allzu konkret, stabil und verlässlich und geben ihnen dadurch eine große Kraft über uns. Das gilt auch für Gedanken, Erinnerungen und Sinneseindrücke – sie alle sind eigentlich von wandelbarer Natur, dynamische Gestaltungen unseres Geistes. Wenn wir dessen in vollem Umfang gewahr sind, können wir spielerischer mit unseren Erfahrungen und Gedanken umgehen.

Wir sehen nicht klar, das heißt, wir sind nicht vollends gewahr, warum wir bestimmte Erfahrungen machen, warum wir dieses oder jenes erleben. Das Leben kommt uns manchmal als ein Spiel des Zufalls vor oder als ungerecht, weil wir nicht sehen, welch feine Auswirkungen unsere Einstellungen, Gedanken, Worte und sonstigen Handlungen haben. Wir erkennen nicht das feine Netz von Ursache-Wirkung-Beziehungen, das unser Leben durchwebt.

Wir sind zumeist auch nicht gewahr, welch einen Schatz wir bei uns tragen: wie gelöst, offen und liebevoll unser Geist sein kann, wenn wir völlig entspannen! Wir sehen nicht, dass die Freiheit des Herzens, nach der wir uns sehnen, bereits da ist – sozusagen gerade »um die Ecke«, im Erleben dessen, was ist, im »gewöhnlichen« Bewusstsein völliger Gelöstheit.

Oder mit anderen Worten, wir sind nicht wirklich gewahr, welche Fülle von Qualitäten der entspannte Herzensgeist in sich trägt. In der tibetischen Tradition nennen wir diese Fülle innewohnender Qualitäten unsere »Buddha-Natur« – wenn wir dieser Qualitäten nicht gewahr sind, in unseren emotionalen »Schleiern« gefangen, zweifeln wir an unserer eigenen Möglichkeit zu lieben und offenen Herzens »einfach so sein« zu können. Bei genauerem Hinspüren entpuppen sich die vermeintlich unauflösbaren Schleier als nicht-fassbar und ohne Substanz. Sie haben keine eigene Kraft und können unser wahres Sein nicht verhüllen, wenn wir sie nicht mehr nähren.

Jeder Moment mangelnden Gewahrseins führt zu engen Geisteszuständen mit Fixieren, Wollen und Greifen, verbunden mit Leid, Stress und Anspannung. Wenn wir die Mechanismen durchschauen, sind wir hochmotiviert, aus dem Greifen und Haften auszusteigen und dank des sich dann einstellenden fließenden Gewahrseins wache, freie und glückliche Zustände zu erleben.

Auch jetzt, wo ich bereits einzelne Bereiche mangelnden Gewahrseins angesprochen habe, sehen wir vielleicht noch nicht wirklich die unmittelbaren Zusammenhänge von Gewahrsein mit erlebter Freiheit und Glück und von mangelndem Gewahrsein mit erlebter Enge und Leid. Da wird ein genaues Hinfühlen und Gewahrwerden helfen, bis wir direkt erleben, wie zunehmendes Gewahrsein dessen, wie die Dinge sind, Freiräume und neue Möglichkeiten schafft, Erleichterung von bedrückenden Gefühlen bis hin zu Freiheit von Angst und Leid.

Was ich in diesen kleinen Absätzen zu den Zusammenhängen von mangelndem Gewahrsein und Leid angesprochen habe, entspricht den traditionellen buddhistischen Entdeckungen zu den

Ursachen von Leid, die in derselben Reihenfolge wie folgt zusammengefasst werden können:[28]

- Völlige Stabilität ist nirgends zu finden; überall zeigen sich Wandel, Vergänglichkeit und Unbeständigkeit als Merkmale des Seins (Anitya).
- Ein fixes Selbst, ein stabiler Wesenskern oder eine unwandelbare individuelle Seele lassen sich nicht wahrnehmen; hingegen findet sich ein dynamisches Geschehen, das als kontinuierlich und persönlich erlebt wird und sich unter dem Einfluss gestaltender Kräfte stets weiter formt (Anatman).
- Auch Gedanken, Gefühle und andere Geisteszustände zeigen keine dauerhafte Stabilität; werden sie nicht festgehalten, vergehen sie im Nu von selbst, und unser Erleben zeigt sich als ein ständiges Spiel geistiger Gestaltungen (Samskara).
- Unser Leben zeigt sich nicht als einfach fremdbestimmt durch andere und auch nicht als Vorsehung mit bereits bestehendem Plan, und es ist auch keine bloße Reihe von Zufällen; unsere persönlich erlebte Welt zeigt sich als ein Erleben der Auswirkungen unzähliger miteinander verwobener geistiger, verbaler und körperlicher Handlungen, die zusätzlich auch unsere Sichtweise färben (Karma).
- Wir entdecken, dass es nicht nur unfreies, leidvolles Erleben gibt mit seinen Fixierungen, Verstrickungen und Ängsten, sondern auch ein völlig freies, waches, unverstrickt gelöstes Sein (Saṃsāra und Nirvāṇa).
- Obendrein zeigt sich, dass die emotionalen und kognitiven Schleier, auf denen unsere leidvolle Wahrnehmung beruht, keine eigene fesselnde Kraft haben; sie lösen sich auf, sobald sie nicht mehr genährt werden, wodurch das innewohnende Potential unseres Geistes zum Vorschein kommt, die sogenannte Buddha-Natur (Tathāgatagarbha).

---

28 In Klammern jeweils der Sanskrit-Ausdruck für die entsprechende buddhistische Unterweisung.

- Wir entdecken, wie mangelndes Gewahrsein dazu führt, dass wir äußeren Dingen eine solide Wirklichkeit zuschreiben und uns mit dem Körper, den Sinneswahrnehmungen, dem Denken und Fühlen als »ich« und »mein« identifizieren. Es wird offenkundig, wie diese irrigen Annahmen dazu führen, dass wir Angenehmes haben und Unangenehmes vermeiden wollen und uns dadurch automatisch in emotionale Reaktionen verwickeln, was zu Verstrickung und Leid führt. Zugleich sehen wir, wie Nicht-Identifikation und Nicht-Greifen genauso automatisch zu Gelöstheit und Befreiung führen – wir entdecken das abhängige Entstehen von Enge und Freiheit (Pratītyasamutpāda).

So gibt es viel zu entdecken, und alles dient dem sich vertiefenden und befreienden Gewahrsein. Liebe und Mitgefühl treten dabei relativ unromantisch und unsentimental zutage, einfach durch das Erkennen, dass wir trotz aller persönlichen Unterschiede wirklich alle im selben Boot sitzen. Wir sind grundlegend in denselben Täuschungen gefangen, erfahren dasselbe Leid und tragen dieselben Wünsche nach Glück und Freiheit des Herzens in uns. Diese Unterweisungen zur zweiten Wahrheit ermöglichen uns eine eingehende Analyse der tiefen Ursachen von psychischen Problemen.

Dritte Wahrheit: Es gibt ein Erwachen, Leid kann ein Ende haben

Wir können »Erwachen« im therapeutischen Kontext als »umfassende geistige Heilung« definieren. In diesem Sinn ist ein vollkommen Erwachter (Buddha) ein vollkommen Geheilter. Was wir das Erwachen nennen – das Ziel –, ist, was wir uns als vollkommene geistige Gesundheit vorstellen. Buddhaschaft wird im Buddhismus definiert als die völlige Befreiung von allen beengenden Geisteszuständen (kleśa), emotionalen und kognitiven Schleiern (āvarana), begleitet vom vollständigen Entfalten aller innewohnenden Qualitäten (pāramitā). Dabei geht es also nicht um körperliche Gesundheit oder etwa darum, die für jeden Menschenkörper geltenden Gesetze von Geburt, Alter, Krankheit und Tod außer Kraft zu setzen, also eine ewige Gesundheit, ein ewiges Leben im physischen Körper zu verwirklichen. Es geht um ein vollkommen gesundes Herz, ein wirklich gesundes Gemüt, einen unverschleierten, liebevoll-gewahren Geist. Der Buddha erlebte das Erwachen und war sich zunächst überhaupt nicht sicher, ob dieses Erwachen kommuniziert werden könnte. Ich erspare uns die Geschichte, aber er hat sich durchgerungen, dieses Erwachen in Worten auszudrücken. Die Unterweisungen zur Wahrheit von der Auflösung allen Leides beschreiben, was als Potential in uns steckt: Erkenntnis, Verwirklichung des ursprünglichen Gewahrseins, Befreiung, Buddhaschaft und erleuchtete Aktivität zum Wohle aller. Diese Vision vollständiger Heilung gibt uns eine Ahnung für das allerletzte Ziel therapeutischen Bemühens.

Die dritte Wahrheit handelt von der Auflösung oder vom Ende des Leides. Das war in dem Gespräch, das der Buddha mit seinen fünf ersten Schülern führte, ein ganz entscheidender Punkt. Der Buddha zeigte ihnen durch seine Präsenz, dass Erwachen möglich ist, und konnte ihnen versprechen: »Es gibt auch für euch die Möglichkeit zu erwachen.«

Sie fragten: »Wie kannst du das bezeugen?«

Er sagte: »Niemand kann für mein Erwachen Zeuge stehen, außer vielleicht die Erde.« Und er berührte mit seinen Handspitzen die Erde. Deshalb sieht man ihn oft in dieser erdberührenden Mudra. Dann heißt es, es habe ein Zittern der Erde als Antwort gegeben. Wir müssen nicht an das Erdbeben glauben, aber was gemeint ist: Das Sosein an sich bezeugt das Erwachen. Im Einklang zu sein mit der Natur und mit allem, was ist, bezeugt die Wahrheit vom Ende oder Aufhören des Leides. Und dieses Ende nennen wir Nirvāṇa. Frieden.

Ist es naiv zu glauben, wir könnten wirklich »heil« werden, im umfassenden Sinne – emotional heil, ausgeglichen, freudig und belastbar – mit gesunder Erlebnisfähigkeit? Ohne irgendetwas persönlich zu nehmen? Ohne je aus dem Gleichgewicht zu kommen? Ohne uns über Unangenehmes und Provozierendes aufzuregen und zugleich, ohne es zu verdrängen und zu übergehen? Ist ein derartig stabiler Zustand auch für uns erreichbar? Die Erleuchtung der großen Meister wird als solch eine definitive Heilung beschrieben: Sie erleben weiterhin Angenehmes wie Unangenehmes, ruhen aber in einem stabilen inneren Gleichgewicht, da sie sich auf gesunde Art nicht mehr mit dem Erlebten oder dem Erlebenden identifizieren. Bei uns anderen springen ständig reaktive emotionale Muster an – und kognitive Schleier trüben die Sicht der Wirklichkeit. Wir sind also alle »auf dem Weg«, und unsere Gesundheit zeigt sich darin, wie rasch wir das innere Gleichgewicht wieder zurückerlangen. Heilung ist aus dieser Perspektive ein sich stets vollziehender dynamischer Prozess, ein ständiger Weg des Heilens und Gesundens inmitten vielfältiger destabilisierender Kräfte. So gesehen sind wir alle auf unseren Wegen der Heilung unterwegs. Dies ist wohl auch damit gemeint, wenn es in der buddhistischen Lehre heißt: »Das Erwachen vollzieht sich im Jetzt.«

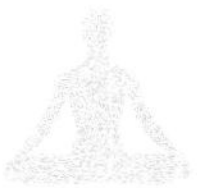

Wie stelle ich mir einen völlig gesunden Menschen vor? (Übung D.2)

Diese einfache Übung hilft uns, die eigene Vision von Gesundheit und Erwachen klarer zu erspüren – was ist das eigene therapeutische Ziel? Was halte ich an Gesundheit und Erwachen für möglich?

Für die Übung braucht es nur Zeit, ein Blatt Papier und einen Stift – und dann kontemplieren wir: Was ist für mich ein heiler Mensch? Wie weit kann ich erwachen? Wie ist es, wenn ich im Besitz all meiner Geistes-

und Herzenskräfte meine Erkenntnisse wirklich umsetze? Ich lasse meinen Geist spielen mit einer realistischen Vision vollständiger Heilung … und schreibe in Stichpunkten mit.

In einem zweiten Teil der Übung können wir unsere Vorstellungen mit jemand anders teilen, der nach Möglichkeit ebenfalls diese Übung ausgeführt hat. In dem sich entspinnenden Gespräch kommen wir vermutlich noch zu einem präziseren Empfinden von dem, was unser Herzensanliegen in Sachen Heilung ist.

Es geht um die Erfahrung des Erwachens und der Heilung – der Geist des Erwachens, Bodhicitta – das »offene Herz« oder »weise, liebevolle Herz«. *Citta* auf Sanskrit bedeutet Herz oder Geist, und *Bodhi* bedeutet Erwachen. Erwachen ist völlige Offenheit, völliges Unverschleiertsein. Mit »Herz« ist das mittelpunktlose Gewahrsein gemeint, frei von allem Egozentrismus, frei von der Illusion, dass da jemand ist, ein Wesenskern. Es ist ein spontanes Gewahrsein, das kein Zentrum braucht – die Fülle der Qualitäten, die niemand besitzt. Heilung oder Erwachen bedeutet da so viel wie: in der Fülle natürlicher Qualitäten leben, ganz im Fluss sein – ungehinderte Manifestation aller innewohnenden Qualitäten und Fähigkeiten.

Therapie und Gewahrseinsschulung fördern diese natürlichen, innewohnenden Qualitäten zutage. Wir unterstützen Menschen darin, Raum zu geben, dass diese Qualitäten durchdringen können. Das hat langfristig die besten Erfolge, weil es nicht auf Anstrengung beruht. Wir erzeugen keine Qualitäten, sondern lassen sie zu. Die Vorhänge werden aufgezogen. Buddhaschaft ist deswegen stabil, weil sie nicht auf Anstrengung beruht. Echte Therapie besteht genau wie der Weg des Erwachens darin, diese Anstrengungslosigkeit in alle Lebensbereiche hineinzutragen. Rigide Persönlichkeitsmuster binden Energie. Wenn diese Energie frei wird, zeigen sich die innewohnenden Qualitäten.

Vierte Wahrheit: Den Weg des Erwachens und der Heilung gehen

Um den Weg zu gehen, brauchen wir eine genaue Analyse der Situation (1. Wahrheit) und ihrer Ursachen (2. Wahrheit) und müssen wissen, wohin wir eigentlich wollen (3. Wahrheit). Aus diesen ersten drei leiten sich für den Weg des Erwachens (4. Wahrheit) viele Unterweisungen und Methoden ab, die ihre Entsprechungen auch in der psychotherapeutischen Praxis finden können. Hier seien nur die wichtigsten Übungen der buddhistischen Geistesschulung erwähnt:

- Grundlegend geht es darum, den Achtfachen Weg der Edlen zu praktizieren: wahre Anschauung, Auffassung, Rede, Handeln, Lebensführung, Streben, Achtsamkeit, tiefe Meditation (Kapitel A–I, Übung D.3).
- Dies beinhaltet, die befreienden Qualitäten zu praktizieren: Freigebigkeit, heilsames Verhalten, Geduld, freudige Ausdauer, meditative Stabilität, Weisheit, Methode, Wunschgebete, Kraft, zeitloses Gewahrsein (Kapitel A, B, G).
- Als Grundlage kontemplieren wir die vier Grundgedanken, um die eigenen Prioritäten zu klären: Wir bedenken die Kostbarkeit dieses Lebens, seine Unbeständigkeit, die Auswirkungen unserer Handlungen und die wahren Quellen von Glück und Leid (Übung C.1).
- Dadurch wird die eigene innere Ausrichtung klar; und nun gilt es, diese Ausrichtung auf den eigentlichen Sinn unseres Lebens nicht aus den Augen zu verlieren: sich auf die Zuflucht ausrichten (Übung C.5/C.6).
- Auf dem gesamten Weg üben wir heilsames Verhalten, vermeiden es, uns selbst oder anderen zu schaden, unterstützen einander im Heilsamen und kultivieren positive Kraft und Gewahrsein.
- Insbesondere legen wir Mitgefühl, Liebe und Weisheit in uns frei und üben dies in allen Bereichen (Kapitel F).

- Unterstützend wenden wir unverzüglich die Heilmittel für Emotionen an, sobald sie auftauchen (Kapitel A/B).
- Diesen Prozess unterstützen wir, indem wir den eigenen Geist untersuchen und eine realitätsbezogene Sicht des Seins entwickeln, wobei wir schließlich alle Meinungen zurücklassen und uns ganz im direkten Erleben verwurzeln (Kapitel E/G).
- Die Hauptmethode ist, ein liebevolles Gewahrsein in allen Bereichen des Seins (Körper, Empfindungen, Geist, Dharmas) zu kultivieren, Geistesruhe und Einsicht hervorzubringen und ins natürliche Sein zu finden (Kapitel E).

Der Weg des Erwachens wird in fünf Pfaden, dreizehn Stufen und vier Yogas beschrieben, was eine Art Landkarte darstellt, um zu erahnen, welche Erfahrungen auftauchen können und durchlebt werden müssen. Die buddhistische Geistesschulung ist weder eine Religion noch eine Philosophie, sondern ein Weg (*marga*), der gegangen wird durch innere Übung. Der Buddha sprach stets von einem Weg der Befreiung und des Erwachens, von einem Weg der inneren Transformation und des Verstehens – ein Weg, der sich durch persönliche Erfahrung vollzieht.

Glauben stellt für solch einen Weg eher ein Hindernis dar, denn Glauben verhindert allzu leicht das persönliche Nachforschen und Üben und somit letztlich auch ein persönliches Verstehen. Was es für den Weg aber auf jeden Fall braucht, ist ausreichend Vertrauen, um ihn auszuprobieren. Wer den Weg geht und den Hinweisen folgt, macht seine eigenen Erfahrungen und findet in ein Verstehen der Natur des Seins, ein inneres Wissen, das sich bis zur Gewissheit verdichtet. In diesem Sinne lässt sich der buddhistische Weg auch als Wissenschaft der Befreiung beschreiben oder als Wissenschaft des Geistes. Im Laufe der Jahrhunderte sind die ursprünglichen Unterweisungen immer weiter ausformuliert und ergänzt worden, was zu einer kaum überschaubaren Vielzahl von buddhistischen Traditionen, Methoden und Übungen geführt hat. Von all diesen Unterweisungen nutzen wir im Rahmen der Fortbildung von Therapeuten nur einen kleinen Teil, der von unmittelbarer Relevanz für das Begleiten von Patienten ist. Wir beschränken uns – ganz im Sinne der EPT – auf das Essentielle.

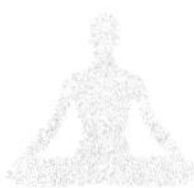

Der Achtfache Weg als Heilungsprozess und persönliche Praxis (Übung D.3)

Die oben beschriebenen Vier Wahrheiten der Edlen entsprechen den Grundprinzipien therapeutischen Handelns: Anamnese – Ursachendiagnose – Heilungsperspektive – Therapie. Dies sah auch der Buddha so: Er betrachtete sich selbst als Arzt, den Dharma als Medizin, die Praktizierenden als Patienten und die persönliche Praxis als Therapie. Wie auch in der Medizin besteht die Therapie darin, die Ursachen des Leides, sprich: der Erkrankung, auszuräumen. Der buddhistische Weg des Erwachens beziehungsweise der Selbstheilung wurde berühmt als der »Achtfache Weg der Edlen« (ārya-mārga). Er stellt den »Therapieplan« dar. Es geht um die Praxis der folgenden acht Faktoren, die allesamt auf Heilung und Erwachen ausgerichtet sind:

1. Wahre Anschauung, Sicht, tiefes Verstehen, Weisheit
2. Aufrechte Gesinnung, mitfühlende Motivation
3. Wahre Rede, authentisches Kommunizieren
4. Respektvolles, helfendes Handeln
5. Heilsame Lebensführung, unschädlicher, hilfreicher Beruf
6. Streben nach dem Wahren, Interesse am Wesentlichen
7. Umfassendes Gewahrsein, stabile Achtsamkeit, Dranbleiben am Wesentlichen
8. Unabgelenkte Präsenz, tiefe Meditation, Verweilen im Heilsamen

Diese acht Glieder sind in ihrer Gesamtheit die Beschreibung eines heilenden Prozesses, der ins Erwachen führt. Hierbei verstärken sich alle Glieder wechselseitig wie in einer großen Kreisbewegung oder in einem Netz wechselseitiger positiver Synergien: Das achte Glied stärkt das erste und zweite und auch alle anderen; alle Faktoren verstärken einander. Stellen wir uns die Darstellung der acht Glieder als ein Gespräch mit dem Buddha als Arzt vor. Er würde sagen:

»Als Erstes könntest du die eigene *Sicht,* dein Verständnis klären, denn du musst wissen, warum die Therapie notwendig ist und wohin sie führen soll. Wenn du das weißt, gilt es, die *Motivation* zu entwickeln, wirklich zu gesunden. Diese Motivation gilt es wachzuhalten, um zunächst mit drei Bereichen in deinem Leben aufzuräumen: liebevolles, wahres Kommunizieren, also authentisches *Reden*, hilfreiches *Handeln* und eine rücksichtsvolle *Lebensführung*. Das heißt im Klartext: Achte beim Reden und Schreiben darauf, dass du keine weiteren Ursachen des Leidens schaffst, sondern heilsame Kräfte in Bewegung setzt. Achte beim körperlichen Handeln darauf, dass du niemanden verletzt, sondern zum Wohl anderer beiträgst. Handle umsichtig, unterstützend und respektvoll. Kümmere dich darum, einen heilsamen Beruf auszuüben und deine *Lebensführung* auf gesunde Beine zu stellen, sodass dein Lebensunterhalt nicht auf schädlichem Handeln beruht oder aus unheilsamen Quellen kommt. Schaffe auf diese Weise ein gutes Fundament für deine Bemühungen um Gesundung, denn das brauchst du, um Fortschritte in der inneren Arbeit zu machen. Du wirst dann wie von selbst *Interesse* an der Geistesschulung haben, und dein *Gewahrsein* wird sich ohne große Hindernisse vertiefen und ausweiten, bis du leicht in unabgelenkte, gelöste Präsenz und *tiefe Meditation* findest. Wenn du dich voller Energie diesen acht Aspekten deines Therapieplans widmest, wird dein natürlich gesundes Sein immer klarer hervortreten; du wirst die Synergien dieser acht Glieder erfahren und das Erwachen verwirklichen.«

Zusammengefasst geht es um Folgendes:

1. Die Sicht verfeinern, klären und ausrichten.
2. Herzensöffnung kultivieren.

3. Heilsam kommunizieren.
4. Heilsam handeln.
5. Mich über meinen Beruf heilsam in der Welt einbringen.
6. Das Interesse auf das Wesentliche richten – in jeder Situation.
7. Unabgelenkt im Wesentlichen bleiben.
8. Und dies, bis ich ganz im Heilsamen aufgehe.

In der Essentiellen Psychotherapie arbeiten wir mit diesen acht Aspekten des Heilungsweges. Da spielt auch die Ethik eine große Rolle. Wir brauchen nicht viel über ethische Prinzipien zu sprechen, aber wenn wir wollen, dass es unserem Gegenüber gut geht, müssen wir helfen, dass sich sein Leben auf einem guten ethischen Fundament abspielt.

Eine berechtigte Frage stellt sich: Wie geht es weiter, wenn das Behandlungsziel erreicht ist, das heißt, wenn der therapeutische Auftrag erfüllt ist? Der Klient kommt vielleicht mit Panikattacken oder einer Angstneurose, und die Therapie hat irgendwann die Symptome zufriedenstellend gelindert oder beseitigt. Doch sie hat unter Umständen auch existentielle Fragen angestoßen, die nach Antwort verlangen. Was tun? Wir können doch nicht den ganzen Achtfachen Weg in der Therapie durchlaufen!? Sicher nicht, auch nicht in der Essentiellen Psychotherapie.

Eine gute Haltung ist, sich im Rahmen einer Kassenzulassung in den Therapien an die Vorgaben der Krankenkassen zu halten. Wenn das Behandlungsziel erreicht ist, ist die Behandlung zuerst einmal zu Ende. Wir sprechen nicht von uns aus über Meditation. Wir können aber kleine Hinweise im Therapiezimmer haben, die weitergehende Betrachtungen einladen, zum Beispiel einen Buddha, das Bild vom Psychosynthese-Ei, eine Zen-Kalligrafie, eine Ikone von Maria und Christus und dergleichen. Wenn diesbezüglich Fragen von Klienten kommen – und nur dann –, gehen wir darauf ein. Anders ist es, wenn jemand ausdrücklich wegen Einzelsitzungen in Essentieller Psychotherapie kommt und selbst weitergehende Wünsche einbringt, die diese tieferen Dimensionen ansprechen: Dann erweitern wir die Themen in Absprache mit dem Klienten.

E. Gewahrsein kultivieren

Das Entwickeln von Gewahrsein ist der zentrale Faktor im geistig-emotionalen Heilungsprozess wie auch auf dem Weg des Erwachens. Es wird deshalb viel dazu geforscht und geschrieben. Die gesamte Mindfulness-Bewegung baut zu Recht darauf auf, und zu dritt haben wir bereits eine umfassende Einführung zum Thema »Gewahr Sein« geschrieben.[29] Deswegen sei hier nur das unmittelbar Relevante erwähnt.

Die ursprünglichen Worte für Achtsamkeit oder Gewahrsein – auf Pali *sati*, auf Sanskrit *smriti* und auf Tibetisch *dränpa* – bedeuten alle: sich immer wieder an das zu erinnern, worauf man den Geist halten möchte, das heißt, den Faden zu halten und mit der Aufmerksamkeit bei dem zu bleiben, was wichtig ist. Die beste Übersetzung für *sati* wäre meines Erachtens: das Gewahrsein des Wesentlichen. Wenn es mir wichtig ist, den Atem zu beobachten, dann bin ich des Atems gewahr und erinnere mich immer wieder an den Atem. Wenn es für mich wichtig ist, mich auf die altruistische Motivation zu besinnen, dann führt *sati* immer wieder zur Motivation zurück. *Sati* kann auch an das offene, gelöste Sein »erinnern« und dieses immer wieder ansteuern. Dieses Erinnern hat also durchaus unterschiedliche Ausrichtungen – aber immer geht es darum, dessen gewahr zu sein, was für uns gerade wesentlich ist. Wir erinnern uns, wo wir mit unserem Geist sein wollen, was uns in der jeweiligen Situation wichtig ist. Sati bewirkt, dass ich mich nicht abbringen lasse von dem, was wesentlich ist.

Achtsamkeit bekommt als Therapieergänzung und sogar als

---

29 »Mahamudra und Vipassana – Gewahr Sein – Unterweisungen zur Einsichtsmeditation und Retreat-Praxis« von Tilmann (Lhündrup) Borghardt, Ursula Flückiger und Fred von Allmen, Norbu Verlag 2015.

Therapiemethode immer mehr Aufmerksamkeit, so zum Beispiel das Programm der Mindfulness Based Stress Reduction (MBSR), das inzwischen als sehr wirksam anerkannt ist und ganz auf das Entwickeln von Achtsamkeit baut, um Stress zu reduzieren. Im weiteren Sinn geht es aber nicht nur um Achtsamkeit, sondern um ein Gewahrsein, das unabgelenkt im Heilsamen verweilt.[30] Das ist die Essenz der buddhistischen Geistesschulung. Das Heilsame sind die Geistesqualitäten, die in die Befreiung und ins Erwachen führen. Was wirklich »heilsam« ist und was den Herzensgeist freier, geschmeidiger und wacher macht, wird durch zunehmende Achtsamkeit und Gewahrsein immer feiner und deutlicher wahrgenommen.

Sati – das Gewahrsein des Wesentlichen – unterstützt die Rolle des inneren Piloten: Es nimmt ganz fein wahr, zum Beispiel auch die Frühwarnzeichen für entstehende emotionale Filme; es erinnert ans Heilsame, an die Selbstfürsorge. Gewahrsein leitet uns mit Zuversicht und Vertrauen heraus aus emotional gefährlichen Trigger-Zonen und sorgt für geschickten Umgang mit Herausforderungen. Gewahrsein hilft den Entschluss umzusetzen, gut für sich und andere zu sorgen. Es stabilisiert. Es hilft, sich zu sammeln im heilsamen Erleben und setzt Freude frei. Es richtet unser Denken aus.

Das Gewahrsein des steten Wandels, der prozesshaften Natur unseres Seins, hat sich auch in der Therapie als besonders hilfreich erwiesen: Unaufhörlich entstehen Erfahrungen und wandeln sich in andere. Nichts bleibt, alles wandelt sich, alles ist Prozess. Das Gewahrsein der Prozessnatur des Seins ermöglicht, sich nicht zu verfangen im Festhaltenwollen des Vergänglichen. Es zeigt uns zudem, dass wir jederzeit Einfluss auf den Prozess neh-

---

30 Siehe Gampopa, »Der kostbare Schmuck der Befreiung«, S. 191: »Das Wesen von meditativer Stabilität ist geistige Ruhe, und deren Wesen ist, dass der Geist innerlich einsgerichtet im Heilsamen verweilt.« An gleicher Stelle wird Asanga zitiert, in dem berühmten Werk Bodhisattvabhumi: »Einsgerichteter Geist ist im Heilsamen verweilender Geist.«

men können. Es lässt uns weniger an den Vorstellungen eines dauerhaften Ichs haften. Denn auch dieses vermeintliche »Ich« können wir achtsam untersuchen: Wie entstehen eigentlich die Gedanken von dem, was wir so landläufig unser Ich nennen? Was ist Persönlichkeit? Das Gewahrsein kann sich entwickeln von der einfachen Achtsamkeit auf den Atem bis hin zum gewahren Sein des Erwachens, eins mit den grundlegenden Wahrheiten des Lebens. Wir können den ganzen Weg vom ersten Bewusstwerden bis hin zum vollkommenen Erwachen als einen Prozess zunehmenden, sich ausweitenden und vertiefenden Gewahrseins beschreiben.

Nehmen wir die klassische therapeutische Situation: Ein Thema wird bewusst, und wir richten achtsam den inneren Blick darauf, während wir zugleich mit den Körperempfindungen verbunden bleiben. Wir gehen einen Weg des achtsamen Forschens. Wir erforschen die Gefühle und ihre Bedingungen wie auch hilfreiche neue Einstellungen. Das ist genau, was Dharma ist: erforschen. Wir sind achtsame Forscher – und unsere Forschung wird umso erfolgreicher sein, je feiner unser Gewahrsein ist. Je kontinuierlicher wir achtsam und gewahr sind, umso mehr Material haben wir zum Vertiefen unseres Verständnisses. Achtsamkeit bedeutet, gegenwärtig zu sein – präsent. Die Achtsamkeit wendet sich dabei immer tieferen Schichten zu. Sie pendelt zwischen Körper, Empfindungen, Gedanken, Gefühlen, Impulsen, Eindrücken, Intuitionen, Motivationen und Stimmungen und beginnt, immer mehr Zusammenhänge zu sehen.

Dabei sind wir nicht aller Dinge gleichermaßen gewahr, sondern treffen eine Auswahl unter den vielen visuellen und akustischen Eindrücken, den Gerüchen, Geschmacksempfindungen und Körperwahrnehmungen sowie den vielen Denk- und Gefühlsregungen. Jetzt gerade lesen Sie – Sie privilegieren also die visuelle Wahrnehmung mit all den inneren Reaktionen auf das Gelesene. Wenn Sie zu lesen aufhören, wird vermutlich das Hören wieder stärker, oder das Körpergefühl kommt mehr ins

Bewusstsein. So findet ständig eine durchaus sinnvolle Auswahl statt, worauf wir den Geist richten.

Diese Möglichkeit, die Aufmerksamkeit zu richten und dadurch das Gewahrsein gezielt in bestimmten Bereichen zu erhöhen, nutzen wir beim Erforschen des Geistes. Auf dem Weg des Erwachens wie auch auf dem therapeutischen Weg wählen wir heilsame, hilfreiche Inhalte des Gewahrseins aus. Nach dem Erforschen der Gefühlslage wenden wir uns bewusst den Qualitäten zu, die wir stärken wollen. Das nennt man in der buddhistischen Tradition Sich-Üben, »bhavana« auf Sanskrit, »gom« auf Tibetisch, zumeist als »Meditieren« übersetzt. Meditation bedeutet »sich üben«. Worin üben wir uns? Im heilsamen Gewahrsein zu verweilen, in heilsamen Geisteszuständen, die zur Herzensöffnung und tieferem Verstehen beitragen beziehungsweise Ausdruck davon sind. Genau das machen wir auch im therapeutischen Prozess.

Im therapeutischen Prozess hilft der Therapeut dem Klienten, sein Thema auf heilsame Art und Weise zu erforschen und zu bearbeiten – es sind also zwei Personen, die ihr Gewahrsein in dieselbe Richtung lenken, was eine große Hilfe darstellt. Der Klient müsste das ja sonst alleine machen, wobei es aber an Kraft und Erfahrung fehlt, auf heilsame Art den Geist in diesen belasteten Bereich zu lenken. Der Therapeut übernimmt die Funktion eines Copiloten und begleitet das Gewahrsein des Klienten im Prozess des Fühlens, Erforschens, Annehmens, Verstehens und Ausprobierens neuer Haltungen.

Mit Meditationsmeistern findet derselbe Prozess statt. Sie verweilen im Heilsamen, sprechen aus dem Heilsamen und helfen den Zuhörern, sich darin zu stabilisieren. Zu Hause müssen diese dann selbstständig weiterüben – genau wie Klienten, die den Rest der Woche weiterüben. Und solange wir es noch nicht alleine können, nehmen wir Hilfe in Anspruch.

Vieles in diesem Buch kann alleine, das heißt ohne äußere Begleitung, angewendet werden. Übungen, die Begleitung durch einen Therapeuten brauchen, sind extra gekennzeichnet. Es gibt bei fast jedem von uns emotional schwierige Bereiche, die alleine kaum anzugehen sind. Entweder umgehen wir sie gekonnt, sobald sie »an die Tür klopfen«, oder wir landen, wenn wir sie alleine ansteuern, unverzüglich in unseren üblichen Reaktionen und Bewertungen, also wieder im alten Muster, in der alten Sicht. Um diese Bereiche auszuloten und echte Lösungen zu finden, brauchen wir behutsame Unterstützung oder auch manchmal einen unerschrockenen, liebevollen Spiegel. Wir brauchen Hilfe, um achtsam mit einem neuen Blick hinzuschauen. Dabei üben sich die Therapeuten wie die Klienten in achtsamem Gewahrsein; therapeutische Prozesse erfordern Gewahrsein auf beiden Seiten. Bewusstwerdungsprozesse setzen Achtsamkeit voraus.

Die therapeutische Situation ist eine Art Meditationssitzung: Mein Termin ist um zehn Uhr, und ich habe 50 Minuten Zeit. Ich bereite mich vor, komme pünktlich und bin voll achtsam, denn ich will die knappe Zeit gut nutzen für das Wesentliche. Diese Rahmenbedingungen bewirken einen erhöhten Grad von Achtsamkeit. Auch die Therapeutin ist besonders achtsam, weil sie sich verpflichtet hat, heilsame Prozesse zu unterstützen. Beide sind in erhöhter Achtsamkeit: eine gute Voraussetzung, dass etwas Hilfreiches passiert.

Leben ist immer »im Fluss«, wenn auch manchmal etwas holperig und zäh. Therapeuten helfen dort, wo wir uns blockiert fühlen, nicht recht fließen und sich alles schwierig anfühlt. Mit ihrer Unterstützung entdecken wir Möglichkeiten, freier zu fließen. Dabei geht es neben dem Einsetzen von therapeutischem Know-how auch stets darum, eine liebevoll-leichte Grundhaltung einzunehmen und miteinander zu »tanzen« – also einfühlsame gemeinsame Schritte im wechselseitig offenen Austausch zu tun. Der Tanz dreht sich um die Fragen, wo es klemmt und wie es fließen könnte. Dabei machen wir regelmäßig die Entdeckung, dass unsere vermeintlich soliden Probleme gar nicht so solide sind.

Blockaden lösen und weiterfließen

In unseren emotionalen Blockaden geht es uns wie Kindern, die einen Bach aufstauen. Die Staumauer ist nie völlig dicht, das Wasser kommt immer irgendwo durch – und wenn es obendrüberfließt. So fließt auch das Leben irgendwie trotz aller Probleme immer weiter. Therapeutische Arbeit erleichtert das Fließen; sie erleichtert den Prozess. Wir haben es mit selbstgebauten Staumauern zu tun, die früher hilfreich waren, uns jetzt aber behindern. Oft haben wir vergessen, dass wir selbst die Steine aufgeschichtet haben. In einer therapeutischen Sitzung wird irgendeiner dieser Steine zum Thema. Der Stein – unser Thema – fühlt sich zuerst richtig solide an. Aber wo liebevolles, nicht wertendes Gewahrsein hinkommt, erweisen sich die Dinge als Prozess.

Manchmal kommt uns unser Leben vor wie ein wild schäumender Bach mit vielen blockierenden Steinen. Am liebsten würden wir sie alle auf die Seite räumen. Aber das ist gar nicht nötig. Blockaden können verwandelt werden, durch Gewahrsein, Achtsamkeit und Wohlwollen. Dann entdecken wir, dass sie nicht solide sind. Im liebevollen Annehmen und gewahren Durchdringen entstehen Öffnung und Fluss; das Ganze wird durchlässiger. Wir können Steine zur Seite räumen, aber wir sind kein Abräumunternehmen für schäumende Bäche. Unser Lebensfluss braucht die Wirbel genauso wie ein Bach! Die »Biodynamik« muss gewahrt bleiben. Wir können lernen, um Steine herumzufließen, denn im Lebensstrom werden ohnehin immer wieder neue Herausforderungen auf uns zukommen. Es geht darum, die kleinen Kaskaden als willkommene Stimulation auf dem Weg zu genießen. Es reicht, wenn es fließt. Mit gewissen Herausforderungen können wir ohnehin nie aufräumen, wie zum Beispiel, dass unser Körper eine ständige Herausforderung darstellt – auch können wir unsere Mitmenschen nicht einfach in pflegeleichte Ausgaben ihrer Gattung verwandeln.

Eigentlich räumen wir gar keine Wacker weg, sondern unser

Gewahrsein der Situation wandelt sich. Das Bild vom Staudamm ist zwar hilfreich, aber dennoch begrenzt. Es ist keineswegs so, dass wir biografische Steine auf die Seite räumen können. Wir verwandeln sie durch liebevolles Gewahrsein in eine frische, jetzt heilsame Erfahrung. So wird sich die Erfahrung, als Kind missbraucht worden zu sein, durch Liebe und Gewahrsein verwandeln, aber aus dem Leben herausnehmen können wir sie nicht.

Im Grunde geht es im therapeutischen Prozess um dasselbe, worum es auch in der buddhistischen Geistesschulung geht: aus allem Leiderzeugenden aussteigen, die emotionalen Muster und die irrigen Annahmen über die Wirklichkeit durchschauen, hinderliche Haltungen auflösen, innewohnende Qualitäten (Ressourcen) freisetzen und stabilisieren, in ein freies Sein hineinfinden und Vertrauen in das eigene Sein entwickeln. Das Anliegen ist, Zugang zum tiefsten Potential zu finden und ganz zu dem zu erwachen, was an heilsamen Möglichkeiten in uns steckt, in einen heilsamen Fluss zu finden. Dabei ist besonders heilsam, wenn sich durch das präzise Gewahrsein die Kluft zwischen Vorstellung und Erleben verringert. Wir sorgen immer wieder für Klarheit in der inneren Ausrichtung, auch für die eigene klare Präsenz. Wir stärken die Motivation, hinzuspüren und die eigenen Filter aufzuarbeiten.

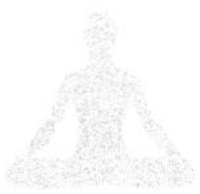

Das Vierfache Kultivieren von Gewahrsein (Satipaṭṭhāna, Übung E.1)

1. Zunächst werden wir der fünf primären Sinnesempfindungen gewahr: Körper spüren, Sehen, Hören, Riechen und Schmecken. Diese fünf sind die *körperlichen Gestaltungen* oder *Sinnesformen*, von denen in der buddhistischen Lehre die Rede ist. Wir wenden uns übungshalber einem Sinn nach dem anderen zu und bemerken, welch intensives Erleben in den verschiedenen Sinnesbereichen stattfindet.

2. Dann nehmen wir zunehmend die mehr oder weniger emotionalen Bewegungen im sechsten Sinnesbewusstsein wahr, die sogenannten *geistigen Gestaltungen*, das heißt die auftauchenden *Empfindungen*, Gedanken, Emotionen und geistigen Bewegungen begrifflicher und nicht-begrifflicher Natur. Zu diesen geistigen Bewegungen gehören das Empfinden von angenehm und unangenehm, das Bemerken, Strukturieren, Vergleichen, Einordnen, Benennen, Bewerten, Einschätzen und Kommentieren der Sinneserfahrungen in den fünf primären Sinnesbereichen. Weiterhin finden da innere Dialoge statt, es wird gedacht, überlegt, geplant und erinnert. Ideen, Bilder, Eindrücke tauchen auf, emotionale Regungen und Handlungsimpulse.
3. Dabei zeigt sich das Vorhandensein von Hintergrundstimmungen: emotionale Tönungen, wechselnde Qualitäten von eng und weit, gefangen und frei, angespannt und entspannt. Dieses Wahrnehmen der geistigen Befindlichkeit und Gemütslage wird traditionell Achtsamkeit auf den *Geist* genannt.
4. Diese drei nicht wirklich getrennten Bereiche der Wahrnehmung – primäre Sinnesempfindungen, geistige Gestaltungen und geistige Befindlichkeit – liefern eine Fülle von Beobachtungen, wo sich wie von selbst Zusammenhänge und Gesetzmäßigkeiten zeigen. Das Wahrnehmen dieser Zusammenhänge wurde vom Buddha Gewahrsein der *Dharmas* genannt. So entsteht zum Beispiel ein Verständnis dafür, wie sich körperliches Erleben, Denken, Emotionen und geistiges Erleben wechselseitig beeinflussen. Es kommt zu einem Verstehen, was den Herz-Geist eng oder weit macht, was zu leidvollem Erleben und was zu befreitem Erleben führt.

Bei unserer Gewahrseinspraxis haben wir die Möglichkeit, unsere Aufmerksamkeit auf zwei verschiedene Weisen auszurichten: Entweder beobachten wir, *was* geschieht, oder wir beobachten, *wie* es erlebt wird. Die erste ist eine mehr faktische Aufmerksamkeit, die zweite richtet sich auf die Qualitäten des Erlebens. Das lässt sich leicht an einem Beispiel veranschaulichen: Schauen Sie sich bitte für einen Moment in Ihrer Umgebung um und fragen sich: Was ist da alles zu sehen? Nehmen Sie sich Zeit für ein aufmerksames, möglichst wenig wertendes Betrachten. Machen Sie eine kleine Pause, und schauen Sie sich dann nochmals um mit der inneren Frage: Wie ist es, all das zu sehen? Wie fühlt sich das Erleben an? Nehmen Sie sich Zeit zu erleben, wie es ist, jetzt gerade visuell wahrzunehmen. – Merken Sie den Unterschied? Genau darum geht es auf dem Weg des Erwachens wie auch im therapeutischen Prozess. Achtsamkeit bleibt kein bloßes Betrachten äußerer Fakten, sondern wird zu einem Gewahrsein der Qualitäten des inneren Erlebens.

Gehen wir noch einmal die vier Bereiche der Gewahrseinspraxis durch, zunächst einmal mit einer mehr faktischen Aufmerksamkeit, also die Frage: Was geschieht? Was ist zu beobachten?

1. Bei den körperlichen Gestaltungen Spüren, Sehen, Hören, Riechen und Schmecken ist zunächst unsere Leitfrage: Was ist los? Was geschieht? Was wird wahrgenommen? Dabei lernen wir wahrzunehmen, ohne gleich zu reagieren mit Benennen und Bewerten.
2. Diese entspannte, nicht wertende Haltung dehnen wir dann auf die geistigen Gestaltungen aus. Wir lernen es, Gedanken, emotionale Regungen, Bilder, innere Klänge usw. zu lassen, ohne darauf einzusteigen.
3. Dies dehnen wir dann auch auf die inneren Stimmungen aus. Ob wir uns »gut« fühlen oder »schlecht«, »weit« oder »eng« – was auch immer unser gegenwärtiges Befinden ist – wir nehmen es wahr, ohne einzugreifen und ohne uns zu identifizieren.
4. Dabei nehmen wir immer deutlicher wahr, dass nichts bleibt, dass sich alles wandelt. Wir konstatieren den allgegenwärtigen Wandel und offensichtliche Zusammenhänge zum Beispiel zwischen bestimmten Gedanken und dem inneren Erleben.

Jetzt möchte ich Sie noch einmal durch diese vier Schritte führen mit der Frage nach dem *Wie*, also nach der Qualität des Erlebens selbst.

1. Beim Wahrnehmen der fünf primären Sinneserfahrungen – Spüren, Sehen, Hören, Riechen und Schmecken – richten wir die Aufmerksamkeit darauf: Wie ist es, das zu spüren, zu sehen, zu hören, zu riechen oder zu schmecken? Damit ist nicht gemeint, ob es angenehm oder unangenehm ist, sondern wie das Sehen usw. an sich erlebt wird. Wie ist das Wesen eines körperlichen Erlebens? Ist es greifbar? Wie lange dauert es? Lässt es sich vom nächsten Erleben abgrenzen? Wir richten die Aufmerksamkeit auf die einzigartige, nicht-fassbare Qualität des jetzigen Erlebens.
2. Dieselbe Haltung dehnen wir auf die geistigen Gestaltungen aus: Wie ist es zu denken, zu fühlen, innere Bilder zu erleben? Wie ist es, all diese inneren Bewegungen zu erleben? Auch hier geht es nicht darum, ob es angenehm oder unangenehm ist, sondern um die Art und Weise, wie die Gedanken, Bilder, Impulse usw. entstehen, sich verändern, immer wieder Neues kommt. Wenn ein angenehmes oder unangenehmes Erleben auftritt, dann schauen wir: Wie ist es, Angenehmes oder Unangenehmes zu erleben? Unterscheidet sich die Natur des Erlebens oder nur der Inhalt?
3. Das Gleiche gilt für die geistige Gestimmtheit: Wie fühlt sich der Geist an? Wie ist es, gewahr zu sein? Wie ist es, nicht gewahr zu sein? Wie ist die jeweilige Qualität geistigen Erlebens? Fühlt sich Gewahrsein immer gleich an? Oder gibt es da Unterschiede? Wie ist es zu sein?
4. Beim Betrachten der »Dharmas«, der Gesetzmäßigkeiten, wie zum Beispiel Wandel, Prozesshaftigkeit, richten wir die Aufmerksamkeit darauf, wie es ist, Wandel zu erfahren. Wie ist es zu erleben? Gibt es da jemanden, der all das erlebt? Wie entstehen und vergehen Erfahrungen? Wie entstehen und vergehen Freude und Leid? Wie ist es mitzufühlen, zu lieben? Wie

ist es, bei allem eine wohlwollende Motivation wachzurufen? Welche Auswirkungen hat es auf den Geist? Die Auswirkungen verschiedener Geisteshaltungen wahrzunehmen ist Teil der Gewahrseinspraxis. Achtsamkeit auf den Dharma bedeutet, die Achtsamkeit auf das zu richten, was befreit und zum Erwachen führt.

Sie merken bei dieser Übung: Die zweite Herangehensweise baut auf der ersten auf und vertieft unsere Präsenz. Achtsamkeit wird zu einem Gewahrsein der Natur des Seins. Eigentlich lassen sich die beiden Vorgehensweisen nicht voneinander trennen. Die erste hat stärker mit dem Entspannen und Beruhigen des Geistes zu tun, die zweite stärker mit dem Entwickeln von Einsicht – wenn der Geist klarer und ruhiger wird, wird er »sehen« und verstehen. Die Fragen des zweiten Teils helfen, den Erkenntnisprozess zu unterstützen. So wie die Fragen und einfühlsamen Bemerkungen des Therapeuten dem Klienten helfen, nicht nur seine Geschichte zu erzählen, sondern in ein befreiendes Erleben und Verstehen zu kommen. Es wird dabei offensichtlich, dass sich unsere innere Welt gar nicht so sehr nach den Fakten strukturiert, sondern meist danach, wie wir diese vermeintlichen Fakten weiterverarbeiten und interpretieren. Diese auf dem Hintergrund unserer bisherigen Erfahrungen interpretierte Welt ist viel »wirklicher«, das heißt emotional relevanter im subjektiven Erleben als die Tatsachen. Man glaubt dem, was im Inneren *erlebt* wird.

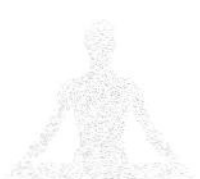

Zweier-Übung (Übung E.2)

Für die nachfolgende Übung setzen wir uns zu zweit, um einander im Prozess des achtsamen Erforschens zu begleiten. Wir gehen nacheinander durch die vier Bereiche (1) Körperliche Empfindungen, (2) Sinneswahrnehmungen, Denken, Bilder, (3) Geist, Stimmungen und (4) zu beobachtende Zusammenhänge, Gesetzmäßigkeiten, Dharmas. Einer führt den anderen durch einfühlsames Begleiten beim forschenden Meditieren. Das Hauptmittel dabei sind Fragen;

(1) Was erlebst du jetzt gerade im Körper? Wie fühlt sich das an? Wie erlebst du es, der einzelnen Körperteile und Bereiche im Körper gewahr zu sein?
(2) Was erlebst du im Hören? Im Sehen? Im Riechen? Im Schmecken? Wie fühlt sich das an? Welche geistigen Bewegungen sind wahrnehmbar? Was spielt sich gerade im Geist ab? Wie fühlt es sich an zu denken, zu fühlen?
(3) Was für eine Stimmung ist jetzt gerade im Geist? Ist er eher eng oder weit, freudig oder betrübt? Und dergleichen. Wie fühlt sich diese Stimmung von innen her an? Wie ist es, so zu erleben?
(4) Dann untersuchen wir eine Gesetzmäßigkeit miteinander. Das kann der allgegenwärtige Wandel sein oder das Beobachten von Ursache-Wirkung-Beziehungen. Hilfreiche Fragen sind: Gibt es in deinem Erleben irgendwo etwas Stabiles? Was erlebst du stärker, das Kommen oder das Gehen der Erfahrungen? Wie lange dauert eigentlich eine Erfahrung? Wie kommt es, dass der Geist jetzt weiter oder enger wird? Welche Auswirkungen hat es, wenn du jetzt an etwas denkst oder dir etwas vorstellst?

Am schönsten ist es, wenn nicht einer ständig begleitet, sondern gemeinsam geforscht wird. Einer beginnt, und dann greift der andere die Anregung auf und initiiert den nächsten Schritt. Also, ich erspüre und berichte dir, was bei mir im Körper gerade passiert, und du hilfst mir, das noch genauer zu erspüren und auszudrücken. Dann helfe ich dir auf die gleiche Weise, den Körper zu spüren, die Empfindungen zu spüren, die geistigen Stimmungen wahrzunehmen und den Blick auf befreiende Wahrheiten zu richten. Wir können dazwischen bewusst Momente von Schweigen einfügen, wo wir Zeit haben zu spüren. Es kann aber auch ein fließendes Gespräch sein, wo wir im Wechsel durch die vier Bereiche gehen. Wenn dies mehrere Zweiergruppen gleichzeitig tun, empfiehlt es sich, zum Abschluss von jedem der vier Bereiche die Klangschale ertönen zu lassen oder sonst ein Zeichen zu geben.

Insgesamt nehmen wir uns etwa eine halbe Stunde und teilen uns die Zeit entsprechend ein. Wir sitzen einander gegenüber – und einer beginnt: »Okay, ich fange an, ich begleite dich in deinem Forschungsprozess.« Nach einigen Minuten wird gewechselt, und der andere leitet den Forschungsprozess. Die Hilfestellung dient dem genaueren Fühlen durch Nachfragen: »Wie fühlt sich das an?« – so lange, bis in mir ein Gefühl davon entsteht und ich erahnen kann, was im anderen vor sich geht. Das braucht nicht alles abzudecken, was erfahrbar ist. Der Begleiter fragt nach und spiegelt auch manchmal ein bisschen. Er hilft dem anderen, noch genauer hinzufühlen und genauer zu formulieren. Alle paar Minuten wird gewechselt.

Wir lernen so, die Achtsamkeit nacheinander in diese verschiedenen Bereiche zu lenken. Das sind Bereiche, die wir auch in der therapeutischen Beziehung immer im Auge haben müssen. Wie geht es mir und dem anderen auf der körperlichen Ebene – was ist da wahrnehmbar? Welche Bilder, Assoziationen und Gedanken tauchen auf? Wie ist er gestimmt, weitet oder verengt sich der Geist? Welche Gefühle tauchen auf? Welche Gesetzmäßigkeiten und Zusammenhänge sind da zu fühlen? Zum Beispiel: »Womit könnte das zusammenhängen, dass ich mich jetzt gerade offen oder eng fühle?«

Zum Abschluss erzählen wir einander in einem freien Austausch, was an der Übung heilsam war und was uns nützlich vorkommt. Dadurch verankern wir das Heilsame. Es wird benannt, damit es stärkere Spuren hinterlässt. Gleichzeitig fühlen wir es nochmals mit jeder Zelle des Körpers. Indem ich das Heilsame noch einmal ins Erleben rufe, bekommt es mehr Gewicht und hinterlässt eine stärkere Erinnerungsspur.

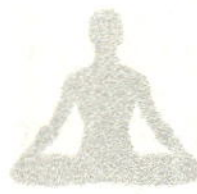

Gewahrsein mit dem Atem in sechzehn Schritten (Anapanasati, Übung E.3)

Als Grundlage für das Gewahrseinstraining bietet sich die knappe und zugleich tiefgründige Darstellung des Übens von Gewahrsein mit dem Atem an. In seiner Anleitung führt der Buddha (vor 2500 Jahren) in sechzehn Schritten durch einen vollständigen Zyklus der Meditation von Geistesruhe und Einsicht. Diese sechzehn Schritte spiegeln unter anderem Gewahrseinsschritte wider, die auch in einem Prozess der Heilung stattfinden. Im Folgenden sei der Hauptteil des *Anapanasati-Sutta,* der Lehrrede über das »Kultivieren von Gewahrsein mit dem Ein- und Ausatmen«[31], wiedergegeben:

> *Ihr Praktizierenden des Heilsamen! Wenn Gewahrsein mit dem Atem entfaltet und geübt wird, bringt es reiche Frucht und großen Nutzen, da es das Vierfache Kultivieren des Gewahrseins vervollkommnet. Gewahrsein vollendet die sieben Glieder des Erwachens, und diese vervollkommnen das tiefe, wahre Gewahrsein und Befreiung.*

Der Buddha sieht die Atemmeditation als hervorragende Methode, um die oben erwähnten vier Schritte im Kultivieren von Gewahrsein zu entwickeln und dadurch das Erwachen zu verwirklichen. Das Atmen ist eine wunderbare Stütze für das Gewahrsein, weil es ein selbstverständlicher, automatischer Prozess ist, der unser Empfinden spiegelt und Körper und Geist verbindet. Wir nehmen also etwas völlig Vertrautes als Übungsgrundlage. Dabei ist offenkundig, dass es dem Buddha nicht um die Konzentration auf den Atem ging. Der Atem begleitet einfach

31 Pali Kanon, Sammlung der Mittleren Lehrreden, Nr. 118, Anapanasati-Sutta, eigene Übersetzung. *Ana* heißt Einatmen, *Pana* Ausatmen, *Sati* Gewahrsein und *Sutta* Lehrrede.

den gesamten Gewahrseinsprozess und dient sozusagen als Anker für unabgelenktes Sein. Der Buddha sagte (jeweils in Kursiv-Schrift):

> *Wie entfalten und üben wir Gewahrsein mit dem Atem? Nun, wir gehen in den Wald, zum Fuße eines Baumes oder in eine leere Hütte, setzen uns nieder und kreuzen die Beine. Den Oberkörper aufrecht haltend, verankern wir die Achtsamkeit vor uns. Achtsam atmen wir dann ein, und achtsam atmen wir aus.*

1. *Lang einatmend weiß ich: Ich atme lang ein. – Lang ausatmend weiß ich: Ich atme lang aus.*
   An einem Ort, der für die Gewahrseinspraxis geeignet ist, setzen wir uns so hin, dass wir bequem verweilen können, wobei der Oberkörper möglichst gerade ist. Der Körper ist so entspannt wie möglich. Dann richten wir die Achtsamkeit auf den Atem und werden zunächst gewahr, wie es ist, tief und lang ein- und auszuatmen. Das lange, tiefe Atmen ist oft ein Bedürfnis zu Beginn der Meditation. Wir lassen dieses Bedürfnis zu und folgen den Atemempfindungen so nahe wie möglich.

2. *Kurz einatmend weiß ich: Ich atme kurz ein. – Kurz ausatmend weiß ich: Ich atme kurz aus.*
   Wir werden der Tiefe der unterschiedlichen Atemzüge gewahr, ohne sie zu kontrollieren. Bald stellen sich kürzere Atemzüge ein, denn Atem und Körper beruhigen sich. Wir sind der Tiefe und Länge der Atemzüge gewahr und beginnen, feine Unterschiede von einem Atem zum anderen zu bemerken. Während wir so ein- und ausatmen, wird der Körper deutlicher spürbar.

3. *Einatmend erlebe ich den ganzen Körper. – Ausatmend erlebe ich den ganzen Körper.*
   Wir nehmen den gesamten Atemzyklus wahr, mit all den begleitenden Empfindungen im ganzen Körper bis hin zu den feineren Erfahrungen. Einatmend und ausatmend erleben wir den Körper in seiner Gesamtheit, wobei wir jedes Mal in das Erleben hinein entspannen, ohne das Erleben zu benennen oder darauf zu reagieren.

4. *Einatmend beruhige ich die körperlichen Gestaltungen. – Ausatmend beruhige ich die körperlichen Gestaltungen.*
   Wir entspannen und beruhigen das körperliche Erleben mit jedem Ein- und Ausatem. Dabei öffnen wir uns stets dem immer wieder nächsten Erleben, ohne in irgendeiner Form festzuhalten – es ist ein völlig entspanntes und zugleich waches Erleben. Immer wieder kehren wir zum entspannten Atem-Gewahrsein zurück. Es ist ein einfaches Sein, wo es nichts anderes zu tun gibt, als gewahr zu sein. Wir nutzen den Atem, um in ein fließendes Gewahrsein zu finden.

5. *Einatmend erlebe ich Freude. – Ausatmend erlebe ich Freude.*
   Wir üben uns darin, frei von Denken und Analysieren ins unmittelbare Erleben einzutreten. Dieses einfache Sein, mit der sich einstellenden Ruhe und Harmonie, wird als sehr wohltuend erlebt und im Körper als angenehm und freudvoll erfahren. Das Wohlgefühl kann sogar recht intensiv werden. Es wird einfach bemerkt und gelassen, wie es ist.

6. *Einatmend erlebe ich Glück. – Ausatmend erlebe ich Glück.*
   Das einfache Sein vertieft sich, und der Geist wird freudig und leicht. Mit Glück sind hier die feineren Formen des Wohlgefühls gemeint, die sich mit tieferer Entspannung einstellen. Das Körpergewahrsein tritt etwas in den Hintergrund, aber wir bleiben mit der Aufmerksamkeit beim Einatem und

Ausatem, ohne etwas zu kontrollieren. Einfach weiter fließen lassen.

7. *Einatmend erlebe ich die geistigen Gestaltungen. – Ausatmend erlebe ich die geistigen Gestaltungen.*
Wir sind nun zusätzlich zum Atem all der anderen Erfahrungen der sechs Sinne gewahr: Spüren, Sehen, Hören, Riechen, Schmecken und die vielen geistigen Bewegungen ohne einen Auslöser im äußeren Erleben. Jetzt, wo der Körper ruhig ist, wird offensichtlich, dass alles Erleben geistig ist – eine Fülle geistiger Bewegungen. Und immer wieder kehren wir zurück zum Ein- und Ausatem, ohne uns mit irgendeiner geistigen Regung länger zu beschäftigen.

8. *Einatmend beruhige ich die geistigen Gestaltungen. – Ausatmend beruhige ich die geistigen Gestaltungen.*
Das heißt, wir entspannen alles Denken, Kommentieren usw. und kehren stets zum Ein- und Ausatem zurück. Voll gewahres Einatmen beruhigt die geistigen Gestaltungen, voll gewahres Ausatmen beruhigt die geistigen Gestaltungen. Was hier beruhigend wirkt, ist wiederum das ganz einfache Sein mit dem, was ist – an erster Stelle der Atem. Wir achten darauf, den Geist nicht vagabundieren zu lassen, denn dabei verfängt es sich leicht im Anhaften und Ablehnen. Auf dem Hintergrund dieses einfachen Gewahrseins bemerken wir Fluktuationen in unserem geistigen Gestimmtsein.

9. *Einatmend erlebe ich den Geist. – Ausatmend erlebe ich den Geist.*
Wir schauen genauer hin, ohne dabei den Atem zu vergessen. Wie ist der Geist jetzt gerade, beim Einatmen? Ist er müde, frisch, weit oder eng? Wie ist er beim Ausatmen? Angespannt, entspannt? Hell oder dunkel? Einatmend erleben wir den Geist, ohne festzuhalten, ausatmend erleben wir den Geist, ohne fest-

zuhalten. Wir erleben, wie die Stimmung in ständiger Veränderung ist, abhängig vom Grad unseres inneren Fixierens, Wollens, Nichtwollens usw. Wie ist der Geist gerade jetzt?

10. *Einatmend erfreue ich den Geist. – Ausatmend erfreue ich den Geist.*
Einatmend entspannen wir den Geist und gehen so mit ihm um, dass Freude entsteht, und ausatmend ebenso. Wir erlauben ihm, sich in die Bereiche zu öffnen, wo Freude ganz von selbst und natürlich entsteht. Einatmend und ausatmend erfreuen wir so den Geist. Da gibt es keinen Kampf, kein Bewerten. Der Geist ist, wie er ist – und wird einfach so gelassen. Das tut ihm besonders gut – und genau darin verweilt unsere Achtsamkeit. Gewahrsein beginnt, in sich selbst zu ruhen, sich seiner eigenen klaren, freudvollen, nicht-fassbaren Qualität bewusst zu werden.

11. *Einatmend sammle ich den Geist. – Ausatmend sammle ich den Geist.*
Ich lasse den Geist sich in der jetzigen Erfahrung sammeln – in dem, was jetzt gerade ist. Dies ist jetzt keine konzentrative Praxis mehr, bei der Anstrengung nötig wäre. Das Einzige, was wir zu tun haben, ist, uns immer wieder in das jetzige Atemerleben hinein fallen zu lassen. Es entsteht ein Gefühl, als würde sich der Geist von selbst sammeln. Er möchte nicht in dieses anstrengende Festhalten, Unterscheiden und Bewerten gehen, sondern genießt es, in der Erfahrung zu ruhen. Da kommt es für gewöhnlich zu einem leichten Anhaften an dieses zutiefst angenehme Sein. Deshalb heißt es weiter:

12. *Einatmend befreie ich den Geist. – Ausatmend befreie ich den Geist.*
In jedem Moment des Ein- und Ausatmens befreien wir den Geist von Vorstellungen, wie er zu sein hat, von allen Zwän-

gen, und lassen alles Manipulieren fallen – speziell auch das subtile Festhalten an einem ruhigen Geist. Wir geben dem Geist alle Freiheit zu sein, zu spüren, zu fühlen. Ein- und ausatmend finden wir ein freies, offenes, fließend-gewahres Sein.

13. *Einatmend sehe ich die Unbeständigkeit. – Ausatmend sehe ich die Unbeständigkeit.*
Einatmend sehen wir den Wandel, ausatmend sehen wir den Wandel. Es entsteht ein intuitives Erleben davon, wie alles Prozess ist. Nichts bleibt, alles ist immer wieder neu. Wir atmen im Fluss des Erlebens. Einatmend sind wir des Wandels aller Erscheinungen gewahr, ausatmend sind wir des Wandels aller Erscheinungen gewahr. Dieses Gewahrsein kommt aus dem Eins-Sein mit dem Erleben, nicht aus der beobachtenden Distanz. Es wirkt noch tiefer befreiend. Was immer für Erleben sich zeigt, es wird als nicht-fassbar erfahren, ohne Mittelpunkt, ohne Grenzen – ein allumfassender Prozess des Seins, völlig klar, aber zugleich nicht greifbar.

14. *Einatmend sehe ich das Nachlassen. – Ausatmend sehe ich das Nachlassen.*
Wir erleben das unmittelbare Nachlassen des Anhaftens aufgrund dieses tiefen Erlebens der Prozessnatur des Seins. Wo nichts zu greifen ist, lässt das Greifenwollen nach, wir verwickeln uns weniger – es zeigt sich eine unverstrickte, wache Einfachheit. Und: Gewahr atmen wir ein und aus – des Wandels gewahr und gewahr, wie wenig Greifen zu spüren ist.

15. *Einatmend sehe ich das Aufhören. – Ausatmend sehe ich das Aufhören.*
Dieser Prozess setzt sich fort bis zum Aufhören aller Verwicklungen, allen Greifens, aller Identifikationen. Aufgrund der tiefen Seinserkenntnis kommt es nicht mehr zu Impulsen des Festhalten- und Fixieren-Wollens. Niemand beansprucht

mehr, »jemand« zu sein, ein Jemand, der sich vom Prozess des Seins abhebt und unterscheidet.

16. *Einatmend sehe ich völlige Gelöstheit. – Ausatmend sehe ich völlige Gelöstheit.*
Einatmend erleben wir gelöstes Sein. Ausatmend erleben wir gelöstes Sein. Wache, umfassend gewahre, natürliche Gelöstheit. Das könnte das Erwachen sein … Auf unserem Niveau ist es vielleicht ein Gewahrsein, so gelöst zu sein »wie noch nie« – völlig unbesorgt, eins mit dem Fluss, unbeschwert, wissend, leicht und klar.

So wird Gewahrsein mit dem Atem entfaltet und geübt, dass es von großer Frucht und großem Nutzen ist.«

So beendet der Buddha seine Meditationsanleitung. Die Meditation kann von jedem angewendet werden, egal ob Anfänger oder Fortgeschrittener. Dabei kann in Schritt 13 das Gewahrsein der Unbeständigkeit durch andere »Dharmas«, andere Themen von Interesse, ersetzt werden, zum Beispiel die Bedingtheit allen Seins oder Mitgefühl oder, oder, oder – wo auch immer der Geist spontan erkennend verweilt. Ein wichtiger Teil der Übung besteht darin, den Zusammenhang zwischen Erkennen und anstrengungsloser Gelöstheit zu erfahren. Das ist – in kleineren Schritten – das, was in der Therapie passiert, wenn es zu einem tiefen Erkennen und Durchschauen der eigenen Muster kommt, gefolgt von einem Eintreten in ein neues, gelöstes Sein, oft begleitet von einer gewissen Freude.

Die viermal vier Schritte der Gewahrseinspraxis im Überblick

I. Körperliche Gestaltungen

1. Lang atmen und alles annehmen, wie es ist.
2. Kurz atmen und allmählich zur Ruhe kommen.
3. Ganzen Körper spüren und Wahrnehmung ausdehnen, im Körper ankommen.
4. Körperliche Gestaltungen beruhigen und das körperliche Erleben offen wahrnehmen.

II. Geistige Gestaltungen (Empfindungen)

5. Freude entdecken und spüren, wie wohltuend entspannte, nicht wertende Präsenz ist.
6. Glück entdecken und erleben, wie viel Freude wache Präsenz freisetzt.
7. Geistige Gestaltungen erleben und die inneren Prozesse aller sechs Sinne annehmen.
8. Geistige Gestaltungen beruhigen und in die inneren Prozesse hinein entspannen.

III. Geist

9. Geist erleben und die feineren Stimmungen wertungsfrei annehmen.
10. Geist erfreuen durch absichtslos fließendes Wahrnehmen im ruhigen Sein.
11. Geist sammeln durch freudvolles Aufgehen im Erleben.
12. Geist befreien aus jeglichem Greifen und Festhalten-Wollen.

IV. Dharmas

13. Die Unbeständigkeit und andere Merkmale des Seins sehen und verstehen.
14. Das Nachlassen des Greifens sehen und erleben, wie Verstehen ins Fließen führt.

15. Das Aufhören allen Greifens sehen und völlig ins bloße Sein hinein loslassen.
16. Gelöstheit sehen und im wachen, völlig freien, gelösten Sein weilen.

Diese Praxis ist der Ausgangspunkt der vielen verschiedenen Meditationen, die als Atemmeditation im buddhistischen Umfeld gelehrt werden. Es handelt sich um sechzehn Instruktionen in vier Gruppen, wo das Gewahrsein sukzessive für körperliche Gestaltungen, geistige Gestaltungen, Geist und Dharmas (Zusammenhänge, Gesetzmäßigkeiten) entwickelt wird. Es empfiehlt sich wirklich, diese sechzehn Schritte für eine Weile zu üben, bis wir uns ganz frei fühlen mit ihnen und improvisieren können. Es geht dabei nicht um Analyse, sondern um feines Wahrnehmen. Ein ruhiger, freudig-offener Geist sieht klar und kann auf jede Frage gerichtet werden, um sie zu erforschen.

Wenn das Gewahrsein in die Schattenseiten gelenkt wird, in unsere Muster, können diese aufgelöst werden. Doch viele von uns, da kann ich auch aus Erfahrung sprechen, vermeiden unbewusst den Blick auf diese Schattenseiten. Hier kann Begleitung helfen. Das Durchdringen aller Bereiche des Seins mit Gewahrsein ist notwendig für ein freies Sein. Eine befreiende Wirkung tritt allein schon dadurch auf, dass unser Gewahrsein bisher verdrängte Bereiche des Erlebens annehmend erfasst und versteht.

Die vier Schritte beschreiben auch das Vorgehen in jeder Therapie – sie beschreiben therapeutische Grundprinzipien, eine grundlegende Matrix: Es geht darum, das Erleben (1) der Sinneserfahrungen, (2) der geistigen Gestaltungen und (3) der Stimmungen so weit mit Gewahrsein zu durchdringen, dass (4) ein befreiendes Verstehen der darin wirkenden Gesetzmäßigkeiten entsteht. Dies ist der Kern der Dharma-Praxis wie auch der Kern der Psychotherapie. Die Wege des Erwachens und der Heilung sind im Wesentlichen dieselben und entwickeln erstaunliche Synergien.

In einer psychotherapeutischen Sitzung mag jemand mit Herzrasen, Atembeklemmung, Unruhe und Zittern kommen – wir haben es also mit »körperlichen Gestaltungen« zu tun. Wenn Patienten mit zwischenmenschlichen Problemen kommen, unter Zwangsgedanken leiden oder ihre emotionalen Themen ansprechen, haben wir es mit »geistigen Gestaltungen« zu tun. Wenn sie sich einfach schlecht fühlen, blockiert, vielleicht traurig oder genervt, dann sind wir beim »Geist« (Stimmungen). Oder für jemanden sind bestimmte Zusammenhänge unklar, etwas belastet ihn, und er möchte klarer verstehen – da sind wir im Bereich der »Dharmas« und erforschen die Ursachen von Leid und deren Auflösung. Eigentlich gehen diese vier Ebenen immer zusammen. Ein emotionales Thema hat Auswirkungen im Körper, im Denken, in der Gestimmtheit, und die Zusammenhänge sind unklar. Da wirkt ein sich vertiefendes Gewahrsein an sich bereits heilend oder trägt zumindest entscheidend dazu bei, dass Heilung gefunden werden kann.

Im Rahmen der Fortbildung in Essentieller Psychotherapie werden die Teilnehmer ermutigt, durch persönliches Üben so vertraut mit diesen vier Schritten des Kultivierens von Gewahrsein zu werden, dass sie auch andere, falls das mal sinnvoll wäre, nutzbringend darin anleiten können. Zusammengefasst verfolgen wir folgende Ziele:

1. Wir lernen, uns selbst und andere in ein entspanntes Wahrnehmen des Körpers ohne Identifikation hineinzuführen. Wir üben ein nicht wertendes Erleben körperlicher Empfindungen, finden in eine vermehrte körperliche Präsenz und Verankerung und lernen es, aus überflüssigem, zwanghaftem Denken auszusteigen, bis es zu einer wohltuenden Beruhigung kommt.
3. Wenn das einigermaßen stabil ist, weiten wir die Wahrnehmung auf alle sechs Sinne aus. Dabei werden wir der inneren Prozesse gewahr und üben dabei erneut, das Erleben anzunehmen, ohne emotional darauf zu reagieren, ohne uns zu identifizieren. Gewahrsein wird zu einem Freund.

4. Dann üben wir, die Hintergrundstimmungen wahrzunehmen, sie zu entspannen und Zugänge zu freudvollem Erleben zu eröffnen. Das Ziel wäre, vertraut zu werden mit fließendem, entspanntem, absichtslosem Sein. Wir befreien den Geist aus Fixierungen und Absichten.
5. Im Erforschen der Zusammenhänge geht es um das Entwickeln von Einsicht, um ein verstehendes Gewahrsein, das in ein gelöstes Erleben führt. Wir entdecken, wie es sich anfühlt, nicht mehr zu kämpfen und eins zu werden mit dem Erleben.

Wir entwickeln die eigene Fähigkeit, achtsam und gewahr zu bleiben, zu entspannen und mit weniger Filtern wahrzunehmen. Die Fähigkeit, mit dem eigenen Geist so umzugehen, befähigt uns, auch anderen zu helfen, den Weg des Gewahrseins zu gehen.

Noch ein wichtiger Hinweis liegt mir am Herzen: Das bloße Erkennen einer Emotion oder eines Musters reicht noch nicht aus, um sich vollständig daraus zu befreien. Dieses Gewahrwerden und initiale Verstehen ist »nur« der entscheidende erste Schritt. Es braucht dann die weiteren Schritte, dieses neue Gewahrsein ins Erleben und Verhalten zu integrieren. Nehmen wir ein Beispiel: Wir müssen verletzten Stolz nicht nur wahrnehmen, sondern auch liebevoll annehmen. Wir müssen ihm immer wieder auf die Spur kommen, ihn durchschauen, seine Folgen erkennen und die Motivation entwickeln, uns aus dem Stolz zu lösen.

In der konkreten Umsetzung geht es dann darum, die stolzen Muster nicht mehr zu bedienen und so oft wie möglich alternative Geisteshaltungen zu kultivieren. Wenn wir also Stolz in unserer Haltung bemerken, entziehen wir uns innerlich seinem Einfluss und kultivieren eine offene, einfühlsame Einstellung, in der wir uns und andere mit offenem Herzen als gleich erleben können – »ganz Mensch« –, so authentisch und natürlich wie möglich. Das üben wir unentwegt, bis die stolzen Muster kaum noch anspringen. Um Stolz in der Tiefe aufzulösen, braucht es zudem ein wiederholtes Erleben der Nicht-Existenz eines konkreten

Selbst. Dies nährt jedes Mal die Motivation, aus der Täuschung des Stolzes auszusteigen. Leider löst eine bloße Achtsamkeitsmeditation den Stolz nicht auf – sie bewirkt nur einen oberflächlichen Gleichmut. Der tiefe Gleichmut derer, die wirklich frei von Stolz geworden sind, findet sich offenbar nur durch durchdringende Erkenntnis der wahren Natur des »Nicht-Selbst« – also der Tatsache, dass es da gar niemanden gibt, auf den irgendjemand stolz sein könnte.

Bis vor Kurzem haben viele Meditationslehrer die Achtsamkeit nach dem Touch-and-go-Prinzip gelehrt: Berühren und Weitergehen, also der Erfahrung gewahr werden, sie ziehen lassen und sich dem nächsten Erleben öffnen. Heute wird deutlich, dass wir insbesondere bei negativ besetztem Erleben ein paar Zwischenschritte brauchen: Auf das Gewahrwerden folgt ein Annehmen, also nicht etwa gleich ein Loslassen. Speziell bei schwierigen Erfahrungen braucht es ein liebevoll-akzeptierendes Annehmen: Es darf so sein, wie es ist. Darauf sollte ein annehmendes Verweilen in diesem sich wandelnden unbequemen Erleben folgen, damit es wirklich zu einem vollen Gewahrwerden kommt. In diesem vollen Gewahrsein beginnt sich das Erleben zu wandeln, und dann wird es ganz von selbst zu einem neuen Erleben kommen, und das alte Erleben ist nicht mehr. Wir brauchen es nicht extra loszulassen. Es reicht, es nicht festzuhalten und sich dem Neuen zu öffnen. Also: wahrnehmen – annehmen – verweilen ohne festhalten und wegstoßen – mit Gewahrsein durchdringen – ziehen lassen. Das »Loslassen« ist eine wesentliche Instruktion bei angenehmen Erfahrungen; bei unangenehmen ist das »Annehmen« wichtiger. So vermeiden wir das Verdrängen in der Meditation. Dieser Zwischenschritt des Verweilens, ohne festzuhalten und wegzustoßen, entspricht in der Psychotherapie dem »Haltenkönnen« einer Emotion, Aushalten und Bewusstwerden statt Weglaufen oder Ausagieren.

Bereits in dieser frühen Lehrrede geht es um ein Gewahrsein, das körperliche und geistige Erfahrungen mit dem Erforschen der befreienden Wahrheiten verbindet, zum Beispiel mit dem steten Wandel allen Erlebens oder der Abwesenheit eines Selbst in diesem Erleben. Das heißt, wir brauchen ein bewegliches, dynamisches Gewahrsein. Es geht beim Entwickeln von Achtsamkeit oder Gewahrsein nicht darum, *nur* zu gehen, wenn ich gehe. Das haben wir als Kind gelernt. Inzwischen können wir gleichzeitig gehen, spüren, sprechen, sehen, hören. Die Unterweisung »nur zu gehen« bedeutet, ohne unnötigen Ballast zu gehen, ohne ein »Ich«, ohne unnötiges Denken. Es ist gut, einzelne Dinge mal ganz für sich zu tun, um ganz dabei zu sein, weil wir sonst nie lernen, einfach mal nur bewusst zu gehen. Um es zu lernen, müssen wir es gelegentlich zur Hauptsache machen. Eigentlich ist die Vielschichtigkeit menschlichen Erlebens der Gegenstand der Gewahrseinsübung. Manchmal zoomen wir einen Bereich näher heran und konzentrieren uns ganz auf ihn, dann kommt ein anderer Bereich oder ein mehr panoramisches Gewahrsein, bis wir ganz fließend werden und unser Geist ganz geschmeidig in der Lage ist, aller sechs Sinne zugleich gewahr zu sein. Genau das lehrt der Buddha im Anapanasati-Sutra: ein gewahres Sein mit offenen sechs Sinnen im Bewusstsein der tieferen Merkmale des Seins – und stets in Verbundenheit von Körper und Geist, in der Integration des gesamten Lebens. Achtsamkeit mit Beschränkung auf Einzelnes zu verbinden würde offenes, fließendes Handeln schwermachen, weil es dafür die Integration aller Funktionen braucht. Wo immer wir sind, in allen Lebenslagen, ob wir krumm und schief sitzen oder auf dem Bauch oder auf dem Rücken liegen oder gerade Kopfstand machen – überall praktizieren wir Gewahrsein – da sein – volles Erleben.

Begriffliches und nicht-begriffliches Denken

Beim Üben von Gewahrsein ist es von zentraler Bedeutung, sich mit dem Denken anzufreunden und es nicht mehr als Feind zu betrachten, sondern ebenfalls mit Gewahrsein zu durchdringen. Die buddhistische Lehre unterscheidet in begriffliches und nicht-begriffliches Denken – das ist sehr wesentlich. Viele meinen, Denken sei immer begrifflich, doch weit gefehlt, es ist eigentlich nur die Spitze des Eisberges. Wir alle können uns einen See vorstellen, mit allen Details, ohne diese Details zu benennen. Das ist nicht-begriffliches Denken. Wir können uns auch hier vor Ort umschauen, einmal von ganz links nach ganz rechts, und dabei eine Fülle von visuellen Eindrücken aufnehmen, die wir als Gesamteindruck zumindest für kurze Zeit speichern können. Auch das ist Denken – und dabei haben wir kaum etwas begrifflich benannt –, es sind visuelle Eindrücke (Geistesbewegungen), die eine nicht-begriffliche visuelle Erinnerung hinterlassen. Diese kann sogar mit Emotionen verbunden sein. All das ist Denken, aber halt nicht in Begriffen, sondern in Bildern. Viele Menschen meinen, dass sie nur denken, wenn sie begrifflich denken. Doch der Großteil des Denkens besteht aus nicht-begrifflichem Denken und Verstehen. Das so Erfahrene (Gesehene, Gefühlte, Erkannte) »übersetzen« wir dann in Begriffe. Begriffe dienen der Kommunikation und stabilisieren zudem unser Erleben – und sie verlangsamen auf meist hilfreiche Weise die Denk- und Fühlprozesse.

Nichtbegriffliches Denken umfasst Imaginieren, bildhaftes Denken, Erinnern von visuellen Eindrücken, Klängen, Gerüchen, Körperempfindungen, Geschmäckern usw., abstraktes Empfinden. Es ist sehr beweglich, dynamisch, schnell, nicht dinglich, subjektiv und immer einzigartig.

Begriffliches Denken ist sprachlich, begrifflich. Es benennt das nicht-begrifflich Erlebte oder Gedachte. Das Denken mittels allgemein verständlicher Begriffe ist meist abstrakter als das nicht-begriffliche Denken, obwohl es eng mit dem persönlichen Erleben verbunden sein kann. Es hat eine verlangsamende, strukturierende und klärende Funktion und ist notwendige Voraussetzung für sprachliche Kommunikation. Emotionales Denken ist zunächst nicht-begrifflich, ebenso wie das assoziative Denken.

Mittels dieser größtenteils nicht-begrifflichen Geistesbewegungen *gestalten* wir unsere Welt: empfinden, befürchten, hoffen, bewerten, fühlen, glauben, planen, meinen, sich einlassen, sich verschließen, wiederholen, abwehren, fixieren, festhalten, abwehren, beeinflussen, verändern wollen, beabsichtigen, probieren, entscheiden, testen, prüfen, imaginieren … Das alles kann bewusst werden. Stellen Sie sich vor, in all diesen Bereichen wären Achtsamkeit und Gewahrsein! Wir könnten unsere Welt bewusster erleben, verstehen und gestalten.

Das ist, was in der buddhistischen Geistesschulung mit »geistigen Gestaltungen« gemeint ist (Punkt zwei im vierfachen Kultivieren von Gewahrsein): das begriffliche und das nicht-begriffliche Denken zusammengenommen – all diese geistigen Prozesse, die unser Erleben der Welt gestalten.

Gewahrsein im therapeutischen Geschehen

Jemand erzählt von seinen Ängsten. Ich werde aufmerksam und frage nach: »Beschreiben Sie mir das mal genauer, wie fühlt sich das eigentlich an?« Dabei verbinde ich mich mit dem Bereich in mir, der wirklich mitempfinden und verstehen möchte. Ich zeige mein tiefes Interesse und Mitschwingen. Ich möchte es in mir selbst nachempfinden können, was beim anderen vor sich geht. Dann kann ich ihn in seinem Prozess begleiten. Die andere Person spürt mein empathisches Interesse, fasst Mut und öffnet sich weiter. Achtsam formuliere ich immer wieder ein bisschen, was ich empfinde und zu verstehen meine. Mein Gegenüber vergleicht dies mit dem eigenen Erleben, nickt vielleicht: »Ja, genau«, oder beschreibt es mir noch genauer. So gehen wir Schritt für Schritt – im achtsamen Fühlen verbunden. Es kommt zu einem Fließen, das durch liebevolles Gewahrsein genährt wird … Dabei bleibe ich der gesunden Seiten meines Gegenübers gewahr – eine Form der Achtsamkeit, die das Heile im anderen stimuliert. Er bemerkt, dass ich es aushalten kann, wenn er von seiner Angst erzählt, und wird ruhiger, obwohl innerlich vielleicht noch massive Spannungen zu spüren sind.

Eigentlich wird Gewahrsein zu einer neuen Seinsform. Einmal daran gewöhnt, können wir es nicht einfach abstellen. Letztlich werden alle Aspekte unseres Seins davon durchdrungen, sogar die Träume und der Tiefschlaf. Sind wir bereit, umfassend gewahr und liebevoll zu sein? Diese aufrichtige Bereitschaft wird dazu führen, dass das liebevolle Gewahrsein auch in die hintersten Nischen unseres Seins vordringt. Und dann werden wir es so verkörpern, dass es im positiven Sinn ansteckend wirkt. Achtsamkeit, Gewahrsein, Präsenz sind überall und ständig gefragt – auch wenn der Therapeut oder Dharma-Lehrer müde nach Hause kommt … Es gibt keine Pause – entscheidend ist deshalb, dass es ein entspanntes Gewahrsein ist. Diese entspannt-gewahre Seinsqualität wird bei psychotherapeutischen Methoden wie dem freien Assoziieren oder bei Gewahrseinsübungen wie dem Öffnen der sechs Sinne gezielt eingesetzt und geschult.

Bei starken emotionalen Belastungen ist es besonders hilfreich, die Achtsamkeit im Körper zu verankern. Wir können zum Beispiel den Atemfluss an der Bauchdecke beobachten und zusätzlich die Atemzüge zählen. Das bringt uns zum einen in Verbindung mit der grundlegenden Seinsqualität achtsamer Präsenz und ist zum anderen eine effektive Methode zum Reduzieren von Anspannung, die sehr schnell wirkt.

Eine Frau konnte aus Panik nicht ins Auto steigen. Der Fahrer, ein Fortbildungsteilnehmer, riet ihr: »Atme langsam und schau mich dabei an.« Sie atmeten einige Minuten zusammen und hielten immer wieder Blickkontakt. Bald schon konnte sie ins Auto steigen. Manchmal kann Achtsamkeit so schnell den Stress reduzieren. Es brauchte allerdings eine Kombination von Blickkontakt mit emotionalem Verbundensein, was Sicherheit gibt, plus die Verankerung in den Körperempfindungen (in diesem Fall der Atem), damit die Frau aus dem panischen Erleben und Denken herausfand. Das Erleben wird durch die Achtsamkeit entschleunigt. Ich atme, stehe, schaue, empfinde bewusst. Dadurch entsteht mehr Raum, die Angst ist nicht mehr alles, sie wird erlebbar innerhalb eines Raumes anderer Wahrnehmungen.

Hinter unseren Emotionen wirken Strategien, das bloße Sein zu verhindern. Achtsamkeit und Gewahrsein setzen genau da an. Sie sind aufdeckend und unbequem. Wir nehmen mehr wahr, fühlen mehr, das Unbewusste, Verdrängte steigt auf… und… wir entdecken die grundlegende Freude des Seins, die sich zeigt, wenn das bloße Sein, das einfache Sosein, entspannt erlebt wird. Doch genau dieses einfache Sosein wird zunächst oft als verunsichernd erlebt und mag Angst auslösen. Es geht um die Freude, gewahr zu sein, zu erleben, zu sein, ohne jemanden, ohne einen Wesenskern, einfach als Prozess. Um sich in aller Tiefe entspannen zu können, ist ein Gefühl von Schutz, Geborgenheit und Sicherheit notwendig. Erst wenn solch ein Raum gegeben ist, wagen wir uns in die unbekannten Gefilde vor. Von daher ist eine vordringliche Aufgabe von Therapeuten und Meditationslehrern, genau solch einen geschützten Raum zur Verfügung zu stellen.

Bei allem Üben geht es ums gewahre Sein, um das Erkennen der bereits beschriebenen Vier Wahrheiten der Edlen: Wo ist Anspannung, Leid, Stress? Woher kommt der enge Geisteszustand? Gibt es eine Lösung? Und wie komme ich dahin? Das ist die grundlegende Funktion von *sati:* die Fähigkeit, die Wurzeln meines Leidens zu erkennen und die Schritte hin zur Auflösung zu gehen. Achtsamkeit ist der Startpunkt. Sie hat aber nichts inhärent Befreiendes. Auch Einbrecher, Lügner und Sportler müssen sehr achtsam sein, aber mit Erwachen hat das nichts zu tun. Achtsamkeit muss gelenkt werden auf die essentiellen Fragen unseres Lebens – wie kann ich wirklich frei und glücklich sein?

Mahāmudrā, natürliches Sein

Das Erwachen, von dem die buddhistischen Meister sprechen, ist im Grunde ein ganz einfacher, gelöster Geisteszustand, so unspektakulär, dass man ihn in der Mahāmudrā-Tradition auch den »gewöhnlichen Geist« nennt – also eigentlich das zutiefst normale Bewusstsein, wenn es völlig frei von unnötiger Anspannung ist. Als Beispiel dafür dient der Moment des Einschlafens, wenn wir alle Sorgen, alle Identifikationen loslassen. So gelöst zu sein, bei voller Wachheit und aktiven Sinnen, nennt man Erwachen oder »gewöhnlichen Geist«. Wir tragen das alle in uns und erahnen, wie leicht es sein könnte. Es geht dabei auch um ein tiefes Sich-Anvertrauen, Sich-Vergessen, ähnlich wie beim Einschlafen.

Viele Mahāmudrā-Meister arbeiten, basierend auf der Yogacara-Schule (Indien, viertes bis achtes Jahrhundert), mit einer Beschreibung der Wirklichkeit in drei Aspekten[32]:

- Der vorgestellte Aspekt der Wirklichkeit
- Der bedingte Aspekt der Wirklichkeit
- Der letztendliche Aspekt der Wirklichkeit

Der vorgestellte Aspekt sind unsere Gedanken, Vorstellungen und inneren Abbilder des Erlebens. Zum Beispiel sind Vorstellungen von Glück und Leid oder Vorstellungen von uns selbst und anderen etwas anderes als die unmittelbare Erfahrung.

Der bedingte Aspekt sind die Erfahrungen der sechs Sinne, die tatsächlich wahrgenommen werden, die jetzige Erfahrung ohne Interpretationen, sich wandelndes Erleben unter dem Einfluss von sich wandelnden Bedingungen.

Der letztendliche oder »vollkommene« Aspekt ist, dass Erleben keine Substanz, keinen Wesenskern hat und nicht aus sich heraus existiert. Die sogenannte Wirklichkeit ist letztendlich nicht-

---

32 Siehe Karmapa Rangjung Dorje, »Luminous Heart«, Karl Brunnhölzl, S. 35–53.

fassbare Dynamik, frei von Subjekt und Objekt, kreativ-vitales, raumgleiches Gewahrsein.

Die drei Aspekte sind untrennbar: Vorstellungen entstehen bedingt und sind letztlich ohne Substanz. Bedingtes wird in Vorstellungen weiterverarbeitet und ist stets unfassbar und substanzlos. Das Gewahrsein der letztendlichen Natur des Seins ist in seinem Wesen dynamisch, und so entsteht ständig, in Abhängigkeit von Bedingungen, neues Erleben, das wiederum sinngebend weiterverarbeitet wird. Die drei Aspekte der Wirklichkeit lassen sich so wenig voneinander trennen wie das Licht, die Wärme und die Dynamik eines Feuers. Ein Problem gibt es dann, wenn wir nur in der vorgestellten Wirklichkeit leben, die viel von einer Fiktion hat. Wir könnten sie auch fiktive Wirklichkeit nennen.

Durch das Entwickeln von intuitiver Einsicht entdecken wir, dass die erfahrene Wirklichkeit letztlich illusorisch ist: Sie entsteht abhängig von Bedingungen und hat keine Beständigkeit. Deswegen wird sie »traumgleich« genannt – wie die so real erscheinenden Bilder eines Traumes, die in Abhängigkeit von inneren Prozessen entstehen, aber keine Substanz haben. Ständiger Wandel gestaltet sich in Abhängigkeit von Ursachen und Bedingungen – und all dies findet im Geist statt: bedingtes Erleben ohne Substanz.

Psychologisch können wir es vielleicht so sagen: Der Heilungsprozess beinhaltet zu erfahren, dass Vorstellungen, Emotionen und dergleichen keinerlei Substanz haben, auch wenn sie vielerlei energetische, hormonelle und neuronale Prozesse auslösen. Mit der sich ändernden Vorstellung ändert sich immer auch gleich wieder das energetische Geschehen im Gesamtorganismus. Nichts hat Substanz, auch nicht die Erfahrungen in unserem vermeintlich materiellen Körper – auch er ist Prozess.

Die wechselnden Erfahrungen unseres Lebens entstehen in Prozessen, auf die wir in gewissem Maße Einfluss nehmen können – und zwar umso freier und geschickter, je mehr wir ihrer substanzlosen, bedingten Natur gewahr sind. Gefangen in unseren Mustern, fühlen wir uns diesen Prozessen ausgeliefert – aber im vollen Besitz unserer inneren Beweglichkeit können wir mitgestalten und oft entscheidenden Einfluss nehmen. Um dies zu ermöglichen, helfen wir Menschen im therapeutischen Prozess, aus der vorgestellten Wirklichkeit, wo Probleme so wirklich und substantiell erscheinen, in das unmittelbare Erleben zu finden und dieses in seiner prozesshaften Natur zu erkennen.

Vorstellungen sind von einer erstaunlichen Zähigkeit, weil sie immer wieder auf gleiche Weise reproduziert werden als mein immer gleiches, sich wiederholendes Problem, doch im Erleben der problematischen Thematik zeigt sich eine erstaunliche innere Dynamik – es ist doch alles im Fluss. Dadurch eröffnen sich neue Gestaltungsmöglichkeiten, und wir können das Leben beeinflussen, den Fluss ein wenig lenken, im Bewusstsein seiner prozesshaften, bedingten Natur. Mitten in der unmittelbaren Erfahrung von was auch immer ins nonduale Erleben genau dieses Prozesses einzutreten ist dann die eigentliche »Schau« des Letztendlichen.

Wenn sich Achtsamkeit und Gewahrsein in diesem Sinn entfalten, zeigt sich Mahāmudrā – das natürliche Sein der Erwachten. Die Vorstellung von jemandem, der hier sitzt und liest oder spricht und der sich bewegt, hat sich aufgelöst. Das ist persönlich erfahrene Weite und Gelöstheit, ohne Vorstellung von einer Person. Es ist freies Sein, in dem spontan das getan wird, was hilfreich ist. Weite und Präzision zugleich. Jede Handbewegung, jede Geste ist Ausdruck dieses natürlichen Seins. Es gibt keine ablenkenden Gedanken mehr, kein inneres Geplapper, wo Geist und Körper an unterschiedlichen Orten sind. Es ist integriertes Sein ohne Ich-Identifikation. Wahres Gewahrsein. Ein Sein im Wahren, ein schönes Wortspiel – Bewusstheit im Erkennen aller Aspekte der Wirklichkeit.[33] Das ist die Richtung, in die auch unsere psychotherapeutische Unterstützung zielen kann. Denn in diesem natürlichen Sein ist wahres Glück, jenseits von Bedingungen.

---

33 Weitere Erklärungen finden sich in »Mahamudra & Vipassana« von Borghardt, Flückiger und von Allmen.

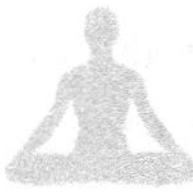

Das Mahāmudrā-Gebet des Dritten Karmapa (Übung E.4)

Für die Fortbildung in Essentieller Psychotherapie nutzen wir das »Mahāmudrā-Wunschgebet des Wahren Sinnes« vom Dritten Karmapa[34] als Leitfaden für eine Einführung ins Mahāmudrā – das heißt in die Praxis des natürlichen Seins im Erkennen der nichtfassbaren Natur aller Erfahrungen. Es kann ins tägliche Üben eingebaut werden, auch wenn wir uns dabei vielleicht nur einen einzigen Vierzeiler vornehmen. Dieses berühmte Lehrgebet gibt einen Überblick über den Weg des Mahāmudrā in fünfundzwanzig Vierzeilern. Es würde den Rahmen dieses Buches sprengen, die eigentlich notwendigen ausführlichen Erklärungen hier abzudrucken.[35] Das kurze, tiefgründige Gebet sei deshalb hier nur mit Fußnoten als Inspiration zur Verfügung gestellt – es kann als Unterstützung dienen, in dieses wache, offene, erkennende Sein zu finden:[36]

Namo Guru (Verehrung den Lehrern)
Ihr Lamas und Meditationsgottheiten der Mandalas,
Buddhas und Bodhisattvas in allen Richtungen und Zeiten,
bitte denkt liebevoll an mich und gewährt Euren Segen,
dass sich meine Pfade des Strebens genauso verwirklichen, wie sie gemeint sind.

---

34 Eigene, überarbeitete Übersetzung aus dem Tibetischen; Vorversion erhältlich im Norbu Verlag (2014).

35 Eine sehr empfehlenswerte ausführliche, praxisorientierte Einführung ist »Mahāmudrā – Der Ozean des wahren Sinnes«, ein Standardwerk vom 9. Karmapa.

36 Karmapa Rangdjung Dordje (1284–1339) verfasste dieses Gebet auf seiner Reise durch China, als er am Ufer des chinesischen Ozeans weilte. Ein *Pfad des Strebens* ist zugleich Gebet, Unterweisung und Praxis. *Wahrer Sinn* deutet an, dass die Unterweisung auf der Ebene der letztendlichen oder definitiven Bedeutung gegeben wird.

Mögen die Ströme des Heilsamen, die von den schneeweißen Bergen
der reinen Absichten von mir und all den zahllosen Lebewesen entspringen,
ungetrübt vom dreifachen Wirkkreis
in den Ozean der vier Buddhakörper münden.[37]
Solange dies nicht verwirklicht ist, wie lange es auch dauern mag,
mögen wir Geburt um Geburt in allen Leben
nicht die Worte »schädliches Handeln« und »Leiden« kennen,
sondern uns der Pracht eines Ozeans heilsamer Handlungen und des Glücks erfreuen.
Mögen wir die höchsten Freiheiten und Errungenschaften[38] erlangen
und mit Vertrauen, Energie und Weisheit vortrefflichen spirituellen Lehrern folgen,
den Nektar ihrer Unterweisungen erhalten, sie richtig anwenden
und ohne irgendwelche Hindernisse in allen Leben den wahren Dharma praktizieren.
Das Hören der Texte und logisches Denken befreien uns vom Schleier des Nicht-Wissens,

---

37 *Reine Absicht* ist die Bodhicitta-Geisteshaltung, die so makellos ist wie frischer Schnee. Der *dreifache Wirkkreis* ist das simultane Fürwirklichhalten (1) von einem Ich als Zentrum, (2) von als getrennt erfahrenen Objekten und (3) von konkret existierenden Handlungen zwischen den beiden. Die *vier Buddhakörper* sind der Wahrheits-, Freuden-, Ausstrahlungs- und Essenzkörper als vier Aspekte erwachten Seins. Der Wahrheitskörper ist die nonduale Dimension des Geistes, der Freudenkörper ist seine innewohnende Dynamik, der Ausstrahlungskörper ist der spontane Ausdruck dieser Dynamik in wahrnehmbarer Form, und der Essenzkörper ist die untrennbare Einheit dieser drei.

38 Die *Freiheiten und Errungenschaften* sind Voraussetzung für Dharma-Praxis; das Erlangen eines menschlichen Körpers mit aufnahmefähigem Geist zu einer Zeit und an einem Ort, wo Kontakt mit einer authentischen Überlieferungslinie möglich ist.

das Kontemplieren der Kernunterweisungen vertreibt die Dunkelheit der Zweifel,
und die in der Meditation entstehende Klarheit erhellt die Wirklichkeit, so wie sie ist –
möge das Leuchten dieser dreifachen Weisheit zunehmen.[39]
Durch das Wesen der Basis, die beiden Wahrheiten,
frei von den Extremen des Glaubens an Beständigkeit oder Nicht-Existenz,
und den höchsten Weg, die beiden Ansammlungen,
frei von den Extremen des Zuschreibens und Leugnens,
erlangen wir die Frucht, die beiden Nutzen,
frei von den Extremen des Werdens und des Friedens –
mögen wir diesem Dharma ohne Fehl und Irrtum begegnen.[40]
Die Basis der Reinigung ist der Geist, klar und leer zugleich,

---

39 *Hören* bedeutet intellektuelle Beschäftigung mit dem Dharma: Texte studieren und Lehrern zuhören. Beim *Kontemplieren* setzen wir das Verstandene zu unserer persönlichen Erfahrung in Beziehung. Beim *Meditieren* üben wir das Kontemplierte jenseits von Reflexion, um ins nicht-begriffliche Sein hineinzufinden. Die aus diesen drei entstehende Weisheit erhellt dann wie eine Fackel unseren Weg.

40 Die *beiden Wahrheiten* – das Erkennen von Ursache und Wirkung als relative Wahrheit und der nicht-fassbaren Natur des Seins als letztendliche Wahrheit – sind die Gegenmittel für den Glauben an Nicht-Existenz beziehungsweise Existenz. Die *beiden Ansammlungen* von positiver Kraft und zeitlosem Gewahrsein werden mit einer Haltung erworben, die frei von Erwartungen, Übertreiben und falschen Zuschreibungen sowie frei von Geringschätzung, Skepsis und Leugnen ist. *Zuschreiben* bedeutet, für wahr zu halten, was nicht wirklich existiert, zum Beispiel ein Ich. *Leugnen* bedeutet, für unwahr zu halten, was tatsächlich Auswirkungen hat, zum Beispiel Handlungen. Das Aufbauen positiver Kraft wirkt dem Irrtum entgegen, das Gesetz von Ursache und Wirkung zu leugnen, also heilsames Handeln geringzuschätzen. Das Ausweiten zeitlosen Gewahrseins wirkt dem Haften an Subjekt und Objekt entgegen. Die *beiden Nutzen* – für uns selbst und für andere – werden im Erlangen der Buddhaschaft als Einheit verwirklicht. Der Nutzen für uns selbst ist die Befreiung aus leidvoller *Existenz,* und der Nutzen für andere ist spontane Aktivität zum Wohl aller, was den Verzicht auf das Verweilen im entrückten *Frieden* beinhaltet.

das Reinigende ist der große Vajra-Yoga des Mahāmudrā,
und das zu Reinigende sind die zeitweiligen Makel der Verwirrung –
möge sich die Frucht der Reinigung, der makellose Dharmakaya, offenbaren.[41]
Zuschreibungen bezüglich der Basis beseitigt zu haben ist Gewissheit der Sicht;
diese unabgelenkt zu wahren ist der Schlüsselpunkt der Meditation,
und Geschick in allen Aspekten der Meditation zu entwickeln ist höchstes Handeln –
mögen wir Gewissheit in Sicht, Meditation und Handeln besitzen.[42]
Alle Phänomene sind Manifestationen des Geistes,
und was den Geist angeht, so ist da kein Geist – Geist ist leer von einer Selbstnatur.
Leer, erscheint er zugleich ungehindert in jedweder Form.
Dies gründlich untersuchend, mögen wir die zugrunde liegende Wurzel durchtrennen.[43]
Spontane Erscheinungen ohne jegliche Existenz werden verwirrt für Objekte gehalten,
und spontane[44] Bewusstheit hält sich aufgrund von mangelndem Gewahrsein für ein Ich.

---

41 *Zeitweilige Makel* sind die emotionalen und kognitiven Schleier, die – so zäh sie auch sein mögen – nur vorübergehend die Sicht trüben. Sie können sich jederzeit auflösen.

42 *Zuschreibungen* sind hier falsche Annahmen und Zweifel hinsichtlich der Natur unseres Geistes.

43 Erleben ist *leer von einer Selbstnatur*, d.h. es hat keinen unveränderlichen, getrennten Wesenskern, sondern ist Prozess. Durchtrennt werden die *Basis* aller Verwirrung und die *Wurzel* allen Leides: die dualistische Fixierung in Subjekt und Objekt.

44 *Spontane Erscheinungen* sind die ohne weiteres Zutun auftauchenden Erfahrungen. *Spontane Bewusstheit* ist aus sich selbst heraus gewahr.

Dieses dualistische Haften lässt uns in der Sphäre samsārischer Existenzen kreisen.
Mögen wir die Täuschungen des Nicht-Gewahrseins an der Wurzel selbst durchtrennen.
Geist ist nicht existent, denn selbst die Siegreichen sehen ihn nicht.
Er ist auch nicht nicht-existent, denn er ist die Basis von ganz Saṃsāra-Nirvāṇa.
Er ist weder beides zugleich noch keines von beiden, sondern der Mittlere Weg der Einheit.
Mögen wir, frei von Extremen, die wahre Natur des Geistes erkennen.[45]
Man kann sie durch nichts zeigen und sagen: »Das ist sie«,
und man kann sie durch nichts widerlegen und sagen: »Das ist sie nicht.«
Die wahre Natur ist nicht bedingt und jenseits von begrifflichem Erfassen.
Mögen wir Gewissheit in Bezug auf das wahre Letztendliche erlangen.
Ist dies nicht verwirklicht, kreisen wir im Ozean von Saṃsāra.
Ist es verwirklicht, ist Buddha nicht woanders.
Alles ist das – nichts ist nicht das.
Mögen wir die wahre Natur erkennen, die versteckte Dimension der Basis von allem.[46]
Erscheinen ist Geist, und Leersein ist auch Geist,
Erkenntnis ist Geist, aber auch Verwirrtsein ist Geist,
Entstehen ist Geist, und Vergehen ist Geist –

---

45 *Wahre Natur* (Sanskrit: Dharmatā) meint das Sosein von etwas, so wie es wirklich ist.

46 *Basis von allem* ist das grundlegende Ālaya-Bewusstsein als Basis aller Geisteszustände. Dieses Grundgewahrsein ist dual, solange es von Ich-Bezogenheit geprägt ist. Wenn diese wegfällt, zeigt es sich als nonduales, zeitloses Gewahrsein. Es ist somit die Basis von Saṃsāra wie Nirvāṇa.

mögen alle Zuschreibungen im Geist durchtrennt werden.[47]
Unverdorben durch die Anstrengungen absichtsvollen Meditierens
und nicht vom Wirbel gewöhnlicher Beschäftigungen aufgewühlt,
mögen wir es lernen, ungekünstelt in natürlicher Gelöstheit zu ruhen
und geschickt die Praxis des Geistes zu wahren, so wie er wirklich ist.[48]
Die Wellen der groben und feinen Gedanken kommen in sich selbst zur Ruhe,
und der Strom des unaufgewühlten Geistes sammelt sich natürlicherweise.
Frei vom trübenden Schlamm der Dumpfheit und Trägheit
möge der Ozean Geistiger Ruhe unbewegt und stabil verweilen.[49]
Immer wieder in den nicht zu sehenden Geist schauend,
kommt es zu dem Intuitiven Sehen, dass – so wie es ist – nichts zu sehen ist,
und durchtrennt alle Zweifel darüber, was ist oder nicht ist.
Frei von Verwirrung, möge unsere ureigene Natur sich selbst erkennen.[50]

---

47 Beim *Durchtrennen* von Zuschreibungen, Trugschlüssen und Zweifeln gibt es niemanden, der etwas durchtrennt. Sie lösen sich von selbst auf im Erleben der Natur des Geistes.

48 *Gewöhnliche Beschäftigungen* sind Aktivitäten, die vom Eigentlichen, Wesentlichen ablenken. *Natürliche Gelöstheit* ist völliges Loslassen, wie ein Strohbündel, das auseinanderfällt, wenn die Schnur durchtrennt wird.

49 Das Sich-Sammeln des Geistes ist die Frucht der Praxis von *Geistiger Ruhe* (Sanskrit: Śāmatha), deren hauptsächliche Hindernisse sind (1) Benebelung: ein unklarer, verworrener Geist wie ein heller, chaotischer Raum; (2) Dumpfheit: ein dunkler, stumpfer Geist wie ein Raum ohne Licht und (3) Wildheit: ein aufgewühlter, erregter Geist wie ein See mit vielen Wellen.

50 Der Vers beschreibt die Praxis *Intuitiver Einsicht* (Sanskrit: Vipaśyanā). Intuitiv bedeutet hier vortrefflich, klar und unmittelbar. Klares »Sehen« durchtrennt alle Zweifel über das Wesen, das Sein oder Nicht-Sein der Wirklichkeit – also dessen, was eigentlich nicht sichtbar ist. Dadurch löst sich alles Fragen, Bejahen und Verneinen auf.

In die Objekte schauend, gibt es keine Objekte – sie werden als Geist erkannt.
In den Geist schauend, ist da kein Geist – er ist von Natur aus leer.
In beides schauend, befreit sich dualistisches Haften in sich selbst.
Mögen wir den Geist verwirklichen, wie er wirklich ist: Erhellende Klarheit.
Frei von geistigem Erschaffen ist dies das Große Siegel *(Maha-Mudra),*
frei von Extremen ist es der Große Mittlere Weg *(Maha-Madhyamaka),*
dies alles vereinend wird es auch Große Vollendung genannt *(Maha-Ati).*
Eines erkannt, ist der Sinn von allen verwirklicht – mögen wir darin Gewissheit erlangen.
Frei von Verlangen ist Große Freude ununterbrochen,
frei von Haften an Merkmalen ist Erhellende Klarheit unverhüllt,
jenseits vom Intellekt ist Nicht-Denken spontan gegenwärtig –
frei von Anstrengung mögen diese Erfahrungen unaufhörlich sein.[51]
Das Festhalten an begehrten »guten« Erfahrungen befreit sich in sich selbst,
und Verwirrung über »schlechte« Gedanken klärt sich in der Weite ihrer eigenen Natur:
Gewöhnlicher Geist ist frei von Aufgeben und Kultivieren, Vermeiden und Erlangen –

---

51 Die drei Haupterfahrungen geistiger Ruhe sind *Freude, Klarheit und Nicht-Denken.* Sie manifestieren sich im Mahāmudrā als Freude frei von jeglichem Anhaften, die zur nondualen Großen Freude wird. Geistige Klarheit wird frei vom Haften an Merkmalen, frei von Fixieren, Benennen und Bewerten zur Erhellenden Klarheit der wahren Natur des Geistes. Nicht-Denken wird durch Freisein von allem Ergreifen oder Blockieren von Geistesbewegungen zum spontanen, zentrumslosen Sein, frei von begrifflichem Fixieren – Mahāmudrā.

mögen wir die Freiheit von Vorstellungen verwirklichen, die wahre Natur der Dinge.
Die Natur der Lebewesen war immer schon Buddha,
doch weil sie dies nicht erkennen, irren sie endlos in Saṃsāra.
Möge für die Lebewesen in ihrem endlosen Leid
unerträgliches Mitgefühl in diesem Seinsstrom entstehen!
Da unerträgliches Mitgefühl voller Kraft und ohne Schranken ist,
zeigt sich in Momenten solcher Liebe unverhüllt die Bedeutung der leeren Natur.
Mögen wir diesen unfehlbaren, höchsten Weg der Einheit
Tag und Nacht üben, ohne ihn je zu verlassen.[52]
Mögen kraft unserer Meditation die Augen und höheren Wahrnehmungen entstehen,
und mögen wir die Lebewesen zur Reife führen, Buddhagefilde kultivieren
und die Pfade des Strebens zum Verwirklichen aller Buddhadharmas vollenden.
Mögen wir durch das Zu-Ende-Bringen von Reifen, Kultivieren und Vollenden alle zur Buddhaschaft erwachen.[53]
Durch das Mitgefühl der Buddhas und ihrer Erben in den zehn Richtungen

---

52 Wenn die dualistischen Muster durch überwältigendes Mitgefühl inaktiviert sind, kann sich die natürliche *Kraft* des mitfühlenden Geistes ungehindert manifestieren, und die *leere*, nicht-fassbare Natur aller Erscheinungen wird offensichtlich. Der *Weg der Einheit* ist das Leben in der untrennbaren Einheit von Mitgefühl und Weisheit, Erscheinung und Leerheit, relativer und letztendlicher Wahrheit, Saṃsāra und Nirvāṇa.

53 Die *Augen und höheren Wahrnehmungen* sind Fähigkeiten gesteigerter Wahrnehmung, wie die fünf Weisheitsaugen, mit denen frühere Leben gesehen werden können, und die sechs außergewöhnlichen Fähigkeiten, wie Gedanken von anderen wahrzunehmen. *Buddhadharmas* sind hier die Qualitäten und Aktivitäten der Erwachten. Wenn sie *vollendet* werden, sind Bodhisattvas in der Lage, Lebewesen durch Einführungen in die Natur des Geistes *zur Reife zu führen*, ihre Sicht durch essentielle Belehrungen zu *reinigen* und so den Geist eines jeden Lebewesens als reines Buddhagefilde zu *kultivieren*.

und durch die Kraft alles wirklich Heilsamen, das es gibt,
mögen die reinen Pfade des Strebens von mir und allen Lebewesen
genauso verwirklicht werden, wie sie gemeint sind.

F. Die Herzensantennen ausfahren: Mitfühlende Resonanz leben

Um zu erfühlen, worum es bei einer Begegnung wirklich geht, fahren wir unsere Herzensantennen aus. Dann nehmen wir fein wahr, was die eigentlichen Gefühle, Bedürfnisse und Anliegen unseres Gegenübers sind. Wenn wir sie mitschwingend ausdrücken, fühlt sich der andere verstanden, und die Begegnung entfaltet sich weiter. Durch diese mitfühlende Resonanz entsteht ein klares Gefühl in uns dafür, was diesen Menschen in der Tiefe bewegt. Das Hineinspüren bedarf der Erfahrung und Intuition.

Mir hilft es, mir innerlich dabei zu vergegenwärtigen, dass der andere dieselben Qualitäten wie ich selbst hat: das Potential, vollständig zu erwachen, die sogenannte Buddha-Natur, ganz viele Qualitäten, die reifen können. Diese Qualitäten im anderen können wir innerlich zu Beginn der Begegnung begrüßen: »Ich begrüße den Buddha in dir.« Man könnte auch sagen, ich begrüße deine tiefsten Qualitäten, deinen Seinsgrund, deinen göttlichen Funken. Das lässt sich damit verbinden, sich selbst und den anderen von Licht erfüllt wahrzunehmen oder voller Licht in Herz und Stirn. Dies sind kleine Hilfen, sich tiefer einlassen zu können und mit den Ressourcen verbunden zu bleiben. Dabei reagiert unser ganzer Organismus mit.

Der Herzatem: Geben und Annehmen (Tonglen)

Die Praxis des »Gebens und Annehmens« (Tib. *Tong-len*) ist inzwischen recht bekannt als eine wirksame Atemmeditation, die Herzensgüte und Mitgefühl stärkt. Sie baut auf dem Gewahrsein des Ein- und Ausatems auf und verbindet den Atem mit Bodhicitta, dem Geist des Erwachens. Diese Methode kann auch in der therapeutischen Situation genutzt werden, um in ein tiefes Mitschwingen zu kommen. Während uns jemand von belastenden Erfahrungen erzählt, öffnen wir uns ganz dafür, das Schwierige und Leidhafte in uns anzunehmen, ganz offen zu werden dafür. Wir lassen es mit dem Einatem in unser Herz hinein, wie in eine große Lichtsphäre, ohne am Schweren festzuhalten, und so löst es sich gleich wieder auf. Dies verbinden wir mit dem Wunsch, dass unser Gegenüber frei sein möge von allem Bedrückenden. Mit dem Ausatem lassen wir herzgefühlte Unterstützung zu ihm hinfließen. Dabei können wir einen Lichtstrom visualisieren, aber es geht auch ohne. Wir teilen alles Heilsame, alle Liebe, alle Qualitäten mit der anderen Person und stellen uns vor, dass sie zu ihren Buddha-Qualitäten erwacht.

Das ist der Prozess von Tonglen: Annehmen mit dem Einatem, Unterstützung geben mit dem Ausatem. Liebevoll geben wir Unterstützung, und mitfühlend nehmen wir alles Schwierige an; unterstützendes Geben und mitfühlendes Annehmen – mit einem warmen Herzen. Um Tonglen zu praktizieren, braucht die Person nicht einmal anwesend zu sein; wir können uns ihre Präsenz auch einfach vorstellen. Solange sie uns gegenwärtig ist, lassen wir den Herzatem weiter fließen, bis sich das Gefühl einstellt, dass die Unterstützung angekommen ist. In unserem eigenen Bewusstsein ist kein Widerstand gegenüber leidvollem Erleben mehr zu spüren und auch kein Festhalten mehr an Wohlgefühl, an eigenen Qualitäten, an unserer Lebenskraft, kurz: an all dem, was wir normalerweise für uns behalten wollen. Alles, was wir normalerweise schützen würden, geben wir von Herzen her, und alles, was wir normalerweise abwehren würden – dafür öffnen wir uns. Das ist dann möglich, wenn wir nichts vergegenständlichen, nichts festhalten. Das Kommende löst sich im offenen Geist auf, und derselbe offene Geist lässt alles strömen, hält nichts zurück.

Tonglen war und ist die Herzenspraxis vieler Menschen. Sie

hat sich speziell im tibetischen Buddhismus im Rahmen des Sieben-Punkte-Geistestrainings (Lodjong) verbreitet, ähnelt aber in vielem den Praktiken der Güte (Metta) und der Vier Unermesslichen Qualitäten (Brahmaviharas) im südlichen Buddhismus. Einatmen ist Mitgefühl, und Ausatmen ist Liebe.

Der Herzatem (Tonglen) mit sich selbst (Übung F.1)

Wichtig ist, besonders in unserer heutigen Zeit, wo es so viele von uns schwer haben, sich selbst anzunehmen, den Tonglen-Prozess mit sich selbst zu beginnen. Wir beginnen damit, dass wir das erwachte Gewahrsein einladen, zum Beispiel in Form eines Buddhas vor uns oder über uns. Wir können dieses erwachte Gewahrsein auch Höheres oder wahres Selbst nennen. Dann nehmen wir uns Zeit, die inspirierende, vertrauenerweckende, heilsame Präsenz des erwachten Gewahrseins zu spüren. Wenn das spürbar geworden ist, bitten wir diese heilsame Präsenz, sich in unserem Herzen als Lichtgestalt niederzulassen oder mit unserem Herzen zu verschmelzen. Dann atmen wir mit der lichtvollen Präsenz in unserem Herzen, so als würde der Atem durch das Licht im Herzen hindurchfließen und unseren gesamten Organismus damit nähren. Wir nehmen den liebevollen Buddha-Atem mit jeder Zelle unseres Seins auf und verankern die Erfahrung ganz tief in unserem »Zell«-Gedächtnis – sodass wir auch später in das Gefühl tiefen Angenommen-Seins zurückfinden können.

Wenn wir gut verankert sind in der liebevollen Annahme von uns selbst, in warmer Selbstfürsorge, dann beginnen wir mit dem zweiten Teil des Prozesses: der Arbeit mit Belastungen. Dabei achten wir darauf, dass wir gut in der Ressource, das heißt dem liebevoll-annehmenden Gewahrsein verankert bleiben. Belastende emotionale Themen tauchen entweder von selbst auf, oder wir rufen sie gezielt ins Bewusstsein. Es reicht, sie ganz kurz »anzutippen«, sie nur kurz aufleuchten zu lassen im Bewusstsein und dann damit direkt wieder ins erwachte Gewahrsein zu wechseln, so als würde der Buddha in unserem Herzen diese Belastung liebevoll-mitfühlend annehmen. Dabei wechseln wir die Perspektive und erleben die belastende Emotion (inklusive der sie auslösenden Situation) aus den »Augen« oder, besser gesagt, mit dem Herzen eines oder einer Erwachten. Das schützt vor erneuter Identifikation (und möglicher Retraumatisierung). Wir pendeln also aus dem erwachten Gewahrsein mit dem Herzatem in das Gewahrsein von Schwierigkeiten, Herausforderungen und Problemen. Und bevor wir uns erneut darin verwickeln, sind wir schon wieder zurück im entspannten Gewahrsein. Bei diesem Pendeln zwischen Ressource (Buddha-Gewahrsein, 80–90 Prozent) und Herausforderung (10–20 Prozent) atmen wir die ganze Zeit weiter im Herzatem, fühlen uns ein, schwingen mit beim Einatem und lassen die Unterstützung fließen mit dem Ausatem. Wenn sich das Problemthema abgerundet anfühlt und wir zu tiefer Selbstannahme gefunden haben, dann ruhen wir noch längere Zeit darin, erleben die integrierende Wirkung wiederum mit jeder Zelle und lassen die Erfahrung ausklingen ohne irgendwelche weiteren Vorstellungen. Falls wir einen Buddha oder eine andere erwachte Präsenz visualisiert haben, so löst sich diese in unser Herz auf.

Hier noch einmal die sieben Schritte im Überblick:

1. Das erwachte Gewahrsein einladen
2. Die inspirierende Präsenz des erwachten Gewahrseins spüren
3. Die erwachte Präsenz ins Herz verschmelzen lassen
4. Mit der lichtvollen Präsenz im Herzen atmen
5. Das heilsame, liebevoll-annehmende Gewahrsein verankern
6. Pendeln zwischen Ressource und Herausforderung durch Annehmen und Einfühlen beim Einatmen und Unterstützen, Fließenlassen beim Ausatmen
7. Ruhen, Weiten, Ausklang

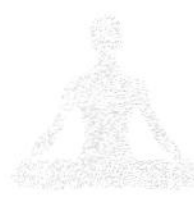

Der Herzatem (Tonglen) mit einer anderen Person (Übung F.2)

Dieselbe Form der Praxis lässt sich dann auf andere Personen ausweiten. Dabei stellen wir uns vor, die Person wäre im Raum vor uns anwesend – in gleicher Sitzhaltung wie wir selbst. Wir atmen mit der erwachten Präsenz im Herzen und erspüren, was den anderen bewegt. Das kann in völliger Stille geschehen oder innerlich kommunizierend, so als würden wir einen Dialog führen. Konkret können wir in diesem Austausch die Bedürfnisse der anderen Person erfragen oder auch Schwieriges ansprechen. Dabei sind unsere Aufgaben, selbst im Herzatem verankert zu bleiben, in tiefer Akzeptanz, im Fließen und einfühlend mitzuschwingen. Wir achten weiterhin darauf, uns selbst gutzutun, und unterstützen die andere Person nach Kräften.

Ich erlaube mir beim Tonglen, mich so weit einzufühlen, dass ich innerlich zu einem Erleben des anderen komme, das äußerst nahe an dessen eigenen Gefühlen ist. Es kann sogar die Gewissheit entstehen: Wenn ich das jetzt ausdrücke, ist es bestimmt genau das, was ihm entspricht. Damit diese »Herzensantenne« einigermaßen verlässlich funktioniert, müssen sich meine eigenen Probleme so weit aufgelöst haben, dass keine Notwendigkeit mehr besteht, mich in der Situation um mich selbst zu kümmern.

Sich ganz auf diese Praxis einzulassen würde bedeuten, mich voll und ganz auf den anderen einzulassen, ihm all meine Ressourcen zur Verfügung zu stellen und bereit zu sein, einmal alles zu empfinden, was der andere empfindet. Ich erlebe diese Praxis als sehr bereichernd, denn das Menschsein eröffnet sich durch sie in einem Maße, wie ich es früher nicht gekannt habe. Ich werde selbst Mensch, weil ich das Menschsein eines jeden, dem ich begegne, mitempfinde. Das *kann* auch schmerzhaft sein, aber das gehört mit dazu – im erwachten Gewahrsein verankert zu sein hilft.

Es gibt therapeutische Schulen, die empfehlen würden, einen

gewissen Selbstschutz aufrechtzuerhalten: Spüre den anderen, hilf ihm, aber lass seine Probleme nicht in dich hinein, so als hättest du einen kleinen Schutzwall. Da ist das buddhistische Geistestraining ein wenig anders: Wir lernen zunächst, mit dem Nicht-Selbst vertraut zu werden, dem sogenannten »letztendlichen Geist des Erwachens«. Aus dem Erspüren dieser Dimension, wo es nichts zu schützen gibt, ist es möglich, diesen Selbstschutz loszulassen. Aber diese Weisheitskraft muss erst einmal wach und aktiv werden in uns. Dann ist es möglich, die zunehmende Empfindsamkeit mit zunehmender Weisheit auszugeichen, sodass uns schmerzhafte Gefühle nicht überfluten, sondern in ihrer wahren Natur als traumgleiches Erleben erkannt werden.

Wir öffnen uns und nehmen das Leid anderer zutiefst an. Wir empfinden neben den Qualitäten des anderen auch all das, was die andere Person belastet. Wir lassen zu, dass dieses Leid ganz in unser Bewusstsein kommt. Dort wird es aber nicht vergegenständlicht, sondern löst sich auf wie Schneeflocken auf einem heißen Stein oder wie Dunkelheit, die sich im Licht der Buddha-Qualitäten auflöst, im Licht des offenen Herzens. Unser Herz öffnet sich ganz weit, ohne dass von einem Wesenskern ausgegangen wird, der geschützt werden müsste. Aber das braucht viel Übung. Bis wir die Erfahrung machen, dass sich alles Schwere tatsächlich auf der Stelle auflöst, lassen wir die Schwere einfach dort, wo sie ist. Wir nehmen sie wahr und atmen einfühlsam weiter, ohne die Vorstellung, das Leid einzuatmen. Es reicht, wenn wir im Herzen berührt sind und die Herzensantennen weit ausfahren.

In psychologischen Begrifflichkeiten spielen in diesen Prozessen auch Phänomene der Übertragung (und Gegenübertragung) eine Rolle – insbesondere dann, wenn wir selbst noch nicht in die emotionale Klärung gefunden haben. Ein Beispiel: Jemand betritt den Raum, und ich spüre plötzlich Ärger, den ich vorher nicht wahrgenommen habe. Wenn, gute Selbstkenntnis vorausgesetzt, kein Grund für diesen Ärger in mir zu finden ist, dann kann es ein Übertragungsphänomen sein. Ich schwinge mit dem Erleben des anderen mit – etwas ist in Resonanz bei mir. Ich empfinde etwas, das eigentlich mit dem Fühlen und Empfinden des anderen zu tun hat. Mit dieser Interpretation kann man in der therapeutischen Situation arbeiten und fragen: »Ist es möglich, dass da Ärger ist?« Und dann hören wir fein hin, was im anderen wirklich vor sich geht, ohne auf dem eigenen Erleben zu beharren …

Wir müssen uns vergewissern, ob unser Erleben tatsächlich etwas mit der Wirklichkeit des anderen zu tun hat. Wir dürfen nicht die Einbildung kultivieren: Nur weil ich es so erlebe, ist das beim anderen tatsächlich so. Das Verifizieren unserer Interpretationen ist absolut notwendig, verbunden mit einer guten Kenntnis unserer selbst. Und für diese Selbstkenntnis ist das tägliche Üben von Gewahrsein so wichtig, bis wir uns so gut kennen, dass wir merken, wenn etwas auftritt, das nicht zu unserem gewöhnlichen Erleben gehört. Da tut sich etwas Ungewöhnliches in mir aufgrund der Begegnung mit dem anderen. Ich komme wie eine Glocke in Schwingung durch den »Klang« der anderen Glocke, die den Raum betritt. Wohlgemerkt: Wir spüren nicht den anderen, sondern die Resonanz der eigenen Glocke. Wenn ein Resonanzkörper erklingt, kommen andere Resonanzkörper zum Schwingen. Was in mir anklingt, hat mit mir selbst zu tun, wird aber ausgelöst durch den anderen. Ich weiß nicht, was beim anderen los ist, sondern stelle aufgrund der Schwingung, die in mir entsteht, eine Hypothese auf, was der andere möglicherweise erlebt.

Mit diesem Phänomen arbeiten wir in dem Prozess von Übertragung und eventuell Gegenübertragung. Er spielt auch eine Rolle beim Tonglen, speziell mit Anwesenden.

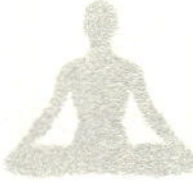

Der Herzatem (Tonglen) in der Paarbeziehung (Übung F.3)

Es liegt nahe, den Herzatem auch in der Paartherapie einzusetzen. Das hat sich bereits bewährt, auch wenn es nicht die direkte Kommunikation ersetzt, sondern diese nur vorbereitet. Zunächst unterstützen wir den Klienten, sich zu sammeln. Wenn er gut in sich ruht, bitten wir ihn – so wie oben beschrieben –, die erwachte Präsenz in sein Herz einzuladen. Darauf folgt eine Phase des Herzatems mit sich selbst, um zu tiefer Selbstannahme zu kommen. In einem weiteren Schritt stellt sich der Klient den Partner/die Partnerin vor, und zwar vor sich, in gleicher Sitzhaltung. Als Erstes geht es darum, ein Gefühl stillen Verbundenseins zuzulassen und zu erleben. Dann beginnt der Klient einfühlsam zu fragen, wie es der Partnerin geht, und lauscht innerlich auf die Antwort. Er/sie lässt sich im Herzen davon berühren, atmet mit allen Herzensqualitäten weiter, stabilisiert sich in der Ressource (dem erwachten Gewahrsein) und lässt dann eine Antwort entstehen. Sie kann auch bereits die Form von liebevoller Unterstützung annehmen (zum Beispiel Licht vom Herzen). Dann wird hingespürt, wie die Antwort aufgenommen wird. Die Antwort wird so lange angepasst, bis sie in der Vorstellung als wirklich unterstützend aufgenommen wird. Dieser Prozess des Fragens und Antwortens wird mehrfach wiederholt, in allen Variationen und Vertiefungen, die hilfreich erscheinen, bis sich der Prozess abrundet. Die Klientin stellt sich vor, wie ihr Partner tief im Herzen berührt und innerlich wie mit Licht gefüllt ist. Danach lösen sich alle Vorstellungen auf, und nach einem kleinen Verweilen wird die Übung vollends abgeschlossen. Hier nochmals die wichtigen Schritte im Überblick:

1. Klient unterstützen, sich zu sammeln
2. Erwachte Präsenz ins Herz einladen
3. Unterstützen im Herzatem mit sich selbst
4. Partner(in) vor sich vorstellen

5. Stille, verbundene Präsenz zulassen
6. Einfühlsames Fragen, wie es dem Partner geht, Antwort innerlich hören
7. Sich berühren lassen, evtl. Herzatem mit sich selbst, um sich zu stabilisieren
8. Herzgefühlte Antwort oder Unterstützung fließen lassen
9. Vorstellen, wie die Unterstützung aufgenommen wird … Mehrfach wiederholen …
10. Abrunden
11. Auflösen

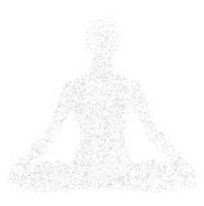

Bodhicitta bedeutet, im »Wir«-Modus zu leben (Übung F.4)

Eigentlich geht es bei der Praxis des Herzatems (Tonglen) um das Vertiefen unseres Bezogenseins zu anderen und das Auflösen der unnötigen Trennung zwischen uns selbst und anderen. Bis wir uns so verbunden fühlen, dass andere für uns genauso wichtig sind wie wir selbst. Bodhicitta – der Geist des Erwachens – ist ein Leben und Handeln aus dem »Wir« heraus. Dabei lösen sich der Egoismus wie auch der Altruismus (sein Gegenmittel) auf in ein spontanes Erfassen der Gesamtsituation, deren Teil wir sind – mit der spontanen mitfühlend-weisen Bereitschaft, alles zu tun, was der Gesamtsituation dient.

Ob wir allein sind, zu zweit, in einer Gruppe oder uns um den Planeten als Ganzes kümmern: Immer geht der Blick über den Tellerrand hinaus und bezieht auch die Nicht-Anwesenden mit ein. Das ist eine tagtägliche Übung. Diese weite Geisteshaltung beruht auf dem tiefen Erleben, wie eng wir alle miteinander verflochten sind. Wir atmen dieselbe Luft, trinken dasselbe Wasser, essen von derselben Erde, haben denselben Wunsch nach Glück usw. … Verbundenes Sein in wechselseitiger Abhängigkeit. »Wir« sind nicht voneinander zu trennen – worum es geht, sind heilsame Wechselbeziehungen. Das im Herzatem praktizierte liebevolle, weise Verstehen mit Annehmen und Unterstützen nährt das Wir. Ich und Du – bezogen auf das größere Wir. Jeder hat seine Wünsche und Ängste, die potentiell unendliche Konflikte mit sich bringen können. Das Denken im Wir-Modus bringt Lösung, Fließen. »Wir« ist die Gesamtsituation, das heißt alle Beteiligten und alle von unseren Handlungen Betroffenen. Zu lernen, das Du und Wir mit einzubeziehen, führt zu einem radikalen Perspektivenwechsel: zunächst herausfinden aus dem Ego-ismus – dann heraus aus dem Alter-ismus (Altruismus), der immer noch auf dem Erleben von »anderem« und Getrenntsein beruht und oft ein wenig künstlich ist, hinein ins panoramische Gewahrsein, das alles und alle wahrnimmt und einbezieht – »so weit wie der Himmel reicht«.

Buddha-Natur: Jeder kann erwachen!

Jeder kann erwachen, da die Qualitäten des Erwachens dem Geist selbst innewohnen. Wenn unser Bewusstsein frei ist von beengenden Vorstellungen und emotionalen Schleiern, zeigen sich diese innewohnenden Qualitäten in ihrer ganzen Fülle. Erwachen ist keine persönliche Leistung. Es zeigt sich von selbst, wenn der Geist völlig offen und entspannt ist, und vollzieht sich bei den meisten Menschen allmählich als ein Prozess zunehmender Klärung, in dem die beengenden emotionalen und kognitiven Muster nach und nach aufgelöst werden.

Menschen (Eltern, Freunde, Dharma-Lehrer, Psychotherapeuten), die den Prozess kennen, wirken als Katalysatoren auf diesem Weg. Sie inspirieren uns, den Schatz im eigenen Geist freizulegen. Durch unsere innere Arbeit erlangen wir eine gewisse Freiheit, die Kraft gibt, mit anderen zu arbeiten. Wir haben etwas ent-deckt, das unser Leben von Grund auf verwandelt. Unser Weg hat immer noch sein Auf und Ab, aber ein klares Erleben der möglichen inneren Freiheit hat sich eingestellt, und diese Erfahrung stellen wir anderen zur Verfügung.

Der Buddha hielt jeden für fähig, dasselbe Erwachen zu erlangen wie er selbst. So wie Christus es jedem nahelegte, ebenfalls zu Söhnen und Töchtern Gottes zu werden, um dann zur Rechten und Linken Gottes zu sitzen. Eigentlich geht es darum, dass wir alle in die Nachfolge der Erwachten eintreten. In ihren Fußstapfen enthüllt sich unser natürliches Sein – und in genau diesen Weg fügen sich wahrhaft heilsame, therapeutische Interventionen ein.

Wir helfen einander, tiefes Vertrauen zu entwickeln in die eigenen Möglichkeiten, voll und ganz zu heilen und zu erwachen. Wir entwickeln eine »reine Sicht« von uns selbst und anderen als potentielle Buddhas. Eine radikal andere Sicht, die das Gute, das Edle, die Buddha-Qualitäten im anderen sieht, verbunden mit Achtung und Respekt vor uns selbst und anderen. Sie verleiht uns eine innere Würde durch das Wissen, dass der Geist ursprünglich gut ist, in der Tiefe unbeeinflusst von allen Schwierigkeiten, die wir durchlebt haben. Wir wissen: Freiheit ist möglich, die ersten Keime des Erwachens sind bereits zu sehen.

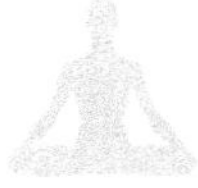

Sieh das edle Wesen in jedem Menschen (Übung F.5)

Jack Kornfield nennt als erstes Prinzip auf dem Weg des Erwachens:

> »Sieh das edle innere Wesen und die Schönheit in jedem Menschen.«[54]

Wir können die von Kornfield angebotene Übung weiterentwickeln und bewusst die innere Haltung wählen, die wir anderen gegenüber einnehmen möchten. Es ist eine Übung in neuer Sichtweise: Suche dir eine Person für die heutige Übung aus und

---

54 Jack Kornfield, »Das weise Herz«, S. 23 u. 36.

setze sie in deiner Vorstellung vor dich. Beginne zunächst mit dem Herzatem, wie er bereits beschrieben wurde (Tonglen mit dir selbst). Dehne diese Haltung dann auf den anderen aus.

> Siehe den anderen (1) als unschuldiges, spielerisches Kind oder aber (2) als Sterbender, verletzlich, offen, ohne etwas zu verstecken, oder (3) als ein Mensch wie du, der sich Glück, Würde und Liebe wünscht und Leid vermeiden möchte. Siehe seine Qualitäten, seine Schönheit, zeige Respekt und spüre seine Güte.

Führe diese Übung mit verschiedenen Menschen aus, um sie tiefer mit dem Herzen zu erleben. Der Ausgangspunkt der buddhistischen Lehre ist Verstehen sowie Respekt vor uns selbst und vor jedem einzelnen Lebewesen mit einer tiefen Achtung vor unserer Wesensverwandtschaft – in unseren Wünschen und Ängsten – mit Ehrerbietung vor ihren innewohnenden Buddha-Qualitäten. Diesen Respekt zu entwickeln stärkt die innere Güte in uns selbst und in allen, denen wir begegnen.

Alle kommen in den Genuss unseres grundlegenden Wohlwollens, wenn wir in ihnen ihre Buddha-Natur sehen. Genauso sehen wir auch das verletzte Kind, das nach Glück sucht, Leid vermeiden möchte und oft ungeschickte Strategien verfolgt, seine Bedürfnisse erfüllt zu bekommen. Aber wir schauen zugleich auch tiefer und sehen denjenigen, der in seinem Potential ein erwachtes Wesen ist – und dieses erwachte Potential bekommt bedingungslose Unterstützung. Die emotionalen Oberflächenbewegungen sind nicht unseres Vertrauens würdig, sie sind so unzuverlässig, wie Emotionen halt sind, aber das Innerste des Menschen ist durch und durch vertrauenswürdig. Wir nehmen die emotionalen Wellen wahr und nehmen sie an, ohne uns in Bewertungen und Reaktionen zu verfangen. Aber unsere Unterstützung geht vor allem ins Freilegen des inneren heilen, erwachten Potentials.

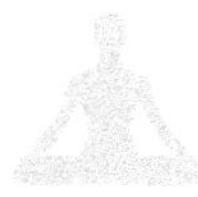

Tiefe, weite Sammlung in mitfühlender Güte (Übung F.6)

Die folgende Übung besteht aus mehreren Elementen: »Sich nach unten sammeln«, »Sich nach oben sammeln«, »Sich in der Mitte sammeln« und der »Herzatem«.

Sitze entspannt, möglichst aufrecht …

Wenn du bereit bist, stelle dir vor, dass es jetzt mit jedem Ausatem wie mit einem Fahrstuhl ein Stück tiefer in die Entspannung geht. So als würdest du einen Knopf drücken und dich Richtung Erde hinabgleiten lassen. Mit jedem Ausatmen geht es weiter in gut geerdete, gelöste Weite.

Nutze das Ausatmen als Symbol, immer tiefer loszulassen, ein »Stockwerk« nach dem anderen …

Mit dem Einatmen öffne dich für das, was ist, wie es ist, und mit dem Ausatmen lasse tief in genau diese Erfahrung hinein los. Betone dabei die Erfahrung des Bodenkontaktes, das Erdelement, Stabilität, Vertrauen und zugleich tiefe Entspannung.

Tief lassen wir von allem los, was uns beschäftigt …

Dabei weitet sich der Bauchraum. Bauch und Becken werden weit, und der Unterkörper wird ganz geschmeidig, schmiegt sich dem Boden an, der Sitzfläche …

Der Rücken bleibt gerade …

Wenn du willst, kannst du dich innerlich wie mit dem Erdmittelpunkt verbinden …

Genieße es noch für einige Atemzüge …

Wenn du dann innerlich bereit bist, drücke symbolisch auf den Knopf im Fahrstuhl, der dich wieder nach oben bringt: Mit jedem Einatmen geht es eine Etage höher …

Bleibe dabei in dieser tiefen Entspannung …

Stelle dir vor, dass du oben bis aufs Dach kommst, wo es ganz weit und hell wird. Lichtdurchflutetes, weites offenes Sein …

Der Geist bleibt so ruhig und gesammelt wie vorher, als wir ihn unten gesammelt haben, und jetzt sammeln wir ihn oben in der Weite des Raumes ... ganz weit, hell und klar ...

Der Unterkörper ist immer noch in der stabilen, geschmeidigen Weite von vorher, und nun weiten sich der Oberkörper und der Kopfbereich, so als würde der Raum spürbar ...

Nachdem du das für eine Weile genossen hast, lasse den inneren Fahrstuhl etwa auf Herzenshöhe gehen, dort, wo du die Mitte deines Seins erlebst, zur Integration beider Aspekte des Seins – Stabilität und Weite ...

Der Atem fließt nun aus dem Herzen ...

Mit dem Einatmen öffne ich mich in tiefem Annehmen und Kommenlassen, und mit dem Ausatmen öffne ich mich in völlig freiem Fließenlassen ...

Kommen lassen und fließen lassen ...

Einatmend öffne ich mich für das Verbundensein mit allem und spüre mein Verbundensein mit allen um mich herum und spüre ihre Präsenz ...

Ausatmend lasse ich mein einfaches Da-Sein zu allen anderen hinfließen – ein Geschenk des Soseins, innerlich verbunden ...

Dies kann ich in der Vorstellung durch alle Wände hindurch und über alle Grenzen hinaus ausweiten, bis es alle Lebewesen erreicht ...

Mitfühlend einatmend – liebevoll unterstützend ausatmend ...

Einatmend ist es so, als würde der Strom des Atems von allen Richtungen gleichzeitig in uns eintreten, und ausatmend ist es so, als würden wir nach allen Seiten gleichzeitig ausatmen ...

So als würde Licht ein- und ausströmen ...

Empfangendes Annehmen und gebendes Fließenlassen ...

Genieße das noch für eine Weile – nach Möglichkeit ohne jegliche Anstrengung ...

Nach einer Weile spüre wieder vermehrt deinen Körper, öffne die Augen, schaue dich um, bereit für den nächsten Kontakt ...

Spüre, wo du bist, nimm dir Zeit. Dann gehe vielleicht bewusst auf jemanden zu – im einfachen Sein.

Sich im Sein begegnen

Das folgende Zitat wird Meister Eckhart zugeschrieben:

> »Die wichtigste Stunde ist immer die Gegenwart,
> der bedeutendste Mensch ist immer der, der dir gerade gegenübersteht,
> und das notwendigste Werk ist immer die Liebe.«

Das ist, wie wir Bodhicitta, den Geist des Erwachens, konkret leben können: immer jetzt, immer mit demjenigen, dem wir gerade begegnen, und stets mit Liebe. Dann schrecken uns auch nicht die Perspektiven einer endlosen Aktivität zum Wohle aller – es geht immer nur ums Jetzt und ums einfache, liebevolle Sein. Ein Mensch kommt zu uns in die therapeutische Praxis, oder wir begegnen ihm irgendwo – im Sein. Wir sitzen im gleichen Boot, denn als Menschen machen wir ähnliche Grunderfahrungen und tragen dasselbe Potential des Erwachens in uns. Zugleich haben wir unsere spezifische, persönliche Form – wie Wetterbuchen. Unter anderem haben sich Strukturen gebildet, die manchmal ein gesundes Strömen, ein heilsames Sein verhindern. Wenn wir uns all dessen bewusst sind und schon ein wenig Erfahrung gesammelt haben, wie wir ins Fließen finden können, dann können wir den Seinsstrom anderer unterstützen, in gelösteres Sein zu finden.

Durch das Erkennen dessen, was gerade noch Gefängnis war, eröffnet sich die Schau des Soseins. Die Grundhaltung in der Begegnung ist die nicht wertende innere Bereitschaft, das Sein miteinander zu teilen. Ich entdecke dich in deinem Sein und teile mein Sein mit dir. Du entdeckst mich in meinem Sein und teilst dein Sein mit mir. Falls Menschen unsere Unterstützung suchen, aus ihren Blockaden herauszufinden, ist es wichtig, dass wir uns in einem heilsamen Strom befinden. Sonst enttäuschen wir die Erwartungen derer, die zu uns kommen. Ein Heiler wirkt wie ansteckend in seinem Fließen und stimuliert dieses gelöste Sein in uns, sodass sich die Erfahrung inneren Strömens wie von selbst einstellt. Das Menschsein des Therapeuten heilt – das, was er oder sie ausstrahlt. Das gelöste, liebevolle Sein. Es ist tief heilsam, jemandem zu begegnen, der unbekümmert fließt, voller Liebe ist, aufmerksam zuhört, bei uns ist, sich in der Tiefe mitteilt und verlässlich ist. Jemand, der zudem nicht hängen bleibt an dem, was ich ausdrücke …

Im einfachen Sein öffnet sich der Geist und löst sich aus dem, was uns bedrängt und was zu erledigen ist – die Berge, die manchmal auf uns warten. Einfaches, frei fließendes Sein verbindet mich und jeden, dem ich begegne, mit dem Gesunden, mit dem Heilen, mit dem Erwachen. Genau das können wir anderen geben; hieraus nährt sich unser Austausch.

Einstimmung auf die Therapiesitzung: Es gibt verschiedene Möglichkeiten, sich auf die Therapiesitzung einzustimmen. Da kommt zunächst das Kultivieren von Gewahrsein beim Ein- und Ausatmen infrage (Anapanasati Sutta). Die darin beschriebenen sechzehn Schritte führen uns, auch in gekürzter Form, in ein tief gelöstes Sein. Wir können auch den Herzatem praktizieren, was stärker Liebe und Mitgefühl betont. Eine weitere Möglichkeit ist, sich selbst und die andere Person als Buddha zu betrachten (zum Beispiel als Medizin-Buddha), was die reine Sicht und das Vertrauen in die Heilkräfte stärkt. Schließlich können wir auch die Mahāmudrā-Praxis als Einstimmung nutzen – vorbehaltloses, natürliches Sein im Erkennen der wahren Natur allen Erlebens.

Diese unterschiedlichen Ansätze sind gleich gute Tore in gelöstes, fließendes Sein. Wir nutzen sie entsprechend unserem Herzensanliegen und unserer momentanen Befindlichkeit. Wichtig erscheint vor allem, jeden Tag eine Art »geistiger Hygiene« zu betreiben und dadurch in die Erfahrung gelösten Seins zu finden. Wir können das als ein Versprechen betrachten, das wir unseren Mitmenschen (und Klienten) gegenüber eingehen: Ja, ich kümmere mich jeden Tag um meinen Geist, um mein inneres Gleichgewicht. Ich stimme mich ein und kümmere mich darum, im Fluss zu sein, so gut es halt geht, damit ich dir helfen kann, ins Fließen zu finden.

G. Das Ich und das Nicht-Ich

Wir machen uns ein Bild von uns selbst, das stabiler ist als das tatsächliche Erleben – das ja im Grunde nur Prozess ist. Bilder hingegen sind stabil. Selbstbild und Wirklichkeit klaffen deswegen eigentlich permanent auseinander. Der Buddha sagte, es ließe sich kein »Atman« finden. Atman wird heute als Selbst, Ich oder Seele übersetzt. Aber der Buddha meinte einen individuellen, persönlichen, unteilbaren Wesenskern, der nicht von Bedingungen abhängig ist – am ehesten also wohl das, was wir die unwandelbare individuelle Seele nennen würden. Er wies darauf hin, dass das Ich reiner Prozess ist und kein konstantes, unwandelbares Selbst, das in allem Erleben und auch nach dem Tod gleich bleibt.

Wir vergegenständlichen die prozesshafte Kontinuität des Erlebens durch Begriffe wie »Ich«, »Selbst« – was so zutreffend und zugleich unzutreffend ist, wie einem sich ständig wandelnden Strom Wasser von der Quelle bis zur Mündung den immer gleichen Namen »Rhein« zu geben. Der Name ist nicht das Problem, sondern nur der Glaube, der Strom wäre immer derselbe. Der Strom selbst ist in jedem Moment einzigartig, etwas vollkommen Besonderes – genau wie wir Menschen besonders sind, einzigartige Ströme des Erlebens. Einzigartig und zugleich durch und durch Prozess. In diesem Prozess gibt es Persönlichkeitsmerkmale, die uns von anderen Strömen unterscheiden, aber auch diese Merkmale sind dem Wandel unterworfen. Es geht um das Auflösen einer fixen Vorstellung vom Ich, um das Erkennen der prozesshaften Natur des Ichs und keineswegs um das Auflösen eines Ichs. Es geht um dieses Im-Fluss-Sein. Wie kann ich mir helfen, im Fluss zu sein, nicht identifiziert mit Vorstellungen über mich selbst, sondern im Erleben.

Fixe Vorstellungen von einem gleichbleibenden Ich haben einengende Auswirkungen auf unser Erleben und begrenzen die innere Beweglichkeit. Zu erkennen, wie sich das Erleben unaufhörlich wandelt und wir selbst ständiger Prozess sind, hilft, sich dem ständig Neuen flexibel anzupassen. Doch zugleich ist da die Kontinuität des Vertrauten und Gleichen. Wenn ich morgens erwache, knüpfe ich ans Erleben von gestern, vorgestern, letzten Monat und letztem Jahr an. Kontinuität im Wandel. Wir verknüpfen Ähnliches und schaffen dabei innere Strukturen, Bilder und Vorstellungen, die uns die Orientierung erleichtern. Wir lernen, innerhalb des Wandels verschiedene Bereiche des Erlebens sinngebend zu verknüpfen. Das alles ist sinnvoll – solange es offen bleibt für ein kontinuierliches Anpassen an den Strom des Lebens, der immer wieder Neues bringt. Wir dürfen die Begriffe, inneren Abbilder und Vorstellungen nicht mit dem Erleben verwechseln, nicht in Vorstellungen leben, sonst kommt es zum Konflikt zwischen Vorstellung und Wirklichkeit. Im Grunde genommen geht es einfach um kontinuierliche Realitätsüberprüfung – wie ist es eigentlich wirklich?

Ein Mensch ist keine geschlossene, unabhängige Einheit, sondern ein offenes System, in ständigem Austausch mit der Umgebung – nicht nur über den Körper, der Nahrung aufnimmt und ausscheidet, sondern auch über die Sinneswahrnehmungen sowie soziale Kontakte. Unser Fühlen und Denken wird ständig von vielfältigen Faktoren beeinflusst – ein systemisches Geschehen: Wahrnehmen, Empfinden, Unterscheiden, Gestalten, Bewusstsein in ständigem Austausch – »Intersein«, wie es Thich Nhat Hanh nennt. Der Buddha sprach von bedingtem Entstehen in wechselseitiger Abhängigkeit.

Die fünf *Skandhas:* Gibt es ein Ich?

Um deutlicher zu machen, wie sehr wir Prozess sind, untersuchte der Buddha die Pfeiler unserer Ich-Identifikation in seiner berühmt gewordenen Analyse der fünf *Skandhas* (Aggregate oder Daseinsfaktoren):

1. Sinnesformen wahrnehmen (Formen)
2. Gefühlstönungen empfinden (Empfindungen)
3. Unterscheidungen treffen (Unterscheidungen)
4. Erleben gestalten (Gestaltungen)
5. Bewusstseinszustände erleben (Bewusstseinszustände)

Der Buddha wurde gefragt, ob es ein *Atman*, eine unwandelbare Seele oder stabiles Selbst, gebe. Er zeigte daraufhin auf einen in Sichtweite liegenden Holzstoß und sagte, es verhalte sich ungefähr so wie mit dem Holzstoß: Das sogenannte Ich sei ein Zusammenwirken vieler Faktoren und Prozesse. Grob könne man fünf Aggregate (wörtlich: »Haufen«) unterscheiden: Formen, Empfindungen, Unterscheidungen, Gestaltungen und Bewusstseinszustände. Wenn man aber genauer hinschaut, erkennt man, dass auch diese wiederum zusammengesetzt, bedingt und ständiger Prozess sind.

1. Da gibt es die *Formen*, die von den Augen wahrgenommen werden, aber auch die Wahrnehmungen der Ohren, der Nase, der Zunge und des Gaumens und des Körpers – all diese Wahrnehmungen von Sinnesformen wechseln sich in ständigem Fluss miteinander ab, entstehen bedingt durch Kontakt zwischen Sinnesorganen, Sinnesobjekten und Sinnesbewusstsein, die ihrerseits wiederum Prozess sind. Die wechselnden Formwahrnehmungen sind keine ausreichende Grundlage für ein stabiles, unwandelbares Selbst.
2. An das Wahrnehmen schließt sich das *Empfinden* von angenehm, unangenehm und neutral (irrelevant) an, in vielerlei

Gefühlstönungen, die sich ihrerseits immer wieder wandeln und durch viele Faktoren bedingt sind (individuell, kulturell, situationsbedingt usw.). Dieselbe Erfahrung kann mal angenehm, mal unangenehm sein, mal irrelevant, mal wichtig, in unterschiedlicher Intensität. Die wechselnden Empfindungen sind keine ausreichende Grundlage für ein stabiles, unwandelbares Selbst.

3. *Unterscheiden*: Die Wahrnehmungen werden nicht nur hinsichtlich der Gefühlstönung eingestuft, sondern auch inhaltlich voneinander unterschieden. Formen, Strukturen und Erlebnisinhalte werden erfasst, verglichen und innerhalb unseres begrifflichen Bezugsrahmens benannt. Dieses Unterscheiden ist durch viele Faktoren beeinflusst und wandelt sich abhängig von Bedingungen und Situationen. Die wechselnden Unterscheidungen sind keine ausreichende Grundlage für ein stabiles, unwandelbares Selbst.
4. An das Wahrnehmen, Empfinden und Unterscheiden schließt sich das weitere *Gestalten* an, das Wirken in der äußeren Welt und das Gestalten des inneren Erlebens. Daran sind maßgeblich unsere Geisteskräfte, Emotionen und Motivationen beteiligt, das heißt Wollen und Nicht-Wollen, ich- und wirbezogene Einstellungen, mehr oder weniger heilsame Absichten, kurz: unterschiedliche Geistesfaktoren, die unsere Wahrnehmung der Welt gestalten und zu Handlungen mit Körper, Rede und Geist führen. All das unterliegt vielfältigen Einflüssen und wandelt sich ständig. Die wechselnden Gestaltungen sind keine ausreichende Grundlage für ein stabiles, unwandelbares Selbst.[55]
5. Das Produkt von Wahrnehmen, Empfinden, Unterscheiden und Gestalten sind die entsprechend vielfältigen *Bewusst-*

55 Es gibt Gestaltungen *mit* kognitiven Prozessen *(citta-sam-prayukta-samskara-skandha)*, also alle Geistesaktivitäten, sowie in tiefer Meditation stattfindende Gestaltungen *ohne* kognitive Prozesse.

seinszustände der sechs Sinne: Spüren (Körper), Sehen, Hören, Riechen, Schmecken und geistiges Erleben (Denken, Fühlen usw). Auch darin ist keine Stabilität zu finden. Es sind bedingte Prozesse, abhängig von vielerlei Faktoren. Die wechselnden Bewusstseinszustände sind keine ausreichende Grundlage für ein stabiles, unwandelbares Selbst.

So weit die Argumentation des Buddhas. Die ersten drei Aggregate – Wahrnehmen, Empfinden, Unterscheiden – geben uns Informationen über das Leben. Dabei wirkt bereits eine Vielzahl persönlicher Interpretationen mit beim Bewerten der Erfahrungen als angenehm-unangenehm-neutral und beim unterscheidenden Vergleichen mit früheren Erfahrungen. Selbst bei den Formwahrnehmungen der fünf äußeren Sinne spielen persönliche Unterschiede bereits eine Rolle: Je nachdem, wohin wir unsere Aufmerksamkeit lenken und wie unsere Sinnesorgane beschaffen sind, nehmen wir nur Teilaspekte des Lebens wahr und diese unter Umständen auch noch verzerrt.

Auf der Grundlage dieser Informationen gestaltet sich unser Leben. Wir denken, sprechen und handeln, interessieren uns, verweilen bei etwas, erforschen es, wollen etwas, ergreifen es, lassen es wieder los, wenden uns anderem zu und erleben eine Menge Gefühle, in fast unaufhörlicher Folge. Heilsame Gestaltungskräfte bewirken Erfahrungen von Freude und Glück, nicht-heilsame Gestaltungskräfte bewirken Anspannung und Leid. Manchmal nutzen wir die Fähigkeiten der Selbstreflexion und geben diesen gestaltenden Prozessen bewusst eine Richtung. All dies führt zum kontinuierlichen Erleben unterschiedlicher Geisteszustände – Bewusstsein genannt. Und in all dem ist kein Zentrum zu finden, es handelt sich um Prozesse ohne zentrale Kontroll- oder Leitinstanz. Das alles bin ich – und doch bin ich es nicht. Dieses Ich ist nicht stabil – es ist fließendes Erleben ohne Wesenskern. Aber in diesem Erleben, auch im erwachten Erleben, sind gestaltende Kräfte aktiv wie Motivation, Weisheit, Mitgefühl und dergleichen, die wir normalerweise dem Ich zuordnen würden.[56]

Ich-Stärke auf dem Weg des Erwachens

Wenn wir die Beschreibungen des Ichs in der westlichen Psychologie vergleichen mit der buddhistischen Geistesschulung, wird offenkundig, dass ein voll integriertes Ich eigentlich die Qualitäten eines Erwachten sind. Ich ermutige den Leser, die folgende Beschreibung der Fähigkeiten des Ichs innerlich in Beziehung zu setzen zu dem, wie ein Buddha beschrieben wird.

Die Begriffe »Ich-Stärke« und »Ich-Schwäche« wurden von Sigmund Freud eingeführt.[57] Das Ich wird hierbei als die Instanz verstanden, die bei Herausforderungen eine vernünftige, realitätsgerechte Entscheidung fällt und zwischen unterschiedlichen Anforderungen vermittelt. Diese Fähigkeit wird Ich-Stärke genannt. Die buddhistische Lehre würde diese Fähigkeit »unterscheidende Weisheit« (prajña) nennen. Wenn das »Ich« der psychoanalytischen Lehre unbewusst und ohne eigene Führung den Triebimpulsen des »Es« folgt oder sich von den Kräften des »Über-Ichs« dominieren lässt, dann handelt es sich um Ich-Schwäche – buddhistisch ausgedrückt »mangelndes Gewahrsein« (avidya), geprägt von Gewohnheitsmustern. Alfred Adler beschreibt das »Ich« als selbstständig und mit Willen oder Entschlusskraft handelnd. Der Wille findet sich in der buddhistischen Lehre unterteilt in die drei Funktionen »Streben« (chanda), »Entschlossenheit« (adhimukti) und »Vergegenwärtigen« (smṛti). Die beiden Funktionen des Ichs sind laut Freud die Auseinandersetzung mit der Umwelt

56 »Erläuterungen zu den 5 Skandhas: Wer bin ich?« Teile 1 und 2.

57 Für die folgenden Abschnitte danke ich den sorgfältig recherchierten Artikeln in der Wikipedia, die einen hervorragenden Überblick zum Thema geben.

und die Auseinandersetzung mit den intrapsychischen Instanzen des Über-Ichs und des Es. Das Ich hat die Möglichkeit, die Triebimpulse des Es zu steuern, abzuwehren oder zu befriedigen (auch in der Vorstellung) und die kontrollierenden Einflüsse des Über-Ichs zu prüfen.

Die psychoanalytische Ich-Psychologie[58] betont die kreativen Abwehrleistungen des werdenden Ichs (Ich als Prozess) gegen bedrohliche Eindrücke – heute würden wir sagen: das Wachsen im kreativen Umgang mit Herausforderungen. Die Leistung des Ichs ist, »eine Harmonie zwischen Es, Über-Ich und den Mächten der Außenwelt herzustellen« – etwas, das in der Neurose misslingt. Heinz Hartmann beschreibt mit dem Begriff »Selbst« die Fähigkeit, sich selbst zu erleben und zu reflektieren. Auch betonte er, dass sich die gesunden Ich-Funktionen durch angeborene (!) Potentiale des Ichs am besten in einer konfliktfreien Umgebung entwickeln können. Dies führte zu einer Theorie der Entwicklung des Ichs, die frei von Konflikten allein durch die alltäglichen Herausforderungen und durch gelungene, befriedigende Beziehungen zur Umwelt vonstattengeht. Diese Formulierungen lassen an die buddhistischen Beschreibungen denken, wie unser innewohnendes Potential von Schleiern und Blockaden befreit werden muss, um dann im Fließen mit den Situationen seine ganze Kraft zu entfalten.

Die Annahme, dass angeborene Ich-Funktionen existieren, die schon im Säuglingsalter vorhanden sind, schuf die Voraussetzung für die Beobachtungen an Kleinkindern von René A. Spitz und Margaret Mahler. Dadurch trat die Autonomieentwicklung des Patienten in den Vordergrund der psychoanalytischen Behandlung. Wir sehen bereits nach diesem kurzen Exkurs wichtige Parallelen zur buddhistischen Lehre: Das Ich wird aufgrund von Funktionen definiert, als ein dynamisches, interaktives Geschehen im Ausgleich

---

58 Beginnend mit Anna Freud, »Das Ich und die Abwehrmechanismen« (1936).

einwirkender Kräfte und Bedingungen. Das Ziel dieses natürlichen Prozesses sind »Harmonie« und »Autonomie« – buddhistische Lehrer würden sagen: innerer Frieden und Freiheit.

Hartmann betrachtet das Ich als System von Funktionen – eine konstruierte Instanz, die dazu dient, das Funktionieren der Psyche zu erklären. Er schreibt diesem System keinen Wesenskern zu. Die wichtigste Aufgabe des Systems ist, sich selbst zu organisieren, und seine Funktionen werden im Laufe der Entwicklung differenzierter. Die Ich-Funktionen wurden von Heinz Hartmann, Leopold Bellak und Barnett Meyers beschrieben. Sie seien hier zusammengefasst:

Zu den Funktionen des Ichs gehören wahrnehmen, klar denken, das Gedachte kommunizieren können, sich konzentrieren, erinnern und beurteilen können, was beinhaltet, Konsequenzen voraussehen, logisch schlussfolgern und Ursache-Wirkung-Zusammenhänge erkennen zu können. Dann der Realitätsbezug: die Realität überprüfen können, das heißt, zwischen inneren und äußeren Sinneseindrücken und Bildern unterscheiden und die Realitätswahrnehmung aufrechterhalten können, wozu gehört, konstant das Erleben von äußeren Ereignissen und Körperempfindungen in Übereinstimmung bringen zu können und Kohärenz zu erleben sowie unterscheiden zu können zwischen subjektiven und objektiven Aspekten des Erlebens. Weiterhin geht es darum, die eigenen Bedürfnisse abzustimmen mit sozialen Normen, Werten und Gebräuchen und ein feines Gespür zu entwickeln für Anzeichen, dass emotionale Impulse zu stark werden und negative Auswirkungen haben könnten. Damit verbunden sind die Fähigkeiten, Impulse, Stimmungen und Affekte zu regulieren und Frustration der eigenen Bedürfnisse tolerieren zu können, statt Impulse automatisch auszuagieren. Auch die Fähigkeit, intensiv und konstant auf andere Menschen bezogen zu sein (Objektkonstanz) und sie sowohl in ihren guten wie auch in ihren negativen Eigenschaften wahrnehmen zu können (Ambivalenzfähigkeit), ist eine wichtige Funktion des Ichs. Weiterhin beschreibt die Psychoanalyse die Fähigkeit, sich dem Imaginieren und Träumen überlassen und dann wieder einen normalen Realitätsbezug herstellen zu können. Weitere Ich-Funktionen sind, regulieren zu können, wie man auf innere und äußere Reize reagiert, um ein Überflutetwerden zu vermeiden (die sogenannte Stimulusschranke), und die eigenen Fähigkeiten und Bewältigungskompetenzen korrekt einschätzen zu können. Zusätzlich dienen emotionale Schutzfunktionen dem Regulieren schwer zu ertragender Affekte. Diese Funktionen finden sich bei allen Menschen. Viele von ihnen laufen fast automatisch ab, während andere gezielt eingesetzt werden, wie die Fähigkeit, als widersprüchlich erlebte Erfahrungen befriedigend zu integrieren.

Alle (oder fast alle) Störungen der Entwicklung des Ichs sind in der psychoanalytischen Theorie auf Störungen in der frühen Kindheit vor dem Erreichen der Objektkonstanz mit etwa anderthalb Jahren zurückzuführen. Dies sollte Dharma-Praktizierende aufhorchen lassen, denn die buddhistische Literatur spricht dies kaum an. Es drängt sich sogar die Vermutung auf, dass einiges, was als »karmische Muster« beschrieben wird, auf Erfahrungen der frühen Kindheit zurückgeht, die als Ursachen, Auslöser oder Verstärker gewirkt haben. Die moderne Forschung hat herausgefunden, dass ein Säugling schon sehr früh die Fähigkeit besitzt, sich mit seiner Umwelt auszutauschen. Er nimmt seine Umwelt sehr klar wahr, auch wenn noch die Begriffe dafür fehlen, und ist schon früh in der Lage, zwischen seinen Handlungen und denen anderer zu unterscheiden. Er nimmt aktiv Kontakt zu Bezugspersonen auf und kann diesen regulieren – alles Hinweise für die These, dass viele Ich-Funktionen angeboren sind.

Jane Loevinger[59] versteht das Ich als die Gesamtheit der in-

59 Loevinger, J. (1966): »The meaning and measurement of ego development«. American Psychologist, 21, 195–206, und Loevinger, J. (1976): »Ego development. Conceptions and theories«. San Francisco: Jossey-Bass

tegrativen Prozesse, deren Hauptaufgabe darin besteht, den intra- und interpersonellen Erfahrungen Bedeutung zu verleihen. Im Laufe der Ich-Entwicklung bildet sich ein spezifisches Muster, wie eine Person sich selbst und die Welt wahrnimmt und interpretiert. Diese Ich-Struktur durchläuft im Zuge der Entwicklung ständige Transformationen, die zu immer größerer Bewusstheit führen. Nach Loevinger ist das Ich keine psychische Instanz (wie zum Beispiel in der Psychoanalyse), sondern ein Prozess, der die Gedanken und Erfahrungen eines Menschen organisiert. Dieser Prozess des Selektierens und Interpretierens von Gedanken und Erfahrungen ist das, was die Stabilität der erreichten Ich-Entwicklungsstufe ausmacht. Von einer »Entwicklung« wird in diesem Modell dann gesprochen, wenn die Denkstrukturen, mit denen wir uns die Welt verständlich machen, immer differenzierter und integrierter werden, sodass ein zunehmend adäquateres Abbild der Wirklichkeit möglich wird. Im Zuge dieser Entwicklung erfolgen qualitative Sprünge, bei denen es jeweils zu einer neuen internen Struktur kommt, die sich als Entwicklungsstufen beschreiben lassen. Geschieht dies, spricht man von einer »Transformation«, denn eine neue und umfassendere Art und Weise, sich selbst und die Welt zu erfassen, ist entstanden. Dies entspricht dem Entwickeln von neuen, immer hilfreicheren Sichtweisen, die sich einander auf dem Weg des Erwachens stetig ablösen. Im Ich-Entwicklungsmodell von Loevinger werden für Erwachsene folgende Stufen mit solchen qualitativen Sprüngen unterschieden:

Im ganz jungen Alter sind wir auf der *impulsiven* Stufe.

Darauf folgt die *selbstorientierte* Stufe. Hier steht der eigene Vorteil im Vordergrund, andere Menschen werden als Mittel zu eigener Bedürfnisbefriedigung gesehen und stellen weniger einen Wert an sich dar. Es zeigt sich ein opportunistisches Verhalten anderen gegenüber, und der Zeithorizont ist generell eher kurz. Der Fokus liegt stark auf konkreten Dingen, Feedback wird meist zurückgewiesen, das Handeln ist stereotyp mit einer Augeum-Auge-Mentalität und überwiegend externen Schuldzuweisungen.

Auf der *gemeinschaftsbestimmten* Stufe richten sich das Denken und Handeln vor allem an Regeln und Normen der relevanten Bezugsgruppe aus, die eigene Identität wird durch diese definiert, Zugehörigkeit und Unterordnung unter deren Sichtweisen sind vorherrschend. Das Wahren des eigenen Gesichts ist ein zentrales Anliegen, es kommt zu starken Schuldgefühlen, wenn Erwartungen anderer verletzt werden, Konflikte werden vermieden, Kontakte sind eher oberflächlich, es wird vorwiegend in Entweder-oder-Kategorien gedacht.

Auf der *rationalistischen* Stufe herrschen die Orientierung an klaren Standards, rationales Denken und kausale Erklärungen vor. Die Motivation ist, sich abzuheben von anderen, mit festen Vorstellungen, wie Dinge sind und laufen sollen. Hier beginnen die Selbstwahrnehmung, die Selbstkritik und das Sehen verschiedener Perspektiven sowie die Suche nach Motiven für das eigene Verhalten. Das Denken ist jedoch eher eng und fachlich mit Betonung von Effizienz statt Effektivität.

Auf der *eigenbestimmten* Stufe finden sich voll entwickelte und selbst definierte Werte, Vorstellungen und Ziele, eine ausgebildete Identität mit starker Zielorientierung und Selbstoptimierung. Die Komplexität von Situationen wird akzeptiert, man hat ein reiches Innenleben, pflegt Gegenseitigkeit in Beziehungen mit Respekt vor individuellen Unterschieden. Allerdings wird der eigene Schatten der Subjektivität häufig nicht gesehen.

Auf der *relativierenden* Stufe beginnt ein Bewusstsein darüber, wie die eigene Wahrnehmung die Sicht auf die Welt prägt. Es kommt zu einem stärkeren Hinterfragen der eigenen Sichtweisen und der von anderen Menschen und einer relativistischen Weltsicht. Es zeigen sich größere Bewusstheit gegenüber inneren/äußeren Konflikten und Paradoxien, ohne diese jedoch integrieren zu können, und eine sehr individuelle, persönliche Art.

Auf der *systemischen* Stufe zeigen sich die voll ausgebildete

Fähigkeit, verschiedenste Perspektiven einnehmen zu können bei gleichzeitiger Prozess- und Zielorientierung, ein systemisches Erfassen von Beziehungen (Zirkularität) und die Fähigkeit, sich widersprechende Aspekte und Meinungen zu integrieren. Es gibt eine hohe Motivation, sich selbst weiterzuentwickeln. Die Auseinandersetzung mit Konflikten geschieht offen und kreativ mit hoher Toleranz für Mehrdeutigkeit. Es zeigt sich hoher Respekt vor der Autonomie anderer Personen, und es kommt zur Aussöhnung mit den eigenen als negativ erlebten Anteilen.

Auf der *integrierten* Stufe ist man an kein explizites System von Werten, Einstellungen, Praktiken usw. mehr gebunden. Erfahrungen werden laufend neu bewertet und in andere Zusammenhänge gestellt. Man verwirklicht in hohem Maße die eigenen Ziele und Werte, kann Paradoxien integrieren, entwickelt eine hohe Bewusstheit, wohin man die eigene Aufmerksamkeit lenkt, und entwickelt ein besonderes Gespür für Symbolik. Das Bedürfnis, Dinge und Personen zu bewerten, wird aufgegeben. Es kommt zu einem Eins-Sein mit der Welt, ohne Festhalten, indem sich auf den Fluss der Dinge eingelassen wird.

Auf der *fließenden* Stufe zeigt sich die Fähigkeit, spielerisch abwechseln zu können zwischen Ernst und Trivialem; unterschiedliche Bewusstseinszustände gehen fließend ineinander über, das Denken wird panoramisch in großen Zeitzyklen und historischen Dimensionen mit einem vollen Akzeptieren von Andersartigkeiten und von Menschen, wie sie sind.

Es ist überraschend, wie ähnlich die Beschreibung dieser Entwicklungsschritte den Leitsätzen der buddhistischen Geistesschulung ist. Eindeutig geht es beiden um ein systemisch bezogenes, integriertes, fließendes Sein, als dessen vollkommener Ausdruck in Asien ein Buddha gilt.

Die erwachten Qualitäten eines gesunden Ichs

Was die Psychologie Ich-Stärke nennt, ist die Fähigkeit, weise und geschickt mit Situationen so umzugehen, dass wir immer wieder ins Gleichgewicht finden. Innere Stabilität ist die gelungene Anpassung an eine herausfordernde Situation. Fixierungen haben zur Folge, dass neue Situationen nicht adäquat beantwortet werden können, weil wir blockiert sind. Das führt zu Instabilität. Diese Fähigkeit, in »fließender Stabilität« durchs Leben zu gehen, wird in der buddhistischen Psychologie als die Präsenz der befreienden Qualitäten (pāramitā) beschrieben.

Dharma-Praxis führt stets zur Stärkung und keineswegs zur Schwächung der Fähigkeiten eines gesunden Ichs. Zunehmende Achtsamkeit führt zu einer stärkeren Verankerung im Sein, zu einem wacheren Erleben. Eigentlich handelt es sich um eine Begriffsverwirrung: Wir arbeiten mit zwei verschiedenen Begriffen des Ichs. Was die Psychologie als ein gesundes Ich definiert, daran gibt es nichts aufzulösen. Das ist nicht das Ich, dessen Existenz in der buddhistischen Lehre infrage gestellt wird. Auch das Ich, von dem im Dharma die Rede ist, braucht nicht aufgelöst zu werden – denn es gibt dieses abgegrenzte, unwandelbare, persönliche Ich gar nicht. Was sich auflöst, ist eine irrige Annahme und kein wirklich existentes Ich. Es wird nur eine Vorstellung von etwas, das nicht zu finden ist, aufgelöst.

Der Prozess des Entwickelns der befreienden Qualitäten bis hin zur Buddhaschaft ist identisch mit dem Prozess, der als Ich-Stärkung in der Psychologie beschrieben wird. Ein Buddha hat das stabilste Ich von allen! Ein Geistesstrom auf dem Weg des Erwachens wird immer stabiler, immer weniger abgelenkt, immer weniger aus der Fassung zu bringen und zugleich immer anpassungsfähiger, immer offener und zeigt damit all die Qualitäten, die einer stabilen, integrierten Persönlichkeit zugeschrieben werden.

Es ist also ein großes Missverständnis zu sagen: Bitte nicht zu früh den buddhistischen Weg praktizieren, damit die Ich-Stärkung sich noch vollziehen kann, bevor das Ich aufgelöst wird. Es wird kein Ich aufgelöst. Das gibt es nicht. Es gibt keine Ich-Auflösung, nur das Auflösen irriger Vorstellungen von einem soliden, ewigen, abgegrenzten Ich.

Eigentlich wird bei der Ich-Stärkung auch kein Ich gestärkt, sondern nur die dynamischen Funktionen, die alle zusammen als »Ich« bezeichnet werden. Der Geistesstrom wird immer ein Strom bleiben – im ständigen Wandel. So gibt es auch keine endgültige Gesundheit, sondern nur Homöostase, ein stets neu zu findendes Gleichgewicht dynamischer Kräfte innerhalb des Gesamtsystems. Gesundheit ist kein Zustand, sondern Prozess.

Das perfekte Beispiel für ein gesundes Ich oder eine gesunde Persönlichkeit ist ein Buddha. Ich beschreibe im Folgenden keine Utopie, sondern bin tatsächlich Menschen mit solchen Qualitäten begegnet. Insbesondere denke ich da an Gendün Rinpoche, von dem ich elf Jahre lang betreut wurde und dessen Arzt ich in den letzten drei Jahren seines Lebens sein durfte. Dabei war es mir möglich, mich persönlich zu vergewissern, ob diese Qualitäten wirklich vorhanden sind. Tatsächlich erlebte ich bei ihm weder emotionale Fixierungen noch irgendein Festhalten an Vorstellungen.[60] Nun die klassische Beschreibung:

Vollkommen Erwachte handeln nicht mehr impulsiv. Ihr Wirken geschieht aus einem fließenden Sein heraus mit panoramischem Gewahrsein, in dem sie die Bedürfnisse aller Beteiligten wahrnehmen. Mitfühlend handeln sie, ohne sich dabei von anderen oder der Welt getrennt zu fühlen, spontan, frei von persönlichen Absichten und ohne eigene Interessen zu verfolgen. Sie sind sich dabei der wechselseitigen Abhängigkeit allen Seins bewusst und durchschauen die täuschend wirkliche Qualität der Sinneseindrücke und persönlichen Wahrnehmungen. Sie haben

60 Seine Lebensgeschichte findet sich in: Gendün Rinpoche, »Herzensunterweisungen«.

sich von allen fixen Vorstellungen und Meinungen gelöst, vertreten keine Weltanschauung und keine Standpunkte. Es gibt keinerlei Haften mehr an vorangehenden Erfahrungen und kein Vorauseilen in zukünftige. Zudem wird die Gegenwart nicht vergegenständlicht. Ihr gesamtes Sein kennzeichnet völlige Natürlichkeit und Einfachheit, frei von jeglichen Komplikationen. Ihre innere Schau, heißt es, umspannt ganze Weltzeitalter. Sie werden in den traditionellen Darstellungen beschrieben mittels der erwachten Qualitäten: Liebe, Mitgefühl, Freude, Freigebigkeit, heilsames Verhalten, Geduld, energievolle Ausdauer, meditative Stabilität, Weisheit, Kraft, Entschlossenheit, Wahrhaftigkeit, Gleichmut und zeitloses Gewahrsein. Genau das sind die Geistesqualitäten und Fähigkeiten einer voll integrierten, gesunden Persönlichkeit.

Das gesunde Ich, von dem die westliche Psychologie spricht, wird auf dem Weg des Erwachens weiter gestärkt und von allen noch vorhandenen Blockaden befreit. Dabei werden die oben beschriebenen Entwicklungsschritte durchlaufen, wobei die letzte Stufe des fließenden Seins noch weitere Verfeinerung erfährt, bis sich der Geistesstrom aus jeglicher Fixierung gelöst hat – emotional wie kognitiv. Dies wird traditionell als das Durchlaufen der zehn Bodhisattva-Stufen beschrieben, deren Namen ein wenig von der Erfahrung erahnen lassen: Höchste Freude, Makellos, Erhellend, Licht ausstrahlend, Äußerst schwierige Übung, Offenbar werden, Weit gegangen, Unerschütterlich, Vortreffliche Intelligenz und Dharma-Wolken.[61]

---

61 Die Beschreibung der zehn Bodhisattva-Stufen, der Buddhaschaft und des erleuchteten Wirkens findet sich in Gampopa, »Der kostbare Schmuck der Befreiung«, Kap. 19–21.

H. Der Heilende Buddha in uns

Eine zentrale Inspiration auf meinem persönlichen Weg war die Praxis des Medizin-Buddhas. Ich begegnete ihr im Medizinstudium, während ich schon homöopathisch behandelte. Mich inspirierte, in der Begegnung zwischen Behandler und Patient die Ahnung wachzuhalten, dass wir beide in der Tiefe unseres Seins vollkommen gesund sind – und dass wir es nur zulassen oder ermöglichen müssen, dass sich diese Qualitäten zeigen. Jeder von uns ist in der Tiefe urgesund und besitzt das volle Potential zu erwachen, so wie ein Same schon den Baum in sich trägt oder ein Baby schon den Erwachsenen. Treffender noch ist das Beispiel des Himmels: Eigentlich braucht die Wolkendecke nur aufzureißen, und schon wird der blaue Himmel sichtbar. Er war nur verdeckt. So sind auch unsere erwachten Qualitäten von emotionalen und kognitiven Schleiern verdeckt.

Mich selbst und mein jeweiliges Gegenüber in unserer Essenz als Medizin-Buddha zu visualisieren hilft mir noch heute, in einem Gespräch fast kontinuierlich mit dem Gesunden, Heilen und Erwachten in uns verbunden zu bleiben, während ich äußerlich einfach im Gespräch bin und der Situation auch nichts überstülpe. Das Visualisieren dient dazu, unsere Antennen für tiefere Schichten des Seins zu aktivieren. Dabei werden die innewohnenden Qualitäten in uns selbst angesprochen. Mich berührt immer wieder die tiefblaue Farbe, die mich an die Weite und Unendlichkeit des Himmels erinnert – Symbol des nicht-fassbaren Geistes.

Der Lichtkörper des Medizin-Buddhas hat das tiefe Blau des Berylls, ein blauer Juwel, der heutzutage fast nur noch als hellblauer Aquamarin-Beryll zu finden ist. Aber es muss auch tiefblauen Beryll gegeben haben – mit einer Farbe, ähnlich wie Lapislazuli, aber durchscheinend. Ein Freund, Herbert, malte uns das wunderschöne Bild des Medizin-Buddhas, das weiter hinten abgedruckt ist, es begleitet mich seither. Während einer kontemplativen Schweigewoche an der kalifornischen Küste vor mehr als dreißig Jahren hatte ich dann die Vision eines blaugoldenen Buches über Heilung und Erwachen, das ich zu schreiben hatte. Das hat mich nie wieder verlassen, und vermutlich ist das hier der Anfang davon … Der Dharma in Verbindung mit Psychotherapie ist diese Medizin, in der die Wege der Heilung und des Erwachens zusammenfließen.

Die zwölf Wünsche des Medizin-Buddhas

Von dem tibetischen Lehrer Tenga Rinpoche lernte ich (Tilmann) die inspirierenden zwölf Wünsche des Medizin-Buddhas kennen, die dieser für den Zeitpunkt seiner endgültigen Erleuchtung machte, als er noch der Bodhisattva »Meister aller Heilmittel« (Skt. Bhaiṣajyaguru)[62] war. In diesen Wünschen kommt eine weite Sicht dessen, was Heilung ist, zum Ausdruck. Der klassische Text lautet wie folgt:

Wenn ich vollkommen erwacht bin:

1. Möge sich das Licht meines erwachten Geistes in sämtlichen, zahllosen Welten verbreiten and alle Lebewesen mir gleich machen.
2. Möge dieses Licht alle Lebewesen erhellen, die in Dunkelheit getaucht sind.
3. Möge es mit Gleichmut die Bedürfnisse eines jeden Lebewesens erfüllen.
4. Möge es die in die Irre Gegangenen auf den Weg des Großen Erwachens zurückführen.

---

62 Für weitere Informationen siehe zum Beispiel Raoul Birnbaum: »Der Heilende Buddha«, München 1982 (Barth Verlag); Orig. engl.: Boston rev. 1989 (Shambhala)

5. Möge es alle, die Vertrauen in mich haben, mitnehmen auf den Schulungsweg.
6. Möge es all jene heilen, die an körperlichen oder geistigen Beschwerden leiden.
7. Möge es alle heilen, die körperlich oder geistig krank sind, und all jene mit Freunden, Familie und Wohnung versorgen, die keine haben, und sie ins Erwachen führen.
8. Möge es dafür sorgen, dass bis zu ihrer Erleuchtung alle unter günstigen Bedingungen wiedergeboren werden.
9. Möge es die Lebewesen vor Täuschung schützen, ihnen die befreite Sicht und den Bodhisattva-Weg des Erwachens zeigen.
10. Möge es jene retten, die gefoltert, eingesperrt oder zum Tode verurteilt werden.
11. Möge es die Hungrigen nähren und allen Durst löschen.
12. Möge es die Unbekleideten und Mittellosen mit Kleidung versorgen.

Wenn es heißt, dass das Licht des Erwachens diese Aktivitäten ausführt, dann ist mit »Licht« das spontane Wirken eines Buddhas gemeint, frei von Ich-Bezogenheit. Licht ist in den Visualisationen des tibetischen Buddhismus Symbol für die Ausrichtung unseres Geistes. Dort, wo das Licht hinstrahlt, geht unsere Aufmerksamkeit hin.

Für Co-Autor Wolfgang war die Begegnung mit dem Medizin-Buddha ebenfalls sehr stark. Er praktiziert ihn nun schon fast dreißig Jahre in den Therapiestunden als kontinuierliche Inspiration, verbunden mit einer kleinen inneren Visualisation. Er ist überzeugt, dass dies die Intuition und Wachheit stärkt und den therapeutischen Prozess heilsam unterstützt. Es entsteht durch die innere Ausrichtung auf den Medizin-Buddha ein Heilfeld, sodass innere Heilkräfte beim Klienten aktiviert werden. Bei intensiven inneren Prozessen des Klienten ist es, als ob die heilenden Energien des Medizin-Buddhas durch die Hände zum Klienten fließen und das Heilfeld stärken.

Beide von uns haben wir den Medizin-Buddha beim Entwickeln der Essentiellen Psychotherapie und der Gründung des Instituts für Essentielle Psychotherapie als zentrale Inspiration empfunden.

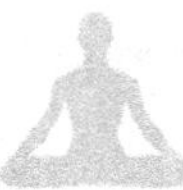

Eine einfache Form der Meditation auf den Medizin-Buddha (Übung G.1)

Diese Praxis kann in ihrer einfachsten Form von jedem ausgeführt werden. Um zum Beispiel das Mantra des Medizin-Buddhas zu sprechen, braucht man sich nicht als Buddhist zu betrachten. Die Meditation auf den Medizin-Buddha ist eine kraftvolle Methode und kann zugleich illustrieren, was bei dem dritten Schritt »Umwandeln der Sicht der Emotion« unter Vajrayāna-Sicht verstanden wird.

Das Mantra des Medizin-Buddhas lautet:

TEYATHA. OM BEKADSE BEKADSE MAHĀ BEKADSE
RADJA SAMUDGATE SOHA.[63]

ཏདྱ་ཐཱ་ཨོཾ་བྷཻ་ཥ་ཛྱེ་བྷཻ་ཥ་ཛྱེ་མ་ཧཱ་བྷཻ་ཥ་ཛྱེ་རཱ་ཛ་ས་མུདྒ་ཏེ་སྭཱ་ཧཱ

Jeder ist eingeladen, dieses Mantra zu rezitieren; es ist nicht geheim. In der ausführlichen Visualisation steht dieses Mantra im Herzen des Medizin-Buddhas und umgibt die zentrale Keimsilbe HUNG. Sie steht für den Geist des Erwachens, für Liebe und Mitgefühl und all die natürlichen Qualitäten des zeitlosen Gewahrseins. HUNG ist die Keimsilbe heilender Aktivität, ein dynamisches Gewahrsein, frei von Ich-Bezogenheit. Vom HUNG gehen Lichtstrahlen in den fünf Farben der fünf Buddha-Familien aus,

63 Die Sanskrit-Schreibweise ist: Oṃ BHAIṢAJYE BHAIṢAJYE MAHĀ BHAIṢAJYE RAJA SAMUDGATE SVĀHĀ.

vorwiegend blau, und bewirken das Wohl aller Lebewesen frei von Unterscheidungen – so wie eine Sonne, die ihr Licht in alle Richtungen schickt.

TEYATHA (oder TADYAṬHA) bedeutet »Hört!« und ist eine Anrufung aller Erwachten. OM ist die Weisheit aller Erwachten. BEKADSE (oder BHAIṢAJYE) heißt Heiler, auch manchmal als Arzt oder heilende Dimension übersetzt. MAHĀ bedeutet groß, also großer Heiler, RADJA König. SAMUD bedeutet in etwa: jenseits (allen Leides). GATE heißt gehen. SOHA (oder SVĀHĀ) bedeutet: Möge es so sein! Das Mantra bedeutet also zusammengefasst:

»Hört, Ihr Erwachten! Weisheit aller Erwachten, mögen wir mit dem Heiler, dem Großen Heiler, dem König aller Heiler jenseits allen Leides gehen!«

Oder einfacher übersetzt: »Möge sich durch die Weisheit aller Erwachten das zutiefst Heilende so manifestieren, dass alle Lebewesen jenseits von Leid gehen.«

Der »König aller Heiler« ist das eigene erwachte, frei fließende Gewahrsein – der Segen des einfachen, natürlichen nondualen Seins. – Als ich diese Praxis kennenlernte, war mir schmerzhaft bewusst, wie sehr ich in meine Ich-Bezogenheit verstrickt war. Dann setzte ich mich jeweils hin und machte Wünsche, bevor die Patienten zur homöopathischen Behandlung hereinkamen: »Möge der Segen der Erwachten, dieser erwachten Dimension, dazu beitragen, dass sich genau das ereignet, was zum Wohl aller beiträgt, speziell der Person, die da reinkommt mit ihrem ganzen Umfeld. Ich bitte die heilende Energie der Buddhas, diese Situation zu gestalten. Mögen sie mein Herz und meinen Geist öffnen und mir intuitiven Zugang verleihen zum Heilwissen.«

Mit solchen Gebeten öffne ich, so gut ich kann, mein Herz und lasse die ich-bezogene Einstellung hinter mir. Dann setze ich die Praxis mit dem Mantra fort, was mich daran erinnert, dass der Medizin-Buddha Ausdruck unserer innewohnenden heilenden Qualitäten ist – der erwachte Therapeut in uns. In diesem Bewusstsein spreche ich innerlich dieses Mantra. Ich sage es jeweils leise oder unhörbar, um den inneren Therapeuten wach werden zu lassen.

Wenn ich einem Klienten in die Augen schaue, begrüße ich die heilende Dimension, den Medizin-Buddha in ihm. Das ist etwas vom Schönsten überhaupt: zur heilen Dimension im anderen Kontakt aufzunehmen. Es ist das Wissen, dass das eigentlich Heilende schon vorhanden ist. In diesem Vertrauen kann sich der Therapeut entspannen und braucht nicht klüger zu sein als sein Gegenüber. Es geht darum, eine wache, heilsame Situation zu schaffen, in der dieses innere Wissen zum Vorschein kommt. Das befreit mich aus der Rolle des Wissenden. Ich lasse die Weisheits- und Heilungskräfte in mir wirken. Das ist in allen spirituellen Heiltraditionen der Welt bekannt. Heilung findet nie aus dem Ich heraus statt, sondern immer aus der Öffnung, aus dem gelösten Sein, manche nennen das Segen. Es ist eine Kraft der Inspiration, die allen frei zugänglich ist. Genauso können wir uns an die Christusnatur im anderen wenden und diese in uns selbst und im Universum anrufen. Es geht um das heilende Prinzip, nicht die Worte. Wir sprechen damit die selbstheilenden Kräfte an. Man muss vor allem den Raum schaffen, dass der Geist in natürliche Gelöstheit findet; der Körper wird dann allmählich folgen. Wir handeln aus der tiefen Überzeugung: Etwas in dir weiß besser als ich, was dir guttut. Du bist dein eigener Heiler; ich als Therapeut bin da, um deinen Prozess zu hören und zu fördern, sodass es zu heilsamen Entknotungen, Ent-wicklungen kommen kann.

Diese Praxis auf den Buddha ist vermutlich im zweiten oder dritten nachchristlichen Jahrhundert entstanden aufgrund von Visionen.[64] Es heißt, Buddha Śākyamuni habe die Form des blauen Medizin-Buddhas angenommen, um die vier Medizin-Tantras zu unterrichten, auf denen die tibetische Medizin beruht. Es gibt immer wieder Praktizierende, denen der Medizin-Bud-

---

64 Die erste chinesische Übersetzung des Sanskrit-Sutras stammt aus dem vierten Jahrhundert.

dha spontan als Vision erscheint und ihnen erklärt, wie sie Lebewesen helfen können. Die heilende Energie der Buddhas scheint sich auf diese Weise zu manifestieren. Diese spontanen Visionen gibt es immer wieder, aber ob es ein Lichtwesen gibt, das sozusagen als Medizin-Buddha existiert, sei dahingestellt. Es kann auch einfach der Segen der letztendlichen Dimension im Wechselspiel mit der Hingabe der Praktizierenden und den Bedürfnissen der Lebewesen sein.

Ich selbst finde über die Praxis des Medizin-Buddhas Zugang zum Heilsamen in mir und anderen. Es ist eine wunderbare Brücke ins fließende Sein. Wenn ich mich und andere als Medizin-Buddha erlebe, bin ich nicht mehr in der normalen Sicht gefangen. Es zeigt sich ein Vertrauen in die erwachte Dimension des Geistes, die aus sich heraus weiß, was guttut, ein Vertrauen in die spontan heilende Natur des Geistes.

Wir können vielleicht erahnen, dass wir in unserer wahren Natur vollkommen heil sind. Wenn alle Schleier, Verzerrungen

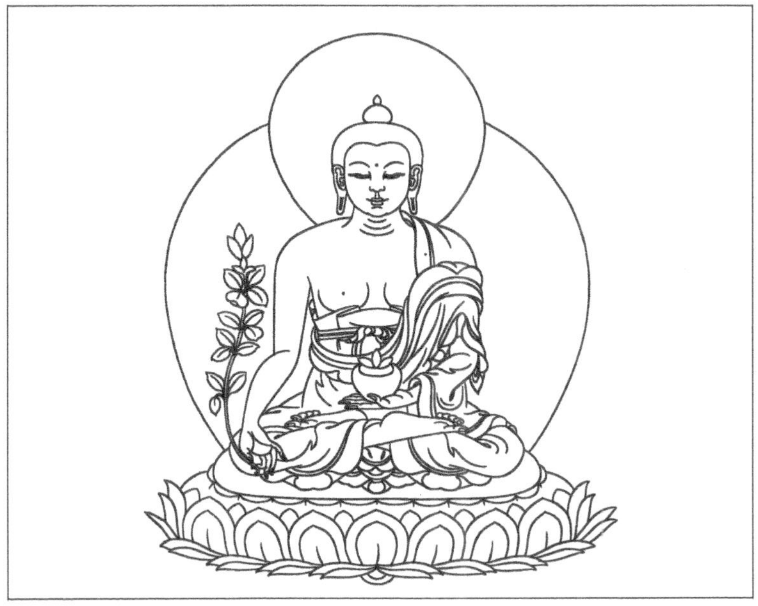

und Blockaden wegfallen, kommt das Gesunde zum Vorschein, und sich damit zu verbinden ist in sich bereits heilsam. Es wird eine Verbindung hergestellt zu tiefen Schichten der Liebe und des Wissens, frei von aller Angst, jenseits aller Symptome und Krankheiten. Das Herz der Unterweisungen in den vier Medizin-Tantras, die dem Medizin-Buddha zugeschrieben werden, ist die Arbeit mit den fünf Geistesgiften – die im Anfangskapitel beschrieben wird. Es heißt darin, dass alle Krankheiten, die nicht durch Fremdeinwirkung entstehen, psychosomatische Wurzeln in den grundlegenden emotionalen Blockaden haben.
Der Medizin-Buddha hält deshalb in der linken Hand eine Schale mit Heilungsnektar, dem Nektar des erwachten Gewahrseins, und rechts einen Myrobalan-Zweig mit drei Früchten. Diese drei Früchte stehen für die Kraft, die drei inneren Gifte zu neutralisieren: Unwissenheit, Begierde und Hass oder anders ausgedrückt: mangelndes Gewahrsein, Anhaften und Abneigung. Im Ansatz der tibetischen Medizin, die auf den Medizin-Tantras aufbaut, entstehen alle körperlichen Störungen aufgrund von energetischen Blockaden, die wiederum durch geistig-emotionale Fehlhaltungen entstehen – letzten Endes: nicht gewahr zu sein, verbunden mit Angst, Festhalten und Wegstoßen der Lebenserfahrungen. Leben als Kampf statt als Fluss. Das wird als die tiefere Ursache für unser Leid betrachtet – und der Weg der Heilung besteht darin, diese Muster und die grundlegende Täuschung zu durchschauen.

Die Praxis des Medizin-Buddhas fußt in der Überzeugung, dass es keinen stufenweisen Weg gibt, sondern das Erwachen jederzeit, im jetzigen Moment stattfinden kann. Erwachen gibt es nur im Jetzt, wie ein Moment, wo der Himmel aufreißt und wir ihn sehen – den blauen Himmel des zeitlosen Gewahrseins. Das ist jederzeit möglich. Wenn wir glauben, es brauche einen langen Weg, dann braucht es halt einen langen Weg. Im Grunde genommen schreiben wir ihn fest. Die Annahme eines langen Weges ist letzten Endes ein Hindernis auf dem Weg der Heilung.

Kleine Momente der Leidfreiheit können jederzeit aufblitzen, mitten in der stärksten Depression oder Psychose, bei einem Krebsleiden und auch bei chronischen Schmerzzuständen. Es gibt immer wieder mal eine Lücke, eine Bresche, wo für einen Moment Beschwerdefreiheit erlebt wird – ein kleiner Fingerzeig auf das, was möglich ist, wenn die subtilen Energien harmonischer fließen. Völlig überraschend. Teil unseres Ansatzes in der Essentiellen Psychotherapie ist, den Blick immer auf das Gesunde zu richten, um solche Erfahrungen zu erleichtern.

Eine Anrufung des Medizin-Buddhas aus circa dem vierten Jahrhundert n. Chr. lautet:

»Ich verneige mich vor dem vollkommenen, reinen, vollendeten Medizin-Buddha, dem König des Vaidurya-Lichtes, dem völlig gereinigten, vollendeten, siegreichen Buddha, dem zur Soheit Erwachten, der alle Feinde unterworfen hat. Guru der Medizin, König des Vaidurya-Lichtes, bitte reinige und befreie in diesem Augenblick mich und alle Lebewesen von körperlichen und geistigen Krankheiten, von schädlichem Handeln, von Schleiern und Gewohnheitsmustern.«

Diese Anrufung ist als Kurzform der Praxis bekannt geworden und kann zusammen mit dem Mantra praktiziert werden. Wenn wir sie sprechen, visualisieren wir uns selbst und alle anderen als eingetaucht in das blaue Licht des Medizin-Buddhas, begleitet vom schillernden Licht aller Farben des Regenbogens. Zugleich vertrauen wir, dass unsere Geistesbewegungen zutiefst heilsam sind. Immer wenn von Licht die Rede ist, handelt es sich um Bewegungen im Gewahrsein.

In unserem Herzen befindet sich die strahlend blaue Keimsilbe Hūṃ, umrandet vom blauen Mantra des Medizin-Buddhas. Das Hūṃ steht für seine erwachten Qualitäten und die Segenskraft, für grenzenlose Liebe, unermessliches Mitgefühl und die alle Bereiche des Seins durchdringende Weisheit, die Hilfe für geistige und körperliche Probleme und alle Krankheiten bringt. Vom Hūṃ und von dem Mantra-Kreis im Herzen strahlt Licht zu allen Buddhas aus, vorwiegend blau, bringt ihnen Gaben dar.

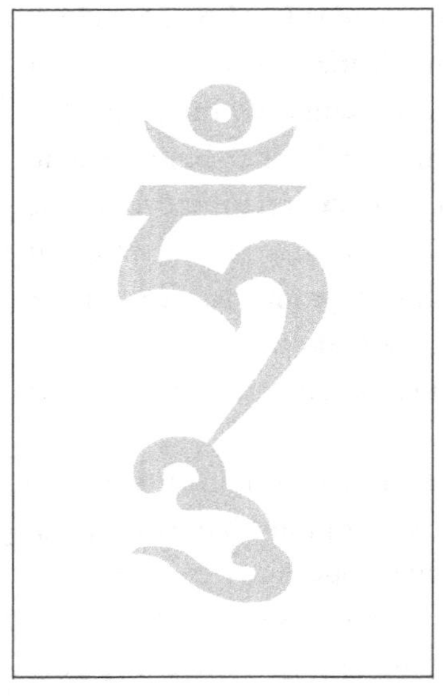

Das bedeutet, unsere Aufmerksamkeit geht zu den Buddhas, und unser Geist öffnet sich für das heilende Gewahrsein. Dann kommt das Licht zurück mit ihrem Segen und verschmilzt in die Keimsilbe Hūṃ im Herzen – das heißt, wir erfahren dieses Gewahrsein im eigenen Geistesstrom. Danach strahlt erneut Licht aus zu allen Lebewesen und berührt sie mit Liebe, Mitgefühl und Weisheit, sodass sie alle zu Medizin-Buddhas werden. Auch dieses Licht kommt von dieser segensreichen Aktivität wieder zurück in unser Herz mit dem Hūṃ – und tief verbunden mit allen Erwachten und mit allen Lebewesen verweilen wir im Erkennen des Soseins – einfach so.

Wenn wir im Bewusstsein des Medizin-Buddhas sind, dann sind unsere Blicke wie Licht, das zu anderen hingeht und sie liebevoll berührt. All das ist mit dem Licht gemeint. Herz und Geist gehen mit, wenn wir irgendwo hinschauen oder an jemanden denken. Wenn wir so schauen, dann strahlt aus unserem Herzen heilendes Licht, weil wir in einer heilenden Dimension sind. Das ist die heilende Geistesbewegung, die zu allen Lebewesen fließt und wieder zurückkommt. Sie durchtränkt alles Belebte und Unbelebte und geht jenseits aller gedachten Grenzen. Sie durchtränkt alles in heilsamer Kommunikation. Heilung wird kommuniziert. Und das unterstreichen wir mit dem Mantra.

Dieses Mantra ist nichts anderes als die Worte, die ich vorher und nachher im normalen Sprechen gebrauche. Wenn der Geist in der Dimension der Heilung ist, hat Sprache Mantra-Qualität. Sie ist reiner Ausdruck des nicht wertenden, offenen, heilenden

Seins. Um das zu üben, sprechen wir ein Mantra. Ein Mantra ist immer uneigennützig, weil es kein zielgerichtetes Sprechen ist. Mantra ist immer Ausdruck von heilender Wahrheit. Es stabilisiert unser Gewahrsein in der heilenden Dimension. *Man* kommt von manas und bedeutet Geist, und *tra* kommt von einem Verb, das Stabilisieren bedeutet. Ein Mantra stabilisiert den Geist im erwachten Gewahrsein. Mantra beabsichtigt nicht, eine begriffliche Kommunikation herzustellen. Mantra bedeutet, den Geist im heilenden, heilsamen Gewahrsein zu stabilisieren.

Zum Schluss der Praxis widmen wir alles Heilsame, das entstanden sein mag: »Möge ich durch dieses Heilsame schnell den erhabenen Medizin-Buddha verwirklichen und alle Lebewesen ohne Ausnahme in diese Verwirklichung führen.« Die Widmung beinhaltet eine Absichtserklärung: tatsächlich das Erwachen zu verwirklichen, und eine Erkenntnis: dass es nicht mit dem Ego geht. Mit der Widmung steigen wir aus aller Identifikation aus, verweilen noch für einen Moment in völlig natürlichem Sein und setzen dann unsere alltägliche Aktivität fort.

I. Sterbevorbereitung und Sterbebegleitung

In der Essentiellen Psychotherapie beziehen wir alle Therapieverfahren mit ein und legen dabei das Hauptaugenmerk auf die besonders essentiellen Fragen des Seins. Von daher wäre eine Darstellung unseres Ansatzes unvollständig, solange wir nicht auch das Ende dieses Lebens miteinbeziehen – den sogenannten Tod, den »großen Umzug«, wie ihn die Tibeter manchmal nennen. Was hilft angesichts des Todes?

Eine prägnante Antwort findet sich im Sieben-Punkte-Geistestraining des Mahāyāna, das im elften Jahrhundert von Atisha nach Tibet gebracht wurde. Der vierte Punkt[65] heißt: »Die Quintessenz der Praxis für das ganze Leben«. Und die zwei Merkverse zu diesem Punkt lauten: »Was in diesem Leben zu tun ist« und »Was beim Sterben zu tun ist«. Zum Leben heißt es: »Wende die fünf Kräfte an – das ist die Essenz der Kernunterweisungen.« Und zum Sterben heißt es: »Die Unterweisungen zum Hinüberwechseln sind dieselben fünf Kräfte.« Was sind nun diese fünf Kräfte, die alle Unterweisungen in sich zusammenfassen?

Die fünf Kräfte des Mahāyāna-Geistestrainings

Ich zitiere in voller Länge, was der berühmte Meister Jamgön Kongtrül Lodrö Thaye hierzu schreibt, und werde dies anschließend kurz erläutern:

---

65 Siehe Lodjong-Sammelband im Kommentar von Djamgön Kongtrul Lodrö Thaye, S. 117–121.

»In den fünf Kräften sind die Schlüsselpunkte der Praxis und alle tiefgründigen Kernunterweisungen zur Anwendung des edlen Dharma zusammengefasst.

Erstens, die *Kraft des Antriebs*: Gib dem Geist einen starken Impuls, indem du dir sagst: ›Von jetzt an bis zum Erwachen, besonders aber bis zu meinem Tod, und insbesondere dieses Jahr und diesen Monat, ganz besonders aber von heute bis morgen, werde ich mich nie von den beiden Aspekten des Bodhicitta[66] trennen.‹

Zweitens, die *Kraft der Gewöhnung*: Welche Handlungen du auch ausführst – seien sie heilsam, nicht-heilsam oder neutral –, bewahre sorgfältig Achtsamkeit und Bewusstheit und übe dich immer wieder darin, nie die beiden Aspekte des Bodhicitta zu verlieren. Kurz gesagt, übe dich im Geist des Erwachens, der wichtigsten aller heilsamen Praktiken.

Drittens, die *Kraft der weißen Saat*: Um den Geist des Erwachens hervorzubringen und anwachsen zu lassen, mache unaufhörlich mit Körper, Rede und Geist Anstrengungen in heilsamem Handeln, ohne je zu meinen, es sei bereits genug.

Viertens, die *Kraft des Zurückweisens*: Wenn ich-bezogene Gedanken auftauchen, denke: ›Ihr seid schuld, dass ich seit anfangsloser Zeit im Daseinskreislauf umherirre und alle Arten von Leid erfahre. Auch für all die Negativität und das Leid, die mir in diesem Leben begegnen, seid allein ihr verantwortlich. Selbst jetzt gibt es in eurer Gesellschaft kein Glück. Deshalb muss ich sofort alles daransetzen, euch zu vernichten.‹ Weise so die Gedanken des Ich-Anhaftens energisch von dir.

Fünftens, die *Kraft der Wunschgebete*: Zum Abschluss jeder heilsamen Handlung bete: ›Möge ich fähig werden – und sei es auch ganz allein –, alle Lebewesen zur Buddhaschaft zu führen.

66 Die beiden Aspekte des Bodhicittas sind das relative Bodhicitta als Mitgefühl in Streben und Anwendung sowie das letztendliche Bodhicitta als das Erkennen der wahren Natur des Seins, höchste Weisheit.

Möge ich deshalb von jetzt an, bis ich Buddhaschaft erlangt habe, nicht einmal im Traum die beiden Aspekte des kostbaren Bodhicitta vergessen, sondern sie stets weiter anwachsen lassen. Möge ich fähig sein, aus allen schwierigen Situationen Verbündete für meine Praxis des Bodhicitta zu machen!‹ Sprich dies aufrichtig und widme auf diese Weise alles Heilsame diesem Ziel.«[67]

1. Wenn wir von *Antrieb* sprechen, so ist damit der Vorsatz gemeint, jetzt Mitgefühl und Weisheit zu praktizieren. Jetzt und nicht später: den Geist immer auf das Wichtigste gerichtet halten.
2. Mit *Gewöhnung* ist das anhaltende Üben von Bodhicitta, dem Geist des Erwachens, gemeint, bis wir völlig darin aufgehen und erleben, dass Mitgefühl, Liebe, Weisheit und all die anderen Qualitäten des gelösten Seins spontan fließen und sich in allen Situationen zeigen.
3. *Weißes säen* bedeutet, unablässig viele heilsame Handlungen mit Körper, Rede und Geist auszuführen und Bodhicitta auch in den kleinsten Handlungen zu nähren, sodass uns viele positive Eindrücke begleiten und eine große positive Kraft aufgebaut wird, auf die wir auch in schwierigen Situationen vertrauen können.
4. Mit *Zurückweisen* ist das radikale Aussteigen aus egozentrierten Mustern gemeint. Wir lassen sie fallen, als würden wir uns an ihnen verbrennen. Dadurch schützen wir die Praxis des Heilsamen und lösen die Muster Leid erzeugender Ich-Bezogenheit auf. Es geht darum, sich auf keinen Fall einzulassen auf emotionale Verstrickungen und den alten Mustern keinen Raum zu geben.
5. Mit *Wunschgebeten* ist das Bekräftigen der inneren Ausrichtung gemeint – ein beständiges Widmen und Herschenken

67 Eigene Übersetzung aus dem Tibetischen.

von allem Guten in unserem Leben, sodass wir uns nicht identifizieren, sondern uns immer neu ausrichten auf das vollkommen freie, wache, offene Sein ohne Mittelpunkt und Grenzen, das auch das Erwachen genannt wird.

Nehmen Sie sich einen Moment, um diese Beschreibung zu kontemplieren mit der Frage: Wenn ich diese fünf Kräfte tatsächlich in meinem Leben zur Anwendung bringen würde – fehlt da noch irgendetwas? – Vermutlich müssen Sie dem Autor zustimmen: Diese fünf Kräfte treffen wirklich die Essenz. Und es gibt eigentlich auch gar nichts dazu zu erklären, auf die Umsetzung kommt es an, in jeder Situation.

Bevor wir zur Anwendung derselben fünf Kräfte im Sterben kommen, möchte ich ein paar Stichpunkte zur Sterbevorbereitung und Sterbebegleitung nennen.

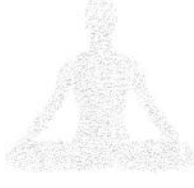

Schritte in der Sterbevorbereitung (Übung I.1)

Die Sterbevorbereitung betrifft uns selbst, heute – in unserer gegenwärtigen Situation. Ein Unterstützen anderer in diesem Prozess kommt erst infrage, wenn wir ihn selbst mehrfach durchlaufen haben. Insgesamt haben wir acht Schritte benannt:

1. Wir stimmen uns ein, indem wir tief unsere eigene Sterblichkeit kontemplieren, bis wir zu folgenden Gewissheiten kommen: »Ich bin sterblich« und »Es kann jederzeit passieren« und »Im Tod kann mich nichts und niemand begleiten«.[68]
2. Auf der Grundlage dieser unumstößlichen Gewissheiten kontemplieren wir: Wie möchte ich leben, damit ich im Sterben

68 Als Unterstützung empfehlenswert: Gampopa, »Der kostbare Schmuck der Befreiung«, S. 54–61, neun Kontemplationen zur Gewissheit des eigenen Todes, zur Ungewissheit des Todeszeitpunktes und zur Tatsache, dass uns im Tod nichts begleiten kann.

nichts zu bedauern habe? Welche Qualitäten möchte ich vor dem Sterben entwickeln?

Die Antwort ist im Großen und Ganzen klar: Ich möchte den Sinn meines Lebens verwirklicht haben. Doch das reicht nicht aus. Es empfiehlt sich, den Sinn des eigenen Lebens ganz präzise zu benennen und sogar aufzuschreiben. Es darf nicht bei Allgemeinplätzen bleiben, sondern muss uns so tief aus dem Herzen sprechen, dass es auch die notwendige Kraft freisetzt, unser Leben wirklich darauf auszurichten. Hier sind einige Beispiele aus der Gruppenarbeit für das, was von Teilnehmern als Sinn des Lebens empfunden wurde:

- In Verbundenheit leben, in Harmonie mit allen und allem, in wirklichem Frieden.
- Nichts Unausgesprochenes mehr auf dem Herzen haben, völlig geklärte Beziehungen.
- Meine Zeit gut nutzen, um den Dharma wirklich zu praktizieren.
- Mein Herz öffnen, Mitgefühl für mich und andere entwickeln, ein zutiefst heilsames Leben führen.
- In wirklicher Einfachheit leben.
- Weisheit entwickeln, ein tiefes Verstehen des Geistes und des Lebens.
- Aus der Trennung herausfinden in ein geeintes Sein.
- Im Guten sein.
- Den eigenen Werten treu sein und authentische Selbstbestimmung leben.
- Freundschaft leben, im Wir leben, die Familie stärken, genügend Zeit für Angehörige haben.
- In der Liebe aufgehen; die ganze Lebensfreude freisetzen.
- Tiefes Vertrauen ins Sein und in den eigenen Geist entwickeln, sodass ich dem Tod angstfrei begegnen kann.
- Gut vorbereitet sein aufs Sterben; die emotionalen Muster ablegen und in innere Stabilität finden.

- Tatsächlich etwas für die Welt getan zu haben, zu ihrer Rettung beigetragen zu haben.
- Ein gutes Vorbild gewesen zu sein und der nächsten Generation Wichtiges mitgegeben und vorgelebt zu haben.

3. Dann kommt eine weitere Übung, wo ich mir mehrere Male dieselbe Frage, aber mit unterschiedlichen Zeiträumen stelle und jedes Mal aufrichtig die Antwort kontempliere: »Wenn ich zu folgendem Zeitpunkt sterben würde (heute Nacht, in einer Woche, in einem Monat, in einem Jahr, in drei Jahren, in zehn Jahren, mit hundert Jahren), wie würde ich bis dahin leben wollen? Was wäre mir besonders wichtig? Was wäre unwichtig und würde wegfallen?
4. Wichtig ist, die Fragen und Antworten jeweils im ganzen Körper, mit dem ganzen Sein zu spüren – als ob es wirklich so wäre.
5. Durch diese Fragen kristallisiert sich ein Gefühl heraus, was mir angesichts des Todes wirklich am wichtigsten ist. Es empfiehlt sich, innerlich um ein Symbol oder ein Bild zu bitten, vielleicht auch eine charakteristische Situation zu finden beziehungsweise entstehen zu lassen, die genau diese Qualitäten versinnbildlicht und als Leitstern für die nächsten Monate dienen kann.
6. Diese Vorstellung vertiefen wir, indem wir sie mit möglichst allen Sinnen erleben, spüren, hören, sehen, riechen, schmecken und tief in der Erinnerung verankern, sodass sie jederzeit zugänglich ist und bleibt.
7. Dann lösen wir die zeitlichen Vorstellungen auf, denn schließlich wissen wir ja nicht, wann wir sterben, und fragen uns: »Wann möchte ich das, was ich nun als wichtig erkenne, tatsächlich leben? Wann möchte ich es umsetzen?«
8. Darauf folgt die Frage: »Wo bekommt das Wichtige seinen Platz in meinem Leben? Was sind konkret die nächsten Schritte?« Ich stelle mir das so klar und konkret wie möglich vor und schreibe es mir am besten auf. Ich treffe konkrete Ent-

schlüsse zur Umsetzung und Integration meines zentralen Herzensanliegens und überlege mir Wege, mit dem stellvertretenden Symbol in Kontakt zu bleiben, sodass ich Kraft daraus schöpfen kann.

Das beschließt die Kontemplation der Sterbevorbereitung, die wir wenigstens einmal im Jahr machen sollten, wenn nicht häufiger. In Kurzform können wir sie zum Teil unserer täglichen Praxis machen mit der einfachen Frage: »Was ist heute angesichts eines möglichen Todes besonders wichtig?«

Das Anwenden der fünf Kräfte im Leben und Sterben

Nach dieser Kontemplation zur Sterbevorbereitung möchte ich nochmals kurz die fünf Kräfte im Leben ansprechen. Sie erscheinen durch diesen Prozess umso sinnvoller und gehaltvoller.

1. Der *Antrieb,* die Motivation, ist: Nie das Wesentliche vergessen – immer das Wesentliche leben! Kurz gesagt: Immer Mitgefühl und Weisheit in ihrer untrennbaren Einheit im Herzen tragen.
2. Es braucht *Gewöhnung*, speziell, wenn ich über lange Zeit die weniger wichtigen Dinge des Lebens im Vordergrund hatte. Es geht nun darum, durch ständiges Üben vertraut zu werden mit meinem eigenen Herzensanliegen.
3. *Weißes Säen* bedeutet, das eigene Leben in die Hand zu nehmen. Tun! Gestalten! Sich nicht vom Wesentlichen ablenken lassen. Unermüdlich, auch bei den kleinsten Handlungen das Wesentliche leben und jede Gelegenheit nutzen.
4. Die Kraft der *Abkehr* entwickeln: Äußere Einflüsse und innere Muster, die mich vom Wesentlichen abhalten, zurückweisen, innerlich »Stopp!« sagen und innehalten in der Begegnung mit Gegenkräften. Den tiefen Entschluss fassen, sich nicht kont-

rollieren zu lassen von unguten Mustern und den vielen Ablenkungen nicht auf den Leim zu gehen. Das hat mit Willen, Klarheit und Entschlusskraft zu tun.

5. Die Rolle der *Wunschgebete* bekommt hier das beständige Sich-Erinnern mittels des Symbols, das wir für unsere langfristige Ausrichtung gefunden haben. Auch beinhaltet es, mein Leben dem Wesentlichen zu widmen und daraus kein erneutes »Ich«-Projekt zu machen, sondern mich tief im »Wir« zu verankern.

Worum geht es? Das leben, was mein Hauptanliegen ist.

Hier noch einige Beispiele aus der Gruppenarbeit zu Entschlüssen und Fragen bezüglich der Umsetzung in den Alltag, die bei dieser Kontemplation entstanden:

Einfache Lebensgestaltung, Vertrauen aufbauen in eigenen Geist, Lernen, Kontrolle aufzugeben, Loslassen, Disidentifikation üben, Angst reduzieren, klare Verhältnisse schaffen in Beziehungen, im Besitz, alles Unerledigte im Äußeren aufräumen, Testament aktualisieren, innerlich und spirituell aufräumen. Verantwortung übergeben. Klären: Wie möchte ich sterben? Wer soll dabei sein? Wie möchte ich nach dem Tod weiterbegleitet werden? Wohin möchte ich nach dem Tod? Klären: Wiedergeburt, reine Daseinsbereiche, Gott, Himmel … mich öffnen, verschiedene Möglichkeiten in Betracht ziehen. Herausfinden: Wie kann ich mich mit den mir wichtigen Herzensqualitäten verbinden? Mühelose Techniken anwenden, die ich auch im Liegen praktizieren kann. Wunschgebete als tägliche Praxis. Mit den Träumen arbeiten, bis das Erkennen ihrer illusorischen Natur stabil geworden ist. Zuflucht vertiefen. Bodhicitta in allem entwickeln. »Ja« zum Sterben, zur Verletzlichkeit, zum Altern. Sterben als Chance sehen. Positive Automatismen aufbauen (mit Zuflucht aufwachen und einschlafen – so als ob ich sterben und wieder erwachen würde).

Und nun zum Sterben. Zunächst einmal das ungekürzte Zitat von Jamgön Kongtrül Lodrö Thaye:

»Auf die Frage, wie die Unterweisungen dieser Tradition zum Zeitpunkt des Todes zu praktizieren sind, heißt es: *Die Unterweisungen zum Hinüberwechseln (Phowa) im Mahāyāna sind dieselben fünf Kräfte …*

Sind wir in dieser Praxis geübt und es befällt uns eine tödliche Krankheit, sollten wir als Erstes sämtlichen Besitz weitergeben. Wir können ihn allgemein dem Meister und den Zufluchtsjuwelen darbringen oder aber denen geben, von denen wir meinen, dass es von großem Nutzen sei. Dies zu tun – ohne eine Spur von Anhaften, Festhalten oder Sorge – ist die *Kraft der weißen Saat.*

Bist du dazu in der Lage, bringe Siebenteilige Gebete dar. Ansonsten bete mit einsgerichtetem Geist: ›Durch die Kraft aller Wurzeln des Heilsamen, die ich in den drei Zeiten angesammelt habe, möge ich in all meinen Leben nie den kostbaren Geist des Erwachens vergessen und ihn durch Übung stets weiter anwachsen lassen. Möge ich authentischen Lamas begegnen, die diese Lehren unterrichten. Ich bitte Euch, Lama und Ihr kostbaren Juwelen, segnet mich, dass dies genauso geschieht.‹ – Dies ist die *Kraft der Wunschgebete.*

›Dieses Haften am geliebten Ich hat mich in unzähligen Leben leiden lassen, und jetzt erfahre ich zudem das Leid des Sterbens. Da ein Ich oder Geist letztendlich nicht existiert, gibt es auch keinen Tod. Ich werde mein Bestes tun, um dich, dieses Ich-Anhaften, das denkt »Ich bin krank« und »Ich sterbe«, zu vernichten.‹ Diese und ähnliche Gedanken sind die *Kraft der Abkehr.*

Zu denken: ›In allem, was kommt – Tod, Zwischenzustand und nächstes Leben –, werde ich ununterbrochen mit den beiden Arten des kostbaren Bodhicitta verbunden bleiben‹ – das ist die *Kraft des Antriebs.*

Die beiden zuvor geübten Arten von Bodhicitta klar gegenwärtig zu halten – das ist die *Kraft der Gewöhnung.*«

Kurz zusammengefasst

1. Die *Weiße Saat* besteht darin, alles, was wir besitzen, für Heilsames einzusetzen und unter die Menschen zu verteilen.
2. Beim *Wunschgebete*-Machen geht es hier konkret darum, sich auszurichten auf ein Fortsetzen meiner Praxis des Wesentlichen unter möglichst optimalen Bedingungen nach dem Tod. Es wäre gut, da eine ganz klare Vorstellung zu haben, wo und wie ich nach dem Tod weitergehen möchte.
3. Die *Abkehr* beim Sterben ist die Abkehr vom ich-bezogenen Denken bei jedem kostbaren Atemzug, der ja der letzte sein könnte.
4. Mit *Antrieb* ist hier gemeint, die Bodhicitta-Motivation bei jedem Atemzug zu kultivieren, also jeden der noch verbleibenden Atemzüge für das Wesentliche zu nutzen.
5. *Gewöhnung* bedeutet, die noch verbleibende Zeit zu nutzen für das Umsetzen und Stabilisieren der inneren Haltung, bis tiefe Gewissheit und Sicherheit eintritt beim Denken an den bald eintretenden Tod. So können wir in völligem Frieden in den Sterbeprozess hineingehen und dem Tod getrost »in die Augen« schauen. Viele Menschen sind nach solcher Vorbereitung schon ganz gelöst gestorben.

Was die Sterbebegleitung für andere angeht, so gibt es darüber schon einiges an Literatur. Die wesentlichen Punkte sind, dabei zu helfen, das bisherige Leben aufzuräumen, Beziehungen zu klären, den Besitz zu ordnen und zu verteilen (Testament schreiben) und innere Entlastung zu ermöglichen, durch Aussprechen schwieriger Erfahrungen und nach Möglichkeit auch, die Bestattung im Voraus zu regeln, also zu klären, was für ein Fest gewünscht wird, welche Gebete und dergleichen. Die Vorbereitung auf den großen Übergang beinhaltet zudem ein möglichst gutes Wissen um den

Sterbeprozess[69], eine eventuelle Vorbereitung auf Organspenden, sodass die Person Freude empfindet, falls sie nach dem Tod doch noch etwas davon mitbekommt. Auch sollten wir dem Sterbenden helfen, die Ausrichtung zu klären, in welcher Verfassung sie sterben möchte und wohin die »Reise« nach der Trennung von Körper und Geist hingehen soll, damit unsere Gebete sie so gut wie möglich genau darin unterstützen können. Auch gilt es selbstverständlich, die Umgebung des Sterbenden so zu gestalten, dass möglichst förderliche Bedingungen entstehen, in denen sich der Geist der Person klären, sammeln und innerlich ausrichten kann. Auch helfen wir dem Sterbenden, alle verbleibende Zeit gut zu nutzen, sich im Wesentlichen zu üben – in völliger Übereinstimmung mit seinen eigenen Herzenswünschen.

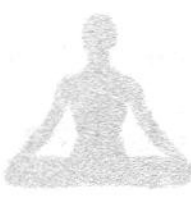

Geleitete Meditation als Vorbereitung zum Sterben (Übung I.2)

Die folgende Übung kann allein oder in einer Gruppe ausgeführt werden. Ein guter Zeitpunkt ist abends, vor dem Ins-Bett-Gehen – oder sogar direkt vor dem Einschlafen. Dabei achten wir auf eine geschützte, ungestörte Atmosphäre. Sie dauert etwa 30 Minuten. Wir können sie auch Kranken oder Sterbenden anbieten. Die Worte müssen natürlich der Situation angepasst werden.

Falls wir später das Glück haben, einen sanften Übergang ins nächste Leben zu vollziehen, dann wird das vermutlich ebenfalls liegend sein. Deshalb empfiehlt es sich, bei dieser Übung eine möglichst entspannte Körperhaltung einzunehmen, zum Beispiel halb liegend auf einem Relax-Sessel oder auf dem Boden liegend mit weicher Unterlage oder halt direkt im Bett.

---

69 Zwei Vorträge von Tilmann zu »Tod, Bardo und Wiedergeburt« und Unterrichtsmaterial sind zu finden unter: https://draft-ml.ekayana-institut.de/tod-bardo-und-wiedergeburt/

Zunächst spüren wir die vielen Körperempfindungen. Wir lassen uns Zeit, ganz anzukommen in diesem vielschichtigen Erleben.

Insbesondere spüren wir, wie sich Brustkorb und Bauchdecke mit dem Atem langsam weiten und heben, um dann wieder zurückzusinken und sich zu senken.

Die Empfindungen des Atmens sind uns ein Hinweis darauf, wie alles kommt und geht, sich wandelt, genauso wie auf einen Einatem der Ausatem kommt.

Ich stelle mir vor, wie ich vielleicht eines Tages im Bett liegen werde und mich auf den letzten Ausatem in diesem Körper vorbereite.

(1) Ich lade all die schönen und kostbaren Erfahrungen, die ich erleben durfte, ein, in meiner Erinnerung aufzusteigen. Noch einmal würdige ich eine jede von ihnen und lasse sie dann jeweils mit einem bewussten Ausatem los.

Bei allen Erinnerungen übe ich mich im Lassen und Herschenken. Dies dehne ich auf all meinen Besitz aus und überhaupt auf alles, was mir in diesem Leben wichtig war und ist. Alles wird hergeschenkt und gewidmet: Was immer mir gehörte, möge es nun anderen nützen. Möge es zum Wohle aller weiterwirken! Das ist die Kraft der Weißen Saat: Was immer ich zurücklasse, möge es Gutes bewirken wie eine gute Saat.

(2) Wieder richten wir die Aufmerksamkeit auf die Atemempfindungen; diesmal besonders auf den Einatem.

Bei jedem Einatem öffne ich mich für das Unbekannte, das jetzt gerade kommt – so als würde ich mit dem Bewusstsein an die Schwelle des Neuen und Unbekannten treten, an die Schwelle des nächsten Jetzt.

So wird es auch bei dem großen Übergang sein, dem großen Umzug ins Danach. Wie möchte ich diesen Übergang ins Neue und Unbekannte leben, mit welcher Geisteshaltung? Mit Liebe, mit Weisheit, mit Freude, was liegt mir am Herzen?

Mit genau diesen Qualitäten atmen wir an der Schwelle des Neuen – beim Einatem wie beim Ausatem. Wir atmen mit *Bodhicitta*, dem Herzensgeist des Erwachens.

Die Geisteshaltung, mit der ich jetzt lebe, hat eine Auswirkung darauf, wo ich im nächsten Erleben bin. Wenn der Geist diesen Körper verlässt, wohin möchte ich gehen, wie möchte ich da sein? Atme mit genau dieser Geisteshaltung und Herzensqualität.

Das ist die Kraft der Wunschgebete, mit denen wir uns in jedem Moment innerlich ausrichten. Es ist ein klares Gefühl: Dort möchte ich hin – in diesen Geist, in diese Herzensqualitäten!

Möge ich stets mit meinem eigentlichen Anliegen verbunden sein und überall die Unterstützung finden, die ich brauche, um den Weg des Erwachens weiterzugehen.

(3) Ein- und ausatmend nutze ich jeden Moment, in diesen Qualitäten aufzugehen und mich tief im Geist des Erwachens zu verankern. Nichts kann mich davon abhalten. Energisch weise ich die Versuchungen des ich-bezogenen Denkens zurück und kultiviere Freude, Liebe, Vertrauen.

Jetzt, für den großen Übergang, braucht es einen beweglichen, offenen Geist. Nach dem »Ich« fragt hier niemand, es geht um die große Offenheit. In diesem Bewusstsein atme ich und lasse nichts dazwischenkommen. Ich bleibe voller Achtsamkeit auf das Wesentliche. Das ist die Kraft der Abkehr.

(4) Während wir so atmen, verankern wir diese Motivation ganz fest in unserem Geist: Was immer kommt, sei es einfach der nächste Moment oder der große Übergang mit den Erfahrungen des Zwischenzustands oder gar ein nächstes Leben – stets werde ich mit dieser Geisteshaltung verbunden bleiben!

Ich bin gewahr, dass alle auftauchenden Erfahrungen Prozess sind und ihnen nichts Solides innewohnt. Ein- und ausatmend übe ich mich darin, im gelösten Gewahrsein der wahren Natur allen Seins zu verweilen.

Ich atme in der Einheit von Liebe und Gewahrsein. Ich atme fühlend, offen für alles und bin zugleich der wahren Natur von allem gewahr.

Die Ausrichtung, komme, was wolle, stets im liebevollen Gewahrsein des Erwachens zu bleiben, ist die Kraft des Antriebs. Sie hält mich unbeirrbar und entspannt auf Kurs – sie ist die unbeirrbare Kraft der klaren Ausrichtung unseres Herzens. Mit dieser gelösten, vertrauensvollen Herzenskraft atmen wir ein und atmen aus.

(5) So nutze ich jeden Atemzug und all meine verbleibende Zeit, um mit Liebe und Gewahrsein verbunden zu bleiben. Ich übe mich darin, in

Liebe und Gewahrsein zu verweilen, bis tiefe Gewissheit entsteht, dass der große Übergang ein Leichtes sein wird in dieser Geisteshaltung.

Wir üben weiter und entwickeln dabei die Kraft der Gewöhnung, bis wir völlig vertraut sind mit dem gelösten, fließenden Sein in gewahrer Offenheit – so lange, bis wir es als das Natürlichste und Selbstverständlichste überhaupt erleben. Nichts wühlt uns mehr auf. Ich bin angekommen im einfachen, lichtvollen Sein. Einfach gelöst – einfach so.

Eine Heilreise ins Land des Buddhas (Übung I.3)

In den traditionellen Unterweisungen werden wir ermutigt, nach dem Tod in das reine »Land der Freude« (Dewa-tschen, Sukhavati) von Buddha Amitabha zu gehen, also den Geistesstrom hinüberwechseln zu lassen in eine Geistesdimension des Erwachens. Genauso gut können wir uns auch in das Land des Medizin-Buddhas begeben – diese Praxis wurde in Tibet oft auch für Verstorbene ausgeführt. Ohne viele Worte darüber zu verlieren, möchte ich Ihnen mit einer geleiteten Meditation einen kleinen Geschmack davon geben, wie sich das anfühlen kann, in solch einen reinen Bewusstseinsbereich einzutreten. Diese Meditation dauert etwa 40 Minuten; sie ist inspiriert von den Beschreibungen zur Praxis auf den Medizin-Buddha und Beschreibungen von seinem »reinen Land«. Sie kann als heilende Meditation eingesetzt werden oder zur Klärung persönlicher Fragen oder als Hilfe in der Vorbereitung aufs Sterben.

Zunächst richten wir uns innerlich ganz auf das aus, was uns jetzt gerade motiviert, in einen kontemplativen Prozess zu gehen …

Wir vertiefen das Gewahrsein der eigenen Zuflucht und Ausrichtung …

Dann spüren wir, wie es sich anfühlt zu sitzen …

Wir lassen die Aufmerksamkeit einmal durch den ganzen Körper gehen …

Vielleicht können wir hier und da noch weiter entspannen …

Für gewöhnlich tut es gut, einmal, zweimal tief durchzuatmen …

Und dann den Atem sich selbst zu überlassen …

Wir bleiben leicht mit dem Atem verbunden, während wir nun ins bewusste Hören gehen …

Bewusst sehen, riechen und schmecken …

Und all das bemerken, was innerlich in uns vorgeht …

Dabei erlauben wir uns, immer wieder in dieses gegenwärtige Erleben hinein zu entspannen …

Was auch immer für Gedanken, Gefühle, Stimmungen und Wahrnehmungen auftauchen – genau da hinein entspannen wir …

Was auch immer an Vorbehalten da sein mag gegenüber dem eigenen Erleben – all das darf einfach so sein, wie es ist …

Annehmen, immer wieder annehmen – und hinein entspannen …

Indem wir uns hinein entspannen, fließt das Leben weiter …

Lasst uns nun auf eine kleine Heilreise gehen – eine Reise an einen Ort, wo wir gesunden können und inneren Ausgleich erfahren. Alles auf dieser Reise gestaltet sich so, wie es unseren Bedürfnissen entspricht und uns guttun würde.

Symbolisch treten wir durch ein großes Tor ein und gehen erste Schritte in dieses Land der Heilung hinein – schau dich einfach mal um …

Vielleicht siehst du einen Weg, den du gerne erforschen würdest. Folge ihm einfach ein bisschen und schau, was dich da erwartet …

Erlaube dir, all die Erfahrungen kommen zu lassen, die dir guttun – vielleicht schlängelt sich der Weg, vielleicht geht er ganz gerade …

Vielleicht nimmst du wohltuende Düfte wahr. Vielleicht gibt es Blumen oder Bäume – oder auch Lebewesen, von denen dieser Duft ausgeht …

Baumgruppen, Lichtungen …

Wiesen, Bäche …

Hügel, Täler …

Vielleicht mal ein kleiner Wasserfall … oder ein See …

Verschiedene Orte, die zur Einkehr einladen …

Welcher Ort zieht dich an, jetzt gerade, was für einen Ort hättest du gerne? …

Genau solch ein passender Ort erscheint in deiner Vorstellung …

Fühle hin, wie du an diesem ersten Ort der Einkehr sein möchtest: gehend, stehend, sitzend, liegend …

Welche Temperatur wäre angenehm? Soll die Sonne scheinen? Wenn ja, wo steht sie? …

Spüre, wie sich dein Körper anfühlt in dieser Situation, den Kontakt mit dem Boden …

Alles hat eine wie bezaubernde Wirkung, tief ausgleichend …

Alles wirkt wohltuend …

Da ist tiefe Ruhe …

Und zugleich sind da wunderbare Klänge, Geräusche – der Pflanzen und Tiere …

Alles ist von Vertrauen durchzogen …

Keiner hat Angst vor dem anderen …

Alle sind im Vertrauen … auch ich kann mich tief entspannen …

In genau dieses Erleben hinein entspannen …

Unser Atem streicht ein, streicht aus, und die Luft ist so wohltuend, so nährend …

Sogar die Tiere laden uns ein, von den Früchten zu kosten – wenn wir das überhaupt wollen …

Alles heißt uns willkommen …

Wir schauen uns um, in alle Richtungen …

In der Ferne ist ein Licht, ein heilendes, wohltuendes Licht …

Es scheint von dahinten zu kommen – dort scheint die Quelle zu sein …

Mit großer Leichtigkeit setzen sich meine Füße in Bewegung und tragen mich in diese Richtung. Ich bin ganz neugierig und interessiert …

Das Licht wird stärker, während wir uns über Wiesen, durch Wälder, über Hügel und durch Täler bewegen …

Alle Sinne sind offen …

Immer wieder kommt es unterwegs zu Begegnungen mit anderen – liebevolle, warme Kontakte …

Ich kann jemanden einladen, mit mir zu gehen, oder mich anderen anschließen …

Oder ich kann neugierig alleine weiterstreifen …

Woher kommt nur dieses wunderbare Licht? Es berührt und weitet mein Herz …

Und gibt mir eine merkwürdige Leichtigkeit …

Wir kommen in ein weites, fließendes Gelände mit sanftem Gras und Blumen, etwas ansteigend, mit einem Hang in der Ferne – von dort scheint das Licht zu kommen …

Ich bewege mich darauf zu und sehe, dass es von einer Lichtgestalt kommt …

Wer könnte das sein? So etwas habe ich noch nie gesehen.

Man flüstert mir zu: »Das ist die Quelle der Heilung in diesem Land.« Ich beginne Umrisse zu sehen von einem Wesen voller Licht, mit einem liebevollen Gesichtsausdruck …

Unsere Blicke treffen sich …

Ich habe das Gefühl, diese Person schon ewig zu kennen, als hätten wir aufeinander gewartet …

Die Arme dieser Person öffnen sich: »Komm herbei! Wunderbar, dass du da bist, setz dich zu mir, wir haben alle Zeit der Welt.«

Es sind noch unzählige andere um uns herum, aber ich habe das Gefühl einer einzigartigen Beziehung zwischen mir und diesem Lichtwesen. Die Gestalt sieht aus wie ein Buddha, so wie die Erwachten dargestellt werden, ist aber ganz lebendig, und wir können zunächst nicht mit Sicherheit sagen, ob Mann oder Frau, bis sich auch das klärt …

Es entspinnt sich ein Dialog zwischen uns: durch Lichtschleifen – von Mund zu Mund, von Herz zu Herz … Ich frage innerlich: »Wer bist du?«, und schon ist die Antwort da: »Ich bin du.« Ich atme tief und kann kaum glauben, was ich da gehört habe. Schon kommt die Antwort: »Doch, glaube mir, wir sind nicht verschieden.«

So entspannt sich ein Austausch von Herz zu Herz, von Mund zu Mund, das Licht kreist zwischen uns, durchströmt unser ganzes Wesen, alle Chakren …

Ich kann Fragen stellen … und bekomme Antworten …

Zeitweise lasse ich mich einfach nähren, durchfluten und bin im Austausch durch das Licht, ohne etwas zu tun – im Austausch mit der erwachten Lichtgestalt gegenüber und auch, wenn ich das möchte, mit allen anderen um uns herum …

Durch farbige Lichtbänder sind wir miteinander verbunden, das Licht durchflutet alle Bereiche des Körpers und bringt Heilung …

Es ist, als würden wir Licht atmen …

Ich nehme wahr, dass mein Körper zu Licht geworden ist, auch ich erstrahle im Licht – vielleicht blau, vielleicht in den Farben des Regenbogens …

Je nachdem, worauf ich den Geist richte, wandelt sich die Farbe – ein Licht-Spiel …

Und da, wo die Gedanken hingehen, dorthin geht auch das Licht …

Ich schaue mich um und sehe, dass alles zu Licht geworden ist, selbst die Bäume, die Steine, der Boden, die anderen Menschen und die Tiere …

Wir können alle Fragen stellen und bekommen klärende Antworten.

Es ist nicht klar, woher diese Antworten kommen. Sie kommen einfach …

Als wäre das Verbundensein selbst ihre Quelle …

Es entsteht ein tiefes Wissen darum, wie es ist – einfaches Sein …

Der Geist ist frei …

Es brauchen keine Vorstellungen erzeugt zu werden …

Und es gibt kein Festhalten …

Alles darf einfach sein …

(Nach einer Weile ertönt die Klangschale.)

J. Die Brücke – von Teil eins zu Teil zwei

Rückblick auf Teil eins

Es ist ein großer Gewinn für den inneren Weg, dass uns heute zugleich mit den traditionellen buddhistischen Methoden so viele psychotherapeutische Methoden und Ansätze zur Verfügung stehen. Die Synergien im Auflösen der emotionalen Schleier sind dabei nicht zu übersehen: Jemand, der in der Geistesruhe und Einsicht geschult wurde, entdeckt und begreift erstaunlich schnell die emotionalen und biografischen Zusammenhänge, um die es beim psychotherapeutischen Arbeiten geht. Auch das Anwenden der auflösenden Methoden (Einsetzen von Leitsätzen, inneren Heilbildern, Achtsamkeit auf Auslöser, Skalieren, Innere-Kind-Arbeit usw.) ist viel leichter, da der Geist geübt ist, sich im Alltag an Aufgaben der Geistesschulung zu erinnern.

Machen wir es konkret: Von den fünf Schritten im Arbeiten mit Emotionen (Kapitel A) werden die ersten drei kontinuierlich in der Psychotherapie angewendet – und sie sind von daher kein Neuland für buddhistische Praktizierende. Sie finden in den Übungen der nächsten Kapitel weitere interessante Anregungen für die Geistesübung. Besondere Hilfe auf ihrem Weg erhalten sie durch persönliche Begleitung im Aufdecken der inneren Themen und Muster, die sie sonst geschickt, wenn auch unbewusst vor dem eigenen inneren Auge verbergen. Ein aufdeckendes therapeutisches Arbeiten wird das Vermeiden unangenehmer Einsichten durchkreuzen, das gerade auch bei spirituell Praktizierenden häufig anzutreffen ist. Psychotherapeutische Begleitung wird unbewusste biografische Zusammenhänge für unsere Emotionen bewusst machen und so ihre Bearbeitung und Auflösung ermöglichen. Das geht tiefer und ist effektiver als ein allgemeines Entspannen und Loslassen auftauchender Geistesinhalte, wie es oft in der Meditation geübt wird. Die therapeutische Aufmerksamkeit richtet sich gezielt auf unsere schwierigen Erfahrungen und Schatten und stimuliert genauso gezielt die entsprechenden Ressourcen.

Beim psychotherapeutischen Arbeiten geht es wie in der buddhistischen Praxis um Befreiung von Leid, seien es Ängste, Depressionen, Zwänge und Süchte oder Beziehungsstörungen, Essstörungen und körperliche Beschwerden ohne organisch fassbaren Befund (somatoforme Störungen), in denen sich psychische Belastungen ausdrücken. Bei genauem Hinfühlen wird deutlich, wie jeder Gedanke, jede Emotion feine Auswirkungen auf die körperliche Befindlichkeit hat. Wenn wir immer wieder Ähnliches denken oder fühlen, werden sich Spuren davon im Körper zeigen. Zunächst sind es nur funktionale Auswirkungen, später kann es sogar zu Organveränderungen kommen. Offene Geisteszustände, zum Beispiel Freude, Liebe und Vertrauen, beeinflussen die Organe und Gewebe in eine heilsame Richtung. Enge Geisteszustände, Traumata, Neurosen und unbewusste Grundkonflikte beeinflussen den Organismus in eine nicht-heilsame Richtung.

Bei der therapeutischen Arbeit sind stets die fünf Grundemotionen (Kapitel B) im Zentrum, um deren Auflösung es in der buddhistischen Praxis geht. Die Psychotherapie gebraucht aber eine andere Terminologie. Sie spricht eher von Bedürfnissen und Ängsten – und betrachtet Emotionen oft als unbewussten Versuch einer Problemlösung. Sie sieht Emotionen von daher als sinnvolle, wenn auch oft ungeschickte oder gar hinderliche Versuche, die Herausforderungen zu bewältigen. So hat Angst eigentlich den »Sinn«, uns besonders aufmerksam werden zu lassen, um eine Gefahr gut zu meistern. So betrachtet macht Angst Sinn. Das Gleiche gilt für andere Emotionen – sie sind aus der persönlichen Sicht des Betroffenen Reaktionen, die Sinn machen.

Wenn ich davon ausgehe, dass meine Emotion einen tieferen Sinn hat und sie nicht einfach abtue, sondern erforsche, dann gelingt es, die darunterliegenden Bedürfnisse aufzuspüren. Nur wenn ich diese erkenne, kann ich ihnen gerecht werden und neue, noch sinnvollere Lösungen für sie finden. So kann Stress das Verlangen nach Essen auslösen. Aber worum geht es wirklich? Die darunterliegenden Bedürfnisse sind Wünsche nach Entspannung, Ruhe. Wir möchten vergessen und das Herz und den Geist wieder frei haben. Wir alle kennen das. Das Verlangen nach Schokolade oder nach drei Bier ist vielleicht keine optimale emotionale Reaktion, aber sie macht durchaus Sinn.

Primär liegt die Lösung für ein zufriedenes Sein in uns selbst, in einem geschickteren Umgang mit dem eigenen Geist – und sekundär gestaltet diese neue Geisteshaltung unsere Beziehungen zu unseren Mitmenschen und zur Umwelt.

In diesem zweiten Schritt – der Interaktion mit unseren Mitmenschen – liegt eine weitere Stärke der Psychotherapie: Sie schult in der Wahrnehmung und im sprachlichen Ausdruck von Gefühlen und Bedürfnissen und kultiviert die innere Resonanz auf unsere Gegenüber. Damit leistet sie einen erheblichen Beitrag im Umsetzen eines wesentlichen Grundanliegens der buddhistischen Geistesschulung: friedfertige, respektvolle Kommunikation im wechselseitigen Geben und Nehmen, mit einem Geist der Liebe, des Mitgefühls und des gütigen Verständnisses.

Dieses Anliegen findet sich bei den Buddhisten eingebettet in die zehn heilsamen Handlungen, von denen Nr. 4 bis 7 das Sprechen betreffen. Vielleicht ist es sinnvoll, alle zehn an dieser Stelle aufzuzählen, denn auch die anderen spiegeln den Geist buddhistischer Ethik wider, in dem ebenfalls eine Brücke zur ethischen Haltung in der Psychotherapie zu finden ist. Die zehn heilsamen Handlungen sind:[70]

---

70 Zitiert nach Gampopa, »Der kostbare Schmuck der Befreiung«, S. 86.

1. Das Leben anderer schützen
2. Freigebig sein
3. Ein heilsames sexuelles Verhalten pflegen
4. Aufrichtig die Wahrheit sagen
5. Zerstrittene und Befeindete aussöhnen
6. Ruhig und vertrauenswürdig sprechen
7. Sinnvolles sagen
8. Wenig begehren und zufrieden sein
9. Sich in Liebe und dergleichen Qualitäten üben
10. Sich dem zuwenden, was wahr und sinnvoll ist

Allen sozial engagierten Menschen geht es genau wie dem Buddha um dieses heilsame Verhalten, in dessen Zentrum aufrichtige Kommunikation steht: wahr, versöhnend, ruhig, vertrauenswürdig und sinnvoll (siehe Schritte 4 bis 7). Im psychotherapeutischen Umfeld wären da in erster Linie die Gesprächstherapie nach Carl Rogers zu erwähnen und alle darauf aufbauenden humanistischen Ansätze sowie die Gewaltfreie Kommunikation nach Marshall B. Rosenberg. Aber *jeder* psychotherapeutische Ansatz pflegt diese Art der Kommunikation. So zu kommunizieren ist die Grundlage für wechselseitiges Verständnis und für wachsende Einsicht in das, was andere bei uns und wir bei ihnen auslösen – und wie wir einander darin unterstützen können, zu wachsen und freier zu werden.

Die Klärung unseres Lebenssinnes (Kapitel C) erfährt durch die psychotherapeutische Arbeit eine Anpassung an die tieferen individuellen Bedürfnisse. Sie bleibt so keine abstrakte Vorgabe (»Ich möchte Erleuchtung erlangen«), sondern wird konkret mit den Qualitäten gefüllt, die uns ein Herzensanliegen sind. So wird die buddhistische »Zuflucht« in Buddha, Dharma und Sangha – das Symbol aller erwachten Qualitäten – direkt in uns erfahrbar. Umso mehr noch, als sie dank der therapeutischen Betonung von ganzkörperlichem Erleben bis in jede Zelle hinein gespürt wird. Dies vertieft wiederum die buddhistische Geistesschulung, wie zum Beispiel durch den Herzatem (Tonglen), wo wir uns genau mit diesen sinngebenden Qualitäten der Zuflucht verbinden.

Die Vier Wahrheiten der Edlen (Kapitel D), welche die Grundlage der buddhistischen Lehre darstellen, gewinnen durch den Vergleich mit dem therapeutischen Vorgehen an Prägnanz – von daher auch bereits der Hinweis des Buddhas auf die gleichartige Vorgehensweise von Ärzten und Menschen, die Befreiung suchen. In jeder Psychotherapiestunde, in jeder Meditationssitzung und in jedem wichtigen Moment unseres Lebens geht es immer wieder um dieselben vier Fragen: Wo ist gerade unnötige Anspannung? Wodurch entsteht sie? Kann ich sie auflösen? Wie mache ich das? Gefolgt von vier sich vertiefenden Erkenntnissen: Ah, hier spüre ich Anspannung. Ah, dadurch entsteht sie! Ah, tatsächlich, sie lässt sich auflösen! Ah, so geht das also! Im folgenden zweiten Teil beschäftigen wir uns vor allem mit Antworten auf Frage vier: Wie geht das konkret? – und stellen entsprechende hilfreiche psychotherapeutische Übungen zur Verfügung.

Das Üben eines kontinuierlichen Gewahrseins (Kapitel E) ist mehr als nur Achtsamkeit. Es bildet die Grundlage für ein wirkliches Verstehen des eigenen Geistes. Gewahrseinsübung ist das Zentrum und Herz buddhistischer Praxis und geht weit über das hinaus, was in der psychotherapeutischen Praxis an Gewahrsein gebraucht oder geübt wird. Gewahrseinspraxis dient nicht nur dem Bewältigen von emotional herausfordernden Situationen, sondern führt in das Erforschen subtilster Geisteszustände, bis wir »jede Ecke« unseres Geistes kennen, duale wie nonduale Geisteszustände, den nondualen aktiven Geist, den nondualen ruhigen Geist ohne Gedanken, Gewahrsein im Traum und im Tiefschlaf und dergleichen. Kurz: Gewahrseinspraxis lässt uns erfahren, wie unterschiedlich freie und enge Geisteszustände sind – und dieses Üben vollzieht sich in dem Bereich, der aus therapeutischer Sicht als »psychisch gesund« eingestuft werden würde.

Psychisch gesund zu sein ist noch nicht das Erwachen oder die Befreiung, um die es schlussendlich in der buddhistischen Praxis geht. Deren Voraussetzung ist aber das Auflösen der emotionalen Schleier – es gibt kein Erwachen, ohne die emotionalen Schleier aufgelöst zu haben! Im Idealfall bereitet Psychotherapie den Weg des Erwachens vor und begleitet ihn – sie beackert das Feld psychischer Gesundheit und hilft, in die eigene Kraft zu finden. Sie führt heraus aus neurotischem Leiden mit einer fehlerhaften Sicht von sich selbst, die oft gar nicht zulässt, sich zu öffnen, loszulassen und sich selbst als heil zu erfahren. Tatsächlich stellt sich die Frage, was es wohl an stabiler Bindung und positiven, mitfühlenden Bindungserfahrungen braucht, um in der Tiefe loslassen und die Erfahrung des Erwachens machen zu können. Eine Basis oder ein Feld von heilsamen Beziehungen und Bindungserfahrungen scheinen für ein umfassendes Erwachen hilfreich, wenn nicht sogar unerlässlich zu sein.

Das Anliegen, die Antennen unseres Herzens auszufahren und mitfühlender zu leben (Kapitel F), ist ein Bereich weitgehender Deckungsgleichheit zwischen buddhistischem und psychotherapeutischem Vorgehen. Wo liegen die Unterschiede? Der buddhistische Ansatz verlässt oft schnell die konkrete zwischenmenschliche Ebene und lässt den Herzensgeist sich in alle Himmelsrichtungen ausdehnen, um alle Lebewesen ohne Ausnahme zu umfassen – wie zum Beispiel in der Metta-Meditation liebender Güte. In dieser allumfassenden Weite liegt die Stärke dieser Praxis – denn niemand wird ausgeschlossen; es gibt keinen einzigen Feind, dem unser Wohlwollen nicht gelten würde. Doch was helfen die weltumspannenden Meditationen der Güte, wenn wir nach dem Aufstehen doch wieder gereizt sind, sobald uns jemand unangenehm kommt! Auch die Praxis des Geistestrainings in sieben Punkten (Lodjong) legt viel stärker den Akzent auf das Entwickeln von Verständnis mit anderen als mit sich selbst.

Es geht um konkret gelebtes Mitgefühl – und da in erster Linie um Mitgefühl mit uns selbst und unseren Schwächen. Dieses Selbst-Mitgefühl wird in den mir bekannten buddhistischen

Texten jeweils nur kurz erwähnt, braucht aber – zumindest heutzutage – ganz besondere Aufmerksamkeit. Auch da hilft mir die psychotherapeutische Begleitung, mich konkret in dem einen, jetzt erlebten Gefühl anzunehmen, die tiefer liegenden Ängste und Bedürfnisse aufzuspüren und mich gut um mich zu kümmern, *bevor* ich mich anderen zuwende. Jemand, der aus unerlöster Bedürftigkeit heraus anderen hilft, wird nicht wirklich hilfreich sein können, weil er den Weg ins gelöste Sein tiefer Annahme noch nicht kennt. So erfährt auch die Praxis von unermesslichem Mitgefühl und grenzenloser Liebe ihre Vertiefung durch die typische Individualisierung des psychotherapeutischen Ansatzes, der sich eigentlich immer zuerst den Bedürfnissen des Klienten selbst zuwendet und erst danach diese Zuwendung auf die Umgebung ausdehnt. Übungen in Mitgefühl, wie zum Beispiel die Metta-Meditation, werden durch ein wirkliches In-Kontakt-Sein mit den eigenen Gefühlen von Mitgefühl, Liebe und Güte, wie es zum Beispiel durch die Güte-Übung (Übung N.3) erfahren wird, erst wirklich authentisch.

Besonders »riskant« sind aus dem Blickwinkel möglicher Selbstverleugnung die Unterweisungen zur Bodhicitta-Geisteshaltung, die manchmal einer Haltung Vorschub leisten, sich und seine Bedürfnisse zum Wohle anderer »aufzugeben«. Dies kann durch eine gesunde Haltung des »Wir« vermieden werden. »Ich« bin ein Teil des »Wir«. Somit stehe ich durch die Verantwortung für das Wir zugleich auch in der Verantwortung für das »Ich«, mich selbst. Ein gesunder Weg geht immer wieder vom Ich zum Du und dann ins Wir – und dieses Wir beginnt sich auszudehnen und allmählich konkret jeden einzubeziehen, dem ich begegne oder an den ich denke. Somit vermeiden wir die Fallen der einseitigen Ich-Bezogenheit, der andere ausschließenden Du-Bezogenheit und der andere ausschließenden Wir-Bezogenheit, wo wir nur an unsere eigene Gruppe denken. Wir schreiten vom Ich über das Du fort ins Wir und von dort weiter in ein alle einschließendes Wir – und wieder zurück zum Ich … ohne sich für den Nabel der Welt zu halten.

Dieses »Ich« wird in der buddhistischen Geistesschulung einer genauen Analyse unterzogen (Kapitel G), wobei deutlich wird, dass es keinen Wesenskern in diesem Ich gibt. Ich ist durch und durch Prozess, Wandel, Dynamik. Ein stabiles Ich ist nicht zu finden – wohl aber sind Geistesqualitäten zu finden, die diesem Prozess eine zunehmende Verlässlichkeit geben, mit hoher Belastbarkeit in herausfordernden Situationen. Das ist das Erwachen der innewohnenden Qualitäten des Geistes, die nicht aus dem Ich-Anhaften geboren sind, sondern aus sich heraus vorhanden sind als natürlicher Ausdruck des Geistes. Der Buddhismus nennt das Nicht-Ich oder Nicht-Selbst, während die Psychologie das ein »gesundes Ich« nennt oder das »Wahre Selbst«. Buddhistische Geistesschulung wie Psychotherapie dienen dazu, aus falschen Selbstbildern herauszufinden und in den Fluss eines sich wandelnden Seins hineinzufinden, möglichst ohne zu blockieren. Auch da reichen sie sich die Hände, wenngleich die einen die Ich-Täuschung auflösen und die anderen das Ich stärken. Es ist ein anderes Ich, das aufgelöst wird, als das Ich, das gestärkt wird – eine bloße Sprachverwirrung! Wie befreiend ist es für den buddhistisch Praktizierenden zu erfahren, dass es nur darum geht, eine Täuschung aufzulösen, und dass das Ich dabei durchaus stärker und kraftvoller wird. Das Ich braucht nicht verleugnet zu werden, sondern nur gesehen als das, was es ist. Auch für Menschen, die im psychotherapeutischen Ansatz zu Hause sind, ist es erhellend zu verstehen, dass die Qualitäten des gesunden, starken Ichs eigentlich keinem Ich gehören, sondern der natürliche Ausdruck eines Geistes sind, der nicht in Fixierungen gefangen ist – vor allem nicht in der Fixierung auf ein vermeintlich existierendes Ich getrennt von allem anderen. Sie entspringen also eigentlich dem Nicht-Selbst, das heißt dem Bereich unseres Seins, den »Ich« – bewusst oder unbewusst – nicht kontrolliere.

Mit dem Abschnitt zum Heilenden Buddha in uns selbst (Kapitel H) wollten wir einen kleinen Geschmack davon geben, wie umfassend diese erwachten Qualitäten in uns aktiviert werden können. Wenn wir uns ganz dem entspannten Erleben und einer neuen Sicht von uns selbst und anderen öffnen, verlassen wir die alles limitierende Sicht, in der weit und breit kein Buddha zu sehen ist, obwohl Erwachen die stets vorhandene Natur unseres Geistes ist, die sich sofort zeigt, wenn einmal – sei es auch noch so kurz – keine Schleier unser wahres Sein verdecken. Wie viel Psychotherapeuten mit dieser konkreten Visualisation anfangen können, sei dahingestellt – wichtig ist, dass wir uns diese Sicht nicht anerziehen, sondern sie wie entdecken, sie allmählich kommen lassen.

Es geht also nicht um »positive thinking«, sondern um das Entdecken unseres göttlichen Funkens, um es mit anderen Worten zu sagen. Und darin liegt zweifellos unglaubliche heilende Kraft – sie hat Menschen geholfen, Vertreibung, Folter und schlimmste Katastrophen zu überstehen und dabei sogar noch ins Mitgefühl zu finden. Die Praxis auf den Medizin-Buddha sprengt limitierende Vorstellungen; sie sprengt den Glauben, ich könne nicht gesund sein, ich könne nicht erwachen. Doch wir können; ein jeder von uns. Das mag wie ein Credo klingen, aber in einem sind sich alle einig: Viel von unserem psychischen Leid wird genährt durch eine limitierende Sicht von uns selbst. Wir müssen an »uns selbst« glauben oder, besser noch, an das, was durch keinerlei Turbulenzen beeinträchtigt werden kann – nennen wir es mal das »Nicht-Selbst« oder »Wahre Selbst«. Dieses zu wecken ist zentrales Anliegen solcher Praktiken mit Meditationsgottheiten wie dem Medizin-Buddha.

Im Vertrauen ins wahre Selbst, das heißt in die wahre Natur des Geistes, zu sterben, ist ein gelassener, friedvoller Tod in völligem Einklang mit sich selbst und allem. Sich darauf mit einer tiefen und zugleich umfassenden Gewahrseinsschulung vorzubereiten ist die beste Sterbevorbereitung (Kapitel I). Und somit finden diese Kapitel zur Verbindung von buddhistischer Geistesschulung und Psychotherapie ihren logischen Abschluss im Hinweis auf das unvermeidliche Ende dieses Lebens und die notwendige

Vorbereitung auf den »großen Umzug«, wie manche tibetische Texte den Tod nennen. Hier bleibt vieles zurück, mit dem sich das Ich identifiziert hat. Was bleibt, sind die Qualitäten, die unser Geistesstrom freigesetzt hat, sei es durch Studium, Kontemplation und Meditation oder durch ein beständiges therapeutisches Arbeiten mit dem eigenen Geist – oder halt durch beides.

Ausblick auf Teil zwei

In Teil zwei, der die innere Arbeit aus psychotherapeutischer Sicht in der Essentiellen Psychotherapie beschreibt, stellen wir zentrale Bereiche dieser Arbeit vor und geben Ihnen korrespondierende Übungen an die Hand, die zum großen Teil auch alleine durchgeführt werden können. Sie sind nicht nur eine vortreffliche Ergänzung der klassischen buddhistischen Geistesschulung, sondern leiten als Ausdruck derselben inneren Grundhaltung ganz natürlich hinüber in die individuelle Gewahrseinsschulung und erleichtern diese.

Die Haltung des Therapeuten (Kapitel M) besteht darin, in einem möglichst offenen, mitschwingenden Gewahrsein den natürlichen Entfaltungsprozess der innewohnenden Qualitäten als Katalysator zu begleiten – im vollen Vertrauen, dass die Gesundheit dem Klienten als Potential bereits innewohnt und nur geweckt zu werden braucht. In diesem Bezogensein auf die Ressourcen und Qualitäten des Gegenübers sind sich Dharma-Lehrer und Psychotherapeuten gleich. Es ist dieselbe innere Haltung: der Blick aufs Gesunde und Erwachende.

Dieses Vertrauen in die innewohnenden Qualitäten überträgt sich auf unser Gegenüber und stärkt sein Selbstvertrauen. Zugleich wirkt die Beziehung zum Therapeuten genau wie die Beziehung zu Lehrenden des Dharma als heilsames Modell oder Vorbild für den Klienten – sie ermöglicht eine neue, heilende Erfahrung und hat durchaus eine, wenngleich oft unausgesprochene spirituelle

Dimension. Spirituell ist die Beziehung in dem Sinne, dass sie den Zugang zum eigenen wahren Wesen erleichtert und den Weg des Erwachens ebnet, indem tiefes Erfahrungswissen über die Natur des Seins vermittelt wird.

Die notwendige Grundlage, um uns mit frischem Blick und mit Aussicht auf Lösung den eigenen Problemen zuwenden zu können, ist aus psychotherapeutischer Sicht zunächst das Auffinden und Aktivieren unserer Ressourcen (Kapitel N). Das ist exakt auch das Anliegen buddhistischer Geistesschulung. Wir brauchen innerlich einen sicheren Ort (Übung N.2), von dem aus wir die Herausforderungen angehen können; es braucht eine Verankerung in Güte, in grundlegendem Wohlwollen (Übung N.3). Praktizierende der buddhistischen Geistesschulung werden sich sofort an die Zufluchtnahme und an das Entwickeln von liebender Güte (Metta) und dem Geist des Erwachens (Bodhicitta) erinnert fühlen, die ein Teil jeder Meditationspraxis sind.

Extrem wichtig als Teil der Gewahrseinsschulung ist die Stärkung des inneren Beobachters, das heißt der Fähigkeit, innere Prozesse wahrzunehmen. Allzu schnell möchten manche buddhistische Praktizierende den Beobachter loswerden, um das nonduale Gewahrsein zu erleben. Doch Voraussetzung für ein wiederholtes Hineinfinden in dieses nonduale Erleben ist die Fähigkeit wahrzunehmen, wann ich im Greifen bin, in einer emotionalen Reaktion und dergleichen. Ohne diese Fähigkeit können wir keinen der in Kapitel A beschriebenen fünf Schritte des Arbeitens mit Emotionen praktizieren und weder Geistesruhe noch Einsicht entwickeln. Diese Fähigkeit, die eigenen Geisteszustände akkurat wahrzunehmen, ist die Grundlage dafür, den inneren Piloten oder inneren Meister einsetzen zu können. Sie beinhaltet, Empfindungen wahrzunehmen, in ihrer Intensität und Qualität zu vergleichen (Übung N.4) sowie ihr wahres, prozesshaftes Wesen zu erkennen. Gedankliche Tagesrückblicke (Übung N.5) wie auch das Planen des kommenden Tages sind unerlässlich, um das eigene Leben in die Hand zu nehmen –

Buddhisten würden sagen: das eigene Wirken (Karma) zu gestalten. Um die Gestaltungsimpulse des inneren Piloten dann aber auch umsetzen zu können, ist es hilfreich, hinderliche Erinnerungen oder einschießende emotionale Reaktionen vorübergehend bewusst auf die Seite legen zu können (Übung N.6). Dies erhöht die Fähigkeit zur Selbststeuerung und die Kraft des Willens. Wille, das heißt die Fähigkeit, Entscheidungen umzusetzen, ist zentral für den Weg des Erwachens – ohne ihn treiben wir durchs Leben wie Blätter im Wind des Karmas.

Trotz guten Willens scheitern wir oft im Umsetzen unserer Vorsätze an starken psychischen Mustern. Um uns nicht von ihnen aus der Bahn werfen zu lassen, sind erste Strategien und Interventionen (Kapitel O) hilfreich, deren gemeinsames Ziel es ist, unseren Handlungsspielraum zu erweitern – also etwas mehr Herr beziehungsweise Frau im eigenen Haus zu werden. Die hier angebotenen Übungen entsprechen den Schritten eins und zwei (Innehalten und hilfreiche Methoden anwenden) der fünf Schritte in Kapitel A. Es geht hier um das Stimulieren und Nutzen von Ressourcen, um Freiraum zu gewinnen für das tiefer gehende aufdeckende Arbeiten an den eigenen Mustern. Bis hierher wird nur stabilisierend gearbeitet, so als würden wir in der buddhistischen Praxis vorwiegend die grundlegenden Kontemplationen sowie Zuflucht, Liebe, Mitgefühl und Geistesruhe praktizieren. Selbstverständlich löst all das bereits Erkenntnisprozesse aus – und das ist auch gewünscht, aber es wird nicht gezielt unbewusstes emotionales, biografisches Material an die Oberfläche gebracht.

Das Kapitel über Focusing (Kapitel P) leitet diese Phase des forschenden Ergründens ein – es geht um das Aufdecken der Ursachen für das Anspringen Leid bringender Muster. Das Pendant dazu in der buddhistischen Geistesschulung wäre die aufmerksame Praxis mit unangenehmen, leidvollen Empfindungen, wobei wir uns jedes Mal dafür öffnen, mit welchen inneren Bildern und Assoziationen diese Empfindungen einhergehen, das heißt, welche Auslöser unsere engen Geisteszustände haben, wie sie entstehen, wie sie überwunden werden und wie ihnen vorgebeugt wird.

Dieses Beobachten der inneren Zusammenhänge unseres Erlebens beschreibt der Buddha in den beiden Lehrreden zum Kultivieren von Gewahrsein (Satipaṭṭhāna)[71] im vierten Abschnitt über das Erforschen der Gesetzmäßigkeiten (Dharmas):

> »Ist Sinnesbegierde in uns vorhanden (beziehungsweise Übelwollen, Dumpfheit, Mattheit, Rastlosigkeit, Sorge oder Zweifel), so wissen wir: ›Sinnesbegierde ist vorhanden‹ (beziehungsweise Übelwollen, Dumpfheit, Mattheit, Rastlosigkeit, Sorge oder Zweifel), und wenn sie nicht vorhanden ist, wissen wir: ›Sie ist nicht vorhanden.‹ Wir wissen auch, wie sie entstehen, wie sie überwunden werden und wie ihnen vorgebeugt wird.«

Das Gleiche beschreibt der Buddha für das Wahrnehmen unserer inneren Ressourcen, auch »Glieder des Erwachens« genannt. Bei ihnen geht es darum zu bemerken, wann die jeweilige Ressource sich zeigt, wie sie entsteht und wie sie vollendet werden kann:

> »Ist das Erwachensglied Gewahrsein in uns vorhanden (beziehungsweise Untersuchen der Dharmas, freudige Ausdauer, Freude, Ruhe, meditative Versenkung, Gleichmut), wissen wir: ›Es ist vorhanden‹, und wenn es nicht vorhanden ist, wissen wir: ›Es ist nicht vorhanden.‹ Wir wissen auch, wie das noch nicht entstandene Erwachensglied des Gewahrseins (beziehungsweise Untersuchen der Dharmas, freudige Ausdauer, Freude, Ruhe, meditative Versenkung, Gleichmut) entsteht und wie es vollendet entfaltet wird.«

---

71 Buddha Śākyamuni, in: Sammlung der mittleren Lehrreden (Majjhima Nikaya), Nr. 10 sowie Sammlung der längeren Lehrreden (Digha Nikaya), Nr. 22.

Um diese inneren Prozesse klar betrachten und verstehen zu können, braucht es inneren Abstand – also genau das Gegenteil von Identifikation. Beim Meditieren lernen wir, uns nicht mit den aufsteigenden Empfindungen und Emotionen zu identifizieren. Auch die Psychotherapie hat Methoden entwickelt, um aus der Identifikation herauszufinden und sich bewusst zu disidentifizieren (Kapitel Q). Es geht um ein nüchternes, nicht-identifiziertes Wahrnehmen von Situationen und korrespondierendem Erleben.

Dabei wird uns bewusst, wie manche emotionalen Muster innerer Identifikation jeweils in fast gleicher Weise auftreten und fast automatische emotionale Reaktionen auslösen, so als hätten sie ein Eigenleben, auf das unser innerer Pilot nur schwer Einfluss nehmen kann, solange wir mit diesen Mustern identifiziert sind. Wir gewinnen inneren Abstand und die Möglichkeit, Einfluss zu nehmen, indem wir sie identifizieren, sie benennen und ihnen einen Platz geben, ohne uns von ihnen dominieren zu lassen. Diese Muster emotionalen Erlebens können wie Teilpersönlichkeiten wirken (Kapitel R), oder sie sind Ausdruck unseres Inneren Kindes (Kapitel S), das heißt von Ängsten und Bedürfnissen, die seit unserer Kindheit in uns aktiv sind, oder es handelt sich um Strukturen und Sichtweisen, die wir von unseren Eltern übernommen haben (Kapitel T). Diese Bezeichnungen sind nur Hilfen, um sich besser mit den verschiedenen Mustern und Strukturen zurechtzufinden und dann zur Arbeit der Integration und Auflösung weiterzugehen.

Dabei werden wir immer wieder aufdeckend arbeiten (Kapitel U), um tiefere Einsicht in die eigene Psychodynamik zu gewinnen. Viele von uns kommen dabei, auch noch nach Jahren meditativer Praxis, in Berührung mit früheren traumatischen Erfahrungen (Kapitel V), die eine enorme Kraft haben, unsere Wahrnehmung von Situationen zu verzerren und den inneren Piloten auszuschalten. Sie werden in einer behutsamen Arbeit des Pendelns zwischen stabil verankerten Ressourcen und vorsichtig dosiertem Bewusstsein der traumatischen Belastung bearbeitet.

Diese Arbeit braucht die Begleitung durch Therapeuten; sie ist allein zu riskant. Hinweise zum Arbeiten mit Traumata sind dünn gestreut in der buddhistischen Literatur; am ehesten finden sie sich in Beschreibungen der Leben von Meistern wie Angulimala (Schüler des Buddhas) oder Milarepa. Ihre intensive Praxis in geschütztem Rahmen, mit tiefer Verankerung in den Ressourcen, kann als Heilungsweg zur Bewältigung ihrer starken Traumata interpretiert werden.

Weitere aufdeckende Arbeit findet in der Traumanalyse statt (Kapitel W), wobei unser Verhältnis zu den Träumen genauso wie im Dharma frei bleiben muss von Identifikation. Traumbetrachtung dient dazu, unseren karmischen Prägungen auf die Spur zu kommen. Träume sind ein wunderbares Anschauungsmaterial dafür, wie wir unbewusst funktionieren, und sie zeigen auch deutlich, wie sich dank unserer inneren Arbeit in tieferen Schichten unseres Seins neue, heilsamere Sichtweisen und Spontanreaktionen einstellen.

Nach dem stabilisierenden, aufdeckenden und integrierenden Arbeiten mit unseren Mustern geht es schlussendlich – genau wie auf dem buddhistischen Schulungsweg – darum, in ein konstruktives, waches Handeln in der Welt zu finden. Anregungen dazu finden sich in Kapitel X in der Arbeit mit dem Willen und einer Übung zum Entwickeln einer klaren inneren Ausrichtung oder Vision.

Die gesamte Arbeit erfolgt im Dienst des Freilegens unseres wahren oder Höheren Selbst (Kapitel Y), und dies steht wieder im Dienst jener, die unmittelbar mit uns zusammenleben, an erster Stelle unserer Lebenspartner. Wie die im Zusammenleben unvermeidlich auftauchenden Schwierigkeiten kreativ angegangen werden können, zeigt die kurze Passage zur Paartherapie (Kapitel Z). Dharma-Praktizierende können dies als Anregung dafür verstehen, die persönliche kontemplative Praxis in die Paarbeziehung hineinzutragen und die Früchte ihrer spirituellen Praxis in der konkreten zwischenmenschlichen Begegnung zu testen und weiterzuentwickeln.

Aus den Ausführungen in diesem Kapitel wird vermutlich erneut klar, wie all diese Aspekte des inneren Weges miteinander zusammenhängen und wie der Weg von A bis Z im Entwickeln eines liebevollen Gewahrseins besteht. Wir können die verschiedenen Kapitel des Buches als Variationen dieses Grundthemas betrachten – aus buddhistischer Sicht würde man sagen: das Spiel von Mitgefühl und Weisheit in untrennbarer Einheit.

Teil zwei:

Psychotherapie auf der Grundlage buddhistischer Geistesschulung

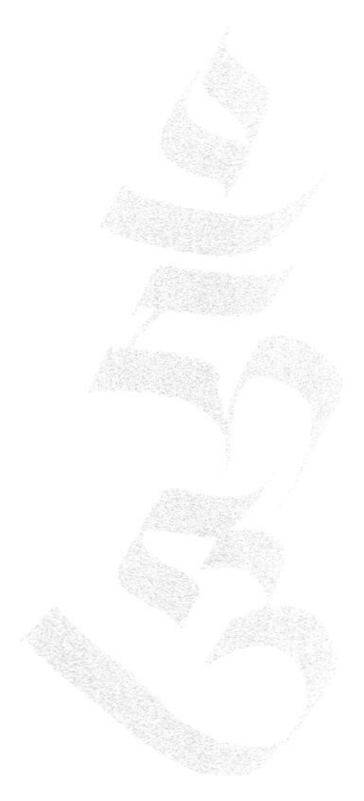

K. Einführung

Wir werden unsere Leser in diesem Teil des Buches inhaltlich wie durch einen Zyklus der Fortbildung in Essentieller Psychotherapie (EPT) führen. Es werden viele Übungen vorgestellt, die entsprechend mit (Übung) gekennzeichnet sind. Die meisten von ihnen können von interessierten Lesern als Selbsterfahrung durchgeführt werden, ohne dafür einen Therapeuten zu brauchen. Ein anderer Teil der Übungen und Methoden ist speziell für die psychotherapeutische Arbeitssituation und für die Psychotherapeuten vorgesehen. Diese Anleitungen und Methoden sind mit (Methode) gekennzeichnet.

In der Essentiellen Psychotherapie finden sich neben der Gewahrseinsschulung, die im ersten Teil des Buches dargestellt ist, Elemente aus verschiedenen bereits bestehenden psychotherapeutischen Richtungen. Die Essentielle Psychotherapie ist offen für sämtliche bestehenden psychotherapeutischen Ansätze und würdigt sie alle. Was zählt, ist, dass sie im Wesentlichen nicht den Grundgedanken des Buddhadharma widersprechen. Da geht es um die Grundannahme der Prozesshaftigkeit jeglichen Seins, um eine grundlegende ethische Ausrichtung, also eine Orientierung an Werten wie im Dharma, und um die angestrebten langfristig heilsamen Auswirkungen.

Sie finden in den nächsten Kapiteln vielleicht die eine oder andere Methode oder Übung, die Ihnen bekannt ist, zum Beispiel aus der »Verhaltenspsychotherapie« nach Watson und Grawe oder der »Gesprächspsychotherapie« nach Rogers oder dem »Focusing« nach Gendlin, der »Psychosynthese« nach Assagioli, dem »Somatic Experiencing« nach Levine, der »Imaginations-Methode« nach Phyllis Krystal oder einem »psychoanalytischen Vorgehen« nach Freud oder Jung und den nachfolgenden psychoanalytischen

Richtungen oder aus einigen »systemisch psychotherapeutischen« Ansätzen, zum Beispiel nach Virginia Satir.

Methodenoffenheit und Methodenintegration kennzeichnen unseren Ansatz. Es ist von daher denkbar, dass in Zukunft weitere psychotherapeutische Verfahren, auch bislang unbekannte, in die Essentielle Psychotherapie einbezogen werden. Die besondere Integrationsleistung der EPT ist das Zusammenfließen der buddhistischen Geistesschulung, also einer zweitausendfünfhundert Jahre alten Weisheitstradition, mit den Erkenntnissen und Vorgehensweisen psychotherapeutischer Heilungsansätze, wie sie sich in unserer westlichen Kultur seit dem Anfang des letzten Jahrhunderts entwickelt haben. Durch dieses Zusammenfließen, das sich besonders in der Haltung des EPT-Therapeuten ausdrückt, bekommen viele der schon bekannten Vorgehensweisen einen anderen Geschmack, oft eine andere Intensität und meist auch eine höhere Effizienz.

Darüber hinaus werden viele bekannte Übungen in der EPT nicht nur durch die besondere Haltung des Therapeuten, sondern auch durch das Einbeziehen neuer Bausteine, wie das meist imaginative Repräsentieren oder Symbolisieren des Buddhas oder eines Weisheitsaspekts erweitert. Und natürlich werden auch einige Methoden aus dem buddhistischen Schulungsweg direkt als Intervention in die Therapiesituation gebracht. Verschiedene Methoden und Übungen sind im Laufe der letzten Jahre im Rahmen unserer Arbeit neu entstanden. Wenn wir eine Übung oder Methode aus einer anderen Therapieschule in die EPT aufgenommen und weiterentwickelt haben, so wird im Text darauf hingewiesen.

Da in diesem Buch ein Gesamteindruck von der Arbeit mit Essentieller Psychotherapie entstehen soll, sind die Vorgehensweisen knapp, überschaubar und auch von der *Essenz* her dargestellt. Dadurch bleiben die Inhalte für den Leser überschaubar. Wir verweisen zur Vertiefung auf die umfangreiche Literaturliste und auf die Möglichkeit, die Essentielle Psychotherapie, also das Erleben oder den »Geschmack« von EPT, bei einem Seminar oder einer Fortbildung kennenzulernen.

Die Erkenntnisse aus der buddhistischen Geistesschulung führen zu einem anderen – tieferen – und vor allem umfassenderen Erleben von Wirklichkeit. Es gibt ein Seins-Erleben, das für jeden, der sich auf diesen Schulungsweg (siehe Teil eins) einlässt, zugänglich ist. Für das psychotherapeutische Arbeiten hat dies durchaus eine Bedeutung: Die erweiterte Wirklichkeitssicht darf bei einer Heilkunde, die dem menschlichen Sein als Ganzes gerecht werden will, nicht fehlen. Die Essentielle Psychotherapie ist damit der Versuch, eine Heilkunde zu entwickeln und anzuwenden, die der Grundnatur des Seins gerecht wird.

L. Ein Überblick über die Struktur des psychotherapeutischen Teils

Der Aufbau von Teil zwei dieses Buches lässt sich anhand einer konkreten Therapiesituation nachvollziehen. Sie ist bei den ersten Kontakten durch ein Kennenlernen, das Entwickeln von Vertrauen, den Aufbau einer vertrauensvollen Arbeitsbeziehung, das Treffen einer Therapieentscheidung und oft durch das Benennen eines ersten Therapieauftrages geprägt. Der Therapeut erhebt meist eine Anamnese, formuliert eine erste Diagnose und erstellt unter Umständen einen ersten Therapieplan, möglicherweise auch ein Gutachten zur Kostenübernahme.

Der Klient kommt vielleicht mit einem ungelösten Problem aus dem beruflichen oder privaten Umfeld, oder es treibt ihn ein ungelöster Konflikt, eventuell mit dem Partner, oder es gibt eine Trennung durch Tod oder Scheidung zu verarbeiten. Oft kommen Klienten auch mit einer speziellen Symptomatik, manchmal überwiesen von anderen Behandlern. Es könnte eine Phobie sein, eine Angst in engen Räumen (Klaustrophobie), Angst vor einer Prüfung oder auch ganz allgemeine und unspezifische Ängste. Manche Klienten haben Mühe, starke Gefühle wie zum Beispiel Wut oder Aggressionen zu kontrollieren, und kommen deswegen in Therapie. Oft hat es Themen, die im affektiven und emotionalen Bereich liegen, wie lang anhaltende gedrückte Stimmungslagen, zum Beispiel eine depressive Entwicklung.

In diesen Fällen, wenn es für den Klienten offensichtlich zu sein scheint, woran er leidet, kann es schnell zu einem ersten Therapieauftrag kommen, der später bei anderem Kenntnisstand neu formuliert wird. Es geht ihm darum, das bekannte Problem zu lösen oder die Symptomatik zu lindern oder zu heilen. Das kann für den Therapeuten bedeuten, erst einmal mit dem zu arbeiten, was dem Klienten bewusst ist, also eine Ausrichtung auf Problemlösung und das Verändern der Symptomatik. Hier stehen dann neben dem Aufbau einer tragenden, heilsamen Beziehung zwischen Therapeut und Klient (Kapitel M) die Arbeit an der Aktualisierung oder dem Aufbau von Ressourcen (Kapitel N) und der Einsatz von Bewältigungsstrategien und Interventionen (Kapitel O) im Vordergrund. Bei diesen Vorgehensweisen werden die Symptome und Problemstellungen des Klienten, wie zum Beispiel Ängste oder ein Arbeitsplatzkonflikt, eher direkt und unmittelbar behandelt.

Astrid Schillings ist die Autorin von Kapitel P über »Focusing-orientierte Therapie« nach Eugene T. Gendlin. Diese Methode, die sich auch in einer besonderen inneren Haltung des Therapeuten ausdrückt, ist stark prozessorientiert und kann als Tiefung für alle Vorgehensweisen angesehen und eingesetzt werden. Darüber hinaus kann sie aufdeckend wirken, wie in Kapitel J bereits erwähnt.

Im Kapitel Q werden spezielle Methoden der Disidentifikation vorgestellt. Durch diese Art des Disidentifizierens kann man in etwas gelöstes Freies, Nicht-Fixiertes hineinfinden, wie in einen Freiraum oder zu einem offenen Gewahrsein, wie wir es auch in der Meditation anstreben.

Bei einem speziell tiefenpsychologisch orientierten Vorgehen, wie es ab Kapitel S dargestellt wird, werden Symptome wie zum Beispiel Angst, eine Essstörung oder eine Somatisierungsstörung eher als ein Hinweis auf eine andere, dem zugrunde liegende Thematik gesehen. Dieses Symptom hat dann oft eine Funktion in der gesamten innerpsychischen Dynamik des Klienten. Nehmen wir zur Veranschaulichung das oft zu beobachtende Verhalten bei einer bestimmten Form der Essstörung:

Die Klientin S. lebt allein und fühlt sich nach einem anstrengenden Arbeitstag zu Hause in ihrer Wohnung einsam. Sie beginnt dann, ohne ein Hungergefühl zu haben, zu essen, so lange, bis sie die Trauer über ihre Einsamkeit nicht mehr spürt. Die

Ursachen für ihr Verhalten sind ihr nicht bewusst, und sie entwickelt vielleicht eine Adipositas mit ihrem kompensatorischen Essverhalten.

Im Therapieverlauf wird deutlich, dass manche belastenden Situationen und die Umgangsart des Klienten immer wieder auftreten, sich wiederholen, und wir können von einem Muster reden. In dem Fall liegt der Verdacht nahe, dass bestimmte Erlebnisse des Klienten, die auch lange zurückliegen können, sein jetziges Erleben prägen und sich immer wiederholen und immer wieder neu belastend von ihm erlebt werden. Vielleicht werden alte Gefühle aus der Kindheit in den Jetzt-Lebenssituationen des Klienten aktualisiert oder »angetriggert«. Wir sprechen hier von einer unbewussten Psychodynamik, der oft unverarbeitete Grundkonflikte zugrunde liegen. Diese steuern dann das Erleben des Klienten und lassen ihn oder sein Umfeld leiden.

Auch hier zur Veranschaulichung ein Beispiel: Klient G. erlebt häufig im Kontakt mit anderen Menschen ein Gefühl des Sich-abgelehnt- oder Zurückgewiesen-Fühlens. Dies kränkt ihn, macht ihn traurig, manchmal verzweifelt und lässt ihn dann oft wütend sein. Er neigt dann zu unangemessenem Verhalten, sodass er bisher an keinem Arbeitsplatz lange blieb. Durch aufdeckende Methoden, wie sie in Kapitel U dargestellt werden, konnte herausgefunden werden, dass der Klient in der Kindheit sich vor allem von seinem Vater abgelehnt fühlte, und dieses alte unverarbeitete Gefühl wurde in seinen jetzigen Lebenssituationen vor allem mit männlichen Vorgesetzten aktualisiert. Er reagierte dann sehr emotional, fast wie der sich abgelehnt fühlende fünfjährige Junge. Das Erlernen des nachträglichen inneren Be-elterns (siehe Kapitel S zur Inneren-Kind-Arbeit) dieses bedürftigen Inneren-Kind-Anteils des Klienten durch ihn selbst löste diese Dynamik und machte ihn generell beziehungsfähiger, belastbarer und lebensfreudiger.

Diese Art einer tiefgehenden Behandlung von meist unbewussten Gefühlsmustern und innerpsychischen Grundkonflikten haben wir speziell in den Kapiteln zur Teilpersönlichkeitsarbeit (Kapitel R), zur Arbeit mit dem Inneren Kind (Kapitel S), zur Arbeit mit den Eltern-Bildern (Kapitel T) und zur Methodik der aufdeckenden Arbeit (Kapitel U) behandelt. Wir haben das Kapitel U, aufdeckende Methoden, von der Systematik her etwas hervorgehoben, weil die hier dargestellten Herangehensweisen aktiver und lösungsorientierter sind. Aber es hat natürlich in allen anderen dargestellten Vorgehensweisen, angefangen vom Spiegeln der Beziehungsgestaltung in der Therapiesituation bis zur Traumabehandlung, auch einen Prozess des Aufdeckens, das heißt des Ins-Bewusstsein-Kommens, Hebens und Haltens von nichtbewussten Inhalten.

Der Umgang mit Klienten, die ein Trauma erlebt haben, bedarf einer besonderen Vorgehensweise – auch um Retraumatisierung zu vermeiden – und wird in Kapitel V gesondert behandelt.

In Kapitel W wird im Anschluss die Arbeit mit Träumen in der EPT erläutert.

Das Arbeiten mit Willen und Visionen (Kapitel X) und mit dem Höheren Selbst (Kapitel Y) kommt nach den Kapiteln, die die Bearbeitung der innerpsychischen Dynamik darstellen. Dies geschieht aus folgendem Grund: Nach der Bearbeitung unbewusster Dynamiken (Kapitel P–W), die ja vorstrukturierende Fixierungen unserer Wahrnehmungen in den Sinnen und im Denken auslösen, wird Energie frei. Diese Energie wird genutzt zu einem schöpferischen Umgestalten. Meist ist es die Voraussetzung, um aus einem freieren, weniger durch unbewusste Fixierungen und Identifizierungen kontrollierten Selbst heraus wirklich entscheiden und wirken zu können. Erst dann kann vermehrt der eigene Wille im Sinne Assagiolis eingesetzt werden, um mit diesen Kräften das Leben in die eigene Hand nehmen zu können. Dieser Schritt des Verantwortung-Übernehmens ist von zentraler Bedeutung. Es ist die Voraussetzung, um offen zu sein für innere

Visionen, die einem die eigene Berufung oder einen inneren Auftrag zeigen können. So erst kann der Einzelne in seiner Individualität den für ihn richtigen Platz finden und einnehmen, ganz im Sinne des Individuationsprozesses nach C. G. Jung.

Wenn man dagegen immer in der gleichen Art und Weise reagieren muss, weil eine unverarbeitete Kränkung das Erleben mit Gefühlen von Verzweiflung, Trauer und Wut steuert, wie bei dem Klienten G., ist nur wenig Raum für das Gestalten der eigenen Beziehungen. Es gibt nicht wirklich die Wahl: Lass ich mich jetzt von dem Gefühl des wütenden Kindes in mir übernehmen oder nicht?

Vereinfacht kann es so ausgedrückt werden: Nach dem Bearbeiten von unbewussten Mustern und dem Freisetzen von Energien geschieht ein Neubildungsprozess, der es vermehrt ermöglicht, so zu wirken und zu gestalten, wie man es tief aus seinem Inneren wirklich will. Das Leben kann bewusst in die Richtung gelenkt werden, die als sinnvoll angesehen wird. So kann das Leben vermehrt nach Aspekten ausgerichtet und an Zielen orientiert werden wie zum Beispiel einer altruistischen Motivation eines Bodhisattvas. Die Freiheit und damit die Gestaltungskraft wachsen.

In Kapitel Z wird die Arbeit mit Paaren in der Essentiellen Psychotherapie vorgestellt.

Zu Beginn oder am Ende eines Kapitels oder einer Übung haben wir oft einen Bezug zur buddhistischen Geistesschulung hergestellt, um Gemeinsamkeiten und Unterschiede zu verdeutlichen. Zudem wurden den Übungen und Methoden jeweils ihre Indikationen beziehungsweise das Indikationsfeld vorangestellt und auch die ursprünglichen Therapieschulen benannt, aus denen die Übung stammt. Wenn nicht anders erwähnt, ist die Übung im Rahmen der EPT entstanden.

Im Anhang gibt es einen *Koffer der Übungen*, die zur Selbsterfahrung für alle Leser geeignet sind, und einen *Koffer der Me-*

thoden, die mehr für Therapeuten oder Fachkräfte gedacht sind. Diese Überblickslisten (Methodenkoffer) dienen dem schnelleren Finden einer Übung. Sie sind im Text und auch in den Methodenkoffern mit einer Nummer, Seitenzahl, vorrangiger Indikation und Kurzbeschreibung versehen.

Die Übungen, die sich im Kompendium und im Curriculum der Essentiellen Psychotherapie befinden und in ihrer ursprünglichen Version aus anderen therapeutischen oder meditativen Traditionen stammen, sind im Text als solche zu erkennen. Da unsere Referenten am Institut für Essentielle Psychotherapie teilweise auch in anderen Therapieschulen Ausbilder sind, gibt es auch Übungen, die aus den Kompendien oder den Curricula ihrer jeweiligen Ausbildungsinstitute stammen und teilweise unveröffentlicht sind. Oder aber sie sind an anderer Stelle in ihrer ursprünglichen Fassung veröffentlicht wurden. Einige Übungen stammen in der ursprünglichen Version aus dem Phyllis-Krystal-Imaginationssystem, das Friederike Erhardt als Trainerin am Institut für EPT unterrichtet. Einige Übungen gehören in der ursprünglichen Version zum Kompendium der Psychosynthese-Ausbildung. Hierfür sind Ulla Pfluger-Heist, Wolfgang Erhardt und Friederike Erhardt die Trainer. Des Weiteren gibt es Übungen aus den Kompendien von paartherapeutischen Ausbildungsinstituten. Hier sind Irma Dockter und Elgin Schrewe-Krome die Trainerinnen. Für Übungen, die ursprünglich aus dem Focusing stammen, sind die Mitautorin Astrid Schillings (siehe Kapitel P) und Ulla Pfluger-Heist die Trainerinnen. Unseren Referentinnen sei an dieser Stelle für ihre weitreichende Unterstützung wie auch für ihre Erlaubnis, das Unterrichtsmaterial in diesem Buch zu verwenden, gedankt. Ein besonderer Dank gilt unseren Referentinnen für die inhaltliche Durchsicht dieses Teil zwei des Buches.

M. Die Haltung des Therapeuten und die Wirkung der therapeutischen Beziehung

In der Essentiellen Psychotherapie wird besonderes Gewicht auf die Verankerung des Therapeuten in einem Gewahrseinsschulungsweg gelegt (wie in Teil eins beschrieben) mitsamt der daraus resultierenden Haltung. Wenn Sie sich den ersten Teil des Buches vergegenwärtigen, der die innere Arbeit auf der Basis des buddhistischen Geistestrainings darstellt, dann wird deutlich, wie wichtig das Ruhen im offenen Gewahrsein ist, besonders in der Therapiesituation im Kontakt mit dem Klienten. Der EPT-Therapeut findet durch sein Training Zugang zu den eigenen Seinsqualitäten, zur Ebene des offenen, wachen, nicht-fixierten Gewahrseins, der Grundnatur unseres Seins. EPT-Therapeuten brauchen ein kontinuierliches Gewahrseinstraining, um in den Therapiesituationen sich immer wieder auf diese Ebene des offenen Gegenwärtig-Seins ausrichten zu können. Hier kommen all die Übungswege und Methoden, die in Teil eins des Buches ausgeführt wurden, zur Anwendung. Aus dieser gelebten Erfahrung (Haltung) heraus begleitet der Therapeut dann auch die symbolische Vergegenwärtigung dieser Gewahrseinsdimension (die Buddha-Natur oder den Seinsgrund) beim Klienten.

Der Therapeut kann sich dabei verschiedener Zugänge bedienen. Dies geschieht durch das Bewusstmachen der oben erwähnten Dimension des »wahren Selbst« oder der »Buddha-Natur« als Seinsgrund des Klienten. Vielleicht formuliert er innerlich den Gruß: »Ich begrüße den erleuchteten Anteil in dir« (so wie das »Namaste« im Indischen) oder visualisiert symbolisch eine Lichtsphäre in der Herzgegend des Klienten. Der Therapeut kann sich den Klienten innerlich in seiner Buddha-Natur vergegenwärtigen, zum Beispiel in einer Visualisation als Medizin-Buddha oder Tara. Auf der Ebene des Gewahrseinspotentials oder auch der grundlegenden Natur des Seins sind Klient und Therapeut nicht voneinander getrennt. Wir bezeichnen diese Ausrichtung auch als das Aufbauen eines Heilfeldes. Wir haben damit eine Entwicklung von der Beziehung zum Beziehungsfeld und weiter zum Heilfeld zwischen Therapeut und Klient.

Der EPT-Therapeut ruht in der Haltung des offenen Gewahrseins, frei von Fixierungen und Identifizierungen, wach und achtsam, mit einer zugewandten Anteilnahme. Er heißt das »Unbekannte« willkommen im therapeutischen Prozess und beim Klienten in dem Vertrauen, dass diese Seinsgrund-Ebene heil und unzerstörbar ist. Er ruht in dem Wissen, dass der Prozess des Gewahr- oder Bewusstwerdens eine heilende Wirkung in sich trägt. Man kann diese Dynamik auch als eine Fließ- oder Strömungsrichtung sehen: ein Fließen zur Gesundung, zur Heilung. Der heilende Prozess vollzieht sich auf der Grundlage, dass der Geist in der Tiefe an sich bereits heil ist! Das Fließen lässt also in Wirklichkeit nur das »durchschimmern«, was ohnehin schon immer gesund war und ist. Es ist notwendig, diese Dynamik nicht zu behindern. Dies lässt sich am ehesten so beschreiben, als würden wir »ein bisschen zur Seite treten«, damit das, was ist, sich zeigen und gesehen werden kann.

Wie der Therapeut in der Therapiesituation *da* ist, mit welchem Bewusstsein, mit welcher inneren Ausrichtung und Haltung, ist von zentraler Bedeutung für den therapeutischen Prozess. *Was* an psychotherapeutischen Methoden angewendet wird (Kapitel N–Y), erhält seine besondere Wirkung dadurch, *wie* es zur Anwendung kommt. Die Würdigung des Prozesscharakters jeglichen Seins drückt sich in einer Haltung von Offenheit und Bewusstheit aus. Wenn Therapeuten mit dieser möglichst großen inneren Offenheit anwesend sind, der Grundnatur des Seins gewahr, hat allein dies schon eine heilsame Wirkung auf den Klienten. Dies ist eine Würdigung des Seins im Sinne eines »Sehens« und »Gesehenwerdens« dieser Ebene bei Therapeut und Klient. Es ermöglicht beiden, diese »Wahre Natur-Ebene« immer mehr zuzulassen.

In diesem Zusammenhang ist interessant, dass Tom Yeomans (ein amerikanischer Psychosynthese-Trainer) die Verletzungen auf der »Seelenebene« als die tiefsten Verletzungen bei Menschen ansieht. Sie entstehen durch ein Nicht-Sehen und Nicht-Würdigen dieser tiefsten Seinsebene. Eine Erfahrung, die leider sehr oft gemacht wird, da es nicht viele Menschen gibt, die dieser Ebene gewahr sind.

Zur Wirkung der Beziehung

Es ist bekannt, und neuere Ergebnisse aus der Therapieforschung bestätigen dies, dass eine gute Beziehung zwischen Therapeut und Klient maßgeblich für das gute Gelingen einer Therapie ist. Die Beziehung selbst gilt als einer der wichtigsten oder als *der* zentrale Wirkfaktor in der therapeutischen Situation. Besondere Bedeutung bekommt die Beziehung Therapeut–Klient dadurch, dass sie als neue Beziehungserfahrung verinnerlicht wird. Hierdurch wird die innere Verarbeitung früherer – oft defizitärer – Beziehungserfahrungen, wie zum Beispiel mit den leiblichen Eltern, gewandelt. Diese haben das Erleben, die Wahrnehmung und die Beziehungsgestaltung des Klienten erheblich geprägt (Kapitel R, Teilpersönlichkeitsarbeit und Kapitel T, Arbeit mit den Eltern-Bildern). Der Therapeut ist mit der Art seines Da-Seins und seiner Art, die Beziehung zu gestalten, ein Vorbild für den Klienten, und dieses Beziehungserleben des Klienten wird oft wie ein Korrektiv neu verinnerlicht.

Zur Veranschaulichung betrachten wir den Beginn einer Therapiestunde in der EPT:

(1) Der Therapeut verankert sich vor oder zu Beginn der The-

rapiesitzung in seinem Zugang zur Grund-Natur des Seins oder der ihm zugängigen möglichst großen Weite im Gewahrsein. Dies kann zum Beispiel geschehen durch eine innere Zufluchtnahme oder ein Gewahrwerden der Grundnatur des Seins (siehe Teil eins des Buches). Es können dazu auch andere innere Übungen angewandt werden, wie die Ausrichtung auf das Höhere Selbst (Übung Y.1) oder die anderen Übungen zur Arbeit mit dem Höheren Selbst (Kapitel Y) wie zum Beispiel das Lichtdreieck (Übung Y.5) oder die Ausrichtung auf den Buddha der Heilung (Kapitel G).

(2) Wenn der Klient dann im Therapiezimmer anwesend ist, kann der Therapeut innerlich die Grundnatur oder Seinsebene des Klienten begrüßen (»Namaste« oder symbolisch durch Visualisieren der Lichtsphäre im Herzen des Klienten).

(3) Wenn der Klient sich auf eine kleine einstimmende innere Ausrichtung einlassen kann und es zur Therapiesituation passt, kann der Therapeut eine kurze Meditation anleiten (siehe Kapitel E oder Ü M.1). Hier eine Kurzfassung:

> Richten Sie bitte Ihr Gewahrsein auf die Empfindungen des Körpers … Weiten Sie es dann aus auf die Sinneseindrücke des Hörens, Sehens, Riechens und Schmeckens … Nehmen Sie dann auch die geistigen Bewegungen des Denkens in Worten und Bildern mit hinzu … Wenn nun alle Sinne aktiviert sind, erforschen Sie innerlich: Wie ist das Erleben?

(4) Nach dieser einstimmenden Ausrichtung kann die Therapiesitzung mit der Frage »Woran wollen Sie arbeiten?« fortgeführt werden.

N. Ressourcen aktivieren

Ressourcenorientiertes Arbeiten ist in der EPT von zentraler Bedeutung, weil das Aktualisieren von Ressourcen das Selbstwertgefühl, die Selbstsicherheit und die soziale Kompetenz des Klienten stärkt. Des Weiteren stellt das Aktivierenkönnen von Ressourcen seitens des Klienten die Basis her, von der aus er sich belastenden oder kränkenden Erlebnissen und Erinnerungen zuwenden kann. Neuere Erkenntnisse aus der Therapieforschung, aber auch vor allem aus der Gehirnforschung bestätigen dies.

Die EPT hat – dank der bis heute lebendigen und intakten Übertragungslinien des buddhistischen Geistestrainings mit 2500 Jahren Erfahrungen und Erkenntnissen – Zugang zu einem fast unbegrenzten Schatz an Unterweisungen und Methoden der Meditations- und Gewahrseinsschulung (siehe Teil eins des Buches). Diesen Weisheitsschatz anzuwenden, zu leben und dadurch ins Sosein zu finden ist sicherlich die tiefste Ressource, die es gibt. Dadurch, dass der Therapeut mit dieser Seinsebene in Kontakt bleibt, sie lebt und beim Klienten wahrnimmt und würdigt, wird diese stärkste Ressource aktiviert und verankert. Dies übernimmt der Therapeut für sich und für den Klienten, der sich dieser Ressource zumeist noch nicht bewusst ist. Es ist eines der zentralen Themen dieses Buches.

Das zentrale Anliegen der buddhistischen Geistesschulung ist in der Tat das Aktivieren von Ressourcen oder anders ausgedrückt das Hervorbringen der innewohnenden Qualitäten. Es wird davon ausgegangen, dass das Erwachen wie auch vollständige geistige Heilung uns als Potential bereits innewohnen. Der Geist wird als wunscherfüllendes Juwel gesehen, das nur freigelegt werden muss. Sobald der Geist ein wenig von den emotionalen und kognitiven Schleiern befreit ist, zeigen sich die innewohnenden

Qualitäten und übernehmen die Führung im weiteren Heilungsprozess. Ressourcen-Aktivierung par excellence sind die Visualisationen der tibetischen Tradition, wo wir eingebettet in das Entwickeln von Vertrauen und Mitgefühl eine vollkommen reine Sicht von uns selbst und allen anderen als Buddhas kultivieren und mithilfe der Mantras und Visualisationen wie in ein reines Land eintreten, in dem sich der Prozess des Erwachens vollzieht. Dieser gleicht in seiner Natur der Pendelbewegung zwischen Ressource und Herausforderung im therapeutischen Prozess: Die in der Meditation aufsteigenden emotionalen Belastungen werden mit der Ressource – der Weisheit und dem Mitgefühl des Buddha-Aspekts – in Verbindung gebracht und so bearbeitet und integriert.

Lassen Sie uns nun schauen, wie der Therapeut dem Klienten hilft, die ihm bewussten Ressourcen zu aktivieren. Bereits im Erstgespräch wird der Klient nach seinen Ressourcen gefragt: »Was sind Ihre Ressourcen? Gibt es Situationen, in denen Sie sich richtig wohlfühlen, wo es Ihnen richtig gut geht? Was gibt Ihnen Kraft? Wo können Sie wieder auftanken? Wo haben Sie sich früher richtig wohlgefühlt?« Mit den Antworten erstellen Therapeut und Klient eine Liste, zum Beispiel: »Wenn ich in der Natur bin, besonders in den Bergen«, oder: »Meine Familie gibt mir Halt und Kraft.«

Oft geschieht hier schon die erste Neuorientierung beim Klienten. Es löst sich die Fixierung auf das Belastende. Es kann relativiert werden oder wird in einem anderen Licht gesehen. Das »Aufrufenkönnen« einer Ressource ist dann im weiteren Therapieverlauf auch eine der Voraussetzungen, um sich schwerwiegenden belastenden Lebensumständen oder Traumatisierungen zuwenden zu können. Je schwerwiegender die zu behandelnde Störung oder das Trauma des Klienten ist, umso wichtiger wird eine Basis von Sicherheit im Aufrufenkönnen der Ressourcen. Dies gilt auch für das »Pendeln« zwischen Ressource und Belastung, eine Methode, die in der Traumabehandlung (siehe Kapitel W) Anwendung findet. Bei dieser Vorgehensweise werden

Gehirnareale, die bei belastenden Eindrücken aktiviert sind, mit Gehirnarealen gekoppelt, die bei entspannenden Eindrücken aktiviert sind. Dies führt zu einer heilsamen Veränderung der als belastend erlebten Wahrnehmung. Es wird deutlich, wie wertvoll und wichtig der sichere Zugang zu eigenen Ressourcen und das »Abrufen- oder Aufrufenkönnen« der Ressourcen ist.

Gehen wir zu einigen Übungen, die durch die spezielle Haltung des Therapeuten in der EPT einen besonderen Geschmack oder auch eine besondere Effizienz bekommen. Es kann als Veranschaulichung dienen, wie zum Beispiel die normalen Verrichtungen in der Teezeremonie im Zen durch die Haltung des Ausführenden zu einem Weg des Erwachens werden. So wird die therapeutische Vorgehensweise mit einer anderen Haltung auch zu einem Weg des Erwachens.

Wir stellen im Folgenden einige Übungen vor, die in ihrer ursprünglichen Verwendung in der Verhaltenspsychotherapie, in der Gesprächspsychotherapie nach Rogers, in der Psychosynthese nach Assagioli oder in anderen therapeutischen Schulen in der Anwendung sind.

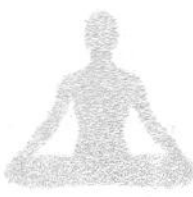

Ressourcen auffinden (Übung N.1)

Diese Übung kann im Verlauf der psychotherapeutischen Arbeit auch gut bei der Desensibilisierung von Ängsten oder in der Arbeit mit traumatischem Erleben eingesetzt werden. Teile der Übung kommen ursprünglich in den verschiedenen Strömungen der Verhaltenstherapie, meist in Form des Ruhebildes, in der EGO-State-Therapie nach Watkins und in der Psychosynthese nach Assagioli zur Anwendung. Sie ist bei der Behandlung eines Traumas indiziert, aber auch bei allen Angststörungen oder ganz allgemein zur Ich-Stärkung oder bei der Behandlung von depressiven Stimmungslagen.

Zu Beginn der Übung verankert sich der Therapeut/die Therapeutin in einem Gewahrsein von größtmöglicher Offenheit im Sinne von Mahāmudrā. Ohne das erwähnen zu müssen, visualisiert er dann eine Lichtsphäre im Herzen des Klienten, die ebendiese Offenheit und alle erwachten Qualitäten im anderen symbolisiert und einlädt. Zusätzlich ist es möglich, sich die inspirierende, begleitende Präsenz eines Weisheitsaspekts wie den Buddha der Medizin im Raum vorzustellen. Alternativ können wir uns auch alle Anwesenden als Medizin-Buddhas vorstellen. Der wichtigste Aspekt dabei ist, innerlich in Kontakt mit den potentiellen Kräften der Heilung zu kommen und ein Heilfeld, geprägt von Licht, Leichtigkeit und Wärme, entstehen zu lassen. Als Begleiter erleben wir dabei eine tiefe Gewissheit, dass umfassende Heilung und Erwachen möglich sind. So verankert sich der Therapeut/die Therapeutin in einem offenen, heilsamen Gewahrsein und lässt das Heilfeld entstehen. Aus dieser Haltung heraus beginnen wir jeweils die Übungsanleitung mit dem Klienten:

Bitte schätzen Sie vor dieser Übung kurz auf einer Skala von 1 bis 10 Ihre jetzige innere Spannung ein (siehe Übung N.4).

Nehmen Sie bitte eine bequeme Sitzposition ein und richten nun Ihr Gewahrsein auf die Körperempfindungen, vielleicht auf die Empfindungen in den Füßen, dann auch auf die Stellen des Körpers, die in Kontakt sind mit dem Stuhl, und danach auf die Empfindungen an Ihrer Bauchdecke, die sich im Atemfluss hebt und senkt. Es ist von Vorteil, die Augen zu schließen. Sie können sie aber jederzeit wieder öffnen, wenn Sie es brauchen. Lassen Sie sich dabei leiten von den Fragen: »Wie ist das Erleben? Wie werden die Empfindungen im Körper erlebt?«

Dann lassen Sie diese Wahrnehmungen etwas in den Hintergrund treten und denken bitte an Lebenssituationen, in denen Sie sich ganz wohlgefühlt haben, die für Sie besonders angenehm waren. Das kann ein besonderes Ereignis gewesen sein oder ein besonderes Körpergefühl, das Sie einmal erlebt haben, oder eine besondere Begegnung oder Erinnerungen an besondere Orte: die letzte Bergwanderung, der Strandurlaub, das Plätschern der Wellen. Keiner will etwas von Ihnen …

Was auch immer es ist, lassen Sie es jetzt noch einmal da sein. Wir alle haben die Fähigkeit, etwas Angenehmes wahrzunehmen. Wenn Sie solch ein Erlebnis gefunden haben, dann lassen Sie es jetzt noch einmal ganz da sein in Ihrer Erinnerung. Wie hat sich der Körper angefühlt, was haben Sie gesehen, gehört, gerochen? Gab es einen Geschmack? Lassen Sie die Erfahrung noch einmal ganz da sein, wie sie jetzt noch in Ihrem Körper durch die Erinnerung erlebbar und spürbar wird.

Wo im Körper kann man sie jetzt in diesem Moment am stärksten spüren? Lassen Sie es ganz da sein, und vielleicht ist es sogar möglich sich vorzustellen, dass der innere Atem dieses Empfinden im ganzen Körper ausbreiten kann, bis in jede Zelle, in das Gewebe und die Muskeln. Und wie dieses Empfinden sich immer weiter ausbreitet. Vielleicht tauchen auch noch andere Erinnerungen an ähnliche gute Erlebnisse mit den Körperempfindungen auf. Vielleicht fällt Ihnen ein Wort dafür ein, was Sie gerade spüren, oder auch ein Symbol. Bleiben Sie einfach damit in Kontakt.

Dann lassen Sie diese Übung langsam ausklingen und kommen wieder zurück, öffnen die Augen und orientieren sich im Raum. Sie können auch jetzt noch einmal eine kurze zweite Skalierung der inneren Spannung durchführen und einschätzen, ob sich etwas verändert hat. Vielleicht wollen Sie sich dazu ein paar Notizen machen.

Vielleicht konnten Sie durch das Messen der Spannung auf der Skala feststellen, um wie viel Prozent Sie sich durch diese Übung haben entspannen können, und vor allem – machen Sie sich bewusst, dass Sie es selbst waren, der diese Veränderung bewirkt hat.

In der Nachbesprechung orientiert sich der Therapeut daran, dass der Klient sich deutlich vor Augen hält, dass es seine eigene Kraft und Kompetenz ist, diese Erfahrung herzustellen und sie immer wieder aufrufen zu können. Dies wirkt selbststärkend. Er wird auch ermuntert, diese Übung bis zur nächsten Therapiestunde täglich für sich alleine zu praktizieren. Dabei sollte er diese

Übung zumindest immer so lange üben, bis er diese angenehmen offenen Körperempfindungen spürt. Er kann sich über den Tag öfter an das Wort oder den Namen oder das Symbol für diese Erfahrung erinnern, gerade auch in Situationen, die er als nicht so angenehm erlebt.

Die Ressourcenarbeit mit dieser Übung ist noch weiter ausdehnbar auf Erlebnisse, die weit zurückliegen, vielleicht sogar bis in die Zeit der eigenen Kindheit. Es wird dann während der Übung angeregt, nach Situationen zu schauen, wo man sich in der Kindheit ganz wohlgefühlt hat. Zum Beispiel mit den Worten: »Und nun gehen Sie innerlich in Ihren Erinnerungen noch weiter zurück, vielleicht bis zu Erlebnissen in Ihrer Kindheit, die Sie als besonders angenehm erlebt haben.«

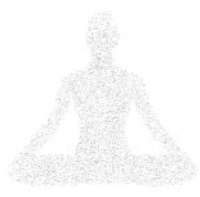

Der sichere Ort (Übung N.2)

Diese Übung gewichtet stärker den Aspekt des »Sich-sicher-Fühlens«. Sie ist also bei Ängsten verschiedenster Art und vor allem bei einem äußeren oder inneren Schutzbedürfnis einsetzbar. Der Therapeut/die Therapeutin verankert sich in einem offenen, heilsamen Gewahrsein und lässt ein Heilfeld entstehen (siehe Kapitel M und Übung N.1). Dann beginnt die Übungsanleitung:

Gehen Sie bitte mit Ihrem Gewahrsein nach innen, richten es mehr zu den Empfindungen in Ihrem Körper, speziell zu den Empfindungen in den Füßen. Es ist von Vorteil, die Augen zu schließen, Sie können sie aber zu jeder Zeit, wenn Sie es brauchen, wieder öffnen. Dann gehen Sie vielleicht zu den Empfindungen in den Stellen des Körpers, die in Kontakt sind mit dem Stuhl, beobachten einige Momente die Empfindungen an der Bauchdecke, die sich im Atemfluss hebt und senkt. Lassen Sie sich dabei von den Fragen leiten: »Wie ist mein Erleben, wie ist das Erleben der körperlichen Empfindungen und der anderen Sinneseindrücke?«

Dann gehen Sie in Ihrer Erinnerung etwas zurück und suchen sich einen

Ort in einer Erinnerung, wo Sie sich ganz sicher und geborgen gefühlt haben.

Vielleicht war es ein ganz bestimmter Ort, vielleicht war er mit einer bestimmten Person verbunden. Wie hat es sich dort angefühlt? Wie hat es sich im Körper angefühlt? Wie ist es, sich sicher und geborgen zu fühlen? Wie ist der Geschmack von sich sicher und geborgen fühlen?

Dann gehen Sie bitte in Ihrer Erinnerung noch etwas weiter zurück, vielleicht bis in Ihre Kindheit. Gab es da auch einen Ort, vielleicht in Verbindung mit einer Person, wo Sie sich ganz sicher und geborgen gefühlt haben? Wie hat sich das angefühlt? Lassen Sie es in den Erinnerungen in Ihrem Körper wieder ganz lebendig sein.

Wie ist der »Geschmack« von sich vollkommen sicher und geborgen zu fühlen?

Lassen Sie das Gefühl sich im Körper ausbreiten, und richten Sie den Satz nach innen zu dem Gefühl: »Zeige mir ein Symbol für das Gefühl von Sicherheit.«

Es kann sein, dass ein Symbol oder ein Satz kommt, es kann sein, dass nichts auftaucht. Beides ist richtig. Bleiben Sie einfach bei dem Gefühl von Sicherheit und bei den damit verbundenen Körperempfindungen.

Bleiben Sie dort so lange, wie es für Sie richtig ist, und kommen Sie dann ganz langsam zurück. Nehmen Sie ruhig zuerst die Empfindungen in den Füßen wahr, dann öffnen Sie die Augen und orientieren sich im Raum.

Vielleicht wollen Sie sich ein paar Notizen machen.

In der Nachbereitungsphase wird dem Klienten Raum gegeben, über seine Erlebnisse zu berichten. Der Therapeut fragt nach dem Symbol. In dem Symbol ist die ganze Erfahrung enthalten, und der Klient kann einfach auch nach der Übung mit ihm oder dem Satz gedanklich in Kontakt bleiben. Das Symbol kann immer wieder als gedanklicher »Anker« dienen. Es ist sinnvoll, dass der Klient es nach der Sitzung täglich übt. Es wird dadurch mit »Gewahrseinskraft gefüllt« und zu einer heilsamen Kraft gemacht, die ihm dann auch in belastenden, angstauslösenden Situationen helfen kann.

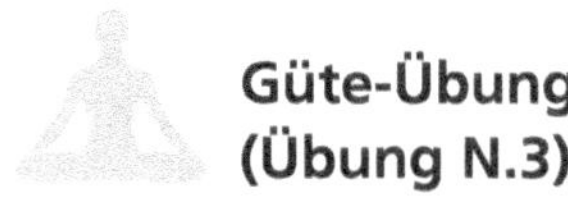

Güte-Übung (Übung N.3)

Die Güte-Übung stammt ursprünglich aus der Psychosynthese und gewichtet stärker eine gute Beziehungserfahrung als Ressource und ist bei Klienten indiziert, die es brauchen, sich im Kontakt mit anderen Menschen sicherer und angenommener zu fühlen. Sie lässt sich gut als Vorbereitung für eine Meditation der liebenden Güte (Metta) oder des Mitgefühls (Karuna) einsetzen, weil damit ein wirkliches persönliches Erleben mit Gefühlen und Empfindungen Grundlage für die weiteren Mitgefühlsmeditationen wird.

Der Therapeut/die Therapeutin verankert sich in einem offenen, heilsamen Gewahrsein und lässt ein Heilfeld entstehen (siehe Kapitel M und Übung N.1). Im Anschluss beginnt die Übungsanleitung:

Machen Sie es sich auf Ihrem Stuhl bequem, und gehen Sie mit dem Gewahrsein nach innen, schließen Sie die Augen und richten Sie Ihr Gewahrsein auf die körperlichen Empfindungen, besonders die Empfindungen in den Füßen. Wann immer Sie es brauchen, können Sie natürlich die Augen öffnen. Folgen Sie einige Momente den Empfindungen an der Bauchdecke, die sich im Atemfluss hebt und senkt. Lassen Sie sich dabei von den Fragen leiten: »Wie ist das Erleben, wie ist das Erleben der körperlichen Empfindungen oder das Erleben der anderen Sinneseindrücke?«

Dann versuchen Sie sich an ein Erleben zu erinnern, wo Sie so etwas wie Güte von einem anderen Menschen erlebt haben, von jemandem, der es wirklich gut mit Ihnen gemeint hat. Vielleicht gibt es mehrere Situationen, dann wählen Sie eine aus und lassen die Situation noch einmal ganz da sein. Wie haben Sie sich gefühlt, welche Empfindungen gab es in Ihrem Körper? Wie ist der »Geschmack des Erlebens von Güte«? Lassen Sie es sich ruhig in Ihrem ganzen Körper spüren. Dann gehen sie in Ihrer Erinnerung noch etwas weiter zurück, vielleicht bis in Ihre Kindheit. Gab es da auch ein Erleben von Güte? Wie hat sich das angefühlt? Wie waren die

Empfindungen im Körper? Lassen Sie es ruhig ganz da sein, und weiten Sie es noch in Ihrem Körper aus. Wie ist der Geschmack dieser Erfahrung? Wie ist der Geschmack des Erlebens von Güte? Was macht dies mit Ihnen und Ihrer Wahrnehmung?

Dann kommen Sie wieder mehr in das Heute und denken an eine Situation, in der Sie gütig waren. Wie ist das Gefühl, gütig zu sein? Wie sind die Empfindungen im Körper? Lassen Sie es ruhig ganz da sein und sich ausweiten. Und wie ist der Geschmack, wie ist der Geschmack von Güte?

Dann richten Sie den Satz nach innen an Ihre Empfindungen: »Zeig mir ein Symbol oder gib mir einen Satz für dieses Gefühl von Güte.«

Manchmal gibt es ein Symbol, manchmal einen Satz, manchmal nicht. Alles ist richtig.

Dann kommen Sie ganz langsam zurück. Gehen Sie wieder mehr zu den Empfindungen im Körper, in den Füßen, öffnen die Augen und orientieren sich im Raum. Vielleicht möchten Sie ein paar Notizen machen, vielleicht auch ein Bild malen oder einfach noch etwas nachsinnen.

In der therapeutischen Nachbesprechung kann der Klient das Erlebte schildern. Wenn er ein Symbol oder einen Satz hatte, dann ist es gut, damit in Kontakt zu bleiben, das heißt, oft willentlich daran zu denken. Wenn das Symbol aufgerufen wird, wird es mit der Kraft unseres Gewahrseins verbunden oder »gefüllt« und leitet heilsame Entwicklungen ein. Beim Üben für sich selbst wird das Symbol zumindest so lange imaginiert, bis es auf der Empfindungsebene im Erleben eine Wirkung zeigt.

Den inneren Beobachter stärken

Viele unserer Übungen und Interventionen haben die Absicht, den inneren Beobachter zu stärken. Der innere Beobachter wird auch als das Selbst (nach C.G. Jung oder R. Assagioli) oder als »Erwachsenen-Ich« oder salopp auch als »der Kapitän, der Pilot, der Dirigent …« bezeichnet.

Wir verfolgen bei dieser Art der inneren Arbeit die Absicht, einen hohen Grad an Gewahrsein und Achtsamkeit zu entwickeln und gleichzeitig die Entscheidungsfähigkeit (siehe Kapitel U, Wille und Visionen) zu stärken. Im Folgenden werden nun einige Übungen vorgestellt, die dieses Ziel verfolgen:

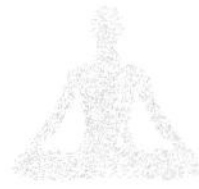

Skalieren einer Empfindung (Übung N.4)

Die Übung, Empfindungen auf einer Skala von 0 bis 10 einzustufen, ist relativ einfach. Sie dient dem Beobachten und Messen von Erlebtem, beispielsweise eines Schmerzes im Fuß. Sie wurde ursprünglich in der Verhaltenspsychotherapie entwickelt. Durch den Akt des Messens geschieht ein In-Abstand-Treten zu der direkten Wahrnehmung, und ein kognitiver Prozess des Vergleichens und Bewertens wird eingeleitet. Dies ist in manchen Situationen sinnvoll, da Menschen sich manchmal einer bestimmten Wahrnehmung gegenüber wie ausgeliefert (wie dem Schmerz oder Angst oder starken Affekten von Trauer oder Wut) erleben. Sie werden dann wie durch den Affekt kontrolliert und sind in ihrem Erleben damit identifiziert.

Setzen Sie sich bequem hin und gehen Sie mit Ihrem Gewahrsein zu einer bestimmten Empfindung, zum Beispiel einem Schmerz irgendwo im Körper oder einer Spannung in einer Körperregion. Dann messen Sie in Ihrer subjektiven Einschätzung diese Empfindung auf einer Skala von 0 bis 10. Teilen Sie mir bitte Ihre Einstufung mit. (In unserem Beispiel wäre der Schmerz im Fuß auf 3,5 einskaliert worden. Eine andere Spannung im Oberbauch hätte vielleicht die Zahl 5 auf der Skala.)

Es hilft den Klienten zur Veranschaulichung und Einschätzung eine einfache Zusatzstrukturierung der Skala, zum Beispiel: 0–5 = grüner Bereich, 6–7 = oranger Bereich und 8–10 = roter Bereich. Der Klient erlernt, dass er spätestens, wenn er in den roten Bereich kommt, eine Intervention, die vorher bereits eingeübt wurde, einsetzt.

Die Skalierung hilft den Menschen zuerst in Abstand und dann in eine Disidentifizierung bestimmter Reize (Schmerz oder starke Affekte wie Wut) zu kommen. Nach der Skalierung Wut = Skala 8 kann ein Klient dann aufgefordert werden, den Satz zu sprechen: »Ich habe Wut, sie liegt auf der Skala bei 8. Ich habe die Wut, aber ich bin auch noch mehr als die Wut, denn schließlich kann ich sie ja messen.« Dieser einfache Satz, der auch mehrfach gesprochen oder gedacht werden kann, hat die Wirkung, dass der Klient wieder etwas mehr an das »Steuer kommt«, also in die Selbstkontrolle oder die Selbstregulierung. Des Weiteren hilft das Skalieren einer Empfindung vor und nach einer Intervention, die Veränderung in der Empfindung wahrnehmen zu können. Wenn ein Klient die Erfahrung macht, dass er seine Schmerzempfindung durch eine Atemachtsamkeitsübung in seinem Erleben als schmerzreduziert wahrnimmt und es skaliert und gemessen hat, dann wirkt dies selbstwertsteigernd, und die Gefühle des Ausgeliefertseins und Ohnmachtsgefühle dem Schmerzempfinden gegenüber verringern sich. Dieses wiederum führt in der Regel auch zu einem Anheben der Stimmung.

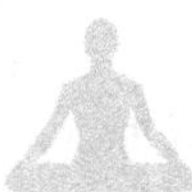

Gedanklicher Tagesrückblick (Übung N.5)

Der Tagesrückblick stärkt die Reflektions- und Introspektionsfähigkeit und ist als eingeübte Grundübung gut in anderen Übungen und Methoden weiter verwendbar. Zum Beispiel kann man in der Wiederholung der Übung sich auf die Momente der erlebten Freude ausrichten (zur Depressionsreduzierung geeignet). Diese Übung stammt aus der Psychosynthese nach Assagioli. Der Therapeut/die Therapeutin verankert sich in einem offenen, heilsamen Gewahrsein und lässt ein Heilfeld entstehen (siehe Kapitel M und Übung N.1). Dann beginnt die Übungsanleitung:

Machen Sie es sich auf dem Stuhl bequem, schließen Sie die Augen, und richten Sie Ihr Gewahrsein auf die körperlichen Empfindungen, besonders auf die Empfindungen in den Füßen. Dann folgen Sie einige Momente den Empfindungen an der Bauchdecke, die sich beim Einatmen hebt und beim Ausatmen senkt. Lassen Sie sich dabei von den Fragen leiten: »Wie ist das Erleben, wie werden körperliche Empfindungen und andere Sinneseindrücke erlebt?«

Dann lassen Sie diese Wahrnehmungen etwas in den Hintergrund treten und gehen in der Erinnerung zu dem Moment am Morgen, an dem Sie aufgewacht sind, und fangen von dort aus an, Ihren Tag bis zu dem jetzigen Augenblick noch einmal durchzugehen – gerade so, als ob Sie einen Film sehen würden, den »Film Ihres heutigen Tages«. Dann kamen die ersten Bewegungen, das Aufstehen, das Frühstück-Machen, der Weg zur Arbeit… Gehen Sie so den ganzen Vormittag durch, dann die Mittags- und Nachmittagszeit, den Abend. Lassen Sie die Ereignisse des Tages noch einmal Revue passieren. Oft kann man die Erinnerungen des Tages etwas strukturieren anhand der Mahlzeiten oder der Aktivitäten oder der Kontakte. Wichtig ist, dass der Tag ganz wertfrei, nur beobachtend, wahrnehmend durchgegangen wird, so wie ein Kameramann, der einen Film dreht ohne Bewertung und ohne Kritik.

Gehen Sie weiter vor, bis Sie im jetzigen Augenblick ankommen, dann gehen Sie noch einmal zu den Empfindungen in Ihrem Körper, öffnen die Augen und orientieren sich im Raum.

Das Ziel dieser Übung ist es, den Tag noch einmal in der Rückschau zu sehen. Dies stärkt die Kraft des inneren Beobachters, der eine bewusste Erinnerung erschafft. Dies ist ein Willensakt, gezielt etwas herauszugreifen (hier die Erinnerung an den Tag und sie dann weiter zurückzuverfolgen) und richtend dabeizubleiben. Der innere Beobachter kann ganz gezielt eingesetzt werden, um im zweiten Durchlauf ein bestimmtes Gefühl wie Freude oder eine Teilpersönlichkeit (siehe Kapitel R) zu beobachten. Bei einem Klienten mit depressiver Symptomatik könnte eine Beobachtung der erlebten Freudemomente heilsam sein.

Der Tagesrückblick kann auch vom Jetzt-Moment an zurück bis zum Tagesanfang (also genau anders herum als in der Übung oben) durchgeführt werden. Ebenso hat das Führen eines Tagebuchs einen hohen therapeutischen Wert, da es die Reflektions- und Introspektionsfähigkeit stärkt. Die Voraussetzung dafür ist allerdings, dass es nicht aus einer »Kritiker«-Perspektive geschrieben wird. Es darf also nur beobachtend, nicht bewertend sein.

Des Weiteren kann es sinnvoll sein, eine bestimmte Eigenschaft oder Verhaltensweise immer mal stichpunktartig als Tages- oder Wochenprotokoll aufzuschreiben (eine Methode, die in der Verhaltenstherapie sehr beliebt ist). Beispielsweise kann ein leicht depressiver Klient, wenn er seine erlebten Momente von Freude stärken will, sich einfach immer ein grünes »F« mit einer skalierten Zahl wie 5 in seinen Terminkalender notieren oder bei Wut ein rotes »W« mit Skala 7, W7.

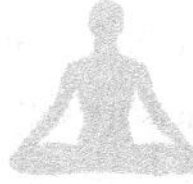

Die Erinnerung an eine unangenehme Situation ablegen (Übung N.6)

Diese Übung dient dazu, Inhalte des Gewahrseins, zum Beispiel Erinnerungen an sehr unangenehme belastende Ereignisse, die einfach über die Assoziationskette im Gewahrsein auftauchen und als invasiv, bedrohlich oder überschwemmend erlebt werden, bewusst und willentlich ab- oder weglegen zu können, also willentlich eine »Verdrängungsschranke« aufbauen zu können (beispielsweise Inhalte von Situationen, die als Trauma erlebt wurden, wie ein Unfall oder Ähnliches). Dies ist eine den Beobachter stärkende Fähigkeit und wurde herkömmlich in der Psychotherapie auch als ich-stärkende Kraft bezeichnet oder als Willensleistung (siehe Kapitel X).

Der Therapeut/die Therapeutin verankert sich in einem offenen, heilsamen Gewahrsein und lässt ein Heilfeld entstehen (siehe Kapitel M und Übung N.1). Dann beginnt die Übungsanleitung:

Setzen Sie sich bequem auf einen Stuhl, spüren Sie die Lehne im Rücken und richten Sie Ihr Gewahrsein auf die körperlichen Empfindungen, besonders auf die Empfindungen in den Füßen und Beinen, dann auf die Stellen des Körpers, die in Kontakt sind mit dem Stuhl, dann zu den Empfindungen an der Bauchdecke, die sich im Atemfluss hebt und senkt. Bleiben Sie dort ruhig einige Momente, und zählen Sie die Atemzüge, immer beim Ausatmen eine Zahl …

Dann denken Sie kurz an ein unangenehmes Ereignis, zum Beispiel an einen kleinen Autounfall oder ein beschämendes Erlebnis. Es reicht, dies in sprachlicher Form zu tun. Alles, was dazugehört – Erinnerungsbilder, die Gefühle und Empfindungen und die dazugehörigen Gedanken –, legen Sie jetzt in der Vorstellung an einen guten, sicheren Platz. Sie können diese Inhalte in der Vorstellung auch in eine schöne Schatulle tun. Dann schließen Sie die Schatulle ab. Oder Sie können alles in ein Paket legen, dieses schließen und verschnüren und es dann zum Beispiel in den Keller in einen bestimmten Raum mit einem abschließbaren Stahlschrank, wie in einen Tresor, geben. Der Stahlschrank oder Tresor wird dann abgeschlossen, der Kellerraum zugesperrt, und nur Sie haben als einzige Person den Schlüssel dazu. Nur Sie haben den Zugang und können entscheiden, wann Sie es wieder herausholen wollen. Alternativ kann das verschlossene Paket mit den bewusst abgelegten Inhalten auch irgendwo an einem Baum vergraben werden oder in einer Kapelle, einem Tempel, in einem Schrank oder auch an einem sicheren Ort, der für Sie Weisheit symbolisiert, abgelegt werden.

Vergewissern Sie sich, dass die Inhalte jetzt wirklich dort abgelegt sind. Wann immer Ihnen noch einmal etwas dazu einfällt, legen Sie es fast reflexartig sofort wieder in dieses Paket in den Stahlschrank zurück.

Dann beenden Sie langsam die Übung und machen sich noch einmal ganz bewusst, dass Sie derjenige sind, der etwas ablegen kann. Wie fühlt sich das an, diese Kraft zu haben? Nun richten Sie Ihr Gewahrsein auf die Körperempfindungen, besonders auf die in Ihren Füßen. Öffnen Sie die Augen, orientieren Sie sich hier im Raum.

Dieses Üben des bewussten Ablegens von Schwierigem oder Belastendem ist eine Selbstkraft und als Fähigkeit die Voraussetzung, um sich später Erinnerungen an belastende Lebenssituationen heilsam therapeutisch zuwenden zu können.

O. Bewältigungsstrategien und Interventionen für psychische Probleme und Störungen

Wir werden Ihnen am Anfang dieses Kapitels eine bestimmte Vorgehensweise der psychotherapeutischen Arbeit (Methode O.1) vorstellen, die sich in der Praxis als recht nützlich erwiesen hat. Sie ist aufgrund ihrer einfachen und allgemeinen Struktur leicht erlernbar und bei einer Vielzahl von verschiedenen Problemstellungen wie auch bei vielen Symptomen gut einsetzbar. Wir nennen sie einfach die Arbeit in sieben Schritten oder den Siebener-Schritt.

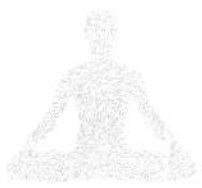

Siebener-Schritt (Methode O.1)

Diese Strategie oder Methode kann bei vielen Symptomen, wie zum Beispiel bei Angstsymptomen und Unruhezuständen, oder auch bei Affektdurchbrüchen angewandt werden. Zur Veranschaulichung wird die Methode an dem Beispiel eines Affektdurchbruchs von Wut dargestellt:

Der Klient *erkennt* (1), dass er gerade in diesem Augenblick eine starke Wut fühlt, die er unter Umständen auch aus einer oder mehreren zurückliegenden Situationen kennt.

Er *skaliert* (2) die Wut auf einer Skala von 1 bis 10.

Er *verbalisiert* (3) das Gefühl: »Ich akzeptiere, ich habe Wut, die auf der Skala bei 8 liegt.«

Er *interveniert* (4): »Ich zähle meine Atemzüge, während ich sie an der Auf-und-ab-Bewegung an meiner Bauchdecke beobachte.« Oder dem

Klienten wird deutlich, dass die Wut, weil sie ihm vertraut ist, von Ereignissen aus seiner Kindheit stammt, also die Wut des Inneren Kindes ist, und er beginnt einen inneren Dialog mit dem Inneren Kind (siehe Kapitel S): »Ich sehe deine Wut, und ich bin da.«

Er *skaliert* (5) nun ein zweites Mal, und wenn seine Intervention erfolgreich war, stellt er fest: »Jetzt ist die Wut nur noch bei Skalawert 5.«

Er *verstärkt* (6) diesen Effekt: »Wenn ich die Wut um 30 Prozent in 3 Minuten reduzieren konnte, wie erlebe ich mich jetzt anders? Wie könnte diese Erlebnisqualität heißen?«

Er *disidentifiziert* (7) sich im nächsten Schritt: »Ich habe manchmal Wut, aber ich bin auch mehr als die Wut.« (Die Wut sinkt weiter).

Ein Überblick über die Strategie in sieben Schritten

Indikation: Zur Therapie von Affektdurchbrüchen, in unserem Beispiel bei starker Wut – ist aber bei jedem anderen Gefühl, wie Angst, Trauer, Schmerz oder allgemein zur Impulskontrolle anwendbar.

1. Erkennen
2. Erstes Skalieren
3. Akzeptieren und Verbalisieren, zum Beispiel: »Ich akzeptiere, es hat Wut, Skala bei 8.«
4. Intervenieren:
   a. Atemachtsamkeitsübung mit dem Zählen der Atemzüge (Kapitel E)
   b. Innere-Kind-Arbeit (Kapitel S)
   c. Mahāmudrā (Kapitel E)
   d. Weitere therapeutische Interventionen, zum Beispiel Focusing (Kapitel P)
   e. Der weise Freund (Kapitel X)
   f. Zuflucht (Kapitel C)
   g. Maibaum (Kapitel X)
5. Zweites Skalieren
6. Verstärken: Wie ist das Erleben mit der positiven Veränderung?
7. Disidentifikation, zum Beispiel: »Ich habe Wut, aber ich bin mehr als die Wut.«

Bei einem Erleben von *Angst* würde die Arbeit folgendermaßen aussehen:

Der Klient *erkennt* (1), dass er Angst hat.

Er *skaliert* (2), dass die Angst auf der Skala bei 7 liegt.

Er *akzeptiert* (3): »Ich habe gerade Angst, Skala bei 7.«

Er *interveniert* (4), indem er sich ganz auf die Beobachtung der Atembewegung an der Bauchdecke konzentriert, und zählt bei jedem Ausatmen laut oder in Gedanken eine Zahl.

Er *skaliert* (5) erneut: »Ich habe gerade nur noch Angst, Skala bei 4.«

Er *verstärkt* (6) die Wirkung durch positivere Selbstwahrnehmung: »Wenn ich die Angst in 3 Minuten um 30 Prozent habe senken können, wie erlebe ich mich jetzt anders? Habe ich einen Namen für diese Erlebnisqualität?«

Er *disidentifiziert* sich (7): »Ich habe manchmal Angst in meinem Erleben, aber ich bin auch mehr als mein Angsterleben« – und senkt damit die Angst weiter.

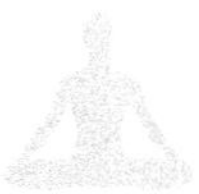

Desensibilisierung in sensu (Methode O.2)

Die Desensibilisierung in sensu (in den Sinnen) dient zur Behandlung von Angstsymptomatiken oder Phobien. Sie stammt ursprünglich aus der Verhaltenstherapie und kann als Vorläufer der Arbeit des Pendelns zwischen belastendem und entspannendem Erleben betrachtet werden, wie es heute vor allem in der Traumabearbeitung nach Levine Anwendung findet. Desensibilisierung *in sensu* bedeutet, dass die therapeutische Arbeit in den Sinnen, also in der Vorstellung, und nicht *in vivo*, also nicht in einer realen Lebenssituation stattfindet. Wobei es möglich ist, dass der Klient, wenn er vertrauter mit der Desensibilisierungsübung ist, auch in kleinen Schritten eine Konfrontation in der Lebenssituation selbst erprobt. Bei dieser Methode werden angstauslösende Reize und entspannende Reize im Gehirn miteinander verbunden, wodurch langfristig der Angstreiz niedriger wird und im Erleben eine Desensibilisierung wahrgenommen wird. Sie kommt bei Ängsten verschiedenster Art zur Anwendung, zum Beispiel bei Höhenangst oder bei Klaustrophobie, einer Angst, wenn man sich in engen Räumen wie in einem Aufzug befindet.

Voraussetzung ist, dass der Klient zumindest ein Verfahren, wie zum Beispiel das Aufrufen einer Ressource (Übung N.1) oder auch das Ruhebild oder das Zählen der Atemzüge aus der Atemachtsamkeitspraxis beherrscht und sich mit dieser Methode als Entspannungsmethode sicher fühlt. Falls das noch nicht so ist, müssen diese Methoden zuerst mehrfach in den Therapiestunden eingeübt werden. Die therapeutische Methode des Desensibilisierens in sensu bedarf zumindest bei den ersten Anwendungen der Anwesenheit des Therapeuten. Es wird im Vorfeld dieser Methode die Grundanspannung des Klienten gemessen. Er wird gebeten: »Wie angespannt erleben Sie sich jetzt in diesem Moment? Wenn Sie dies auf einer Skala von 1 bis 10 (Übung N.4) einschätzen, welche Zahl können Sie nennen?« Der Therapeut braucht die Einschätzung der Grundspannung, um später Veränderungen feststellen zu können. Der Klient bekommt durch diese selbst »gemessenen« Veränderungen Sicherheit. Er weiß, dass die Methode in ihm etwas an positiver Veränderung bewirken kann.

Hier ein Überblick über die Schritte der Arbeit des Desensibilisierens in sensu:

1. Skalieren
2. Erinnerung an die angstauslösende Situation (nicht für Trauma!)
3. Halten der Spannung und Skalieren und Halten (zum Beispiel bei 9 auf der Skala mit Körpersymptomen) für mindestens 60 Sekunden
4. Dann folgt die Aufforderung, sofort das Bild zu wechseln und zum Ruhebild zu gehen
5. Skalieren, wie sich die Spannung entwickelt hat (vielleicht bei 5 auf der Skala)
6. Verstärken über positivere Selbstwahrnehmung

7. Wiederholung der Koppelung von *angstauslösender Erinnerung* mit dem *Ruhebild oder Ressourcenbild* frühestens nach einer halben Stunde und, wenn notwendig, noch einige weitere Male eine Woche später
8. Verstärkung durch Bewusstmachen der positiveren Selbstwahrnehmung

Fallbeispiel zum Desensibilisieren bei Höhenangst

Die Klientin, Frau M., kam wegen massiver Höhenängste in die Praxis. Sie hatte eine Vermeidungshaltung entwickelt und litt sehr unter den Einschränkungen in ihrem Leben. Ihre Ängste und die damit verbundenen Lebenseinschränkungen äußerten sich besonders auf Brücken. Sie lebte in Bonn und musste zumindest zweimal täglich für die Fahrt zu ihrer Arbeitsstelle und zurück über den Rhein. Dies war ihr auch im Bus oder im Auto nur mit massiven Angstsymptomen möglich.

Frau M. hatte eine Grundspannung von 2 auf der Skala 1 bis 10. Durch Aufrufen ihres Ressourcenbildes, einer Erinnerung an eine ganz entspannt erlebte Urlaubssituation, konnte sie leicht ihre erlebte Spannung auf 0,5 reduzieren.

(Phase 1) Dann entschied sich Frau M. nach eingehender Information, es mit der Methodik der Desensibilisierung in sensu zu versuchen. Sie saß entspannt auf dem Stuhl dem Therapeuten gegenüber.

Therapeut: Bitte erinnern Sie sich jetzt an die Situation auf der Rheinbrücke, die Ihnen so viel Angst macht.
(Es konnten hier beliebige Erinnerungen aufgerufen werden, die alle ähnlich stark angstbesetzt waren.) Die Patientin verspannt sichtlich.

Therapeut: Bitte messen Sie kurz Ihre Spannung und teilen sie mit.

Klientin: Ich bin jetzt auf 9,5.

Therapeut: Bitte noch das Bild und die Spannung halten, jetzt noch etwa 30 Sekunden die Spannung halten, jetzt noch 10 Sekunden, und jetzt raus aus dem Bild und sofort an Ihr Ressourcenbild denken.

Klientin entspannt sichtlich.

Therapeut: Wenn Sie Ihre Spannung erneut messen, wie hoch ist sie jetzt?

Klientin: Deutlich weniger, jetzt bin ich bei 5.

Therapeut: Wie ist es, in Ihrem Erleben jetzt 40 Prozent weniger Spannung zu spüren?

Klientin spürt und bleibt in ihrem Erleben.

Klientin: Das ist gut so, meine Spannung sinkt noch weiter.

Therapeut: Lassen Sie es geschehen und bleiben noch etwas dabei.

Therapeut: Jetzt kommen Sie bitte wieder ganz zurück und öffnen die Augen, orientieren sich im Raum, spüren die Empfindungen in Ihren Füßen.

Diese Vorgehensweise wurde nach einer halben Stunde (die Grundspannung der Klientin war wieder auf 2) noch einmal durchgeführt und nach einer Woche zwei weitere Male. Das Aufrufen der angstauslösenden Erinnerung wurde von der Klientin mit immer weniger Spannung erlebt (beim vierten Mal mit Spannung 6), nach zwei weiteren Malen in den Therapiestunden auch mit Spannung 5,5.

(Phase 2) Dann wurde die Klientin gefragt, ob sie diese Desensibilisierungsübung in sensu auch einmal zu Hause alleine für sich selbst durchführen wolle. Sie versuchte es und konnte dann nach einigen Versuchen, wo es ihr zuerst nicht so gut gelang, auch eine ähnlich niedrige Spannung bei dem Aufrufen der angstauslösenden Erinnerung erreichen wie in der Therapiesituation.

(Phase 3) In der nächsten Phase wurde die Klientin gefragt, ob sie sich diese Art des Umgangs mit der Angst auch einmal in einer realen Lebenssituation, also auf der Brücke in einem Auto, vorstellen könnte. Sie sollte zusammen mit einer vertrauenswürdigen Begleitperson über die Brücke fahren und die Desensibilisierung nach einem ersten Zulassen und Messen der Ängste durchführen. Die Klientin wählte dazu eine gute Freundin aus, mit der sie sich sicher fühlte. Die Freundin fuhr den Wagen, und die Klientin reduzierte die Ängste während der Brückenüberfahrt von Skala 7 auf Skala 3,5. (Der Therapeut arbeitet nicht in vivo, sonst wäre er bei der Brückenüberfahrt mit im Auto gewesen.) Diese Desensibilisierung in vivo mit der Freundin im Auto war möglich, und nach einigen Wiederholungen war die gemessene Spannung der Klientin in dieser angstauslösenden Situation auf der Skala nur noch bei 5,5. Es wurde dann noch weiter in der Therapiesituation mit der Vorgehensweise gearbeitet, wobei die Spannung letztlich bis auf 4 sank.

Im weiteren Verlauf übte die Klientin dann allein auf der Brücke, wenn sie mit dem Bus zur Arbeit fuhr, später dann beim Überqueren der Brücke zu Fuß. Die Angst beim Überqueren der Brücke ließ sich mit dieser Methode der Koppelung von Angsterleben und Entspannung/Ressourcenerleben bis auf Skala 3 reduzieren. Die Klientin hatte im Verlauf dieser Arbeit ihr Vermeidungsverhalten vollständig abgelegt und ihre Angstspannung bis auf eine für sie gut aushaltbare Restspannung zurückgeführt.

Bei einem anderen Klienten konnte die Methodik der Desensibilisierung in sensu noch durch das Hinzufügen eines weiteren Ressourcenbildes verstärkt werden. Er imaginierte sich während der Desensibilisierungsarbeit in die geöffnete linke Hand einer großen goldenen Buddha-Statue (diese ruht bei Statuen, die den historischen Buddha in der erdberührenden Geste darstellen, im Schoß auf den Fersen). Dies verstärkte seine Angstreduktion und sein Gefühl, sich sicher zu fühlen. Da er auch nachts öfter Ängste hatte und häufiger von Albträumen heimgesucht wurde, wandte er diese Imagination zusätzlich beim Einschlafen an. Seinen Schilderungen nach waren auch in dieser Situation Ängste und Albträume deutlich rückläufig. Bei manchen Klienten tauchen Ressourcen aus dem Höheren-Selbst-Bereich assoziativ auf, wenn sie ihre zuvor gefundenen Ressourcenbilder (zum Beispiel der Wanderer in den Bergen) aufrufen. Damit erschließen sich dem Therapeuten unmittelbar weitere große Ressourcen, die den Heilungsprozess stärken.

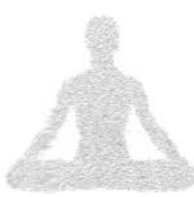

Die Als-ob-Methode in der Profirolle (Übung O.1)

Eine weitere Übung zum Thema Angst, die als Intervention im Rahmen des Siebener-Schrittes (Methode O.1) angewandt werden kann. Bei dieser Intervention imaginiert der Klient eine »Lösungssituation« oder eine gewünschte Situation, wie eine Ressource.

Beispiel: Ein Klient hat eine soziale Phobie in preislich gehobenen Restaurants. Er bemerkt, dass er sich dort unsicher fühlt, eventuell fühlt er sich beobachtet oder hat Angst, etwas falsch zu machen oder unangenehm aufzufallen. Er fühlt sich möglicherweise mit dieser Situation leicht überfordert. Er wird gebeten, diese Angst im Vorfeld zu skalieren. (Er misst Angst, Skala bei 6.)

Exploration: Der Therapeut sucht mit dem Klienten zusammen eine Lebenssituation, ähnlich wie bei der Ressourcenübung, in der er sich ganz kompetent und sicher fühlt. Vielleicht ist dies die Situation an seinem Arbeitsplatz oder auch eine beliebige andere Situation in sozialen Zusammenhängen.

Der Therapeut lässt den Klienten diese Situation noch einmal aus der Erinnerung heraus erleben. Er soll sich an seine »Profirolle« erinnern, zum Beispiel daran, wie er sich an seinem Arbeitsplatz fühlt, und so tun, *als ob* diese Situation jetzt hier wäre. Dann wird der Klient gebeten zu spüren, ob auch in seinem Körper ein sicheres oder ein entspanntes Gefühl durch diese Vorstellung entsteht (siehe auch Übung N.1; vielleicht auch den Wechsel in der Empfindung vorher und nachher skalieren lassen).

Als Nächstes wird der Klient aufgefordert, sich in Verbindung mit diesen angenehmen Empfindungen und der Imagination seiner Profirolle in der Vorstellung in die angstauslösende Situation in dem Restaurant zu begeben. Er soll sein Erleben schildern – auch, ob er sich sicherer und entspannter fühlt mit dieser Vorstellung.

Wenn das der Fall ist, wird der Klient ermuntert, dies in den realen Lebenssituationen, also in unserem Beispiel beim nächsten Restaurantbesuch, anzuwenden und in den nächsten Therapiestunden davon zu berichten.

Die »Als-ob-Methode« in Verbindung mit der »Profirolle« ist beliebig erweiterbar. So kann die Vorstellung, man sei ein Buddha oder eine bestimmte Qualität des Buddhas, wie zum Beispiel der Buddha der Heilung, mit der entsprechenden Imagination bei Personen, die mit dieser Meditationspraxis vertraut sind, angewandt werden. Oder die Vorstellung, man sei »Tara« – ein weiblicher Buddha, die »Bezwingerin von Angst«. Dann würde man in unserem Beispiel in der Imagination als »Medizin-Buddha« oder als »Tara« (sie haben eine bestimmte Gestalt) in der Vorstellung das Restaurant betreten. In der meditativen Tradition des Vajrayana, der auch als tibetischer Buddhismus bekannt ist, wird seit Jahrtausenden viel mit diesen Imaginationskräften gearbeitet.

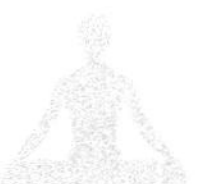

Der Rat an die gute Freundin (Methode O.3)

Ähnlich wie ein Rollenspiel.

»Der Rat an die gute Freundin« kann Menschen helfen, die Abstand zu einem Problem brauchen, da sie durch ihr Identifiziert-Sein und eine starke Gefühlsbeteiligung keine Lösung ihres Problems erkennen. Sie sind wie »betriebsblind« und finden durch diese Übung zu einem gewissen Abstand. Damit kommen sie meist zu einer sachlicheren Betrachtung und Einschätzung des zu bewältigenden Sachverhalts oder Problems.

Der Therapeut braucht dazu einen weiteren leeren Stuhl, der irgendwo im Raum aufgestellt wird. Dann wird der Klient gebeten, sich vorzustellen, dass dort ein Bekannter oder eine gute Freundin sitzt, der/die das gleiche Problem hat wie er selbst. Unser Klient soll daraufhin in die »Berater- oder in die Coach-Rolle« wechseln. Dies ist ähnlich wie ein klassisches Rollenspiel angeordnet, nur dass der Klient sich nicht selbst auf den Stuhl einer anderen vorgestellten Person setzt, sondern sich vorstellt, eine andere Person säße auf dem leeren Stuhl mit genau seiner Problemstellung. Durch diese Übung kommt der Klient in die Lage, etwas in Abstand zu seinem Problem oder seiner Belastungssituation zu treten. Er kommt mehr in die Position, die Situation sachlich zu beurteilen. Dies wirkt selbstwertsteigernd, hat eine disidentifizierende Wirkung und dient der Problemlösung für den Klienten. Es eröffnet ihm Lösungsansätze hinsichtlich seines Problems. Seine Ressourcen werden aktiviert. Er hat in dem Abstand dieser Übung meist eine Lösung für das Problem.

Stellen Sie sich vor, eine Freundin von Ihnen hätte genau dieselbe Lebenssituation oder auch genau dieselben ungelösten Probleme wie Sie. (In unserem Beispiel wird sie immer von ihrem Vorgesetzten abgewertet.) Diese Freundin schätzt Sie sehr und bittet Sie um Rat. Sie sitzt jetzt hier. (Es wird ein Stuhl im Therapiezimmer für sie bereitgestellt, und die Freundin oder der Kollege wird imaginiert.) Was würden Sie ihr sagen oder raten?

»Ich würde ihr raten, dem Vorgesetzten davon zu erzählen, was es mit ihr macht, wenn er sie so abschätzig behandelt, und ob es das ist, was er als förderlich für die Arbeitssituation ansieht.«

Es gibt vielleicht einen ersten sachlichen Rat nach einer Einschätzung. Dann fragt der Therapeut, ob die imaginierte Freundin (die für die Klientin dort sitzt) diesen Rat gehört hat. Unter Umständen kommt die Antwort: »Ja, aber sie traut sich nicht …«, und dann wird der Dialog weitergeführt, sodass der Klient immer wieder in der Vorstellung hin- und hergeht zwischen dem identifizierten Teil (in dem Beispiel die Freundin mit dem ungelösten Problem) und dem sachlichen Berater.

Es hilft auch, den Klienten darauf hinzuweisen, dass wir alle diese Kompetenzen haben, einen sachlichen guten Rat zur Einschätzung der Situation zu geben. Nur sind wir eben oft bei uns selbst ein bisschen »betriebsblind« oder ganz verstrickt oder identifiziert mit inneren Mustern oder Gefühlen. Diese Übung führt den Klienten immer wieder in Abstand zu seinem Problem oder seiner Lebenssituation, sodass er eher eine Metaebene der Reflexion einnehmen kann.

Im Folgenden kommen einige Interventionsmethoden für bestimmte Lebenssituationen. Die Vorgehensweise bei der »Ablösung nach Trennung« ist mir als Trauerarbeit nach Büntig bekannt geworden.

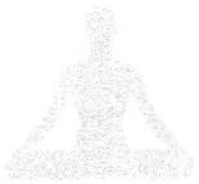

Ablösung nach Trennung (Methode O.4)

Die folgende Methode dient der Ab- oder Loslösung von einer Person, die der Klient durch Trennung oder durch Tod verloren hat. Damit kann gut Trauerarbeit zur Verarbeitung eingeleitet werden. Diese Methode kann in schriftlicher Form angewandt werden, indem der Klient einen Brief schreibt: zum Beispiel an die verstorbene Person (der Brief wird natürlich nicht abgeschickt, er ist nur für den Klienten), oder der Klient formuliert die Ablöse-Sätze gedanklich. Die Gesprächsform ist die der direkten Rede mit der Person, von der der Klient sich lösen möchte.

Bei den **Ablösesätzen** ist der erste Satzteil vorgegeben und wird vom Klienten entsprechend seiner Situation ergänzt ihn (in Klammern Beispiele für mögliche Antworten):

Ich nehme dir übel, dass … (du mich verlassen hast).
Ich erinnere mich gern daran , … (wie wir beim Italiener essen waren).
Ich verzeihe dir , … (wie du mich beleidigt hast).

Es tut mir leid, dass... (ich nicht früher auf dich zugegangen bin).
Ich danke dir... (für die schönen gemeinsamen Momente).
Ich bitte dich,... (lass uns Freunde bleiben).
Ich wünsche dir... (alles Gute für die Zukunft).
(Sonstiges spontan)...

An dieser Stelle können auch spontane Sätze des Klienten entstehen und niedergeschrieben werden. Oder er formuliert seine Gefühle, wie zum Beispiel: Es macht mich traurig, dass wir nicht mehr zusammen sind (Verbalisierung des Gefühls).

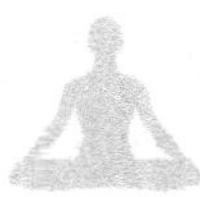

Die Arbeit mit Kernsätzen (Methode O.5)

Die Arbeit mit Kernsätzen findet in vielen Therapiemethoden Anwendung, wie zum Beispiel in der Willensarbeit der Psychosynthese nach Roberto Assagioli. Vorsätze für das Leben werden dabei sprachlich formuliert, zum Beispiel: »Ich werde rauchfrei leben.« Der Klient prägt sich diesen Satz immer wieder ein, unter Umständen lässt man ihn den »Als ob«-Platz (Übung O.1) einnehmen. In unserem Beispiel stellt er sich dann vor, dass er schon rauchfrei leben würde. Er bringt den Satz auf die Empfindungsebene: »Wie fühlt es sich an?« Kann man es irgendwo im Körper am stärksten spüren? Bei der Frage nach einem Symbol richtet man an die entstandenen Körperempfindungen innerlich den Satz: »Zeig mir ein Symbol.« Dann geht man mit dem Kernsatz oder dem Symbol immer wieder in Kontakt und füllt es mit »Gewahrseinskraft«.

In der Therapiesituation wirkt es unterstützend, wenn der Klient seinen Kernsatz unter eigener Anleitung mit dem Therapeuten zusammen zur gleichen Zeit mehrfach nacheinander spricht.

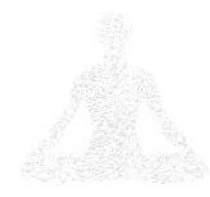

Der innere Garten (Übung O.2)

Die folgende Übung dient in dieser Form der Abgrenzung gegenüber anderen Menschen und deren Ansprüchen an die jeweilige Person. Sie wird oft als Schutz angewandt vor subtilen Übergriffen wie Vereinnahmung oder gegenüber dem Dominanzanspruch einer anderen Person.

Machen Sie es sich bequem auf dem Stuhl, Sie spüren die Lehne im Rücken und richten Ihr Gewahrsein auf die körperlichen Empfindungen, besonders auf die Empfindungen in den Füßen und in den Beinen, besonders auch im Unterkörper. Bleiben Sie einige Momente bei der Beobachtung des Atmens, besonders bei der Beobachtung der Bauchdecke, die sich im Atemfluss hebt und senkt.

Dann lassen Sie diese Wahrnehmungen etwas in den Hintergrund treten und stellen sich vor: Sie sind in einem Garten – Ihrem inneren Garten. Sie können dazu durch ein Gartentor ganz bewusst eintreten, oder Sie sind in Ihrer Vorstellung sofort in Ihrem inneren Garten. Nehmen Sie alles mit Ihren Sinnen ganz bewusst wahr, was es da hat: die Farben und Formen und Klänge, die Pflanzen, alles, was Sie in Ihrem Garten wahrnehmen. Dann richten Sie die Aufmerksamkeit auf die Gartenmauer oder den Gartenzaun. Nehmen Sie ganz bewusst wahr, bis wohin Ihr Garten geht, und nehmen Sie die Sicherheit wahr, die der Gartenzaun oder die Gartenmauer für Sie bedeutet.

Schauen Sie, wie hoch sie ist, und bringen Sie sie in die Form, wie es sich am besten anfühlt – von der Höhe, von der Form, von der Beschaffenheit. Dann nehmen Sie wieder Ihren Garten als Ihren Raum wahr, in dem nur Sie sind und wo nur Sie entscheiden, wer durch das Gartentor hineindarf.

Wie fühlt sich das an? Geben Sie dem Erleben Raum, und wenn es angenehme Empfindungen in Ihnen auslöst, dann lassen Sie sich diese im ganzen Körper ausbreiten. Spüren Sie die Sicherheit, die die Gartenmauer oder Ihre Begrenzung schafft.

Dann machen Sie sich deutlich, dass Ihnen dieses Bild mit den entsprechenden Gefühlen und Empfindungen jederzeit zur Verfügung steht, besonders auch in Situationen, in denen von Ihnen andere Menschen oder Umstände als zu nah und unter Umständen als zu eindringend erlebt werden.

Dann kommen Sie zurück. Spüren Sie die Empfindungen im Körper, öffnen Sie die Augen, und orientieren Sie sich im Raum.

Unter Umständen möchten Sie sich Notizen machen. – In der Therapiesituation fragt der Therapeut, was der Klient erlebt hat, und es kann eine Nachbesprechung erfolgen, die der weiteren Verarbeitung dient. Der Klient wird ermuntert, diese Imagination auch in Lebenssituationen imaginativ für sich selbst und, ohne darüber zu reden, mit für ihn schwierigen Menschen anzuwenden. Wenn die andere Person ihn sprachlich attackiert, kann der Gartenzaun in der Vorstellung außen auch eine Spiegelfläche haben, von der alle Aggressionen abprallen.

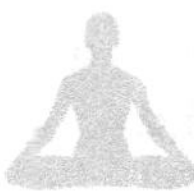

Sprachliche Abgrenzung (Methode O.6)

Eine recht einfache Vorgehensweise der »Abgrenzung« von anderen Personen, die mehr Rollenspielcharakter hat, ist die der Verbalisierung des »Anders-Seins«. Nehmen wir als Beispiel den Versuch des Abgrenzens einer Klientin von ihrer Mutter. Sie würde die Mutter entweder vor dem inneren Auge halten oder sich im Raum vorstellen. Dann wird die Klientin im Weiteren aufgefordert, ihrer Mutter folgende Sätze zu sagen:

Ich bin ich, und du bist du.
Ich habe meine Familie, und du hast deine Familie.
Ich habe meine Gedanken und Meinungen, und du hast deine Gedanken und Meinungen.
Ich habe meinen Körper mit meinen Empfindungen, und du hast deinen Körper mit deinen Empfindungen.

Ich habe meine Gefühle, und du hast deine Gefühle.
Ich habe meine Freunde, und du hast deine Freunde.
Ich habe mein Leben, und du hast dein Leben.
Ich bin ich, und du bist du.

Diese sprachliche Form der Abgrenzung und das Sich-auf-sich-selbst-Beziehen können natürlich auch nur in einzelnen Sätzen und dann mehrfach wiederholt oder nur gedanklich beziehungsweise schriftlich durchgeführt werden.

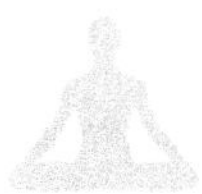

Die liegende Acht (Übung O.3)

Diese symbolische Übung dient ebenfalls im weitesten Sinne der Abgrenzung, besonders von anderen Personen, die der Klient als eindringend oder übergreifend erlebt. Sie ist eine Grundübung, auf die wir in diesem Buch noch bei späteren Übungen zurückkommen werden. Sie stammt ursprünglich aus dem Phyllis-Krystal-Imaginationssystem.

So manche spirituell Praktizierende haben Mühe damit, sich abzugrenzen oder sich die Abgrenzung zu erlauben. Sie scheinen die Aussagen des Geistestrainings als Aufforderung zu verstehen, sich ständig für alles zu öffnen – alles ins eigene Territorium hereinzulassen. Doch es ist keineswegs weise, sich einfach so für alle möglichen Einflüsse und Störungen zu öffnen – dafür braucht es eine enorme innere Durchlässigkeit. Worum es in dieser Übung geht, ist, sich auf klare, liebevolle und nicht verstrickte Art in seiner eigenen Kraft und Selbstständigkeit zu fühlen, sehr ähnlich wie die Schutzkreise im tibetischen Buddhismus.

Setzen Sie sich bequem hin und richten Sie Ihr Gewahrsein auf die körperlichen Empfindungen, besonders auf die Empfindungen in den Füßen. Folgen Sie einige Momente dem Atem an der Bauchdecke, die sich im Atemfluss hebt und senkt. Dann lassen Sie diese Wahrnehmungen etwas in den

Hintergrund treten und stellen sich vor, dass Sie selbst sich in einem goldenen Lichtkreis befinden, der den Radius der ausgestreckten Arme hat. Sie können ruhig noch einmal mit geschlossenen Augen um sich herum ausprobieren, um ein Gespür dafür zu bekommen, wie groß der Raum eigentlich ist. Dieser Lichtkreis befindet sich auf dem Boden. Sie sitzen in der Mitte dieses goldenen Kreises, und vor Ihnen, vis-à-vis, befindet sich noch ein zweiter goldener Lichtkreis auf dem Boden. Die Kreise berühren sich, sie liegen aneinander an, ohne sich zu überschneiden. Der Lichtkreis vor Ihnen ist leer.

Stellen Sie sich jetzt vor, dass die Person, mit der Sie diese Übung durchführen wollen, mitten in dem vor Ihnen befindlichen Kreis steht oder sitzt. Jeder hat seinen eigenen Kreis, der auch den eigenen Raum symbolisiert. Beide Kreise sind gleich groß. Ein neonblaues Licht beginnt an dem Punkt, wo die beiden Kreise sich berühren, zu fließen. Es fließt innerhalb des goldenen Lichtkreises zunächst von Ihnen aus gesehen links ganz um die andere Person herum bis zu dem Punkt, wo die Kreise sich berühren, und fließt dann an Ihrer linken Seite weiter. Es geht ganz um Sie herum und fließt so weiter, dass das Symbol einer Acht entsteht. Wenn Sie diese Übung nach zwei bis drei Minuten beenden, lassen Sie das neonblaue Licht noch ein letztes Mal um die andere Person herumfließen. Sie enden dann an der Stelle, wo die beiden Kreise sich berühren.

Dann lassen Sie sich Zeit, die Übung in Ihrer Geschwindigkeit zu beenden. Kommen Sie langsam zurück, und orientieren Sie sich wieder mit offenen Augen im Raum.

In der therapeutischen Situation lässt der Therapeut sich das Erleben des Klienten mitteilen. Diese Nachbesprechung dient der Verarbeitung, und es kann auf Fehler und Schwierigkeiten eingegangen werden. Zum Beispiel sollte darauf geachtet werden, dass die beiden Kreise in der Imagination wirklich gleich groß sind und dass die Person in dem gegenüberliegenden Kreis auch wirklich dort bleibt und nicht in den Kreis des Klienten hineinkommt oder die Kreise sich überschneiden. Bei Klienten, die sich darauf einlassen können, wird von Phyllis Krystal empfohlen, die Übung mit einer Ausrichtung auf die Gewahrseinsebene des Höheren Selbst (siehe Kapitel Y) zu beginnen.

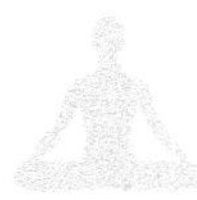

Arbeit mit Grund- und Gegenmustern (Methode O.7)

Diese Methode lässt sich gut mit einem Ritual wie bei der Übung »Unkraut jäten, Samen säen« (Übung O.4) verbinden. Diese Arbeit stammt ursprünglich aus der Psychosynthese. Zuerst wird beim Klienten durch Exploration ein Grundmuster herausgearbeitet. Dem wird dann ein heilsames Gegenmuster gegenübergestellt. Dies ist ganz ähnlich wie in den buddhistischen Übungen, wo wir unserer neurotischen Ich-Identifikation das gesunde Selbstwertgefühl gegenüberstellen, ein Buddha oder Weisheitsaspekt (Jidam) zu sein.

Zum Beispiel berichtete die Klientin M., dass es in ihrem Erleben nur direkte Zuwendung und Lob von den Eltern gab, wenn sie etwas Besonderes geleistet hatte. »Du bist ja wirklich so eine liebe Tochter, so toll hast du schon den Tisch gedeckt, und was du alles schon kannst …« Die Klientin konnte sich nicht daran erinnern, ein Gefühl des Geliebt- und Angenommenseins auch einmal gehabt zu haben, ohne dass sie schon wieder etwas getan hatte, wie auf die jüngere Schwester aufzupassen. Es gab noch viele Erinnerungen an Situationen, wo sie für ihre Leistung gelobt wurde und nur in den Situationen das Gefühl hatte, geliebt zu werden. So formulierte sie eines ihrer Grundmuster:

»Um geliebt zu werden, musste ich immer etwas leisten.« Das Grundmuster hier ist: Liebe gegen Leistung. Andere oft anzutreffende Grundmuster sind: »Immer wenn es mir gut geht, passiert etwas Schlimmes«, oder: »Es darf mir nicht gut gehen, wenn es den anderen schlecht geht.«

In der therapeutischen Arbeit dieser Methode (Methode O.7) wird ein neues Muster, ein Gegenmuster, man könnte sagen: ein heilsames Gegenmuster gesucht beziehungsweise ein neuer Kernsatz (Methode O.3) entworfen. Die Gegenmuster sollen für den Klienten ganz stimmen und müssen nicht sprachlich perfekt sein, oft sind es ganz kurze Sätze, die den Klienten am stimmigsten erscheinen.

Das wäre in unserem Beispiel bei der Klientin M. mit ihrem Muster »Ich musste immer etwas leisten, um geliebt zu werden« das Gegenmuster: »Ich werde um meiner selbst willen geliebt, ohne etwas dafür tun zu müssen«, oder: »Ich bin um meiner selbst willen liebenswert.«

Beim zweiten Beispiel – »Immer wenn es mir gut geht, passiert etwas Schlimmes« (»Freu dich nicht zu früh, das dicke Ende kommt noch«) – könnte das Gegenmuster lauten: »Es darf mir einfach richtig gut gehen ohne Sorgen, ich darf einfach glücklich sein.« Es ist wichtig, bei sich selbst anzufangen, bevor wir – oft verfrüht – den Wunsch machen, dass andere oder gar alle Lebewesen glücklich sind.

Bei dem dritten Beispiel – »Es darf mir nicht gut gehen, wenn es den anderen schlecht geht« – könnte das Gegenmuster lauten: »Auch wenn es anderen Menschen schlecht geht, darf ich mich am Leben erfreuen…« Denn: Wie sollten wir ihnen sonst hilfreich beistehen können? Wir sollten wirklich darauf achten, dass es uns gut geht, speziell wenn es anderen gerade nicht so gut geht.

Die »Gegenmuster-Kernsätze« werden zusammen mit den Klienten entwickelt. Sie sind manchmal in der sprachlichen Formulierung das Konträre oder die Opposition zu dem Grundmuster. Sie sollten, genau wie die Kernsätze, ohne Verneinung formuliert werden. Nachdem man die Grund- und Gegenmuster gefunden hat, kann man diese Arbeit gut mit einer Imaginationsübung (Übung O.4), die auch später noch mit einem Ritual abgeschlossen wird, koppeln. Diese Übung stammt ursprünglich von Piero Ferrucci, einem Psychosynthese-Therapeuten aus Florenz.

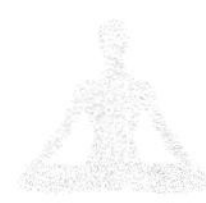

Unkraut jäten, Samen säen (Übung O.4)

Die folgende Übung kann vielfältig verwendet werden, um willentliche Veränderungsprozesse einzuleiten. Man kann sie zum Beispiel auch einsetzen, um sich von einer nicht erwünschten Verhaltensweise zu trennen, wie zum Beispiel dem Rauchen, und an deren Stelle eine neue Verhaltensweise, wie regelmäßigen Sport, zu etablieren. Wir werden jetzt die Übung anhand des Lösens von einem Grundmuster darstellen.

Setzen Sie sich bequem hin, und gehen Sie mit dem Gewahrsein nach innen, vielleicht schließen Sie die Augen und bleiben einige Momente bei Ihren Körperempfindungen und Ihrem Atemfluss.

Dann stellen Sie sich vor, Sie haben Unkraut gejätet, das Sie jetzt verbrennen wollen. Sie entzünden hier im Raum ein Feuer in Ihrer Vorstellung.

Sie schichten Holz auf, und mit etwas Papier entzünden Sie dieses Feuer. Sie beobachten, wie das Feuer richtig schön hoch brennt. Dann schreiben Sie Ihr Grundmuster auf ein Stück Pappe oder Papier und werfen es dann ganz bewusst mit Ihrer ganzen Willenskraft in das Feuer und beobachten ganz achtsam, wie es verbrennt. Dann brennt das ganze Feuer herunter.

Jetzt denken Sie daran, dass Sie sich symbolisch befreit haben von diesem alten Grundmuster, das Ihr Leben so lange mit beeinflusst hat, und bejahen und bestärken diese Freiheit, die es in diesem Moment hat, innerlich.

Dann wird an die Stelle des Unkrauts etwas Neues gepflanzt (Samen gesät).

Dazu nehmen Sie jetzt Ihr Gegenmuster oder den neuen Kernsatz.

Denken Sie diesen Kernsatz jetzt mehrmals ganz achtsam, bringen Sie auch Ihre ganze Willenskraft mit hinein. Sie können den neuen Satz auch laut sprechen. Dies wird nun Ihr Leben weiter gestalten …

Das rituelle Verbrennen in der Vorstellung sollte am besten am selben Tag auch noch in der Realität durchgeführt werden. Der Klient sollte also zu Hause irgendwo – am besten draußen – ein Papier, auf dem das alte Grundmuster geschrieben steht, verbrennen und dann sein neues Gegenmuster regelmäßig »wässern«, wie die Samen einer Pflanze. Dazu kann er sich vornehmen, mit dem neuen Satz oft in Kontakt zu gehen, oft an ihn zu denken oder ihn auch öfter zu sprechen oder zu schreiben, ihn mit der Kraft seines Gewahrseins und des Willens zu füllen.

Diese Praxis findet sich bereits bei den Tibetern, wo Belastendes aufgeschrieben und dem Weisheitsfeuer übergeben wurde. Befreit vom Negativen, bringt man dann Gaben dar (ins vorgestellte oder reale Feuer) und richtet den Geist auf etwas zutiefst Positives, wie das Verwirklichen innerer Qualitäten. Auch »wässert« man das positive Gegenmuster durch die tägliche Praxis.

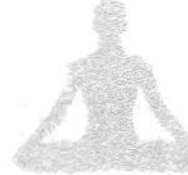

Der Strandball (Übung O.5)

Die Übung mit dem Symbol des Strandballs dient ebenfalls der Abgrenzung. Sie soll vor äußeren Bedrohungen körperlicher oder verbaler Art schützen. Diese Übung stammt ursprünglich aus dem Phyllis-Krystal-Imaginationssystem.

Nehmen Sie bequem auf Ihrem Stuhl Platz, und richten Sie Ihr Gewahrsein auf die Empfindungen im Körper, speziell auf die Empfindungen in den Füßen. Folgen Sie einige Momente dem Atmen an der Bauchdecke, die sich beim Ein- und Ausatmen hebt und senkt. Dann lassen Sie diese Wahrnehmungen etwas in den Hintergrund treten und stellen sich vor, dass Sie in einem großen Strandball sitzen – einem einfachen, bunten Strandball, wie man ihn oft am Strand sieht. Dieser Strandball, der Sie umgibt, ist allerdings viel größer. Er hat nach allen Seiten den Radius der ausgestreckten Arme. Sie sitzen in der Mitte des Strandballs. Alles Negative, was von außen auf Sie zukommt, prallt einfach von der Oberfläche des Strandballs ab, und Sie können sich ganz sicher fühlen. Er ist innen angefüllt mit goldenem Licht, und Sie können gut hindurchsehen. Bleiben Sie einige Augenblicke in dieser Imagination. Bleiben Sie ruhig so lange in dieser Vorstellung, wie Sie es brauchen, und kommen dann ganz in Ihrer Geschwindigkeit zurück. Öffnen Sie die Augen und orientieren Sie sich im Raum.

Die Nachbesprechung dient der Verarbeitung. Der Therapeut kann den Klienten ermuntern, diese Übung in Lebenssituationen zu machen, in denen er sich von außen bedroht fühlt.

Eine Übung dieser Art ist als »Schutzkreis« integraler Bestandteil vieler tibetischer Praktiken. Das Lichtzelt, in dem wir sitzen, ist ein Schutzraum, der durch unsere klare innere Ausrichtung und Weisheit entsteht. In diesen Raum des schützenden Gewahrseins können keine schädigenden, parasitären Gedanken eindringen – das Gewahrsein erkennt sie sofort und setzt ihnen ein Ende. Gleiches gilt auch für die folgende Übung des Lichtzylinders – die tibetische Tradition visualisiert ihn so groß wie den eigenen Geistesraum.

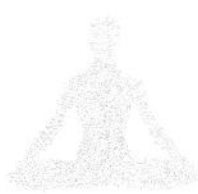

Der Lichtzylinder (Übung O.6)

Folgende Übung bietet einen subtilen Schutz. Besonders Menschen, die sich als höchst sensitiv oder sensibel erleben, fällt es mit der Übung leichter, bei sich selbst zu bleiben und sich nicht in zu vielen Sinneseindrücken zu verlieren. Sie stammt ursprünglich aus dem Phyllis-Krystal-Imaginationssystem.

Nehmen Sie bequem auf Ihrem Stuhl Platz, und richten Sie Ihr Gewahrsein auf die körperlichen Empfindungen, besonders für einige Augenblicke auf die Empfindungen in den Füßen. Folgen Sie dem Atmen an der Bauchdecke, die sich mit dem Ein- und Ausatmen hebt und senkt. Dann lassen Sie diese Wahrnehmungen etwas in den Hintergrund treten und stellen sich vor, dass Sie sich in einem goldenen Lichtkreis befinden. Dieser befindet sich auf dem Boden und hat den Radius der ausgestreckten Arme. Dann stellen Sie sich vor, wie dieser goldene Lichtkreis zu einem Zylinder aus goldenem Licht wird. Sie ziehen den Kreis nach oben. Es kann auch ein Vorhang aus goldenem Licht imaginiert werden. Diese Vorstellung kann bis sehr weit nach oben gehen, so weit Sie es wollen oder brauchen. Dann stellen Sie sich bitte vor, dass alles um Sie herum in diesem Lichtzylinder angefüllt ist mit goldenem Licht. Dieses goldene Licht schützt Sie vor ganz subtilen Kräften, wie es sie manchmal zwischen Menschen gibt (zum Beispiel Beeinflussung oder Manipulation), und hilft Ihnen, mehr bei sich selbst zu sein und Ihren eigenen »Raum« zu wahren. Dieser abgegrenzte Raum Ihres Lichtzylinders kann oben über Ihrem Kopf durch einen Deckel aus goldenem Licht geschlossen sein, wenn er bis über Ihren Kopf reicht. Sie sind in der Mitte Ihres Lichtzylinders und ganz bei sich. Spüren Sie, wie es sich in Ihrem Lichtzylinder anfühlt, und kommen Sie dann, wenn Sie mögen, mit der Vorstellung Ihres Lichtzylinders in den äußeren Raum zurück. Öffnen Sie die Augen, und orientieren Sie sich im Raum.

Eine Nachbesprechung dient der Verarbeitung. Der Klient kann ermuntert werden, diese Imagination in Situationen mit anderen Menschen anzuwenden, wo er Sorge hat, dass sein »innerer Raum« verletzt werden könnte, oder er den Eindruck hat, dass er vereinnahmt wird. Als tägliche Übung ist der Lichtzylinder besonders für sensible und hochsensible Menschen gut geeignet.

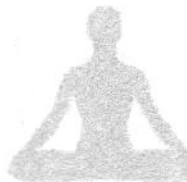

Der Lichtstern (Übung O.7)

Bei dieser Übung handelt es sich um eine Imaginationsmethode, die eine Angstsymptomatik reduziert – sie stammt ursprünglich aus dem Phyllis-Krystal-Imaginationssystem.

Setzen Sie sich bequem hin, schließen Sie die Augen, und richten Sie Ihr Gewahrsein nach innen, zuerst zu den Empfindungen des Körpers, besonders zu den Empfindungen in den Füßen. Dann folgen Sie Ihren Empfindungen an der Bauchdecke, die sich beim Ein- und Ausatmen hebt und senkt. Lassen Sie diese Wahrnehmungen dann in den Hintergrund treten. Denken Sie nun an ein Ereignis, wo Sie Angst erlebt haben. Es kann ein großes Angsterlebnis gewesen sein oder auch eine gut handhabbare Angst. Erleben Sie diese Situation vor dem inneren Auge noch einmal, und spüren Sie die dazugehörigen Empfindungen im Körper. Wo im Körper befindet sie sich als Spannungsgefühl? Woran erinnert es Sie? (Zum Beispiel an glühende Kohle, einen Bohrer, an eine Faust.)

Stellen Sie sich nun über Ihrem Kopf vor Ihnen einen Stern aus goldenem Licht vor, der an einem Flaschenzug befestigt ist. Ziehen Sie ihn herunter und lassen ihn ungefähr 15 Zentimeter vor Ihrem Solarplexus zum Stehen kommen.

Dann atmen Sie bitte das Symbol (zum Beispiel die glühende Kohle) für das Angsterleben in Ihrer Vorstellung aus. In der Mitte des Lichtsterns befindet sich so etwas wie ein schwarzes Loch. Das ausgeatmete Angstsymbol (glühende Kohle) wird davon wie magnetisch angezogen und verschwindet dort. Dann nehmen Sie das goldene Licht, das von dem Lichtstern ausgeht, mit dem Einatmen auf und füllen den Raum damit, wo vorher die Angstempfindungen im Körper waren. Nach einiger Zeit (höchstens 5 Minuten), wenn das Angstgefühl nicht mehr zu spüren ist, schieben Sie diesen Lichtstern in Ihrer inneren Szene wieder über Ihren Kopf auf die Ausgangsposition zurück.

Kommen Sie dann zurück, öffnen Sie die Augen, und orientieren Sie sich im Raum.

Diese Übung kann mit anderen Angstsituationen wiederholt werden. Das Lichtatmen sollte nicht länger als 5 Minuten dauern. In der Nachbesprechung ist es für den Therapeuten sinnvoll, sich das Erlebte vom Klienten mitteilen zu lassen.

Auch diese Übung ähnelt in manchem einer tibetischen Praxis, die der »Reinigungsatem« genannt wird. Dabei atmet man intensiv dunkles Licht aus, das sich in der Weite des Seins auflöst, und atmet wie in einem nährenden Strom fünffarbiges Licht ein, das uns mit dem Segen des fünffachen zeitlosen Gewahrseins (siehe Einleitung zu Kapitel B) erfüllt – auch Segen der Dakinis genannt.

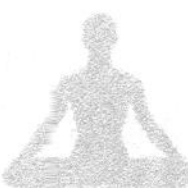

Pendel zur Entscheidungsfindung (Übung O.8)

Diese Übung kann bei Entscheidungsschwierigkeiten jeglicher Art eingesetzt werden. Sie beginnt mit einem analytischen Teil, wo der Klient aufgefordert wird, alles, was für ein Pro spricht, und alles, was für ein Kontra spricht, zu sammeln (zum Beispiel: Was spricht dafür, diese Wohnung zu mieten, was spricht dagegen? Was spricht dafür, die Beziehung fortzuführen, was spricht dagegen?). Die Fragestellung wird vom Therapeuten benannt. Dann wird der Klient aufgefordert, dem Therapeuten alle Pro-Argumente, später dann alle Kontra-Argumente mitzuteilen, die dieser für sich aufschreibt. Anschließend beginnt der zweite Teil der Übung:

Bitte setzen Sie sich bequem, und spüren Sie für einige Momente den Empfindungen in Ihren Füßen nach. Dann folgen Sie einige Augenblicke der Bewegung Ihrer Bauchdecke, die sich mit dem Ein- und Ausatmen hebt und senkt. Schließen Sie nun die Augen und heben Sie Ihre Hände mit den Unterarmen seitlich etwas an, sodass Sie nicht aufgelegt sind, die Handflächen zeigen offen nach oben. So ergibt sich so etwas wie eine Waage, wobei die Hände mit den Unterarmen die Waagschalen verkörpern. Sie entscheiden jetzt, in welche Hand Sie in der Vorstellung die Pro-Argumente und in welche Hand Sie die Kontra-Argumente legen wollen. Jetzt lese ich Ihnen die von Ihnen genannten Pro-Argumente vor, und Sie legen diese jeweils einzeln in die entsprechende Hand. (In unserem Beispiel hat der Klient die Entscheidung, ob er seine Arbeitsstelle wechseln will, als Frage; er bestimmt die rechte Hand als Pro-Argumente-Hand, die linke als Kontra-Argumente-Hand.) Der Therapeut beobachtet, wie sich die Pro-Argumente-Hand mit jedem vorgelesenen Argument weiter nach unten senkt. Dann als Nächstes liest der Therapeut dem Patienten die Kontra-Argumente einzeln aufmerksam vor, und der Klient wird aufgefordert, diese Kontra-Argumente in der Vorstellung in die linke Hand zu legen. Der Therapeut beobachtet, wie sich jetzt die linke Hand nach unten bewegt und die rechte wieder steigt. Nachdem alle Argumente vorgelesen sind, wird der Klient aufgefordert, die Waage sich auspendeln zu lassen. Der Therapeut beobachtet, wohin sich die Hände bewegen. Dann fragt der Therapeut, ob sich die Waage ganz austariert hat. Wenn der Klient dies bejaht, bittet der Therapeut den Klienten um eine prozentuale Einschätzung. (In unserem Beispiel waren das 65 Prozent Pro und 35 Prozent Kontra.)

Dann wird der Klient gebeten, wieder die Augen zu öffnen und die Übung zu beenden.

Diese Übung macht dem Klienten im inneren Erleben deutlich, in welche Richtung sich seine Entscheidung bewegt. Sie veranschaulicht schön die Entscheidungsfindung.

Eine Dharma-Variante dieser Übung könnte sein, auf dieselbe Art darzustellen, wie schwer die Argumente wiegen angesichts der vier traditionellen Grundgedanken, mit denen wir unsere Prioritäten klären können. Wie schwer wiegt das Argument (1) in Hinblick auf die kostbare Chance, dieses Leben erhalten zu haben? (2) In Hinblick auf die Tatsache beständigen Wandels und den jederzeit möglichen Tod? (3) In Hinblick auf die langfristigen Auswirkungen unserer Entscheidung oder Handlung? (4) In Hinblick auf wahres Glück und das Verwirklichen unserer tiefsten Lebensziele?

Überleitung zum Focusing

Das Focusing ist aus Dharma-Sicht eine heilende Anwendung des vierfachen Kultivierens von Gewahrsein (Kapitel E). Es stellt eine wunderbare Weise dar, die Achtsamkeit auf den Körper (»körperliche Gestaltungen«) zu verbinden mit dem Erforschen der emotionalen Befindlichkeit und Stimmungen (»geistige Gestaltungen« und »Geist«). Ohne ins Analysieren zu fallen, erforscht das Focusing die Zusammenhänge zwischen etwas, das uns emotional bewegt, mit dem körperlichen Erleben. Es verweilt dann mit dem Gewahrsein dort und lässt assoziativ weitere emotionale Bedeutungen im Bewusstsein aufsteigen. So werden Zusammenhänge, tiefere Bedeutungen und innere Gesetzmäßigkeiten (»Dharmas«) offenkundig, und zudem zeigt sich, indem wir wach und unbeirrt im Erleben bleiben, der allfällige Wandel. Dieser nimmt durch das liebevoll-annehmende »Gewahren« eine Richtung in zunehmende Gelöstheit, bis der zentrale »Shift« im Erleben stattfindet, wo wir die Welt und speziell auch die initiale Problematik in einem ganz anderen Licht sehen – tief gelöst.

Auch im Dharma hat sich – ganz wie im Focusing – eine Prozesssprache entwickelt, in der die Wahrnehmungen nicht festgeschrieben werden, sondern in ihrer fließenden, schwer zu beschreibenden Natur mitverfolgt werden, stets offen für das Neue – und stets in dem Wissen, dass Worte nur Fingerzeige sein können und nie in der Lage sind, die eigentliche Erfahrung einzufangen. So entwickelt sich die Intuition für das, was vor und hinter den Worten im Erleben stattfindet – ein zartes Erleben, das sich allzu leicht versteckt vor dem zugreifenden begrifflichen Denken und vor festlegenden Worten. Von daher bleibt die Sprache wie in der Schwebe, als bloße Andeutungen des Unaussprechlichen, immer in Bewegung, um dem Gewahrsein zu dienen.

P. Focusing – Eine Tür in die Essentielle Psychotherapie

von Astrid Schillings

Focusing nennt Eugene Gendlin, Philosoph und Professor für Psychologie, die Zeit, in der man mit etwas verweilt, das nicht klar ist, aber konkret im Körper zu spüren ist. Dabei hat dieses »Gespürte« sicher mit etwas aus unserem Leben zu tun – einer Frage, einer Entscheidung, einem kreativen Projekt oder etwas Schwierigem, vielleicht sogar Schmerzendem, manchmal auch mit dem Sinn und Nicht-Sinn unseres Lebens selbst. Es ist also nicht der unbequeme Stuhl oder zu enge Schuh. Es ist ein Gewahrsein, das dahin geht, mit etwas zu sein, was körperlich spürbar ist, ohne schon zu wissen, was es ist. Wir spüren nur von innen her, dass es sich irgendwie auf eine Situation oder einen Aspekt unseres Lebens bezieht. Dieses körperliche Spüren von »All dem« mit einer Situation, einer Idee oder einer Frage ans Leben nennt Gendlin *Felt Sense* – »gespürte Bedeutung« oder »gespürten Sinn«. Es ist auch im Englischen ein Kunstwort, das er eigens dafür entwickelt hat. Darum werde ich »Felt Sense« auch im Deutschen beibehalten. Eine andere Beschreibung, die Gendlin dafür gefunden hat, ist *Rand des Gewahrseins* (Edge of Awareness). Es ist etwas, was sich am Rand des Gewahrseins zeigt, und wir können spüren, da ist noch mehr …

Ein Felt Sense kann zu allem in unserem Leben kommen. Von einer simplen Angelegenheit bis zu einer tiefen Frage – zu all dem können wir uns hinwenden und einen Felt Sense kommen lassen. Wir halten einen Moment inne und spüren nach, welche Resonanz in unserem Körperleben entsteht – beispielsweise zu einer Person, von der wir vergessen haben, woher wir sie kennen. Vielleicht fühlt es sich im Körper »weit« an oder eher »eng« oder gar »unruhig«. Wenn wir also am Rand unseres Gewahrseins mit diesem körperlichen Gefühl verweilen, kann es sich öffnen, und es kommt mehr. Wir merken, es ist vielleicht »freudig-weit« oder »eng-zurückhaltend« – und immer noch wissen wir nicht, woher wir die Person kennen, aber unsere körperliche Resonanz lässt uns mehr und mehr spüren, welche Art von Begegnung wir mit diesem Menschen erlebt haben. Unser Körperleben weiß mehr, als uns im Moment bewusst klar ist. Alles, was wir mit dieser Person erlebt haben, ist darin impliziert, ist darin wirksam. Wenn wir Geduld haben und weiter mit dem sich entfaltenden Felt Sense verweilen, fällt es uns dann vielleicht plötzlich ein: »Ach, daher kennen wir uns!« Meist geht dieses Erkennen – ach ja, das ist es – mit einer körperlichen Erleichterung, Spannungslösung einher. Es ist eine körperliche Veränderung, die Gendlin *Felt Shift* nennt. Wahrscheinlich hat das schon jede/r von uns erlebt.

Wie wurde Focusing gefunden?

Eugene Gendlin ging als Philosoph der Frage nach, wie aus nichtsprachlichem Erleben Bedeutung entsteht und wie sich nichtsprachliches Erleben und Bedeutung verändern.

Er wollte eine neue »verkörperte«, aus dem Erleben kommende Phänomenologie (experiential phenomenology) entwickeln. Eine feine, Moment für Moment ins Erleben spürende Zickzack-Bewegung zwischen Erleben und Sprache, zwischen Erleben und Bild, auch Gebärde oder Geste – eben jeder Symbolisierung am Rand des Gewahrseins.

Gendlin ist wichtig, dass wir uns nicht von Konzept zu Konzept, Idee zu Idee oder Bild zu Bild bewegen und dabei vielleicht nicht merken, dass unser eigentliches Leben sich nicht bewegt, nicht wirklich berührt ist.

In der Psychotherapie-Forschung der Fünfziger- und Sechzigerjahre um Carl Rogers (einem der Begründer der Humanistischen Psychologie) wurde untersucht, wie sich Menschen in der Therapie verändern und was die Bedingungen für diese Veränderung sind. Dies war für Gendlin auch in philosophischer Hinsicht sehr interessant, und so schloss er sich der Chicagoer Gruppe um Rogers an. Für ihre Untersuchungen hatten die Forscher Hunderte von Therapieprozessen mitgeschnitten, klassifiziert und analysiert. Die Ergebnisse überraschten in mehrerlei Hinsicht: Menschen, die sich in Therapien veränderten, hielten oft inne, so als würden sie etwas stottern – beispielsweise so: »Ja, da war ich ärgerlich über… (Pause)… Äh, äh… nein nicht richtig ärgerlich, (Pause)… Äh, eher aufgeregt, fast flattrig… (Pause)… Ja, und… äh… da ist irgendwie auch was Besorgtes drin… (Pause)… Okay, ja, was Besorgtes…«

Es war die Fähigkeit, in und mit einem unklaren körperlichen Spüren zu verweilen und dieses unklare, unscheinbare Gefühl in einem zugewandten, ja bezogenen Gewahrsein zu halten. Eine spezielle Qualität der Aufmerksamkeit, des Mit-sich-Seins, die diese Menschen schon in die Therapie mitbrachten.

Wie das Beispiel zeigt, war es nicht das Ansprechen schon bekannter, »definierter« Gefühle wie beispielsweise Trauer oder Wut, auch Überlegungen und Deutungen schienen nicht das Entscheidende zu sein, was Veränderung brachte. Es war vielmehr ein Innehalten, eine Pause, ein Sich-nach-innen-Beziehen auf etwas, was körperlich gespürt, aber nicht oder noch nicht klar ist. Gendlin wollte diese Essenz von gelungenen Veränderungsprozessen vermittelbar machen, sodass sie allen Menschen zugänglich würde. So entstand Focusing als Einladung eines natürlichen menschlichen Prozesses der Veränderung.

Focusing ist also keine »Extramethode«, sondern eine Haltung im und zum Leben und ein Entwickeln bezogenen Gewahrseins. Für Eugene Gendlin ist Focusing eine philosophische Lebens- und Seins-Praxis. Eine spezielle Anwendung dieser Praxis ist die

Focusing-orientierte Therapie. Für eine Essentielle Psychotherapie sind beide Aspekte relevant.

Das Selbst als Prozess

Es gab noch weitere überraschende Forschungsergebnisse: Menschen in erfolgreichen Therapien erlebten sich zusehends als *Prozess*. Sie empfanden sich nicht mehr als ein festes Selbst, das sie mit bestimmten Konzepten und Auffassungen identifizierten. Stattdessen wurzelten ihre Entscheidungen und Verhaltensweisen in ihrem Erleben der gegenwärtigen Situation. Ihre Konzepte und Vorstellungen über sich selbst veränderten sich laufend oder wurden im unmittelbaren Erleben sogar verworfen. Dies war zu der Zeit eine bahnbrechende Beobachtung. Denn man war eher von der Vorstellung eines festen Selbst, das sich durch die Therapie nur in mancherlei Hinsicht verändern würde, ausgegangen.

Carl Rogers formulierte damals das Konzept der *Fully Functioning Person*, einer Person, die aus der inneren Autorität ihres organismischen Erlebens heraus, spontan und authentisch, der gegenwärtigen existentiellen Situation entsprechend lebt. Doch Gendlin ging in seinen philosophisch präzisierten Untersuchungen noch weiter.[72]

In seiner »Theory of Personality Change« (1964) vollzieht er einen radikalen Paradigmenwechsel vom Inhalt zum Prozess. Er beschreibt das Selbst und alles Leben als *permanente* (on-going) *Wechselwirkung und fortlaufenden interaktionalen Prozess:*

72 Als Psychologe, später Professor für Psychologie, entwickelte er zusammen mit M.H. Klein, P.L. Mathieu und D.J. Kiesler die sogenannte »Erlebens-Skala« (Experiencing Scale, University of Wisconsin, 1970), um Erlebenstiefe und Veränderung in Therapieprozessen wissenschaftlich zu untersuchen.

»Das Selbst existiert in dem Maße, in dem das Individuum seine gespürten Prozesse durch eigene Symbolisierungen (Worte, Bilder, Gedanken, Gesten, Gebärden) und durch sein Verhalten oder seine Aufmerksamkeit weiterträgt und fortsetzt.«[73]

Gendlin geht nicht von einem festen Selbst aus, sondern von etwas, das sich jeden Moment verändert und nur insofern existiert, als es in Wechselwirkung lebendig ist. Ist dieses Inter-Wirken unterbrochen, entfaltet es sich (zumindest in dieser Hinsicht) nicht oder existiert nicht. Es könnte interessant sein, diese Beschreibung zusammen mit dem Prozess der fünf Skandhas, die in diesem Buch schon an anderer Stelle beschrieben wurden, zu betrachten.

Die innere Beziehung ins Erleben – Der Klient des Klienten

Um die Dynamik von Veränderung besser deutlich zu machen, möchte ich zuerst einmal ein Beispiel aus der therapeutischen Praxis bringen:

Ein zweiunddreißigjähriger Mann stellt sich zur Therapie vor. Er habe vor etwa einem Jahr ein sechsjähriges Mädchen angefahren. Nach mehreren Operationen werde bei dem Mädchen wohl ein Hinken zurückbleiben. Er habe den Schock bearbeitet, auch sei ihm jetzt klar, dass er keine Schuld trage, da das Kind plötzlich zwischen parkenden Autos durch auf die Straße gelaufen sei. Er habe es nicht sehen können. Er wisse, dass er den Unfall akzeptieren müsse als etwas, was eben geschehen ist, und er bekomme durch seine Meditationsgruppe Unterstützung. Dennoch liege etwas wie ein Schatten über ihm.

---

73 Übersetzung Focusing Institut Köln (FINK) 2014, Einfügung in Klammern von der Autorin.

Klient: Ich kann es nicht verstehen. Mir ist das klar, dass ich nicht schuld bin, nicht mal mehr Aufpassen hätte geholfen. Das Mädchen ist richtig reingelaufen in mein Auto.

Therapeutin: Sie haben eigentlich alles richtig gemacht, und dennoch ist es passiert.

Klient: Ja, erst dachte ich, ich kann nicht mehr Auto fahren. Da hat mir dann das Somatic Experiencing geholfen. Das geht wieder – und dennoch, irgendwie kann ich es nicht akzeptieren. Ich habe alles richtig gemacht.

Therapeutin: Sie haben alles richtig gemacht, und doch konnten Sie es nicht kontrollieren.

Klient *(mit dünner Stimme):* Ich wünschte einfach, es wäre nicht passiert. Aber davon hat ja eigentlich niemand was, sich das wegzuwünschen.

Therapeutin: Ich höre diesen einfachen Wunsch: Ich wünschte, es wäre nicht passiert.

Klient: Ja, es ändert aber nichts.

Therapeutin: Auch wenn es sich vielleicht abwegig anhört: Wie wäre es, nur als kleines Experiment, diesem Wunsch einmal nachzuspüren, wie es sich im Körper anfühlt, all das mit diesem einfachen Wunsch – vielleicht kommt da eine Resonanz im Bauch oder im Brustraum? … (Pause) … Sie können auch die Augen schließen, wenn das hilft.

Klient nimmt seine Aufmerksamkeit nach innen und schließt die Augen.

Klient: Ich weiß nicht so recht, ich spür da nichts.

Therapeutin: O.k., und wäre das möglich, diesem »Nicht-Spüren« da drinnen etwas Zeit zu lassen? Es ist ja sicher ungewohnt für Sie, dahin zu spüren. All das mit dem Wunsch. Vielleicht kommt da ja was. So was kann ganz fein sein, warm oder weit, eng oder schwer, irgendeine Resonanz da drinnen mit all dem …

Pause … Verweilen …

Klient: Da könnte was sein, was Leises, irgendwie Ungläubiges … O.k. …?

Therapeutin: Geht das, dem Leisen, irgendwie Ungläubigen Zeit zu lassen, damit es da sein kann?

Klient: O.k. …

Pause … Verweilen …

Klient fängt an, sehr langsam zu nicken.

Therapeutin: Da kommt ein feines, langsames Nicken.

Klient: Ja, da ist dieser Satz: Ich wünschte, es wäre nicht passiert. Es hätte nicht passieren dürfen.

Therapeutin: Da ist dieser Satz in Ihnen: Ich wünschte, es wäre nicht passiert.

Klient: Ja.

Das feine, langsame Nicken geht weiter.

Therapeutin: Geht das, mit diesem »Ich wünschte, es wäre nicht passiert« zu bleiben, dem Gesellschaft zu leisten?

Klient *(nickt weiter):* Es ist warm, rieselt warm vom Kopf durch den Hals ins Herz.

Therapeutin: Ah, ja, es ist warm, rieselt warm vom Kopf durch den Hals ins Herz.

Klient: Ja, und irgendwie wird es weiter.

Tiefes Aufatmen.

Therapeutin: Da wird es irgendwie weiter in Ihnen.

Das Gesicht entspannt sich, das Nicken wird kleiner, bis es langsam ganz aufhört.

Klient: Es tut gut, diesen Wunsch zu spüren … es ist ein Herzenswunsch.

Therapeutin: Ein Herzenswunsch – und das tut gut, ihn da drinnen zu spüren. Wie ist es, sich Zeit zu lassen, dass der Wunsch Platz hat, sein Leben zu spüren.

Nochmals tiefes Atmen.

Klient *(die Augen gehen auf. Erleichtertes Atmen):* Ja, der Wunsch ist da. Und er fühlt sich gesund an, irgendwie richtig … (Pause) … Ich wünsche in meinem Herzen, es wäre nicht passiert. Das ist die Wahrheit. Auch wenn es passiert ist.

Therapeutin: Das ist die Wahrheit. Auch wenn es passiert ist.

Da spüren Sie eine große Erleichterung. Ja es ist passiert, und in Ihrem Herzen wünscht es, es wäre nicht passiert.

An diesem Ausschnitt werden einige Focusing-Elemente deutlich. Ich bespreche sie hier im Hinblick auf die innere Beziehung zum Erleben. Da ist zunächst das *Einfache Zuhören*, das heißt hören, was den Klienten bewegt, und es ihm zurücksagen. Gendlin nennt dies auch *hearing back*. Fühlt sich der Mensch gehört, ist er in den meisten Fällen offen dafür, sich auf mehr Tiefe einzulassen. Er fühlt Raum, auch Sicherheit, seinem inneren Erleben zuzuhören. Gendlin sagt auch: *Der Klient des Klienten*, was meint, dass der Klient, die Klientin anfängt, dem eigenen Erleben zuzuhören, und zwar so, wie eine gute Therapeutin hoffentlich ihren Klienten zuhört.

Mit diesem Klienten habe ich erst mal alles zurückgesagt, was für ihn klar war. Und dann sage ich auch noch den Rand des Gewahrseins zurück, also das, was impliziert ist: irgendwie ein »Kontrollieren-Können«, wenn man alles richtig macht. Und genau in dem Moment springt der Klient zu seinem Wunsch, dass es nicht hätte passieren sollen. Doch seine Vernunft und wohl auch sein spiritueller Anspruch weisen diesen Wunsch zurück als ein »Weg-Wünschen«.

Im Focusing wird gern das eingeladen, was nicht gehört wurde, was unklar oder unscheinbar klingt. Genau das war meine therapeutische Einladung: wie das ist, »all dem« mit dem Wunsch nachzuspüren.

Als sich der Klient darauf einlässt und in sein Körperleben spürt, entfaltet sich der Felt Sense. Er hält ihn im Gewahrsein: dieses Warm-den-Hals-runter-Rieselnde … Das Nicken als Gebärde ist dabei Teil des sich ausfaltenden Felt Sense. Dann im weiteren Verweilen geschieht ein Felt Shift, der Lebensprozess »trägt sich weiter«, wie Gendlin sagt, oder »setzt sich fort«. Das, was bisher nicht gefühlt werden durfte, dieser Herzenswunsch, bringt die Veränderung. Der Klient hört seinem Wunsch zum ersten Mal zu. Nun, da das Wünschen lebendig werden durfte, kann er anerkennen, dass es auch da war. Sowohl der Wunsch als auch das, was passiert ist, sind Teil dieser menschlichen Situation. Es wird nichts übersprungen. Alles darf da sein.

Die Prozess-Sprache

Eine wichtige Hilfe, die Focusing-typische *Prozess-Sprache*, zeigt sich ebenfalls im obigen Ausschnitt. Sie klingt im ersten Moment vielleicht etwas eigentümlich, spricht aber für viele Menschen direkt ins körperliche Spüren.

»Ich erlebe *etwas* in mir. Ich spüre, nehme etwas in mir wahr, das sich warm anfühlt, oder da ist etwas Leises in mir.« Diese Sprache öffnet Raum, körperlich gespürten Raum. »Da ist etwas in mir, und ich bin mehr als dieser oder jener Inhalt.« Die Sprache hilft, mit diesem »etwas« zu verweilen, sodass »es« sich öffnen kann. Da kommt mehr…

Es werden wieder und wieder *Körperworte*[74] gebraucht, um das Spüren ins Körperleben einzuladen, wie etwas »Enges«, »Weites«, »Schweres«, »Kribbelndes« etc. Gerade Menschen, die es nicht gewohnt sind, nach innen zu spüren, hilft das, die Ebene zu finden, in die sie spüren können, um das *Ganze der Situation* zu fühlen. (Dazu unten mehr.) Wir können spüren, *was* es ist, auch *wie* und *wo* es zu spüren ist. Also beispielsweise, *wie* ist es angenehm, *wie* ist es unangenehm, *wie* ist es neutral…, *wie* ist das im Körper lebendig…?

Wir fragen nicht, warum etwas ist. Das lädt meist ein Entfernen vom Erleben ein und führt eher ins Denken. Es gibt Meditationen, da kann es hilfreich sein, Erleben so zu etikettieren. In wieder anderen Situationen kann ein Kategorisieren oder Reduzieren, wie zum Beispiel: »Das ist Trauer, Wut, das ist neutral, das

74 FINK 1999.

ist angenehm etc.«, auch den Weg ins unmittelbare, frische Erleben stoppen und damit Veränderung behindern. Focusing hilft, ganz gleich welche lebensanschauliche oder geistige Ausrichtung wir haben, unter den Konzepten direkt ins Erleben Kontakt zu finden. Wir werden mit unserem Leben intim.

Das Verlangsamen, die Pausen, das Verweilen werden aktiv eingeladen, um dem Spüren Zeit zu geben und den Raum zu schaffen, in dem der Felt Sense sich entfalten kann.

Oben im Segment, war es die Einladung an den Klienten, mit seinem Wunsch zu verweilen. Erst spürte er nichts, und die Einladung »... wäre das möglich, diesem ›Nicht-Spüren‹ da drinnen etwas Zeit zu lassen ... All das mit dem Wunsch. Vielleicht kommt da ja was. So was kann ganz fein sein, warm oder weit, eng oder schwer, irgendeine Resonanz da drinnen mit all dem ...« macht es möglich, dass er sich einlassen kann und zum Spüren findet. Nur im Verweilen lassen sich die kleinen Veränderungen, die präzisen Resonanzen spüren. In der Schnelligkeit und scheinbaren Klarheit konventioneller Sprache werden diese Lebensbewegungen leicht übersehen. Es braucht diesen Raum, den das bezogene Gewahrsein hält. In diesem Raum kommt das frische Leben von selbst.

Bezogenes Gewahrsein

Gendlin spricht von »holding in awareness and letting (life) come« (in Gewahrsein halten und das Leben kommen lassen) oder von »being aware and letting come« (gewahren und entstehen lassen). »Being Aware« ist also nicht statisch, Gewahrsein ist interaktiv. (Auf das, was das genau meint, werde ich noch weiter unten im Text eingehen.) Wir halten etwas, das kommen möchte, im Gewahrsein und eröffnen damit einen Beziehungsraum. Wir beziehen uns auf das Gefühl der ganzen Situation (Befindlichkeit), den entstehenden Felt Sense.

»Das bezogene Gewahrsein im Focusing gibt Raum, leistet Gesellschaft. Es hat die Qualität von Mit-Sein, Erlauben, Staunen, teilnehmendem Interesse, Engagiert-Sein für den Prozess. Alles darf da sein. Das bezogene Gewahrsein identifiziert sich nicht, und es desidentifiziert sich nicht. Es macht Raum für mehr …«[75]

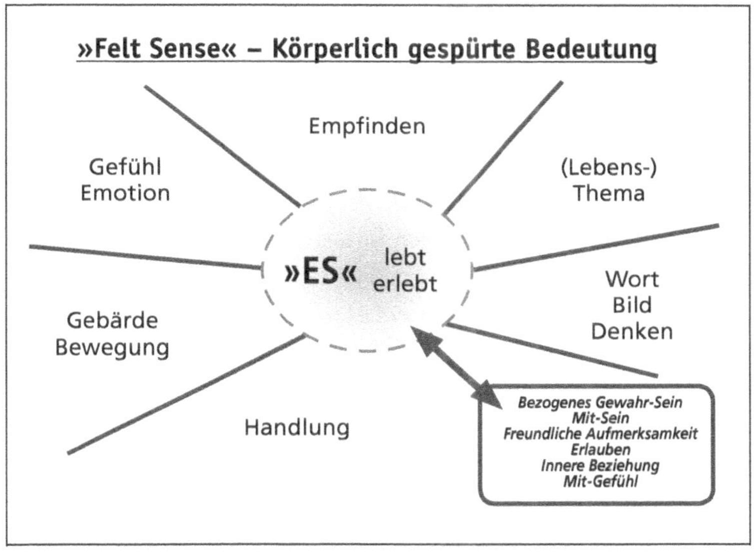

Gendlin: »Der von innen gefühlte Körper ist zugleich ein Fühlen der Umwelt.« In seiner *Philosophie des Impliziten* entwickelt Gendlin ein erweitertes Verständnis des lebenden Körpers. Wenn er über den Körper spricht, so meint er weit mehr als eine Art physiologischer Maschine:

»Nicht nur, dass wir die Umstände um uns herum physisch leben … unser physisch fühlender Körper ist tatsächlich Teil eines gigantischen Systems, von dem Ort hier und ande-

75 FINK 2012.

> ren Orten, der Zeit jetzt und anderen Zeiten, von uns selbst und anderen Menschen – im Grunde des ganzen Universums. Dieses Gefühl – körperlich in einem unermesslichen System lebendig zu sein – ist der von innen gespürte Körper.«[76]

Lebende Körper sind und waren nie außerhalb von Umwelt, von Situation. Schon Pflanzen wissen unmittelbar von Licht, Erde und Wasser. Sie existieren in und durch Interaktion mit der Umwelt. Da ist also nicht eine Pflanze und dort eine Umwelt, und sie interagieren. Pflanze, Umwelt und Interaktion sind dabei nicht getrennt, sondern entwickeln sich fortgesetzt als ein Interwirken. Aus dem tiefen Grund der Körper-Umwelt-Interaktion entstehen das Verhalten der Tiere, die fünf Sinne, die Emotionen und die Wahrnehmung als eine sich fortsetzende und immer komplexer werdende Lebensbewegung. Für Gendlin ist es essentiell, auf diese »Interaction First« zu verweisen. Interaktion ist für ihn also noch *vor* der Wahrnehmung. Und es ist die Unmittelbarkeit dieser ursprünglichen Interaktion, die in allem Lebendigen wirkt.

Meist wird Interaktion verstanden als ein Zusammenkommen von zwei Faktoren. Gendlin »dynamisiert« das Verständnis von Interaktion, indem er sagt: Es ist nicht so, dass da ein Ohr ist und dort ein Geräusch, die sich treffen, und dann ist da »hören«. Sondern das Hörorgan entsteht unmittelbar durch Wechselwirken/Interaktion mit einer bestimmten Umwelt und in Wechselwirken mit/in einem bestimmten Organismus. Das menschliche Ohr *impliziert* das Hören bestimmter für das menschliche Leben relevanter Geräusche. Hörorgane anderer Lebewesen implizieren das Hören anderer relevanter Geräusche aus deren Umwelt. Hören ist also nicht aus unterschiedlichen Teilen zusammengesetzt, sondern nur als *ein* Prozess zu verstehen, in dem das eine das andere impliziert und alles aufeinander reagiert. Wenn wir also »Hören« oder »Geräusch« sagen, ist das schon eine menschliche Abstrak-

---

76 Gendlin 1978. Übersetzung für FINK 2013.

tionsleistung. In der unmittelbaren Erfahrung gibt es nicht hier das Ohr und da das Geräusch. Erlebt wird dieses spezifische Geräusch, also das Surren des Motors, das Zwitschern des Vogels, das Knallen der Tür. Es ist ein ganz spezifischer interaktiver Kontext, eine bestimmte Komplexität impliziert. Unser Körperleben hört nicht einen abstrakten Ton und fügt dann kognitiv dazu, dass das wohl eine zugeknallte Tür war. Es wird körperlich, nicht sprachlich gewusst.

Indem alles wechselwirkend miteinander interagiert, ist alles im Moment des Interagierens schon verändert. Wenn beispielsweise ein Mensch den Raum betritt, in dem ich gerade an etwas arbeite, so ist in dem Moment des Eintretens (also Interagierens) sowohl sein Körper als auch mein Körper schon verändert. Alles ist in der Situation implizit, beginnend mit dem Einatmen, das das Ausatmen impliziert, bis hin zu diesem Lächeln mit diesem Menschen in dieser Situation. Alles, was wir bisher miteinander erlebt haben, interagiert implizit in dieser Situation und setzt unser Leben fort. Aber es setzt sich im Jetzt nicht willkürlich fort, sondern alles, was wir je miteinander erlebt haben, wird als eine *dynamische, interagierende Ganzheit* (Inter-Effecting Wholeness) erlebt. Von dort aus werden weitere Schritte möglich.

Der Körper spürt die Situation als Ganzes, nicht jedes Detail separat. Er setzt nicht alles über die Sinne und die Wahrnehmung erst zusammen. Mit *situativem Körper* meint Gendlin, dass das Körperleben all die vielen Implikationen einer Situation, einer Lebensfrage, eines (…) innen spürt, als Ganzes spürt.

Was Verstehen von Interaktion als Prozess ist, erfährt also in Gendlins phänomenologischen Untersuchungen des Lebendigen eine *radikale Dynamisierung*. Nichts steht für sich, kein »Etwas« ist getrennt vom anderen, alles wirkt ineinander, aber in jeweils spezifischer Weise. Gendlin spricht hier von »intricacy«, von Komplexität oder Vielschichtigkeit, nicht von einer in sich verschmolzenen Ganzheit. Damit hebt er Dualitäten auf zwischen Bewusstem und Unbewussten, Körperleben und Seelischem, Körper und Gewahrsein, Innen und Außen, Subjekt und Objekt.

Wie entsteht Veränderung?

Veränderung braucht ein bestimmtes Klima, eine interaktionale Atmosphäre, in der die Chance besteht, dass wir uns körperlich spürend auf Situationen einlassen können. Ich möchte hier als Beispiel eine Geschichte aus dem Leben Buddhas anführen. Diese Geschichte wird in vielen Varianten erzählt. Zwei davon habe ich auf Vorträgen gehört und gebe sie aus der Erinnerung wieder. Die erste Version ist in den Terigatha zu finden, die Quelle der zweiten Version ist mir leider nicht bekannt.

»Eine Frau kommt verzweifelt zum Buddha. Ihr Kind ist gestorben, und sie bittet den Buddha, ihr eine Medizin zu geben, die das Kind wieder zum Leben erweckt. Der Buddha sagt: ›Wenn du mir drei Senfkörner aus einem Haus bringen kannst, in dem der Tod noch nicht war, so werde ich dir diese Medizin geben.‹ Die Frau geht von Haus zu Haus, und die Menschen sprechen mit ihr, möchten ihr helfen – doch in jedem Haus, in jeder Familie, ist schon mal jemand gestorben. Die Frau kehrt zum Buddha zurück. Sie versteht, dass jeder Mensch stirbt.«

Ich möchte hier nicht den Buddha kommentieren, sondern von der Focusing-Orientierung her einen Blick auf diese Geschichte werfen. Es ist sehr wahrscheinlich, dass diese Frau auch andere Mütter getroffen hat, deren Kind gestorben ist. Das war zu der Zeit keine Seltenheit. Sie hat wahrscheinlich viel Mitgefühl erlebt, Menschen, die ihr Gesellschaft geleistet haben in ihrem Schmerz. Sie wird sich möglicherweise das eine oder andere Mal verstanden gefühlt haben, und es hat sich etwas in ihr bewegt. Etwas gibt in ihr nach. Ja, jeder Mensch stirbt. Alles ist vergänglich. Und sie ist damit nicht allein. Der Buddha gab der Frau in ihrem Schmerz keine »Edle Wahrheit« oder Belehrung auf den Weg, sondern die Möglichkeit, einen eigenen »persönlichen« Prozess zu durchleben und in Beziehung zu treten mit anderen Menschen, die sich wahrscheinlich einfühlen konnten, weil sie solchen Schmerz kannten. All das hilft der Frau, ihre eigene Situation zu spüren. Durch die Erfahrungen, die sie mit den anderen Menschen teilt, kann sie sich während ihrer Suche verändern und kann erleben, wie sich ihre persönliche Situation erweitert und sich als Ganzes weiterträgt.

In der zweiten Version der Geschichte kommt die Frau zum Buddha und zeigt ihm ihr totes Kind, das sie auf dem Arm trägt. Sie fragt den Buddha: »Habe ich nicht ein schönes Kind? … Habe ich nicht ein schönes Kind?« Es heißt, der Buddha habe Mitgefühl in seinem Herzen gespürt und nach langem Schweigen geantwortet: »Ja, du hast ein schönes Kind.«

In dieser Version begibt sich der Buddha an die Seite der Frau, dorthin, wo sie in ihrem Schmerz stockt. Er hält es dort mit ihr aus, schweigt, ist still *da*. Von da aus sagt er der Frau: »Ja, du hast ein schönes Kind.« Weiter nichts. Keine verbale Vermittlung von Lehrinhalten, kein Sagen, dass das Kind doch tot sei. Es wird auch nicht berichtet, dass die Frau noch etwas sagt. Der »Inhalt« ändert sich scheinbar nicht. Der Kontext, die Interaktion, verändert die Situation. Die Frau bekommt die Chance, wach in dem »Ja, ich habe ein schönes Kind« zu verweilen. Vielleicht spürt sie eine körperliche Resonanz, vielleicht verwandelt sich beim bewussten Verweilen die gefühlte Bedeutung ihrer Worte »Ich habe ein schönes Kind« … vielleicht macht das Verweilen Raum für mehr …

Wie wäre es für Sie, dies einmal selbst zu probieren? Und einmal selbst mit diesen Worten zu verweilen, mit den Worten der Mutter und des Buddhas in dieser Situation.

Zuerst lade ich Sie ein, einen Moment in Ihr Körperleben zu spüren, wie Sie dasitzen, die Füße und Beine, das Sitzen im Sessel oder wo immer, wie sich das anfühlt … das Atmen vielleicht … Und dann verweilen Sie in Ihrem Bauch-Brustraum, wo die

Atmung lebendig ist. Und nun lade ich Sie ein, mit diesem Satz zu sein: » Ja, ich habe ein schönes Kind.« All das mit dieser ganzen Situation, wie spürt sich das da drinnen an … Wie ist die Resonanz dort, wenn Sie sich eine Pause im Lesen gestatten …

Sicherlich haben Sie für sich einen ganz eigenen Prozess erlebt. Ganz gleich, ob Gedanken kamen, eine Erinnerung, Worte, Bilder, körperlich gespürtes Empfinden oder ein Moment von Veränderung. Ich schlage Ihnen vor, was gekommen ist, noch für eine kleine Zeit zu ehren, bevor Sie weiterlesen.

Einige Worte möchte ich auch von meinem Prozess anklingen lassen. Die zweite Version der Geschichte ging mir mehrere Jahre nicht aus dem Sinn, weil ich sie nicht so recht verstand. Erst in einem Focusing-Prozess, in dem ich selbst all das mit der beschriebenen Situation im Gewahrsein hielt, konnte ich spüren, wie sich die Bedeutung der Worte, der Sätze, langsam im Wechselwirken mit meinem Erleben veränderte:

> … wenn ich die Pause erlaube … so spüre ich im Brustkorb eine Weite, eine leicht traurige, irgendwie melancholische Weite. Und da kommt die Erinnerung. Wie ich mit dem toten Körper eines geliebten Menschen war. Ihn berührte, die Kälte seines Körpers erschreckt spürte, die Hand hielt. Die Betroffenheit in mir, wie schön er da war in diesem stillen Sosein, tief entspannt. Wie langsam aus all dem in mir eine weite Liebe fühlbar wurde … Das brachte Staunen und kam völlig unerwartet …

Wenn wir mit etwas verweilen, es im körperlich gespürten Gewahrsein halten, kann eine unerwartete Tür aufgehen …

Veränderung entsteht in der Interaktion – Gewahrsein als Prozess

Weiter oben habe ich von einem Klima, einer interaktionalen Atmosphäre gesprochen, die hilfreich für Veränderung ist. In beiden Versionen der Geschichte vom Buddha und der Frau mit dem toten Kind war die Interaktion von Mensch zu Mensch impliziert. Das wird jedoch im Erzählen der Geschichte meist nicht explizit als Wirkfaktor hervorgehoben. Es wird nur gesagt, dass die Menschen ihr keine Senfkörner geben konnten, weil der Tod in jeder Familie schon war. Auch wie sich die Beziehung der Frau zu ihrem Erleben verändert, erzählt die Geschichte nicht. Vielmehr wird das Ergebnis, ihre Einsicht »Das Leben ist vergänglich« berichtet, nicht jedoch der Prozess.

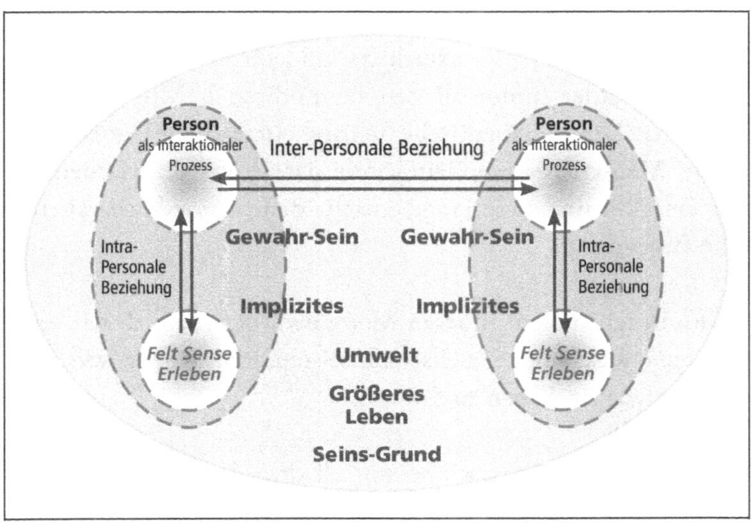

Interaktion ist Wirkfaktor auf mehreren Ebenen: als Interaktion *zwischen* Menschen, also *inter-personal,* und als Kontakt ins eigene Erleben – also *intra-personal* (vgl. Schaubild).

Für die meisten fühlenden Wesen ist es wahr, dass die Mitglieder der eigenen Spezies einander die wichtigste Umwelt sind. In der Psychotherapie ist dieses »von Mensch zu Mensch« als *therapeutische Umwelt* besonderer Beachtung wert. Focusing-Orientierung in der Psychotherapie meint zuallererst, dass ich als therapeutisch begleitender Mensch dafür sorge, dass ich *da* bin, *da* sein kann. Das scheint etwas Einfaches zu sein, ist jedoch nicht selbstverständlich. Wie bin ich dem Menschen, der verletzlich oder in Schwierigkeiten zu mir kommt, Mit-Mensch, Umwelt? Habe ich diesem Menschen Raum geben können, ihn wirklich zu hören? Focusing-Orientierung meint nicht, dass ich allen Patienten Focusing beibringen muss oder wie man am schnellsten den Felt Sense findet, indem bestimmte Instruktionen befolgt werden. Aber Focusing kann mir als Therapeut helfen, besser *da* zu sein. Die Weise, *wie* ich da bin, ist Wirkfaktor der therapeutischen Situation, und zwar unmittelbar, *von Körperleben zu Körperleben.*

Ist es möglich, dass die Therapeutin da sein kann, ohne sich hinter einer Rolle zu verstecken? Und sei es die der Prozess-Expertin? Oder hinter all den methodischen Möglichkeiten, die sie hat, um therapeutische Schritte einzuladen? Geht es, mit einem Menschen da zu sein, ohne dass etwas dazwischen ist? Für Gendlin war diese Frage entscheidend für jede therapeutische Begegnung:

> »Kann ich diesem inneren Menschen, der mich durch seine Augen anschaut, Gesellschaft leisten, da, wo er versucht, irgendwie ein Leben zu führen.«[77]

Die Therapeutin müsste also mit all dem Impliziten in ihrem eigenen Leben weitgehend in Kontakt sein können, wenn das gebraucht wird für den Prozess.

---

77 Persönliche Mitteilung, FINK 2005.

> »Da, wo die Therapeutin nicht intim mit ihrem eigenen Leben sein kann, zumindest potentiell, wird sie es schwer haben, den Klienten zu unterstützen, mit seinem Leben intim zu sein. Es braucht also die fortlaufende Offenheit der therapeutisch begleitenden Person, ihr eigenes Leben und Erleben kennenzulernen.«[78]

Als Therapeut kann ich die Klientin in einer ihr angemessenen Weise wissen lassen, dass ich sie unterstützen möchte, mit dem in ihr in Kontakt zu kommen, was eigentlich leben möchte. Wo ihr Leben eigentlich hinleben möchte. Und dass sie und ich uns gemeinsam um das kümmern werden, was schmerzt oder Angst hat, nicht weiterweiß. Ich biete ihr an herauszufinden, wie sich diese Angst, diese Frage, dieses (…) weiterbewegen kann, wenn sie mit meiner Unterstützung bereit ist, »diese Orte in ihr« kennenzulernen, sodass sie sich öffnen können. Das wird oft überraschend gut verstanden. Ich bitte die Klientin, mir gleich zu sagen, wenn sie sich nicht verstanden fühlt.

Es geht mir darum, dass sie langsam Vertrauen in ihren eigenen Lebensprozess fassen kann, Vertrauen darin, dass ihr Leben von sich aus lebt und dass sie letztlich nicht darauf angewiesen ist, dass ihr jemand sagt, wie zu leben sei – ganz gleich ob im Alltag oder auf ihrer Suche nach spirituellem Sinn. Alle Lebenssituationen, jeden Vorschlag, jeden Rat, jede Belehrung kann sie in ihrem eigenen Erleben am Rand des Gewahrseins spürend überprüfen. Das ist es, wofür ich als Therapeutin arbeite.

> Mit dem Paradigmenwechsel *vom Inhalt zum Prozess des lebendigen Körpers* eröffnet Gendlin ein erweitertes Verständnis des Unbewussten und des Lernens. Er deutet darauf, wie vom Leben aus gesehen jede Störung, Verstörung, etwas »Psychopathologisches«, eine unterbrochene Lebensbewegung, ist. Etwas

78 FINK 2003.

> konnte in einer Lebenssituation nicht weitergelebt werden, ist behindert oder wie eingefroren. Das Unbewusste wird von Gendlin also nicht als bereits vorhandener Inhalt verstanden. Oder eine dysfunktionale Lerngeschichte nicht als etwas, was von außen umstrukturiert werden müsste. Für Gendlin braucht es diesen Dreh, diesen Paradigmenwechsel: Wie wollte das Leben leben? Wo wollte es hin, und wie ist es unterbrochen? Was war impliziert und konnte dann irgendwie nicht eintreten? Damit wird keine Theorie, kein Modell, keine Methode, keine diagnostische Beschreibung zurückgewiesen. Gendlin will vielmehr mit seinem Untersuchen des Wesens von Veränderung die Quelle von Veränderung zur Verfügung stellen.[79]

Als Therapeuten können wir uns darauf verlassen, dass das Leben von sich aus zu leben weiß. Der lebende *body sense* ist in unmittelbarer Interaktion mit allem … mit Kultur, sozialen Formen, Traditionen, Evolution, persönlicher Situation, Sprache … auch mit dem Körperleben/Dasein der Therapeutin. Und in dieser unmittelbaren, spontanen Interaktion bringt er immer einen neuen

---

79 FINK, Arbeitsmaterialien 2013. – Erst wenn ich nicht vergesse, dass alle Diagnosen, Konzepte und Theorien nicht den individuellen Menschen beschreiben – denn jeder Mensch ist verschieden –, kann ich all diese Diagnosen und Konzepte über Therapie quasi neben mich stellen, jederzeit griffbereit. Denn jede Theorie und jede Diagnose-Beschreibung hebt etwas hervor, das helfen kann, Erleben zu verstehen und Implizites deutlich zu machen. Sie beschreibt vielleicht eine Art, in der Welt zu sein, auf die ich selbst nie gekommen wäre. Sie darf jedoch nicht zwischen der Therapeutin und dem Klienten stehen. Das gilt ebenso für Focusing. Aber auch das ein oder andere Weisheitsbuch oder Werk aus der Literatur oder Kunst, im Grunde alles, was Menschen je geholfen hat, kann ich mitnehmen in den Therapie-Raum, damit es da sein kann, wenn es gebraucht wird. Wie beispielweise gerade dieses Märchen, das den Felt Sense dieser therapeutischen Situation trifft und hilft, den Prozess zu bewegen. Das ist dann keine kognitiv-eklektische Ansammlung, sondern indem der Prozess über den körperlichen Felt Sense läuft, habe ich all das als mögliche Implikationen meines gelebten Lebens zur Verfügung.

Schritt, impliziert mehr... Unser Leben und Erleben lebt aus dem tiefen Grund der unmittelbaren Wechselwirkung allen Seins (Interaction First) und bringt immer wieder einen neuen Schritt. Diese Lebens- und Erlebensbewegung ist dem bewussten Wahrnehmen immer voraus... Im Folgenden ein konkreter Prozess.[80]

Prozessbeschreibung (Fallbeispiel)

Eine 67 Jahre alte Frau, Marga S., pensionierte Führungskraft, geschieden und Mutter von zwei erfolgreichen Töchtern, kam mit einer mittelgradigen Depression und Angstzuständen. Sie hatte vor einem Jahr beim Fahrradfahren einen Herzinfarkt erlitten. Nach der Reanimierung litt sie an neurologischen Einschränkungen wie Orientierungsproblemen und Erinnerungslücken. Sie hatte vor dem Unfall fünfzehn Jahre Achtsamkeitsmeditation praktiziert. Ihr Meditationslehrer zeigte mitfühlende Anteilnahme, was der Patientin guttat. Er ermutigte sie sanft, alles zu akzeptieren. Die Patientin kam, als sie sich so ängstlich und deprimiert fühlte, dass ihr klar wurde, sie braucht Hilfe.

Bisher haben wir etwa zwanzig Stunden gearbeitet. Gefühle von Angst, Scham, Verzweiflung steigen in ihr auf, wenn sie an Orten orientierungslos war, die sie eigentlich hätte kennen müssen. Sie kommt an ein tiefes Gefühl von Alleinsein und Verlassenheit, und sie kann spüren, dass es da zwei Orte in ihr gibt: den »Jetzt«-Ort, wo sie sich allein fühlt in der akuten Orientierungslosigkeit, und einen Ort, der sich »wie früher« anfühlt, durch den sie in Kontakt mit ihrem kleinen, sich verlassen fühlenden Inneren Kind kommt. Durch die Therapiestunden kann sie sich diesem Inneren Kind zuwenden.

Klientin: Das klappt jetzt immer wieder, die Kleine *(ihr Inneres Kind)* symbolisch zu halten, wenn dieses Gefühl von Ver-

80 Präsentation Weltkongress für Psychotherapie, 2010.

lassenheit auftaucht. Das ist das von damals. Und irgendwie geht das. Wenn ich dann jetzt nicht weiß, wo ich bin, kann ich schon eher Menschen um Hilfe fragen.

Therapeutin: Sie können das jetzt richtig fühlen, wie beide Orte da sind. Sie können das Kind aus der jungen Zeit halten, und Sie können jetzt eher um Hilfe bitten, wenn Sie das brauchen …

Klientin: Ja …

(Ich spüre ein kleines Zögern.)

Therapeutin: …und das ist irgendwie noch nicht zu Ende …

(Das »irgendwie« ist die Einladung an etwas Vages, das ich bei der Klientin in ihrem Zögern spüre.)

Klientin: Ich weiß nicht … *Kleine Pause.*

Trotzdem bin ich manchmal so völlig verwirrt, laufe mal hierhin, mal dahin. Ich bin in Panik und kann mich nicht beruhigen.

Therapeutin: Da ist etwas völlig verwirrt, sogar in Panik, und Sie können sich dann nicht beruhigen.

(Ich warte ab, wie sie reagiert. Sie wird, was jetzt wichtig ist, benennen, und mit dem, was dann kommt, können wir bleiben.)

Klientin: Ja, ich bin völlig verwirrt.

Therapeutin: Da ist etwas in Ihnen, das fühlt sich völlig verwirrt an.

Ist das gut, dem etwas Gesellschaft zu leisten, diesem »völlig verwirrt«?

Klientin: Ja, vielleicht von hier schon. Allein bin ich nur verwirrt, und dann kommt die Panik.

Therapeutin: Also von hier gibt es Raum, dem Gesellschaft zu leisten, all dem mit dem Verwirrt-Sein.

(»Von hier« meint wohl diesen Therapie-Raum, hier mit mir. Sie fühlt sich sicher genug hier. Der Beziehungs-Raum schafft etwas Frei-Raum.)

Klientin: Ja.

Schweigen.

Therapeutin: Lassen Sie sich Zeit damit zu sein, ich bin auch da …

(Ich möchte ihr mitteilen, dass sie sich die Zeit lassen kann, die sie braucht, um es mit ihrer Aufmerksamkeit auszuloten. Ich lasse sie wissen, dass ich dabei bin und sie nichts tun braucht, um unseren Kontakt zu halten.)

Schweigen.

Klientin: Irgendwie ist das nicht nur verwirrt.

Therapeutin: Da ist noch mehr …

(Ich helfe ihr, Raum zu machen für etwas, das kommen möchte.)

Pause.

Klientin: Ja, irgendwie ist da was »Komisches« davor.

Therapeutin: Da ist was Komisches noch davor.

(Ich unterstütze sie, bei dem »Komischen davor« zu bleiben, noch bevor die Verwirrung und Panik kommen, die dieses unklare, feinere »davor« wie überschwemmen, sodass sie es nicht bemerkt.)

Klientin: Ja, es ist komisch.

Therapeutin: Geht das, mit diesem Komischen zu bleiben, wie sich das anfühlt im Körper?

Schweigen. Sie schließt die Augen.

Klientin: Ja, komisch, komisch … wie falsch.

Therapeutin: Wie falsch …

Nicken.

Therapeutin: Können Sie dieses »komisch falsch« da sein lassen und die Resonanz spüren, die das im Körper bringt?

Klientin: Es fühlt sich an wie etwas, das wie hohl in meine Brust drückt.

Therapeutin: Geht das, dieses »Wie-hohl-Eindrücken« da sein zu lassen?

(Ich ermutige sie, dieses »Wie-hohl-Eindrücken« im Gewahrsein zu halten. Die Prozess-Sprache hilft dem Erleben, sich erkannt zu fühlen und sich weiterzutragen. Wir sitzen zusammen in Stille, während sie sich Zeit lässt, in dieses »Hohl-Eindrücken« hineinzuhören. Ich selbst verbinde mich innen wieder frisch mit dem Boden unter den Füßen, der Luft, dem Licht im Raum, spüre die weitere Existenz, spüre den Grund in mir. Ich spüre, dass da

etwas intensiv kommen möchte in der Patientin, und unterstütze sie auszuhalten, noch nicht zu wissen, was es ist. Von dort aus sage ich:)

Therapeutin: Ich bin da, lassen Sie mich wissen, wenn Sie etwas brauchen. Da scheint viel vorzugehen, da drinnen.

Sie ist ganz still und nickt ganz leicht.

Klientin: Ja … wie ein Suchen … Ich spüre, dass es da ist.

Therapeutin: Sie spüren, dass es da ist …

Ich leiste ihr Gesellschaft am Rand des Gewahrseins.

Klientin: Ich will nicht leben.

Sie schnappt nach Luft. Ihre Augen gehen auf.

Ich will nicht leben. Ich habe alles gelebt, was ich leben sollte. Ich hatte zwei Töchter, gute Arbeit und habe Liebe mit meinen Freunden und der Familie gelebt. Warum sollte ich jetzt noch da sein?

Therapeutin: Das ist, was da jetzt kommt: Warum sollten Sie noch da sein?

(Ich bin etwas vorsichtig tastend im Zurücksagen, und die Formulierung »Das ist, was jetzt kommt« soll helfen, Raum zu machen, falls er gebraucht wird.)

Klientin: Ich hätte nicht gerettet werden dürfen.

Tränen quellen langsam aus ihren Augen, und ein tiefer Seufzer steigt auf.

Es war vollendet.

Stille …

Therapeutin: Ihr Leben fühlte sich vollendet an, so wie es war, und Sie wünschten sich so sehr, Sie wären nicht gerettet worden.

(Ich sage ihr auch die Intensität zurück in dem »so sehr«. Die Klientin fängt an zu zittern, insbesondere Kinn und Beine.)

Therapeutin: Geht das, das Zittern durchzulassen? Können Sie den Boden spüren, den Sessel?

(Sie nickt, und ich merke, es geht für sie. Das Zittern ist Teil der Entladung nach Schocks oder auch Traumareaktionen.)

Ja, Sie können es da sein lassen, das Zittern.

Klientin: Ja. Mhh …

Therapeutin: Lassen Sie sich Zeit …

(Ich sage solche Kurzsätze immer wieder, sodass sie spürt, wie ich mit ihr bin, und dass dieses Zittern so viel Raum haben kann, wie es braucht und wie es ihren Prozess weiterträgt. Ich mache auch einladende Geräusche wie: »Mm«, »Ja, ja«, »O.k., bleiben Sie da, ja …« *Immer wieder sage ich:* »Ja, ja, das kann alles sein …« *So kann ich ihre Aufmerksamkeit unterstützen, damit sie weiter ihr frisches Erleben im Gewahrsein halten kann.*

Ich frage auch: »Ist der Boden noch da. Der Sessel?« *Ich unterstütze sie, ihren Boden zu finden, ihren eigenen Grund. – Langsam lässt das Zittern nach. – Sie wird ganz still. Ihre Arme fangen an, sich zu bewegen … feine, leicht wellenförmig sich öffnende Bewegungen … Ich spüre den Bewegungen in mir nach, spüre die Resonanz in mir, meine Arme bewegen sich mit … Es fühlt sich weich und weit an. Ich begleite dies für eine Weile und antworte ihr aus meinem Spüren des Ganzen.)*

Therapeutin: Es ist fast wie kleine Wellen, die sich bewegen …

(Nach noch ein paar Momenten hält das Zittern an, und nur ihr Oberkörper schwingt leicht nach. Mit einem sanften pulsierenden Nicken.)

Klientin: Es ist irgendwie der Lebensstrom … einfach nur weit …

Wir sitzen da, atmen, langes Schweigen …

Jetzt kann ich das neue Leben leben. Und ich hätte nicht gerettet werden sollen.

Die Klientin erzählt später, wie konfus sie sich gefühlt hatte, alles im Leben neu zu lernen – was ein Tisch ist und ein Bett. Sie musste ihr Haus neu kennenlernen, ihre Freunde. Sie hatte diese Konfusion ignoriert, obwohl sie anfangs klar mit dem Wissen gewesen sei: »Mein Leben war vollständig, und ich sollte nicht hier sein.« Aber die Menschen um sie herum, die es ehrlich gut mit ihr meinten, waren damit überfordert und konnten sie darin nicht hören. So wurde sie konfus und fühlte sich schuldig, nicht dankbar für ihre Rettung zu sein.

Als Therapeutin begleite ich die Klientin an den Rand des Gewahrseins, wo das, was implizit gelebt werden möchte, noch stockt… Ihr Wissen »Ich hätte nicht gerettet werden dürfen« konnte sich nicht weiterbewegen, denn in der Interaktion mit ihrem Leben, ihren Freunden, ihrem Meditationslehrer wurde und blieb es *gestoppt*. Das brachte die Verwirrung und Panik in der Patientin. In diesem verletzlichen Zustand war sie nicht in der Lage, ihrer inneren Wahrheit zu vertrauen. Aber sie machte den Schritt in die Therapie.

Jedes Mal, wenn die Klientin sich in der Therapie verstanden fühlte, ihr Erleben präzise zurückgesagt und symbolisiert wurde, konnte es sich öffnen und wieder weiterbewegen, die Bedeutung sich verwandeln (Shift). Erlebt wird das als eine Erleichterung, meist kommt ein Aufatmen. Das Zurücksagen ist also nicht einfach ein Spiegeln oder Reflektieren durch den Therapeuten. Es braucht diese Herzenskraft und Gewahrseinskraft im Therapeuten, körperlich, dieses unklare »Noch-nicht-Wissen« zu halten, von dort aus der Klientin Gesellschaft zu leisten und – wenn gebraucht – es ihr immer wieder zurückzusagen.

Im obigen Prozess glückt die Veränderung aus der depressiven Verstimmung heraus. Das Körperleben der Klientin interagiert unmittelbar in der Hinwendung des bezogenen Gewahrseins und bringt den neuen Schritt, dieses »Wie-hohl-Eingedrückt«. Wieder bleiben wir damit im spürenden Gewahrsein und schaffen so immer wieder neuen Raum. Es darf nichts übersprungen werden. Wir können den nächsten Schritt nicht machen. Das kann nur vom Leben selbst kommen.

Offene Fragen und Impulse

Wie der obige Prozess veranschaulicht, bietet das Focusing in Phasen, wo der Lebensprozess stecken bleibt, die Möglichkeit, mit offenen Fragen oder Impulsen[81] zu arbeiten und so die Aufmerksamkeit des Klienten neu auszurichten. Beispiele solcher Impulse sind: »Vielleicht können Sie mal spüren, was es da so engtraurig macht oder so … macht in Ihrem Leben?«, oder: »Wenn Sie damit sind, was will es denn da eigentlich, oder was ist hier das Wesentliche?«, »Wenn Sie bei dem … bleiben, wo würde das hinleben wollen, wo ist frische Luft?«

Auch das, was abwehrt oder Widerstand leistet, kann von der Therapeutin offen angesprochen werden, wie beispielsweise: »Da ist etwas, das … lieber nicht dahin will.« Oder: »Da fühlt sich etwas trotzig an, und wir lauschen hinein, lernen es kennen, was sich da wehrt und nicht will. Wie es sich wohl von dort her anfühlt und es von dort her will oder eben nicht will.« Alles darf da sein – auch Ambivalenzen. Diese können wir als zwei Orte zurücksagen, zum Beispiel: »Ah, da ist etwas in Ihnen, das möchte eigentlich dieses Bild malen, das fühlt sich wie warm-beweglich an, und da ist ein anderer Ort (Teil), der Sie hindert, kreativ zu sein.« Auch der wird erforscht und bringt den nächsten Schritt.

Strukturgebundenes Erleben

Focusing-Orientierung in der Therapie hilft dem Therapeuten, durch das Entfalten seines eigenen Felt Sense mit der therapeutischen Beziehung, mit dem jeweiligen Klienten zu sein. Es geht um die Frage: Was braucht es genau in dieser therapeutischen Beziehung? Was genau braucht diese Beziehung? Der Klient wird weder unterbrochen, noch wird einfach gespiegelt. Als Therapeut

81 FINK 2005.

spüre ich den Felt Sense der gegenwärtigen Interaktion und reagiere daraus so, dass die gegenwärtige Interaktion in einer Qualität fortgesetzt wird, die über das alte Muster, den gestoppten Lebensprozess des Klienten, hinausgeht. In »A Theory of Personality Change« (1964) beschreibt Gendlin den gestoppten Lebensprozess auch als *strukturgebundenen Erlebensprozess* des Klienten. Strukturgebundenes Erleben ist nicht mehr in Verbindung mit seinen vielfältigen impliziten Bedeutungen. Es überspringt den Erlebensprozess (skips the experiencing process), nimmt nicht mehr an ihm teil. Wir haben das in den Prozess-Beispielen gesehen.

> »Strukturgebundenheit kann beispielsweise entstehen, wenn be-elternde Menschen oder andere wichtige Personen nicht auf die Bedürfnisse ihrer Kinder eingehen konnten, auch bei Verlusten oder Traumata. Strukturgebundenheit bedeutet Leiden, das Erleben ist eingeschränkt und rigide.«

Der Therapeut verbindet sich mit dem Teil des Erlebens, der »funktioniert«, und darüber hinaus mit dem, was im Klienten implizit leben möchte. Das ist der Rand des körperlich spürenden Gewahrseins. Er konzentriert sich nicht auf die Defizite, sondern die tiefere Natur von Veränderung (Change). Im strukturgebundenen Zustand braucht der Klient die Antwort, die gelebte Resonanz des Therapeuten, um mit dem gestoppten Prozess wieder interagieren zu können. In einer solchen Phase fühlt er sich oft mehr als er selbst in Gegenwart des Therapeuten als mit sich allein oder in Beziehungen, in denen er sich Bewertungen oder mangelnder Empathie ausgesetzt sieht.

Aus all dem wird ersichtlich, dass sich die Frage von Indikation und Kontraindikation beim Focusing-orientierten Arbeiten nur bedingt stellt, weil – wie gezeigt – die Intimität des Therapeuten mit seinem eigenen Felt Sense zu der therapeutischen Beziehung und zum Erleben des Klienten grundlegend ist. Interessanterweise kann man von der Diagnose her nicht vorhersagen, ob Focusing für den Klienten schwierig sein wird oder nicht. Je nach Komplexität der Strukturgebundenheit, also beispielsweise, wenn ein Spüren des Körpers zunächst als bedrohlich erlebt wird, kann es längere Zeit brauchen, bis der Klient sich mit dem Lebensprozess durch Focusing verbinden kann.

Als Menschen sind wir das Leben, und wir halten es im Gewahrsein.

Focusing mit dem Ganzen Körper

Ich möchte diese Vorstellung des Focusing-Prozesses nicht beenden, ohne auch einen Ausblick in das »Focusing-mit-dem-Ganzen-Körper« (Focusing-with-the-Whole-Body) zu geben. In dieser Weiterentwicklung des Focusing arbeiten wir explizit, also bewusst, mit dem tieferen Grund der *Körper-Umwelt Interaktion*. Wir haben gesehen, dass diese Interaktion im klassischen Focusing immer im Hintergrund mit eingeladen ist, wenn wir verlangsamen, wenn wir Pausen zulassen, um das Ganze einer Situation zu spüren, auch beim Freiraum-Schaffen. Sie wird jedoch nicht ausdrücklich benannt. Beim »Focusing-mit-dem-Ganzen-Körper« spielt das nonverbale Erleben (Bewegung, Gesten und Haltung) eine besondere Rolle. Es erweitert die Möglichkeiten, sich mit dem, was leben möchte, zu verbinden.

Im »Focusing-mit-dem-Ganzen-Körper« erlaube ich zunächst ein *Sich-Gründen im Da-Sein* – ich erlaube meinem Körperleben, bewusst da zu sein, zu spüren, wie es sich mit dem Boden, der Erde verbindet, wie Schwerkraft funktioniert, wie es sich aufrichtet in uns, wie es steht … auch die Verwobenheit mit der Umwelt, dem Licht, der Luft, dem weiteren Leben. Die größere Wirklichkeit wird bewusst eingeladen, während sie im klassischen Focusing eher implizit wirkt. Dabei können sich unterschiedliche Erlebensdimensionen öffnen …

Vom »Sich-Gründen im Da-Sein« geht es zu einem weiteren expliziten Schritt: *Das Leben lebt von sich aus.* Und wie das ist, wird unmittelbar körperlich erkundet: »Wie will der Fuß stehen, wie will es sitzen, atmen, sich aufrichten, wie will es essen, trinken? Was braucht es, um im Da-Sein anzukommen …? Kann ich ein Gähnen, Strecken, Schütteln erlauben? … Die Selbstregulation des Organismus bekommt Raum und Zeit … *Körperzeit, Seinszeit.*[82] Sie wird im Zusammenspiel mit dem »Sich-Gründen im Da-Sein« immer wieder frisch erkundet. In diesem Zusammenspiel hat der Körper auch die Chance, Stress, Schock und Aspekte von Trauma zu regulieren. Wir ermöglichen also, dass ein Felt Sense unseres verkörperten Da-Seins als Ganzes entsteht, und wenn wir das wieder und wieder zulassen, verändert sich unser Lebensgefühl und wer wir glauben zu sein.[83]

Hier fällt mir eine Geschichte ein, die Meister Bankei, einem unorthodoxen Zen-Meister im Japan des siebzehnten Jahrhunderts, zugeordnet wird: Es näherte sich ihm ein Priester, der prahlte, welche Wunderkräfte sein Meister besitze. Dann forderte er Bankei heraus zu zeigen, was er denn könne. Bankei antwortete: »Wenn ich hungrig bin, esse ich, und wenn ich durstig bin, trinke ich.« Mit diesen einfachen Worten verweist Bankei auf das eigentliche Wunder. Indem wir dieses »Das Leben lebt von sich aus« in seiner Direktheit spürend erforschen, gewinnt unser alltägliches Leben an Staunen und Tiefe.

Einen weiteren Aspekt des »Focusing-mit-dem-Ganzen-Körper« kennen wir aus dem klassischen Focusing. Wir wenden uns einem speziellen Ort in uns zu, indem wir fragen: Braucht etwas meine Aufmerksamkeit? Vielleicht ist da eine Frage, ein Projekt

82 FINK 2011.

83 Das hat weitreichende Implikationen auch für Stress- und Krankheits-Management, Prävention von Burnout und in der Arbeitsorganisation.

oder auch etwas Schwieriges in meinem Leben, wo es stockt, vielleicht ein wiederkehrendes Gefühl von Verlassenheit, eine Hemmung, vielleicht auch ein Schmerz? Es kann natürlich auch ein neuer Schritt im Leben sein, den ich noch nicht so recht wage. Wir laden die Resonanz im Körperleben ein und spüren: »Wie will es von dort aus leben … ah, ja, will es sich so bewegen, ist es das, wie es das will?« Oft wissen gerade unsere Hände mehr und schneller, was fehlt, was gebraucht wird. Wir arbeiten also direkt mit Gesten und Bewegungen, mit dem nonverbalen Erleben und Gewahrsein. Die Qualität der von innen kommenden Bewegung ändert sich von der mehr organismisch-regulierenden zu einer eher Bedeutung bringenden Bewegung. Dieser Übergang kann unterschiedlich sein, mal fließend, mal zäh mit langen Pausen.

Und da ist noch ein Unterschied beim »Focusing-mit-dem-Ganzen-Körper«. Wir entfalten eine eigene Dynamik, indem *beides* im Gewahrsein gehalten wird, sowohl der Felt Sense der spezifischen Frage, Situation, als auch unser Gründen im Da-Sein. Oft wird auch im Stehen und im Bewegen gearbeitet, was die Möglichkeit erweitert, dass der Körper unmittelbar und nonverbal neue Schritte findet. Einerseits ist diese Art des expliziten Ganz-körperlichen-Arbeitens anspruchsvoller in dem Sinne, dass ich als Therapeutin mich fortlaufend selbst im Dasein verankere, andererseits lädt es gerade dadurch eine Mühelosigkeit, ein »Von-selbst« ein. Letztlich wird so im Felt Sense bewusst Raum geschaffen für das Mitwirken/die Unterstützung durch die Evolution, durch das ganze Leben, durch den Grund in uns. Dafür müssen wir nicht arbeiten, wir halten es im Gewahr-Sein und verweilen im »informierten« Nicht-Wissen. Durch diese Unmittelbarkeit potenziert sich die Kraft des Focusing.

»Am Ende eines Prozesses des Focusing-mit-dem-Ganzen-Körper erlauben wir Zeit, sodass sich die *neue Lebensbewegung verwurzeln*, weitertragen kann. Oft erleben Menschen, wie ihr Denken still wird und sie nur im Da-Sein verweilen wollen. Sie fühlen sich angekommen und bedingungslos da. Oft wird dieser Zustand mit fortgeschrittener Meditation verglichen. Indem Raum und Zeit gegeben wird, kann das frische Leben sich verwurzeln und im Inter-Wirken weitertragen. Das wird oft als mühelos und irgendwie selbstverständlich erlebt. Daher kann es leicht geschehen, dass dieses lebendig-volle »Einfach-Da-Sein« übergangen wird, weil nichts inhaltlich Neues zu passieren scheint. Es ist jedoch essentiell, diese Zeit *lebendiger Stille* zu ehren.«[84]

Einige Elemente dieser potenzierten Dynamik kamen schon im Prozessbeispiel mit Marga S. zum Tragen, obwohl es noch kein vollständiges Ganzkörper-Focusing war. Doch schon indem ich mich als Therapeutin bewusst im Körper-Umwelt-Prozess gegründet und die weitere Existenz eingeladen habe, veränderte sich die Qualität der therapeutischen Interaktion. Ich kann darauf vertrauen, dass mein eigenes Gründen im Da-Sein von Körperleben zu Körperleben wirkt. Es wird mir und der Klientin helfen, sich anders auf das zu beziehen, was schwierig ist oder schmerzt. Das unmittelbare Einbeziehen der Selbstregulation – in diesem Fall das Zittern – und der Körperbewegungen (das Nicken und die Bewegungen der Arme) lösten den Shift aus und öffneten in den »Lebensstrom«.

> Es ist die Stärke des Focusing und insbesondere des »Focusing-mit-dem-Ganzen-Körper«, dass es dieses völlig unverwechselbare »Stück« existentiellen Lebens dieses einen Menschen in dieser besonderen Situation im Gewahrsein hält und zugleich den Interaktions-Raum öffnet in die Potentialität alles Lebendigen. Ist das die Richtung, in die Bankei deuten wollte, als er sagte: »Vertraue dem Ungeborenen, verweile im Ungeborenen«?[85]

---

84 FINK 2011.
85 FINK 2015.

Der essentielle Grund des Focusing

In Essentieller Psychotherapie finden wir unterschiedliche Eingänge, um Gewahrsein zu entwickeln. Die Erfahrung von Weisheit – also der Leerheit von einem festen Selbst und der Verwobenheit allen Seins – ist ebenso gemeint wie die Erfahrung von Mit-Gefühl. Gerade die Vielfalt der Eingänge entspricht der Vielfalt menschlicher Existenz.

> »Dem Focusing als Lebens- und Therapiepraxis liegt, wie wir gesehen haben, Gendlins Auffassung des lebenden menschlichen Körpers als ein Prozess interaktiven Gewahrseins zugrunde. Es geht um *verkörpertes Gewahrsein.*«[86]

Bei Gendün Rinpoche finden wir folgende Beschreibung:

> »Selbst der geringsten Details vollkommen gewahr und ohne die Bewegungen des Geistes zu behindern, ruhen wir in dem Bewusstsein, dass Geist und Erscheinungen sich wechselseitig bedingen und untrennbar sind.«

Er lädt ein:

> »... keine Gedanken, Gefühle zu behindern, um eine künstliche Leere zu erzeugen.«[87]

Und spricht von

> »dem sich wechselseitigen Bedingen von Geist und Erscheinungen.«

---

86 FINK 2010.

87 Gendün Rinpoche, »Herzensunterweisungen«.

Gerade im *Freiraum-Schaffen*[88] möchte Gendlin die Möglichkeit eröffnen: Unser Körper-Geist ist weder identifiziert, also verschmolzen mit den Phänomenen, noch künstlich von diesen getrennt im Bestreben von Disidentifikation. In seinem natürlichen Zustand spürt das Körperleben, wie es mehr ist als alle Themen und Probleme.

Auf diszipliniert-offene Weise kommt Gendlin in seinem verkörpert-phänomenologischen Erkunden von Erleben – also dem Focusing als philosophischer Lebenspraxis – zu Erkenntnissen und Beschreibungen der Wirklichkeit, die auch für buddhistische Therapeuten relevant und hilfreich sein können. In einem Gespräch mit Meditierenden spricht Gendlin die Warnung aus: »Do not just aware things away…«

> »Wenn Meditierende versuchen, mithilfe spiritueller Praxis eine Auseinandersetzung mit ihrem strukturgebundenen Erleben zu übergehen, so nennt John Wellwood das ›Spiritual Bypassing‹ (Spirituelles Vermeiden). Und da ist noch die andere Seite, die ich ›psychisches Vermeiden‹ (›Psychological Bypassing‹) nennen möchte: Es ist, wenn in der Psychotherapie der Seins-Grund, die letztendlichen Fragen unseres Lebens ausgespart bleiben. Im Unterschied zu Wellwood sehe ich, dass Focusing auch dort eine Tür öffnen kann«[89] – eine der vielfältigen Türen Essentieller Psychotherapie…

Ich möchte mit einem Zitat aus einem unserer Gespräche enden, die ich seit vielen Jahren mit Eugene Gendlin habe. Er sagte einmal zur Spiritualität:

> »Ich gehe auf das los, was im Weg steht, damit die Spiritualität nicht wie von außen kommt, … dass man was glauben muss.

88 Siehe die folgende Freiraum-Übung.

89 Arbeitsmaterialien FINK 2012.

Wenn du was glauben musst, bist du schon nicht mehr auf dem Grund.«[90]

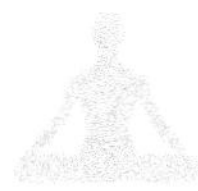

Freiraum schaffen – Freiraum entfalten (Übung P.1)

In der ersten Bewegung des klassischen Focusing laden wir »Freiraum« ein. Diese Bewegung nennen wir daher »Freiraum schaffen« oder in der erweiterten Form mit der Körperreise »Verkörperten Freiraum entfalten«[91]. Gendlin hat uns dafür mehrere Möglichkeiten zur Verfügung gestellt. Eine davon stelle ich hier vor, in Kombination mit einer »Reise durch den Körper«.

Äußerer Freiraum

Ich spüre in mein Körper-Leben: Welcher Platz im Raum tut mir gut? Falls ein Begleiter da ist, können wir auch den stimmigen Abstand fühlen. Ich spüre, wie die Kleidung sitzt, ist sie bequem und locker genug? Wie ist die Temperatur … ist sie angenehm so? Welche Körperhaltung will da jetzt sein … sitzen, liegen? Ich kann mich jederzeit bewegen und verändern.

Reise durch den Körper

Ich lasse meine wohlwollende Aufmerksamkeit in meinen Füßen ruhen, spüre, wie sie da sind. Spüre den Boden, wie er trägt. Ich lasse den Unterschenkeln, Knien, Oberschenkeln Zeit und Raum, da zu sein. Sie spüren meine Aufmerksamkeit, die nichts will. Sie gibt auch meinem Sitzen Raum, ich spüre mein Gewicht auf der Unterlage. In der eigenen Zeit wandere ich mit der gespürten Aufmerksamkeit in den unteren Rücken … langsam hinauf bis zu den Schulterblättern. Immer wieder spürend, wie es dort lebendig ist. Vielleicht ist auch das Atmen im Rücken spürbar … Alles darf sein. Hier kann man nichts falsch machen. Ich verweile in den Schulterblättern, den Schultern. Manchmal helfen auch kleine Bewegungen beim Spü-

90 Persönliches Gespräch, Mai 2012, FINK.
91 FINK 2012.

ren. Da sind auch die Oberarme, Ellenbogen und Hände. Alles darf sein, wie es ist – auch eine Spannung hat ihren Platz. Dann wandere ich langsam in den Nacken und spüre, wie es dort geht, und auch da helfen vielleicht kleine Bewegungen beim Spüren. Ich strenge mich nicht an, etwas zu verbessern. Alles darf sein im spürenden Gewahrsein. Da ist auch der Hinterkopf, der Kopf, das Gesicht. Immer wieder Zeit lassen zu spüren, wie es lebendig ist in uns. Da ist der Hals. Dann lassen wir unsere Aufmerksamkeit im Brust- und Bauchraum ruhen, da, wo das Atmen sich bewegt. Wir lassen uns Zeit, dort anzukommen.

Innerer Freiraum

Ich lasse mich mit der Aufmerksamkeit da nieder, wo die Atmung lebt ... im Bauch und Brustkorb ... spüre mich da sein ...

Wie geht es gerade jetzt?

Gibt es da etwas in mir, was mich hindert, dass ich mich wohlfühle?

Etwas, das mich gerade beschäftigt in meinem Leben? Das kann auch etwas Schönes oder Freudiges sein ...

Wenn etwas gekommen ist, begrüße ich es, lasse es wissen, dass ich es bemerke, dass es da ist. »Ach ja, das ...« – und ich spüre kurz, wie es im Körper lebt ...

Vielleicht gebe ich ihm einen Namen ... oder es hat schon einen.

Dann kann ich es zum Beispiel auf einen imaginären Zettel schreiben. Oder ihm einen guten Platz draußen im Raum geben. Wenn es einen Platz im Raum bekommen soll, so spüre ich, wo es gut wäre und welcher Abstand sich gut anfühlt. Manchmal kann es auch hilfreich sein nachzuspüren, ob das, was da ist, eine Gestalt oder Farbe hat.

Ich lasse mir ... dem, was kommt ... Zeit.

Ich weiß, es ist da, und im Moment darf so etwas wie »Urlaub« sein von dem, was da vielleicht problematisch oder schwierig ist ... wie Gepäck abstellen.

Ich spüre in den Körper, ob sich etwas verändert hat ... es vielleicht leichter oder weiter oder lebendiger geworden ist. Ich lasse mir Zeit.

Ich kann dem, was gekommen ist, sagen, dass ich zu ihm zurückkommen werde, wenn das gebraucht wird.

Ich kann dies mehrmals wiederholen, bis ich das Gefühl habe, dass all das, was gerade wichtig ist in meinem Leben, einen Platz bekommen hat. Ich lasse mir noch einen Moment Zeit zu spüren, mein Da-Sein zu spüren… da zu sein. Es muss nichts geschehen, nichts getan werden, ich kann nichts falsch machen jetzt… alles hat seinen Platz, seine Zeit… Indem ich die innere Landschaft kennenlerne, entsteht Frei-Raum: Ich bin mehr als… all die einzelnen Themen und Fragen.

Nun kann ich mich entweder einem der Themen in einer Focusing-Sitzung widmen, oder ich beende das Freiraum-Schaffen und bedanke mich für alles, was gekommen ist.

Ich kann noch etwas aufschreiben oder malen und zu einem späteren Zeitpunkt zu den Orten zurückkehren, beispielsweise in einer späteren Focusing-Runde. Oder mich anders kümmern und Kontakt aufnehmen, wenn es gebraucht wird.

Freiraum entfalten ist wie ein Kennenlernen und Begrüßen von allem, was gerade wirkt, was mich irgendwie beschäftigt – vielleicht, ohne dass ich es bewusst bemerkt habe. Es ist eine Art inneres Aufräumen… Alles darf da sein, einen Platz bekommen.

Wir arbeiten noch nicht mit dem, was sich zeigt, gehen noch nicht hinein. Falls das kurze Spüren, wie es im Körper lebt, den Prozess schon eröffnet, begrüße ich es nur freundlich. Wir können uns das auch wie ein Treffen vorstellen. Ich schaue mich um, wer alles gekommen ist, unterhalte mich nicht sofort, sondern begrüße jede und jeden, nehme und gebe Platz und bin erst mal da.

Im »Verkörperten Freiraum entfalten«[92] erlauben wir ein Innehalten, eine Pause. Gendlin schreibt dazu:

> Im Zulassen einer solchen Pause richtet der Körper sich wieder an seiner ursprünglichen Quelle aus. Er hört auf, das Problem zu sein… der Körper gibt nach, entspannt und fühlt sich weit an. Wie ist der Körper ursprünglich entstanden? Die individu-

---

92 FINK 2012.

> elle Person (was not in charge of that) hat das nicht mit ihrem Willen entscheiden oder kontrollieren können. So könnte ich meine Kontrolle über das Leben wenigstens zeitweise lassen, damit mein Körper sich wieder im natürlichen Zusammenspiel von Kräften spüren kann, in dem er entsteht und erhalten wird.[93]

Beim Freiraum-Entfalten geht es darum, sich *weder zu identifizieren, noch zu disidentifizieren.* Vielmehr können wir erfahren, wie wir *mehr* sind als unsere »Inhalte« – als die Schwierigkeiten, Emotionen, Themen, Sorgen. Schon indem wir Abstand finden zu einem Problem, fangen wir an, das zu erleben. So können wir einen möglichst natürlichen Zustand unseres Körper-Geist-Lebens entstehen lassen. Das ist Freiraum, in dem Beziehung entstehen kann. In der Pause des Freiraum-Schaffens kommen wir mit dem Raum des von innen gespürten Körpers in Kontakt. In diesem Zustand der körperlich gespürten Weite sind wir weder identifiziert noch nicht-identifiziert. Wenn wir uns aus diesem Zustand heraus einem Thema zuwenden, können wir erleben, wie das unverkrampfte Körperleben nicht einfach mit unseren Problemen verschmolzen ist und daher frisch und nicht durch Identifikation verengt den Fragen und Themen des Lebens begegnen kann.[94]

---

93 Gendlin, 1978, Übersetzung FINK 2012.
94 FINK 2012.

Q. Das bewusste, willentlich herbeigeführte »Disidentifizieren«

Nach Roberto Assagioli, Begründer der Psychosynthese:

> »Wir werden von allem beherrscht, mit dem wir unbewusst identifiziert sind.«

Dieser Satz könnte von einem Dharma-Lehrer stammen. Die unbewusste Identifikation aufzudecken und aufzulösen, wo immer möglich, ist im Zentrum der buddhistischen Geistesschulung. Wenn der Buddha lehrt, den Körper (einfach) als Körper, die Empfindungen (einfach) als Empfindungen, die geistigen Gestaltungen (einfach) als geistige Gestaltungen zu sehen – dann meint er damit genau das: sich nicht mit dem Erleben zu identifizieren, sondern hinzuschauen, um zu entdecken, dass es in all dem Erleben gar kein »Ich« als Wesenskern gibt, kein Zentrum. Die folgenden Übungen können in diesem Sinne den Weg für weitergehende Erkenntnis bahnen.

Um den Vorgang des bewussten Disidentifizierens deutlich zu machen, lassen Sie uns zuerst ein Beispiel für ein unbewusstes Identifiziert-Sein geben, in diesem Beispiel identifiziert sein mit einem starken Gefühl:

Ein Klient berichtet, dass er einen aggressiven Affektdurchbruch hatte. In dessen Verlauf schrie er seine Frau massiv an, beleidigte sie und hatte heftige aggressive Fantasien, die er aber nicht auslebte. Bei der Exploration wird deutlich, dass die Massivität seiner Wut sich langsam immer weiter gesteigert oder aufgebaut hatte. Zuerst war er schon etwas verärgert gewesen über Reaktionen von Kunden (Ärger Skala bei 3), dann hatte ihm ein

Verkehrsteilnehmer die Vorfahrt genommen (Ärger Skala bei 5), und schließlich musste er sich von seiner Frau zu Hause Bevormundungen (Wut Skala bei 6,5) anhören. Schließlich angesichts der heftigen Vorwürfe seiner Ehefrau (Wut Skala bei 9) hatte er einen aggressiven Affektdurchbruch erlebt. Zitat: »Da platzte mir der Kragen.« Er wurde laut, beschimpfte seine Frau heftig und war kurz davor, gewalttätig zu werden.

An diesem Beispiel wird das unbewusste Identifiziert-Sein des Klienten mit Ärger/Wut deutlich wie auch die starken Auswirkungen auf seine Wahrnehmungen, seine körperliche Symptomatik und auf die Verhaltens- und Handlungsebene, und damit auf die Kommunikation in der Beziehung. Die Auswirkungen dieses vielfältigen, unbewussten Identifiziert-Seins mit starken Gefühlen sind bekannt.

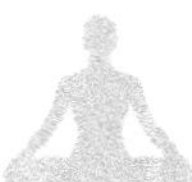

Disidentifizieren bei körperlichen Empfindungen, Gefühlen und Gedanken (Übung Q.1)

Die folgende Übung ermöglicht das bewusste Disidentifizieren. Sie stammt ursprünglich aus der Psychosynthese.

Setzen Sie sich bequem auf Ihren Stuhl und richten Sie Ihr Gewahrsein auf die körperlichen Empfindungen, besonders auf die Empfindungen in den Füßen. Dann gehen Sie zu den Empfindungen an der Bauchdecke, die sich durch die Atembewegungen hebt und senkt. Diese Wahrnehmungen lassen Sie dann bitte etwas in den Hintergrund treten.

Sie werden sich jetzt im Weiteren einige Bereiche Ihres Seins vergegenwärtigen:

Sie beginnen mit dem ersten Bereich, mit Ihrem Körper und den körperlichen Empfindungen. Mal ist der Körper gesund, mal ist er krank, mal ist er voller Energie, mal ist er müde.

Es gibt ganz viele kleine einzelne Empfindungen in Ihrem Körper.

Denken Sie jetzt bitte folgenden Satz ganz achtsam mit:

Ich habe einen Körper und körperliche Empfindungen, aber das ist nicht alles, was ich bin. Ich bin auch noch mehr als mein Körper und meine körperlichen Empfindungen.

Dann gehen Sie bitte zu einem weiteren großen Bereich Ihres Erlebens: zu Ihren Gefühlen. Es gibt so viele Gefühle – Freude, Wut und Trauer, so viele Gestimmtheiten, so viele Schattierungen, die das Leben ja auch lebenswert machen. Oft sagt man, Gefühle seien wie die Würze des Lebens. Es ist ein großer Bereich unseres Seins.

Denken Sie jetzt bitte folgenden Satz ganz achtsam mit:

Ich habe Gefühle, aber das ist nicht alles, was ich bin. Ich bin auch noch mehr als meine Gefühle.

Jetzt wenden Sie sich bitte einem weiteren großen Bereich Ihres Seins zu: dem Verstand, dem Denken, dem Nachdenken, den Kognitionen. Da gibt es so viele verschiedene Ideen, Begriffe, Wörter, Konzepte, Hypothesen, Meinungen, oft sind wir den ganzen Tag mit dem Denken beschäftigt. Gerade bei uns erwachsenen Menschen ist das Denken in Sprache, das Denken in Begriffen und Sätzen ein sehr großer Bereich.

Und doch ist es nicht alles.

Denken Sie jetzt bitte folgenden Satz ganz achtsam mit:

Ich habe den Verstand und das Denken, aber es ist nicht alles, was mich ausmacht. Ich bin auch noch mehr als das Denken.

Vielleicht entsteht in Ihnen nun die Frage: Was bin ich dann, wenn ich weder der Körper mit seinen Empfindungen noch die Gefühle und auch nicht das Denken bin. Bitte bleiben Sie weiter in dem, was Sie gerade jetzt erleben.

Vielleicht fällt Ihnen ein Wort für dieses Erleben ein?

Sie können die Übung hier ausklingen lassen oder noch die Frage in sich klingen lassen: Wie ist mein Erleben?

Dann beenden Sie die Übung. Vielleicht wollen Sie sich ein paar Notizen machen.

In der Therapiesituation kann der Therapeut den Klienten nach seinem Erlebten fragen. Die Nachbesprechung dient der Verarbeitung der Erfahrung.

Manche Menschen kommen über diese Übung in tiefere

Erlebnisse von »Nicht-fixiert-Sein« oder auch in eine größere innere Weite, wie sie auch beim Üben in der Meditation angestrebt werden. Es können einzelne Elemente dieser Übung für den jeweiligen Klienten vorrangig sein, und dann greift man diese heraus.

Bei unserem Beispiel des Klienten mit dem aggressiven Affektdurchbruch wäre der Satz »Ich habe Ärger und Wut, aber ich bin auch mehr als dieser Ärger und diese Wut« eine effiziente Intervention – vielleicht in Verbindung mit Skalieren (siehe Siebener-Schritt, Methode O.1).

Diese Übung mit dem bewussten Einleiten eines Disidentifizierungsvorgangs kann der Therapeut auch Klienten vorschlagen, die mit einer Seite ihres Seins, zum Beispiel dem Denken, sehr identifiziert sind und vielleicht zu einem anderen Bereich wie den Gefühlen nur erschwert Zugang finden. Er würde dann versuchen, mehr Ausgewogenheit zwischen verschiedenen Anteilen des Klienten einzuleiten. Gleichzeitig würde der Therapeut versuchen, einen anderen Bereich, wie zum Beispiel die Gefühle des Klienten, mehr ins Gewahrsein zu heben. Der Klient würde dann ermuntert werden, sich oft am Tag zu fragen, was er gerade fühlt oder empfindet, oder öfter den Tagesrückblick (Übung N.5) auf seine Gefühle durchzuführen.

Die Formulierung »Ich bin mehr als …« ist in vieler Hinsicht einfacher und wirkungsvoller als die Verneinung »Ich bin nicht … (meine Empfindungen usw.)«. Dieses »mehr als« lässt den Fragenden weiter fühlen, in neue Bereiche hinein. Es führt aus dem Bejahen des jetzigen Erlebens in ein weiteres Erleben, bis alle Bereiche des Seins miteinbezogen sind und es offenkundig wird, dass dieses vermeintliche »Ich« ein äußerst dynamisches, allumfassendes Geschehen ist. »Ich bin Ich – und dieses Ich ist nirgendwo zu finden« – es ist das gesamte Erleben und nicht getrennt davon, offen, fließend, im Austausch.

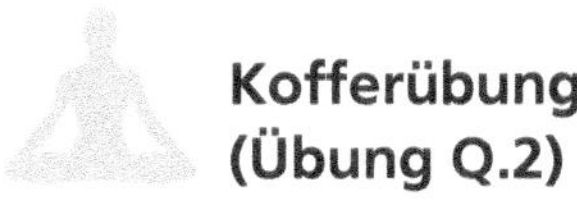

Kofferübung (Übung Q.2)

Eine weitere Disidentifizierungsübung. Sie lässt sich gut in der Arbeit mit Gruppen, aber auch mit Einzelpersonen einsetzen und stammt ursprünglich aus der Psychosynthese. Dort gehört sie in das Kompendium der Ausbildungen. Die Gruppenteilnehmer oder die Klienten sollten ein gewisses Maß an Introspektionsfähigkeit besitzen und schon etwas Selbstexploration zu ihren bewussten Hauptidentitäten durchgeführt haben. Einem Klienten in einem Einzeltherapiesetting kann der Therapeut beim Auffinden der Hauptidentitäten zur Seite stehen.

Nehmen Sie ein leeres Blatt Papier und teilen es in acht gleich große Teile. Überlegen Sie sich Namen für acht Ihrer bewussten »Hauptidentitäten« oder »Hauptidentifikationen« wie zum Beispiel: der »Yogi mit dem Bodhisattva-Ideal«, der »Profi im Beruf«, der Vater, der Ehemann, der Hauseigentümer, der »Hansdampf in allen Gassen«, der Gewissenhafte, der Willensstarke, der gute Autofahrer, der gute Denker, der Manager, das Organisationstalent, der Jogger und weitere.

Schreiben Sie dann auf jeden der Zettel den Namen für eine Ihrer Hauptidentitäten oder für eine Ihrer vorrangigen Eigenschaften.

Dann halten Sie die acht Zettel in der Hand und wenden sich mit Ihrem Gewahrsein mehr nach innen, schließen Sie die Augen, und spüren Sie die Empfindungen in Ihrem Körper. Sie können bei dieser Übung nichts falsch machen. Folgen Sie dem Atem und den Empfindungen an der Bauchdecke, die sich mit dem Atemfluss hebt und senkt. Dann lassen Sie diese Wahrnehmungen etwas in den Hintergrund treten. Wir beginnen jetzt mit einer Imaginationsreise:

Sie haben eine große Reise geplant. In einen ganz anderen, fernen Kontinent. In ein fernes Land. Sie haben gut geplant, gut organisiert, gut gepackt. Sie haben ganze acht Koffer für die Reise gepackt. Nun hält in Ihren inneren Bildern das Taxi vor der Tür, und die Koffer werden eingeladen. Sie steigen ein, und das Taxi bringt Sie zum Flughafen. Sie sind im Flughafen an Ihrem Terminal am Schalter, und leider gibt es eine unangenehme Überraschung. Sie haben zu viel Gepäck. Zwei Koffer müssen dableiben. Wenn Sie die Reise antreten wollen, müssen Sie jetzt eine Auswahl treffen. Wählen Sie zwei von den acht Zetteln, die Sie nicht mitnehmen und dalassen müssen. Legen Sie sie vor sich hin. Entscheiden Sie gut. Legen Sie diese Koffer, diese Identitäten ganz achtsam weg mit dem inneren Gedanken: »Den lasse ich hier, den lasse ich jetzt los.« Haben Sie jetzt zwei Gepäckstücke dagelassen?

Nun sind Sie im Flugzeug. Es ist eine lange Reise, es geht sehr weit fort über das Meer in einen ganz fernen Kontinent. Dann kommen Sie dort am Zielflughafen an. Sie sehen schon ein anderes Flugzeug auf dem Rollfeld, mit dem Sie gleich die Reise fortsetzen werden. Dieses Flugzeug ist schon ein wenig älter, es hat bereits viele Flugkilometer hinter sich. Beim Umsteigen eröffnet man Ihnen, dass dieses Flugzeug nicht so viel Gewicht transportieren kann.

Sie müssen, um die Reise mit diesem Flugzeug fortsetzen zu können, zwei Koffer dort lassen. Lassen Sie sich Zeit. Wählen Sie gut, welche beiden Koffer, welche beiden Identitäten Sie auf dem Flughafen lassen wollen. Prüfen Sie, was Sie wirklich dalassen, was Sie wirklich loslassen können.

Jetzt setzen Sie Ihre Reise mit den verbliebenen Koffern fort. Mit diesem kleinen Flugzeug geht es landeinwärts. Sie haben eine tolle Sicht von dort oben. Sie sehen in der Ferne ein großes, immenses Gebirgsmassiv vor sich. Dieses Flugzeug schafft es, Sie sicher an einem kleinen Flugplatz im Gebirge abzusetzen. Sie spüren auf dem Rollfeld die klare, kühle Gebirgsluft. Ein Bergführer wartet auf Sie. Er hat einen Esel bei sich und kennt sich im Gebirge sehr gut aus. Leider muss er Ihnen mitteilen, dass Sie keine vier Koffer mitnehmen können. Ein Koffer muss dableiben. Zwei Koffer kann der Esel tragen, einen trägt der Bergführer, aber ein Koffer muss dableiben.

Wählen Sie gut. Wenn Sie die Reise fortsetzen wollen, müssen Sie einen weiteren Zettel mit einer Identität ablegen und loslassen. Legen Sie diese Identität ganz achtsam in vollem Bewusstsein ab. Sie können sich innerlich dabei auch sagen: »Ja, jetzt lasse ich den Koffer mit dieser Identität los.«

Sie nehmen Ihre Reise wieder auf. Sie haben deutlich weniger Gepäck als am Anfang der Reise, aber immerhin noch drei Koffer. Der Esel trägt zwei, und einen trägt der Bergführer. Es ist ein ehrlicher Weg, der rasch nach oben geht, der ansteigt. Die ganze Zeit haben Sie die Weite des Blicks auf das Gebirge vor sich. Es hat schneebedeckte hohe Gipfel vor Ihnen, und es ist einfach ein grandioser Ausblick. Unterwegs sehen Sie auch schöne blühende Pflanzen. Vielleicht spüren Sie auch die Abenteuerlust oder einfach Freude in sich.

Der Weg wird schmaler und steiler, und Sie machen an einer Hütte halt. Der Bergführer sagt: »Der Esel kann nun nicht mehr weiter, der Weg ist zu schmal. Der Esel bleibt an dieser Hütte, und ein Koffer muss auch dableiben.« Einen Koffer kann der Bergführer tragen, einen Koffer müssen Sie selbst tragen.

Wählen Sie gut, von welchem Koffer, von welcher Identität Sie sich wirklich trennen können. Legen Sie den Zettel ganz achtsam beiseite. Lassen Sie mit Ihrer ganzen Bewusstheit die Identität wirklich los auch mit dem inneren Satz: »Ja, ich lasse dich jetzt dort.«

Nun wandern Sie zu zweit weiter, der Bergführer und Sie. Es geht weiter bergauf. Sie haben dieses wunderbare Bergpanorama. Auch müssen Sie schon etwas achtsamer schreiten, weil der Weg immer enger wird. Sie sehen, dass Sie bald die Schneegrenze erreichen. Dort oben ist Dauerschnee. Es hat einen ganz besonderen Reiz. Es ist wunderschön. Aber der Bergführer eröffnet Ihnen: »Ich kann nicht mehr mit. Wenn Sie weiterwollen, müssen Sie alleine gehen. Ich bleibe mit einem Koffer hier, wenn Sie den letzten dann tragen wollen.«

Sie können sich erst noch auf einem grünen Grasplatz ausruhen und diese wunderbare Sicht, dieses wunderbare Panorama und die angenehme Gebirgsluft genießen. Sie können ins weite Land und auf die gewaltigen Schneehöhen schauen. Sie können wirklich in Ruhe überlegen, ob Sie weitergehen oder mit dem Bergführer dort bleiben wollen.

Wenn Sie sich entscheiden weiterzugehen, muss noch ein Koffer dableiben, denn Sie können maximal einen tragen. Sie müssen sich entscheiden, wirklich noch eine weitere Identität loszulassen. Tun Sie dies ganz achtsam. Lassen Sie sich Zeit für Ihre Entscheidung.

Wenn Sie weitergehen, dann müssen Sie klettern. Klarheit und Kälte umgeben Sie. Es ist wirklich Hochgebirge hier. Es wird Ihnen bewusst, dass Sie sich auf einer Felsentreppe befinden, die weit in die Wolken hineinführt. Sie folgen dieser Felsentreppe Schritt für Schritt. Plötzlich stehen Sie vor einem steilen Felsen mitten in den Wolken. Es ist, als ob die Treppe hier zu Ende sei.

Doch dann bemerken Sie, dass der Felsen ein Loch hat – gerade groß genug, dass Sie sich hindurchzwängen können. Für den letzten Koffer ist da natürlich kein Platz mehr. Wenn Sie da hindurchwollen, muss er zurückbleiben. Sie müssen sich entscheiden.

Wenn Sie sich entscheiden, den letzten Koffer, die letzte verbliebene Identität wirklich dort zu lassen, wirklich loszulassen, dann tun Sie das ganz achtsam, ganz bewusst. Und dann kriechen Sie durch die Öffnung im Felsen. Öffnen Sie sich dem Erleben. Lassen Sie es ganz da sein. Sie haben Zeit.

Bleiben Sie so lange, wie es für Sie richtig ist. Wenn Sie die Übung beenden möchten, dann kommen Sie zurück, ganz in Ihrer Geschwindigkeit, öffnen die Augen, strecken sich, orientieren sich im Raum.

Vielleicht wollen Sie sich Notizen machen.

In der therapeutischen Situation kann der Klient, wenn er mag, dem Therapeuten von seinem Erlebten erzählen. Die Nachbesprechung dient der Verarbeitung. In einer Gruppensituation ist nach dem Aufschreiben und »Nachklingen« des Erlebten eine Zweiergruppen-Austauschrunde gut. Danach noch das Austauschen in der ganzen Gruppe.

Diese Übung ist ein wenig das Gegenstück zur vorherigen, wo es hieß: »Ich bin mehr als …« Hier geht es darum: Wer bin ich eigentlich, wenn ich eine Identität nach der anderen loslasse? Wer bin ich ohne das? Was bleibt übrig von mir, wenn ich durch das Nadelöhr schlüpfe, das keine Identifikation mehr zulässt? Es führt an die Entdeckung heran, ein voll lebensfähiger, unbeschwerter, lebensfreudiger Niemand zu sein. Auch die nächste Übung geht in diese Richtung, das gelöste, nicht-identifizierte Sein erfahrbar zu machen.

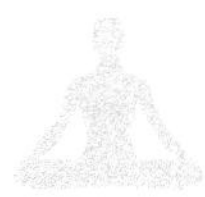

Führen in das wahre Selbst (Übung Q.3)

Erinnern Sie sich noch an die Pendel-Übung zur Entscheidungsfindung (Übung O.8)? Da haben wir zum Veranschaulichen und um den Klienten mehr ins Erleben zu führen, seine Hände mit den Pro- und Kontra-Argumenten gefüllt und sich austarieren lassen. In dieser Übung gehen wir einen Schritt weiter und versuchen, den Klienten mehr in sein wahres Selbst, in etwas ganz Gelöstes zu führen.

Der Therapeut bittet nach dem Austarieren und nachdem sich der Prozess der Entscheidungsfindung gut entwickelt hat, den Klienten, jetzt nach innen zu schauen und sich zu fragen, wer derjenige ist, der diese Übung durchführt. Wer ist derjenige, der auf beiden Seiten zu den Händen hinschauen und sie austarieren kann? Wer ist derjenige, der bewertet, einordnet, abwägt, beobachtet? Diese Frage kann eine andere Richtung des Erforschens beim Klienten auslösen und ihn für einen Moment ein wenig fixiertes Sein erleben lassen. Wenn der Klient in diesem »Gelösten« ist, lässt der Therapeut ihn dort, so lange es geht, verweilen. Dann wird der Klient gebeten, über sein Erleben zu sprechen. Wie es für ihn war, unter Umständen, was er erlebt hat.

Das Arbeiten mit der innerpsychischen Dynamik der Persönlichkeit

R. Arbeit mit Teilpersönlichkeiten (Methode R.1)

Die Ursprünge dieser psychotherapeutischen Arbeit liegen in der Psychosynthese nach Roberto Assagioli (1888–1974) und James Vargiu. Heute werden sie oft in etwas abgewandelter Form in vielen gängigen Psychotherapieverfahren wie zum Beispiel in der Gestaltpsychotherapie nach Fritz Perls oder auch in der EGO-State-Therapie nach Watkins angewandt. In der folgenden Darstellung finden Sie die Form der Teilpersönlichkeitsarbeit, wie sie in der Essentiellen Psychotherapie weiterentwickelt wurde.

Teilpersönlichkeiten sind Anteile der Persönlichkeit, die eine gewisse Autonomie (in der Persönlichkeit) erlangt haben. Man kann sie auch als Persönlichkeitsanteile oder Sub- beziehungsweise Partialpersönlichkeiten bezeichnen, C. G. Jung nannte es die »Komplexe«. Dies sind Anteile der Persönlichkeit, also Ich-Zustände, die, ähnlich wie ein Reflex, eine bestimmte Art zu reagieren in uns auslösen. Sie sind unserem Bewusstsein noch recht nah, anders als bei tief verdrängten oder dissoziierten Inhalten. Tiefenpsychologisch betrachtet wird es als eine unbewusste Dynamik bezeichnet, die eine kontrollierende oder beherrschende Wirkung hat. Es gibt dann sprachlich ausformulierte Gedanken oder auch Bilder, oder Empfindungen und Gefühle, oder auch alles zusammen. Man kennt vielleicht die Seite eines inneren Nörglers oder Kritikers in sich. Ein Beispiel: Vielleicht gibt es Ärger darüber, dass bestimmte Hausarbeiten, wie den Müll wegbringen oder Ordnung im Kühlschrank halten, immer noch nicht erledigt sind oder dass innere Vorwürfe wahrgenommen werden: »Wieso ist mir nur dieser dumme Fehler schon wieder passiert?« Irgendetwas ist nicht so, wie es dieser »Nörgler«-Teil haben will oder meint, dass es sein soll.

Ein anderes Beispiel wäre ein Lehrer, der auch bei privaten Treffen mit seinen Freunden oder in seiner Familie noch weiter unterrichtet, der seine »Profirolle« aus dem Beruf meist unbewusst im Privaten weiterlebt, also mit dieser Teilpersönlichkeit »Lehrer« identifiziert ist.

Wichtig ist, diese Teilpersönlichkeiten nicht als vollständig eigenständig zu sehen – so als wären sie fest und unveränderlich und würden aus sich selbst heraus existieren. Es handelt sich dabei um Prozesse, die eine gewisse Autonomie in unseren Denk- und Reaktionsweisen und Wahrnehmungsmustern haben und die unserem Bewusstsein noch relativ gut zugänglich sind. Wir nennen diese »Strukturen mit ihrer Dynamik« Teilpersönlichkeiten, um besser mit ihnen arbeiten zu können.

Manchmal richtet sich diese unbewusste Dynamik wie in unserem Beispiel des Nörglers gegen die Person selbst, manchmal gegen andere Personen aus dem Umfeld, wie zum Beispiel den Ehepartner. Meist führt dies zu Leid in uns oder in unserem Umfeld, und es bindet Energien, die uns sonst zur freien Verfügung stünden. Und natürlich ist es abträglich, sich von unbewussten Mechanismen kontrollieren zu lassen.

Bei der psychotherapeutischen Arbeit mit diesen Persönlichkeitsanteilen, der Teilpersönlichkeitsarbeit, wird die Teilpersönlichkeit ähnlich wie eine Rolle behandelt, die in einem Rollenspiel eingenommen wird. Bei dem Beispiel der Teilpersönlichkeit »Nörgler« wird versucht, mehr Achtsamkeit und Gewahrsein in diese fast reflexhafte Dynamik zu bringen. Vielleicht ist der Übende motiviert, sich nicht länger durch diesen reflexhaften Mechanismus kontrollieren zu lassen. Er nimmt eine ähnliche Haltung ein (oder es geht zumindest in die Richtung) wie in der Gewahrseinsmeditation. Bei der Teilpersönlichkeitsarbeit heißt diese Haltung in der inneren Arbeit der »innere Beobachter« oder auch das Selbst. Es zeichnet sich durch ein weniger identifiziertes, vor allem nicht unbewusst identifiziertes Gewahrsein aus.

In der buddhistischen Geistesschulung würden diese Teilpersönlichkeiten als eine Gruppe von »Gewohnheitsmustern« betrachtet. Damit sind eingeschliffene, fast automatische emotionale Reaktionsmuster und Haltungen gemeint, die zusammen eine Rolle oder Teilpersönlichkeit ausmachen und die normalerweise nicht reflektiert werden. Zum Weg des Erwachens gehört es, aus diesen unbewussten emotionalen Reaktionen auszusteigen und sie gänzlich aufzulösen, um so größere innere Freiheit zu gewinnen. Dafür müssen die Muster zunächst einmal bewusst und in ihrer Zwanghaftigkeit durchschaut werden. Es hilft tatsächlich, sie zu benennen – keine Sorge, sie werden dadurch nicht wirklicher oder gar kraftvoller, sondern werden bewusst wahrgenommen und können in einem weiteren Schritt an ihren Platz verwiesen werden. Das sind die ersten Schritte zu ihrer Entmachtung und schließlich Integration in ein umfassenderes Gewahrsein der versteckten Bedürfnisse, Ängste und Fähigkeiten. Die Teilpersönlichkeiten zu identifizieren hilft, einen humorvollen Umgang mit ihnen zu finden und sich aus der Identifikation mit diesen Mustern zu lösen.

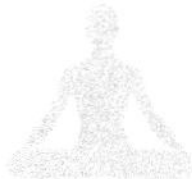

Wer bin ich, wie bin ich, was bin ich? (Selbstexploration, Übung R.1)

Folgende zentrale Fragen dienen der Selbstexploration und können als vorbereitende Übung beim Auffinden von Teilpersönlichkeiten helfen:

Wer bin ich?
Wie bin ich?
Was bin ich?

Nehmen Sie sich ruhig etwas Zeit, um aufzuschreiben, was Ihnen zu diesen Fragen einfällt. Beim »*Wer bin ich?*« fallen Ihnen vielleicht die Rollen ein, die Sie im Alltag einnehmen, beispielsweise die Rolle des Ehemannes oder der Ehefrau, des Sohnes oder der

Tochter, des Kunden oder der Kundin, des Arbeitnehmers, Arbeitgebers usw., und die Frage »*Wie bin ich?*« bringt vielleicht stärker Ihre persönlichen Eigenschaften ins Bewusstsein. Die Frage »*Was bin ich?*« könnte zu Antworten führen wie: »Ich bin ein Mensch, ein Erdenbürger usw.«

Unter den Antworten, die mit Rollen und Eigenschaften zu tun haben, können wir Hinweise auf Teilpersönlichkeiten finden, die wir vielleicht verändern wollen – zum Beispiel den inneren Perfektionisten, der immer alles zweihundertprozentig haben muss und damit innerlich so viel Spannung erzeugt, dass sogar die Organe beeinträchtigt werden und sich das Gewebe verändert.

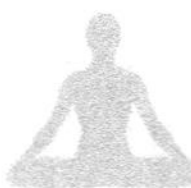

Das Haus der Teilpersönlichkeiten (Übung R.2)

Diese Imaginationsübung stammt aus der Psychosynthese und hilft beim Entdecken der eigenen Teilpersönlichkeiten. Diese zu entdecken ist für jedermann von großem Nutzen, denn es hilft, die eigenen Reaktionen besser zu verstehen und innere Konflikte zwischen Anteilen unserer Persönlichkeit deutlicher zu machen. Wir erleben uns im Entdecken der Teilpersönlichkeiten in einer Vielzahl innerer Muster, die nun benennbar werden und deren Einfluss auf unser Fühlen und Handeln offenkundig und erst dadurch auch steuerbar wird. Wir sind seltener blockiert und können die Muster mehr und mehr nur dann aktivieren, wenn sie sinnvoll sind – und ihnen im Konzert der inneren Stimmen den jeweils gebührenden Platz zuweisen.

Nehmen Sie eine bequeme Sitzhaltung ein, und gehen Sie ganz langsam mit Ihrer Aufmerksamkeit nach innen. Sie können nichts falsch machen bei dieser Übung. Es ist eine kleine Reise, die Sie in Ihrer Vorstellung, in Ihrer Fantasie unternehmen.

Stellen Sie sich ruhig mit einem langen Ausatem vor, dass alle unerwünschten Fixierungen Sie mit dem Atem verlassen. Dann schauen Sie, dass Ihre Füße guten Bodenkontakt haben, und nehmen Sie sich etwas Zeit, die Empfindungen in Ihren Füßen und im Körper zu spüren. Wenn es Ihnen möglich ist, dann lassen Sie die Augen geschlossen. Sie können sie aber auch jederzeit wieder aufmachen, wenn Sie es brauchen.

Jetzt stellen Sie sich vor, Sie sind irgendwo in einer schönen, Ihnen angenehmen Landschaft. Es ist warm, es ist ein schöner Sommertag, und Sie befinden sich auf einer Wiese. Lassen Sie diese Vorstellung in Ihren Sinnen ganz erlebbar werden: Sie spüren das Gras unter Ihren Füßen und riechen die Blumen und nehmen die Farben ganz intensiv wahr. Da sind die wärmenden Sonnenstrahlen, vielleicht hören Sie den Gesang von Vögeln. Sie nehmen Ihre Körperempfindungen ganz intensiv wahr – die Frische der Luft, die Gerüche. Sie sind ganz wach mit Ihren Sinnen, vielleicht gibt es einen Luftzug oder einen leichten, angenehmen Wind, während Sie beginnen, sich in Ihrer inneren Szene auf der Wiese zu bewegen. Nachdem Sie sich mit Ihrem Erleben dort auf der Wiese ganz vertraut gemacht haben, schauen Sie auf und beginnen die Umgebung zu erforschen, zuerst mit den Augen. Dabei fällt Ihnen in einiger Entfernung ein Haus auf. Schauen Sie einmal, wie das Haus aus der Weite aussieht. Ihr Interesse ist geweckt. Sie spüren, dass in diesem Haus etwas Besonderes zu finden ist. Nun gehen Sie auf das Haus zu, vielleicht spüren Sie dabei die Kraft Ihres Körpers, Ihre Muskeln.

Sie sind neugierig, was Sie in diesem Haus wohl antreffen werden. Während Sie immer näher kommen, wird Ihnen ganz deutlich, dass in dem Haus Ihre Teilpersönlichkeiten wohnen. Vielleicht hören Sie sogar schon einzelne Stimmen, die aus dem Innern des Hauses kommen. Sie gehen weiter und bemerken, wie sich die Eingangstür ganz langsam öffnet und wie zwei oder drei Teilpersönlichkeiten herauskommen und angeregt miteinander reden. Sie sind ganz wach und nehmen als stiller Beobachter wahr, was sich da abspielt, wer herauskommt, wie die Teilpersönlichkeiten aussehen, was sie tragen und was sie sagen.

Dann tritt eine Teilpersönlichkeit auf Sie zu und spricht Sie an. Reden Sie ruhig mit ihr. Lernen Sie sie besser kennen. Was möchten Sie ihr sagen, was empfinden Sie für sie, und was empfindet sie für Sie? Sie können sie auch fragen, was sie will. Schauen Sie, ob es durch ein näheres Kennenlernen vielleicht leichter wird in Ihnen, ob sich etwas anders in Ihnen anfühlt. Achten Sie während dieses inneren Gesprächs auf Ihre körperlichen Empfindungen. Sie können dabei, wenn Sie mögen, auch einmal kurz in die Teilpersönlichkeit hineinschlüpfen und spüren, wie es sich aus dieser Perspektive anfühlt. Wenn es Ihnen möglich ist, versuchen Sie auch herauszufinden, was diese Teilpersönlichkeit braucht. Dann lassen Sie die Unterhaltung langsam zu einem Ende kommen.

Die Teilpersönlichkeit schließt sich wieder den anderen Teilpersönlichkeiten an und geht mit ihnen zusammen zurück ins Haus. Sie nehmen wieder mehr die Wiese mit den wärmenden Sonnenstrahlen und Ihren Körperempfindungen wahr. Dann kommen Sie langsam zum Ausgangspunkt Ihrer Reise zurück und spüren Ihren Körper. Kommen Sie ganz in Ihrem eigenen Rhythmus zurück, öffnen Sie die Augen, und orientieren Sie sich im Raum.

Nehmen Sie sich Zeit zum Ankommen und Zeit zum Verarbeiten. Vielleicht möchten Sie etwas von dem Erlebten aufschreiben.

Bei dieser Imaginationsübung sind einige Teile der klassischen Teilpersönlichkeitsarbeit (Methode R.1), wie sie im psychotherapeutischen Zweier-Setting mit Stühlen angewandt wird, angesprochen beziehungsweise integriert. In der ersten Phase der inneren Arbeit (Exploration) erforscht der Klient diese Teilpersönlichkeit, wie zum Beispiel den inneren Nörgler: »Lerne sie besser kennen ...«

Dann folgen weitere Phasen des Akzeptierens, des Separierens und des Koordinierens und des Integrierens, begleitet durch die Fragen: »Was will sie? Was braucht sie?«

Für eine längere Exploration einer oder mehrerer Teilpersönlichkeiten bietet sich sehr gut die Übung des gedanklichen Tagesrückblicks (Übung R.3) an oder das Führen von stichpunktartigen Tages- und/oder Wochenprotokollen oder auch das Schreiben eines Tagebuchs.

Wenn man im Rahmen der Teilpersönlichkeitsarbeit in der

psychotherapeutischen Praxis mit der Stuhlarbeit (Methode R.1) beginnt, wird der Klient einige Situationen nennen, in denen er diese Seite in sich entdeckt hat, wo sie aktiv war.

Bleiben wir beim Beispiel des inneren Nörglers, der sich darüber beschwert, dass die Hausarbeit noch nicht getan ist. Nun wird ein leerer Stuhl in der Nähe des Klienten aufgestellt. Der Klient bestimmt, wo und in welchem Abstand der Stuhl positioniert wird. Der Platz auf dem leeren Stuhl repräsentiert fortan den Platz der Teilpersönlichkeit (hier: den inneren Nörgler des Klienten).

Dann wird der Klient gebeten, die genannten Situationen, in denen die Teilpersönlichkeit aktiv war, jetzt in der Vorstellung auf diesem Stuhl abzulegen und den Platz damit energetisch zu füllen. Die Idee dabei ist, einen Dialog entstehen zu lassen zwischen diesem Ich-Zustand der Teilpersönlichkeit und dem Beobachter-Zustand des Klienten. Wir reden dann vom Beobachterplatz und dem Platz der Teilpersönlichkeit (»Nörgler«). Der Klient beginnt wie in einem Rollenspiel der Teilpersönlichkeit etwas zu sagen, wie etwa: »Meckere nicht immer so rum …«

Dann wechselt der Klient die Stühle und setzt sich auf den Platz des Nörglers, das heißt auf den anderen Stuhl, und antwortet von dort. Er fühlt, wie es sich auf diesem Platz in seinem Körper anfühlt – anders als auf dem Beobachterstuhl? Er identifiziert sich innerlich mit der ihm wohlvertrauten Teilpersönlichkeit des Nörglers und antwortet als diese: »Du brauchst den Druck und meine Kritik, sonst würdest du nichts hinbekommen.«

So entsteht ein Dialog zwischen dem Antreiber und dem Beobachter, und es geht oft lange hin und her mit dem Wechseln der Positionen – in unserem Beispiel zwischen der Teilpersönlichkeit »Nörgler« und der »Beobachter«-Position. Es ist nicht leicht, die einzelnen Persönlichkeitsanteile, die verschiedenen Ich-Zustände oder Identitäten auseinanderzuhalten und dabei eine ordnende Hand zu entwickeln. Es ist eine subtile Arbeit. Die Aufgabe des Ordnens übernimmt in der ersten Phase oft noch der

Therapeut, bis der Klient mit der Teilpersönlichkeitsarbeit so vertraut ist, dass er es immer häufiger schafft, auch alleine in den disidentifizierten Zustand des Beobachters zu finden.

Wichtig ist, beim Wechseln der Positionen vom Beobachter-Platz zum Beispiel auf den »Nörgler«-Platz immer ganz achtsam den Körper zu spüren und zu schauen, ob sich etwas verändert hat. Wenn der Klient auf dem »Nörgler«-Platz viel Stärke spürt, ist es heilsam, diese Stärke ganz vom Klienten spüren zu lassen und sie ins Erleben zu bringen: »Ja, wie fühlt es sich an, diese Kraft zu spüren? Geben Sie ihr Raum, sodass sie sich im ganzen Körper ausbreitet.«

Die fünf Phasen der Teilpersönlichkeitsarbeit (mit Elementen der EPT)

Der Dialog mit der Teilpersönlichkeit hat folgende Phasen: Erkennen, Akzeptieren und Separieren, Koordinieren, Integrieren und Synthese:

1. *ERKENNEN:* Achtsamkeit und Gewahrsein schulen. Infrage kommende Übungen: Tagesrückblick, Meditation. Phase des Beobachtens.
2. *AKZEPTIEREN UND SEPARIEREN:* Was willst du? Was brauchst du? Einen Dialog herstellen.
3. *KOORDINIEREN:* Die »ordnende Hand« des Beobachters einsetzen; einen Vertrag mit der Teilpersönlichkeit schließen.
4. *INTEGRIEREN:* Was brauchst du? Allmähliches Zusammenwachsen durch immer feinere Zuwendung,
5. *SYNTHESE:* Auflösung. Infrage kommende Übungen: Gipfelwanderung mit Teilpersönlichkeit, das Potential der Teilpersönlichkeit wird frei, schöpferisches Umgestalten der in der Teilpersönlichkeit gebundenen Energie.

In allen Phasen versucht der Therapeut wahrzunehmen, wo der Klient gerade ist, und weiß, worum es dann geht. Die Interventionen des Therapeuten können helfen, den Prozess zu lenken. Die Fragen »Was willst du, Teilpersönlichkeit? Was brauchst du, Teilpersönlichkeit?« werden in allen Phasen der Arbeit eingesetzt.

Das Ziel der Arbeit ist, eine Disidentifizierung von den Teilpersönlichkeiten zu erreichen, die in ihnen gebundene Energie zu befreien und sie dem »Selbst« zugänglich zu machen. So wird die Energie und Kraft, die vielleicht in einer Teilpersönlichkeit gebunden ist, wieder dem Gewahrsein und der Entscheidungskraft zugeführt.

Bei der psychotherapeutischen Arbeit mit Stühlen kann man einen weiteren Stuhl hinzunehmen und ihn beispielsweise als den Platz, der die Weisheit repräsentiert, zu den anderen Stühlen dazustellen. Dieser Stuhl kann den Buddha oder ein anderes Weisheitssymbol wie die kosmischen Eltern oder einen weisen Freund repräsentieren. Das Hinzustellen dieses Stuhls trägt dazu bei, dieser Ebene des Seins, der Weisheitsebene oder »Buddha-Natur« gewahr zu bleiben und ein »Heilendes Feld« entstehen zu lassen. Man kann diesen Weisheitsplatz »Buddha« auch in die Dialogarbeit mit Fragen oder Bitten miteinbeziehen. Auch ist es möglich, dass sich der Klient auf den Platz setzt, der den Weisheitsaspekt repräsentiert, und von dort der Dialog mitgestaltet wird. Hier entsteht eine heilende Wirkung durch das Repräsentieren der Weisheitsebene.

Wenn durch die Teilpersönlichkeitsarbeit Gewahrsein über unbewusste Fixierungen entsteht, werden durch ihre Auflösung die in den Strukturen gebundenen Energien gelöst. Wenn der Übende mit dieser Art der inneren Arbeit vertraut ist und seine Teilpersönlichkeiten etwas kennt, kann er die Reaktionsmuster beeinflussen, sobald sie auftauchen, noch bevor sie sich ganz entfalten. Das könnte beispielsweise beim Auftauchen des Nörglers bedeuten, dass er bemerkt wird in dem Moment, wo sich die Wahrnehmung entsprechend zu verändern beginnt. Die weitere, sonst automatische Dynamik wird dann vielleicht unterbrochen durch einen Gedanken wie: »Hallo Nörgler, ich habe dich gesehen. Da du jetzt auftauchst – was willst du, was brauchst du?«

Beim psychotherapeutischen Arbeiten belässt es der Therapeut nach einer Therapiesitzung manchmal bei der Akzeptanz und der Separierung der Teilpersönlichkeit vom Beobachter. Vielleicht nimmt der Klient sich vor, die Teilpersönlichkeit regelmäßig mittels des Tagesrückblicks (Übung R.3) zu beobachten oder jeweils innerlich zu fragen, was sie will und was sie braucht, wenn sie auftaucht.

Wenn bei einer vollständigen Teilpersönlichkeitsarbeit alle fünf Phasen durchlebt werden, kommt es meist zu einem versöhnlichen, integrierenden Erleben. Es könnte ein innerer Vertrag des Klienten mit seiner Teilpersönlichkeit zustande kommen, zum Beispiel: »Nörgler, du machst mir nicht immer solch einen Druck, und ich gebe dir mehr Anerkennung.« Oder es gelingt eine Synthese. Das ist der Fall, wenn sich Energien des Höheren Selbst einstellen oder eine große innere Offenheit im Sinne der Grundnatur des Seins entsteht und die Kräfte der Teilpersönlichkeit sich vom Selbst aus lenken lassen. Manchmal löst sich eine Teilpersönlichkeit auf, oder das positive Potential der Teilpersönlichkeit wird frei. Durch die fortgesetzte Teilpersönlichkeitsarbeit verändert sich die Autonomie der Teilpersönlichkeiten. Sie wird mehr der Entscheidungskraft des Selbst und dem Gewahrsein zugeführt. Die Person kann dann ganz bewusst die Teilpersönlichkeit einsetzen.

Teilpersönlichkeiten entstehen oft in der Kindheit, nach Ken Wilbers Modell der Entwicklungspsychologie frühestens ab dem achten Lebensjahr. Sie können aber auch noch im Erwachsenenalter entstehen. Oft treten sie in oppositionellen »Paaren« auf. Wenn der Klient die Teilpersönlichkeit »Nörgler« bemerkt, reagiert er vielleicht mit einem Gefühl und einer Neigung, sich verschämt zurückzuziehen oder sich in selbstabwertenden Vorwürfen zu verfangen. Manchmal geht das recht tief. Es werden dann alte Gefühle aus der Kindheit, Gefühle von früheren Ich-Zuständen, zum Beispiel die des Inneren Kindes (siehe Kapitel S), wachgerufen. In diesem Beispiel würde es sich um ein oppositionelles Auftreten der Teilpersönlichkeit Nörgler mit einem beschämten Inneren Kind handeln. Also: Selbstabwertung durch die Nörgler-TP (»Wie konnte ich das nur falsch machen!?«), begleitet von der Gefühlsreaktion des Inneren-Kind-Anteils mit Scham und dem Gefühl, sich klein und falsch zu fühlen, wie ein Totalversager.

Die Ursachen oder auslösenden Situationen sind meist reale Erlebnisse, die wir als Kind mit erwachsenen Bezugspersonen, meist Eltern, Großeltern oder älteren Geschwistern, hatten. Die innere Verarbeitung dieser real erlebten Beziehungserfahrungen führte zu einer Verinnerlichung mit der Neigung zu unbewusster Reproduktion. In unserem Beispiel könnte es das Nörgeln der leiblichen Mutter gewesen sein, das die »Wurzel« des inneren Nörglers war.

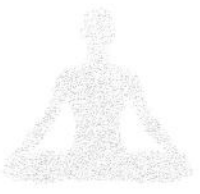

Tagesrückblick auf eine Teilpersönlichkeit (Übung R.3)

Diese Übung dient der vertieften Bewusstwerdung einer Teilpersönlichkeit.

Gehen Sie bitte so vor, wie Sie es bei dem gedanklichen Tagesrückblick (Übung N.5) gewohnt sind. Dann gehen Sie im zweiten Durchlauf den Tag noch einmal durch und achten darauf, ob die von Ihnen gewählte Teilpersönlichkeit, in unserem Fall der Nörgler, über den Tag aktiv war.

- Unter welchen äußeren und inneren Umständen kam die Teilpersönlichkeit auf die Bühne?
- Welche Qualitäten oder Charakterzüge der Teilpersönlichkeiten haben Ihnen geholfen oder haben Sie behindert?
- Waren die Impulse der Teilpersönlichkeit im Einklang mit dem, was Sie wollen, oder wurden Sie durch sie beherrscht oder kontrolliert?

- Haben Sie versucht, Einfluss zu behalten, oder konnten Sie sie mit Ihren Lebenszielen in Einklang bringen?

Machen Sie sich bei Bedarf Notizen zu der Übung, und wiederholen Sie sie öfters.

Auch ohne sich des Konzepts von Teilpersönlichkeiten zu bedienen, ist es interessant, sich das Auftauchen bestimmter emotionaler Muster und deren Auswirkungen auf unser Denken, Sprechen und Handeln im Detail bewusst zu machen. Wir richten dabei im Laufe von Monaten und Jahren nach und nach das Gewahrsein auf die verschiedenen unser Leben bestimmenden Emotionen, Muster und Teilpersönlichkeiten und untersuchen, wie sie in verschiedenen Facetten immer wieder auftauchen und unsere Wahrnehmung verändern. Anders als in der klassischen Meditation nehmen wir dabei eine interessierte Haltung ein und fragen nach den Bedürfnissen, die sich darin ausdrücken – und nach dem eigentlichen Grundanliegen. Darauf richten wir dann unsere Aufmerksamkeit, um zu neuen Lösungen zu finden.

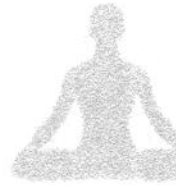

Zusammen mit einer Teilpersönlichkeit einen Berg besteigen (Übung R.4)

Diese Übung hat eine explorierende, integrierende und synthetisierende Wirkung und stammt ursprünglich aus der Psychosynthese.

Gehen Sie langsam mit Ihrer Aufmerksamkeit nach innen. Sie können bei dieser Übung nichts falsch machen. Spüren Sie die Empfindungen in Ihren Füßen und in Ihrem Körper. Sie können mit einem langen Ausatem alle unerwünschten Fixierungen in der Vorstellung ausatmen.

Am besten machen Sie die Übung mit geschlossenen Augen. Wenn es Ihnen aber unangenehm ist, können Sie die Augen zu jeder Zeit wieder aufmachen. Wählen Sie eine Teilpersönlichkeit, mit der Sie jetzt diese innere Reise machen werden, am besten eine, die Ihnen schon etwas vertraut ist.

Stellen Sie sich vor, Sie sind auf einer Wiese in einer schönen Landschaft. Es ist ein Sommermorgen, und die Sonne scheint. Sie nehmen Ihre Empfindungen ganz intensiv mit allen Sinnen wahr: das Gras unter Ihren Füßen, die Farben der Blumen auf der Wiese. Vielleicht hören Sie den Gesang von Vögeln. Vielleicht spüren Sie einen Windhauch auf der Haut.

Sie sind ganz wach und fühlen sich gut gerüstet für diese innere Reise.

In einiger Entfernung sehen Sie einen Berg, nicht zu hoch, aber doch einen richtigen Berg, der sich deutlich aus der Wiesenlandschaft erhebt.

Nun folgen Sie zusammen mit Ihrer Teilpersönlichkeit einem Pfad, der Sie auf den Berg hinaufführt. Der Weg, dem Sie folgen, steigt langsam an. Sie nehmen die Landschaft, durch die Sie hinaufwandern, ganz bewusst wahr, die Wiesen, dann einen Bachlauf, den Wald, den Sie durchwandern. Und Sie nehmen wahr, wie sich das Miteinander mit der Teilpersönlichkeit entwickelt. Gibt es eine Unterhaltung, oder gehen Sie schweigend? Sie steigen den Berg immer weiter hinauf. Jetzt müssen Sie etwas mehr Kraft aufwenden. Je höher Sie steigen, umso weiter können Sie ins Land sehen, und vielleicht ist es in Ihrem inneren Empfinden ähnlich, so als wenn da auch Freiräume entstünden, ganz so, wie der Blick immer mehr in die Weite gehen kann. Vielleicht spüren Sie auch mehr Klarheit in der Luft beim weiteren Ansteigen.

Achten Sie auf den Kontakt mit Ihrer Teilpersönlichkeit, auch ob sich hier etwas verändert. Dann erreichen Sie das Gipfelplateau und genießen es, Ihr Ziel erreicht zu haben.

Dort oben stehen Sie mit Ihrer Teilpersönlichkeit, und Sie sehen, wie Sonnenstrahlen auf den Boden fallen und so etwas wie ein Feld oder ein Kegel aus Licht entsteht. Stellen Sie sich nun zusammen mit der Teilpersönlichkeit in dieses Lichtfeld, und nehmen Sie wahr, was geschieht. Lassen Sie es einfach geschehen und bleiben gewahr. Macht es etwas mit Ihnen oder der Teilpersönlichkeit? Nehmen Sie auch die Empfindungen in Ihrem Körper wahr. Vielleicht bleiben Sie einige Zeit in diesem Lichtfeld, treten dann heraus und kommen zum Ausgangspunkt Ihrer Reise zurück.

Dann nehmen Sie sich Zeit, innerlich wieder hier im Zimmer anzukommen. Spüren Sie Ihren Körper, Ihren Atem. Wenn es für Sie der richtige Zeitpunkt ist, dann öffnen Sie die Augen und orientieren sich im Raum.

Vielleicht mögen Sie etwas niederschreiben, oder Sie lassen sich Zeit, die Übung ausklingen zu lassen.

In der Therapiesituation lässt sich der Therapeut das Erleben des Klienten schildern: »Was haben Sie erlebt?« Oder: »Möchten Sie mir etwas von Ihrem Erleben schildern?«

Fallbeispiel zur Teilpersönlichkeitsarbeit

Die siebenundvierzigjährige Klientin A. kam mit folgender Symptomatik in die Praxis. Es wurde ein Erschöpfungssyndrom diagnostiziert. Sie klagte über Unruhezustände, Schlafstörungen, diverse Ängste, Überforderungsgefühle und aggressive Affektdurchbrüche. Mit der Teilpersönlichkeitsarbeit, die wir hier auszugsweise wiedergeben, wurde in der zehnten Therapiestunde begonnen.

Therapeut: Woran wollen Sie arbeiten?

Klientin: Ich habe immer diese Selbstabwertungen, dann mach ich irgendeinen kleinen Fehler, und ich habe dann so Selbstvorwürfe in mir. »Mein Gott, bist du dämlich, nicht mal das kannst du. Du bist ja wirklich die letzte Null.«

Therapeut: Ah, ja. Sie berichteten schon einmal von diesen Selbstabwertungen und Selbstvorwürfen. Wollen wir heute in der Sitzung daran mal etwas mehr in der Tiefe arbeiten?

Klientin: Ja.

Therapeut: Sie haben mir ja diese Selbstabwertungen schon öfter beschrieben. Die tauchen besonders dann auf, wenn Ihnen ein Fehler passiert?

Klientin: Ja genau, aber oft auch einfach so, zum Beispiel manchmal schon direkt nach dem Wachwerden, auch wenn ich nachts nicht schlafen kann und wachliege.

Therapeut: Ich schlage Ihnen eine effiziente therapeutische Vorgehensweise vor: die Teilpersönlichkeitsarbeit. Wir betrachten dabei diese abwertenden, selbstverurteilenden Gedanken, als wären sie mit einer gewissen Autonomie ausgestattet, denn sie tauchen ja immer einfach so auf und sind dann schlecht zu steuern.

Klientin: Ja, ich kann sie gar nicht steuern, das ist wie ein Reflex und nervt.

Therapeut: Wir werden in dieser Arbeit diese verurteilenden und selbstabwertenden Gedanken als eine Teilpersönlichkeit mit einer gewissen Autonomie behandeln. Es ist so ein bisschen wie ein Rollenspiel, das ist Ihnen ja bekannt.

Klientin: Ja, kenne ich.

Therapeut: Dann nehme ich jetzt mal diesen Stuhl. *(Therapeut holt einen leeren Stuhl und stellt ihn in die Nähe der Klientin.)* Dieser Stuhl soll jetzt der Platz für diese Seite von Ihnen sein. Ist der Platz *(zeigt auf den Stuhl)* so gut oder ein bisschen weiter weg?

Klientin: Ja, ein bisschen weiter weg ist besser.

Therapeut *(stellt den Stuhl einen halben Meter weiter weg. Der Stuhl steht an der rechten Seite der Klientin zwei Meter entfernt):* Ist so der Abstand gut?

Klientin: Ja, so ist er gut.

Therapeut *(stellt sich hinter diesen Stuhl):* Und der Name? Wie wäre es mit Richter? Oder eher Richterin?

Klientin: Ja, Richter ist gut.

Therapeut *(fasst jetzt den Stuhl mit beiden Händen an und sagt achtsam):* Das ist jetzt der Richter von Frau A. Bitte drehen Sie Ihren Stuhl etwas, damit Sie dem Richter direkt gegenübersitzen. *(Klientin dreht den Stuhl, ist jetzt dem »Richterstuhl« gegenüber.)* Jetzt werden wir einen Dialog versuchen zwischen Ihnen. Sie sitzen auf dem Platz des Beobachters oder auch dem Platz des Selbst sowie auf dem des Richters. Der Dialog geschieht in direkter Rede, und Sie wechseln öfters die Plätze und sprechen mal vom »Selbst-Platz« aus und mal vom »Richter-Platz«.
Wie fühlen Sie sich auf Ihrem Platz? Wie fühlt sich Ihr Körper an? Was gibt es für Empfindungen?

Klientin: Ich bin etwas angespannt, habe ein bisschen kalte Hände, aber sonst okay.

Therapeut: Gibt es etwas, das Sie dem Richter sagen wollen?

Klientin: Du hast ja recht, aber mich immer so fertigzumachen ist nicht okay.

Therapeut: Dann wechseln Sie jetzt bitte mal auf den »Richter-Platz«. *(Klientin steht auf und setzt sich auf den anderen Stuhl.)* Kommen Sie auf diesem Stuhl erst einmal an. Wie fühlt es sich dort an? Spüren Sie in Ihren Körper. Sehen Sie die Frau A. dort auf dem anderen Stuhl sitzen?

Klientin: Ja, sehe ich, fühle mich okay.

Therapeut: Fühlt sich Ihr Körper genauso an wie drüben auf dem anderen Stuhl?

Klientin: Sogar besser, irgendwie habe ich mehr Kraft.

Therapeut: Ah, dort ist mehr Kraft. Lassen Sie sich doch mal die Kraft ganz spüren.

Klientin: Ja, das ist gut, fühlt sich gut an.

Therapeut: Jetzt werde ich Ihnen immer das gerade von Ihnen Gesagte kurz wiederholen. *(Therapeut wiederholt den letzten Satz vom Selbst-Platz aus:)* »Du hast ja recht, aber mich immer so fertigzumachen ist nicht okay.« Wollen Sie ihr antworten?

Klientin: Du machst zu viel falsch, und dann musst du immer alles wieder in Ordnung bringen. Du bist einfach viel zu unkonzentriert. Mein Gott, reiß dich doch mal ein bisschen zusammen.

Therapeut: Ist das gerade alles, was der Richter zu sagen hat?

Klientin: Ja.

Therapeut: Dann wechseln Sie jetzt bitte wieder auf den anderen Stuhl, auf den Selbst-Platz. *(Klientin steht auf und setzt sich auf den anderen Stuhl, den Selbst-Platz. Therapeut wiederholt das Gesagte zusammengefasst:)* »Du machst zu viel falsch, und dann musst du alles wieder in Ordnung bringen. Du bist zu unkonzentriert. Reiß dich zusammen.« Wie fühlen Sie sich auf dem Selbst-Platz?

Klientin: Nicht so gut, so wie ich mich dann oft fühle, irgendwie runtergemacht und klein, so richtig blöd. Der ist auch so übermächtig, meine Hände werden kälter *(vermutete Angstsymptomatik).*

Therapeut: Wenn der Richter so übermächtig ist, können Sie auch noch einen weiteren Stuhl, der starke oder weise Freunde repräsentiert, zu Ihrer Unterstützung dazunehmen. Da könnte zum Beispiel ein guter starker Mensch aus Ihrer Kindheit oder auch die Mutter Maria als christliches Symbol oder der Buddha oder eine andere Gestalt Ihres Vertrauens sitzen.

Klientin: Ja, der Buddha *(Klientin praktiziert seit einigen Jahren buddhistische Meditation.),* das ist gut. *(Therapeut holt einen weiteren Stuhl und stellt ihn nah an die linke Seite der Klientin.)*

Therapeut: Ist der Platz hier richtig?

Klientin: Ja, da ist es gut, der kann ruhig ganz nah zu mir.

Therapeut *(hält den Stuhl kurz mit beiden Händen):* Das ist jetzt der Buddha-Platz.

Klientin: Das tut gut, ich entspanne mich sofort, die Hände werden auch wieder warm.

Therapeut: Wollen Sie jetzt dem Richter antworten?

Klientin: Das finde ich überhaupt nicht gut, das bringt doch auch gar nichts, Richter. Du machst mich hier so nieder, und dann fühle ich mich richtig blöd. Ich will, dass du damit aufhörst.

Therapeut: Wie fühlen Sie sich jetzt?

Klientin: Ein bisschen besser, es geht auch einfach nicht, da liege ich nachts oft wach und dann immer dieses Runterputzen. Du sollst einfach damit aufhören, lass mich einfach in Ruhe mit diesen Vorwürfen. Ich bin selbst alt genug. Ich weiß, dass ich nicht perfekt bin, aber Menschen machen nun mal manchmal Fehler. Das muss man akzeptieren, auch du, Richter.

Therapeut: Wie geht es Ihnen jetzt? Spüren Sie ruhig in den Körper.

Klientin: Jetzt kommt langsam meine Kraft wieder. Die kalten Hände sind auch ganz weg, ich fühle mich nicht mehr so machtlos. Und du *(zum Richter gewandt)*, du wirst mich jetzt vor allem nachts einfach in Ruhe lassen. Konstruktive Kritik ist ja okay, aber nicht in der Form.

Therapeut: Fragen Sie den Richter doch mal: Was willst du, Richter?

Klientin: Also – was willst du, Richter?

Therapeut: Jetzt bitte wieder auf den Richter-Platz. *(Klientin steht auf und setzt sich auf den anderen Stuhl, Therapeut wiederholt den Satz:)* »Was willst du, Richter?«

Klientin: Ich will, dass du in allem gut bist, damit du geachtet wirst von den Menschen. Damit du es gut hast im Leben. *(Klientin wechselt den Stuhl und setzt sich auf den Selbst-Platz.)*

Therapeut *(wiederholt den Satz):* »Ich will, dass du gut bist, damit dich die Menschen achten, damit du es gut im Leben hast.«

Klientin: Ja, Richter, das ist ja okay, das kann ich ja auch anerkennen, aber nicht so, ich kann oft nicht schlafen und liege wach und fühle mich richtig schlecht, und dann bin ich am anderen Tag müde, und da passieren mir auch mehr Fehler. Es muss sich was ändern, du kannst mir konstruktive Hinweise geben, aber dieses Runterputzen muss aufhören.

Therapeut: Wie fühlen Sie sich jetzt, was sagt der Körper?

Klientin: Kraft, fühle mich gut, bisschen wie wieder Herr im Haus sein.

Therapeut: Gut, bleiben Sie bitte damit in Kontakt. Lassen Sie es sich noch mal ganz spüren, die ganze Kraft, wie es sich anfühlt, wieder Herr im Haus zu sein.

Klientin *(wird ruhig, nach einigen Augenblicken sagt sie):* So fühle ich mich viel besser, da habe ich wieder meine Kraft. Auch hier *(zeigt auf den Herzbereich)* fühlt es sich viel freier und offener an.

Therapeut: Sehr schön, möchten Sie noch einen Moment damit bleiben?

Klientin: Ja. *(Klientin bleibt zwei Minuten im Spüren und Fühlen.)*

Therapeut: Können Sie den Richter bitte fragen: Was brauchst du, Richter?

Klientin: Ja, also: Was brauchst du, Richter?

Therapeut: Jetzt bitte noch einmal auf den Richter-Platz wechseln. *(Klientin steht auf und setzt sich auf den Richter-Platz.)* Wie fühlt es sich jetzt dort an? Noch genauso wie eben?

Klientin: Nein, anders, nicht mehr so stark und mächtig wie eben.

Therapeut: Ah, ja. *(Therapeut wiederholt den letzten Satz:)* »Was brauchst du, Richter?«

Klientin: Ich meine es ja nur gut mit dir, damit du es leichter hast im Leben.

Therapeut *(wiederholt den Satz):* »Was brauchst du, Richter?«

Klientin: Ich brauche, dass du das siehst, dass ich es gut mit dir meine.

Therapeut: Ja, wenn das gerade alles ist, was vom Richter-Platz kommt, dann bitte wechseln. *(Klientin wechselt auf den Selbst-Platz.)* Ruhig erst mal ganz auf dem Selbst-Platz ankommen. Körper spüren, wahrnehmen. *(Klientin wirkt entspannt. Therapeut wiederholt den Satz:)* »Ich meine es ja nur gut mit dir, ich brauche, dass du das siehst.«

Klientin: Ja, Richter, das kann ich sehen. *(Klientin entspannt sichtlich mehr und ist gerührt, hat Tränen in den Augen.)* Ich kann gerade gar nichts mehr sagen, aber es geht mir gut. Das kann ich dem Richter schon sagen, dass ich sehe, dass er es gut mit mir meint. *(Ist weiter berührt, schluchzt.)*

Therapeut: Ja, sagen Sie es ihm ruhig noch einmal.

Klientin: Ja, Richter, ich sehe, dass du es gut mit mir meinst. *(Klientin wird ganz still, es scheint innerlich etwas in ihr vorzugehen.)*

Therapeut: Bleiben Sie ruhig noch bei dem, was Sie jetzt wahrnehmen.

Klientin: Ich fühle mich irgendwie so ganz durchströmt.

Therapeut: Dabei bleiben. *(Dann nach einer Weile:)* Hat es jetzt noch einen Impuls in Ihnen? Hat noch etwas zu geschehen?

Klientin: Eigentlich nicht, ist gut. Aber was ist denn mit dem Buddha-Platz? *(Zeigt auf den Stuhl.)*

Therapeut: Ja, wollen Sie sich mal auf den Buddha-Platz setzen?

Klientin: Ja, wenn man das darf.

Therapeut: Ja, dann setzen Sie sich auf den Stuhl, der den Buddha-Platz repräsentiert. *(Klientin steht auf und setzt sich auf den Buddha-Platz.)* Und ganz auf diesem Stuhl Platz nehmen und wahrnehmen … Wie ist es dort? Lassen Sie sich ruhig Zeit. *(Klientin bleibt mit geschlossenen Augen lange sitzen.)*

Klientin: Ganz tief und offen erlebe ich es hier.

Therapeut: Ja, möchten Sie dort noch etwas bleiben?

Klientin: Ja.

Therapeut *(nach einer Weile):* Sie können sich dann auch wieder auf den Selbst-Platz setzen. Stehen Sie dazu gleich bitte ganz langsam und achtsam auf und nehmen alles, was Sie jetzt auf dem Buddha-Platz erleben, mit auf den Selbst-Platz. *(Energetische Arbeit. Klientin steht ganz langsam auf und wechselt langsam den Platz zum Selbst-Platz zurück.)* Und ist es Ihnen gelungen, etwas mitzunehmen?

Klientin: Ja. *(Klientin ist sichtlich in einem offenen, gelösten und entspannten Zustand und wirkt sehr ruhig.)*

Therapeut: Ist es für Sie in Ordnung, wenn wir diese Sequenz jetzt beenden?

Klientin: Ja, ist gut so.

Therapeut: Dann räume ich jetzt die Stühle weg, und Sie nehmen, wenn Sie gleich gehen, Ihren Richter und den Buddha mit. *(Therapeut schüttelt die Stühle einmal symbolisch für das »Wieder von der repräsentativen Bedeutung befreien« und stellt sie an ihren ursprünglichen Platz im Zimmer zurück.)*

Klientin und Therapeut vereinbarten dann, dass sie, falls es wieder Selbstabwertungen und Selbstvorwürfe geben sollte, in einen kleinen inneren Dialog mit der Richter-Teilpersönlichkeit gehen würde und in der Therapie davon berichten solle, wie es sich weiterentwickelt. Zudem vereinbarten Klientin und Therapeut, dass sie regelmäßig den gedanklichen Tagesrückblick auf die Teilpersönlichkeit (Übung R.3) durchführen wollte. Im weiteren Therapieverlauf des nächsten halben Jahres verschwanden die Schlafstörungen bis auf eine Restsymptomatik. Die Klientin konnte sich ganz langsam erholen und besser für sich sorgen. Vor allem die massiven Selbstabwertungen besserten sich. Nach einem Jahr regelmäßiger innerer Arbeit mit dem Richter durch die Klientin waren die massiven Schuldgefühle und die daraus resultierenden Gefühle von Niedergeschlagenheit deutlich zurückgegangen und wurden von der Klientin nicht mehr thematisiert. Auch hinsichtlich der aggressiven Affektdurchbrüche gab es eine Verbesserung, es wurden in der Therapie aber noch einige andere Methoden eingesetzt.

S. Arbeit mit dem Inneren Kind (Methode S.1)

Die psychotherapeutische Innere-Kind-Arbeit ist eine effiziente Methode, die heute in vielen psychotherapeutischen Richtungen angewandt wird. Sie arbeitet mit aktiven Imaginationen. Ich habe die Innere-Kind-Arbeit im Rahmen einer Ausbildung in Psychosynthese kennengelernt.

Folgen wir einer einfachen Untergliederung von Persönlichkeitsanteilen in Kind-Ich, Erwachsenen-Ich und Eltern-Ich. Oft wechseln die Identitäten, ohne dass es den Menschen bewusst ist. Es ist im Leben häufig zu beobachten, besonders auch in Paarbeziehungen, dass ein Partner im Eltern-Ich-Anteil ist und der andere Partner im Kind-Ich-Anteil. Ein Ziel der Arbeit mit dem Inneren Kind ist es, dass nicht länger eine innere Dynamik das Verhalten, Denken und Fühlen einer Person steuert. Ein Beispiel ist der liebevolle Ehemann, der, wenn bestimmte alte Erlebnisse aus seiner Kindheit und die dazugehörigen Gefühle von Verzweiflung durch bestimmte Verhaltensweisen seiner Ehefrau angetriggert werden, zu einem aufbrausenden, wütenden und aggressiven Gegenüber wird, das seine Ehefrau niederbrüllt. Bei diesem Beispiel wäre dann neben dem Ziel der Affektkontrolle und dem Eruieren der ursächlichen kränkenden Erlebnisse in der Kindheit die nachträgliche eigene innere Be-elterung des bedürftigen Kind-Anteils durch den Klienten. So können nicht befriedigte Bedürfnisse oder nicht verarbeitete Kränkungen durch die Selbst-Be-elterung heilen und nachreifen. Anders ausgedrückt: Wir würden den unbefriedigten Anteilen nachträglich das geben, was sie in der Kindheit gebraucht hätten. So wird der Weg zur Heilung bereitet. Oft sind es nicht genügend gestillte Bedürfnisse nach

Sicherheit und Verlässlichkeit in der Beziehung oder nach Schutz, das Da-Sein, das Halten, auch mit dem Bedürfnis, gesehen zu werden, mit dem Bedürfnis, geliebt zu werden, angenommen zu sein, auch mit den Gefühlen, die man als Kind hatte.

So lassen sich noch viele unserer Grundbedürfnisse aufzählen, die wir als Kinder hatten und auch als Erwachsene oft noch haben. Blieben diese Bedürfnisse ungestillt (so wie es bei einem Klienten in der Kindheit vielleicht war), dann gibt es die Tendenz, dass der Klient in der Art der Beziehungsgestaltung mit sich selbst, aber auch mit anderen Personen die alten Verarbeitungsmuster als Grundmuster der unbewussten Dynamiken immer wiederholt.

Eine kurze Betrachtung aus buddhistischer Sicht

Beim Betrachten der Dynamiken, die sich zwischen spirituellen Lehrern und Lehrerinnen und ihren Schülern und Schülerinnen abspielen, zeigt sich, wie sehr in vielen Fällen die Bedürfnisse und Ängste des Inneren Kindes hineinspielen. Es handelt sich um eine Re-Inszenierung der Suche nach dem idealen Vater und der idealen Mutter mit all den Projektionen, die dazugehören. Die Ängste, nicht angenommen, nicht gesehen, nicht gehört, nicht geliebt zu werden, gehören genauso dazu wie die Wünsche, es ihnen recht zu machen, sie glücklich zu machen, Konflikte zu vermeiden oder sogar ihnen den abwesenden Partner oder die Partnerin zu ersetzen. Auch erwarten wir oft unbewusst, dass sich unsere LehrerInnen im Guten wie im Schlechten wie unsere Eltern verhalten. So findet sich da ein reicher Boden für Ent-Täuschungen in unseren unbewussten Übertragungen. Wie sehr lohnt es sich also, die Arbeit mit den Inneren-Kind-Anteilen (Kapitel S) zu machen, ebenso wie die Arbeit mit den Eltern-Bildern (Kapitel T), die wir in uns tragen.

Diese Aufräum-Arbeit wird uns helfen, einigermaßen gesunde

Beziehungen zu unseren Lehrern aufzubauen, ohne von ihnen die Erfüllung der Bedürfnisse zu erwarten, die in unserer Familie nicht gestillt werden konnten – und auch ohne die Beziehung allzu sehr mit den Ängsten zu belasten, die unsere biografischen Wunden begleiten. Obwohl die Praxis des Guru-Yogas eigentlich auch eine nachträgliche Be-elterung ermöglicht, fehlt es beim Visualisieren des Gurus doch meist an direktem Bezug zu unseren konkreten Lebenserfahrungen. Auch die Jidam-Praxis, also die Meditation auf uns selbst und andere als Buddhas, würde es eigentlich ermöglichen, ein heilendes neues Selbstbild aufzubauen, in dem die alten Muster der Eltern-Kind-Übertragung nicht mehr anspringen. Doch die Erfahrung zeigt, dass die Meditationen selten – Ausnahmen gibt es sicherlich – tief genug mit diesen emotionalen Belastungen aufräumen. Deswegen kann Dharma-Praktizierenden sehr zu dieser Arbeit geraten werden; der innere Weg wird umso schneller gehen.

Spruch über einer tibetischen Schule
Wenn ein Kind kritisiert wird, lernt es zu verurteilen.
Wenn ein Kind angefeindet wird, lernt es zu kämpfen.
Wenn ein Kind verspottet wird, lernt es, schüchtern zu sein.
Wenn ein Kind beschämt wird, lernt es, sich schuldig zu fühlen.
Wenn ein Kind verstanden und toleriert wird, lernt es geduldig zu sein.
Wenn ein Kind ermutigt wird, lernt es, sich selbst zu vertrauen.
Wenn ein Kind gelobt wird, lernt es, sich selbst zu schätzen.
Wenn ein Kind gerecht behandelt wird, lernt es gerecht zu sein.
Wenn ein Kind geborgen lebt, lernt es zu vertrauen.
Wenn ein Kind anerkannt wird, lernt es, sich selbst zu mögen.
Wenn ein Kind in Freundschaft angenommen wird, lernt es, in der Welt Liebe zu finden.

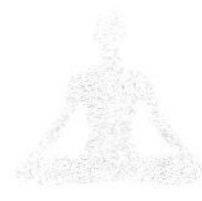

Dem Inneren Kind das geben, was es braucht (Übung S.1)

Lassen Sie uns durch eine Übung einen Geschmack von der Arbeit mit dem Inneren Kind bekommen. Für diese Übung verankert sich der Therapeut/die Therapeutin in größtmöglicher, natürlicher Offenheit, visualisiert ein Lichtfeld im Herzen des Klienten und lässt durch die innere Haltung und Ausrichtung ein Heilfeld entstehen (siehe Kapitel M und Übung N.1). Dann beginnt die Übungsanleitung:

Gehen Sie bitte mit Ihrer Aufmerksamkeit nach innen; es ist von Vorteil, die Augen zu schließen. Sie können sie natürlich jederzeit, wenn Sie es brauchen, wieder aufmachen.

Richten Sie Ihr Gewahrsein zu den Empfindungen des Körpers, ruhig zuerst zu den Empfindungen in den Füßen, dann zu den Stellen des Körpers, die mit dem Stuhl in Kontakt sind: die Oberschenkel, das Gesäß, der Rücken, die Unterarme. Folgen Sie einige Augenblicke Ihrem Atem, vielleicht können Sie beobachten, wie die Bauchdecke sich beim Einatmen hebt und beim Ausatmen senkt. Bleiben Sie ruhig einige Augenblicke dabei. Lassen Sie sich dabei von den Fragen leiten: »Wie ist das Erleben von körperlichen Empfindungen oder anderen Sinneseindrücken?«

Lassen Sie nun all das präsent sein, was für Sie Heilung bedeutet. Sie können sich auch hier im Raum, in Ihrer Nähe, ein Symbol der Weisheit und der Liebe vorstellen, wie einen Buddha oder einen anderen Ausdruck des Erwachens, oder sich vorstellen, von einem Lichtfeld umgeben zu sein.

Wenn Sie sich bereit für die nächste Phase der Übung fühlen, dann stellen Sie sich vor, dort hinter der Tür steht Ihr Inneres Kind, und es wartet darauf, zu Ihnen kommen zu dürfen. Versuchen Sie sich zu erinnern, wie Sie als Kind ausgesehen haben, und stellen Sie sich vor, dass dieses Kind jetzt vor der Tür steht. Und wenn Sie bereit sind, dann bitten Sie es hereinzukommen. Es öffnet die Tür und stellt sich vor oder neben Sie. Lassen Sie sich Zeit, das Kind erst einmal zu betrachten. Wie steht das Kind dort? Wie ist seine Körperhaltung? Wie ist sein Gesichtsausdruck? Was trägt es für Kleidung in der inneren Szene? Sind Sie bereit, ihm in die Augen zu schauen? Was löst das in Ihnen aus? Verändern sich die Empfindungen in Ihrem Körper? Seien Sie ganz achtsam, wie sich das Kind in der inneren Szene äußert und was es in Ihnen auslöst, auch ob andere innere Bilder auftauchen …

Dann beginnen Sie einen Dialog mit Ihrem Inneren Kind. Fragen Sie es, was es will. Vielleicht will es mit Ihnen spielen oder Ihnen etwas zeigen. Sie können sich etwas Zeit lassen für das Erkunden dessen, was Ihr Inneres Kind will. Die Antworten können sich verschiedenartig zeigen – in Bildern oder Gefühlen oder Gedanken. Sie müssen nicht sofort darauf reagieren, es ist wichtig, dass Sie bereit sind zu hören.

Dann geht es etwas tiefer, und Sie fragen das Kind: »Was brauchst du wirklich?«

Lassen Sie sich Zeit zu prüfen, ob Sie bereit sind, Ihrem Inneren Kind etwas von dem zu geben, was es braucht. Sie können ihm auch genauso sagen, ob Sie ihm das geben wollen, was es braucht, oder vielleicht nur etwas davon oder vielleicht auch gar nichts. Es muss für Sie stimmig sein und sich auch in Ihrem Leben umsetzen lassen.

Falls Sie sich selbst nicht stark genug fühlen, können Sie auch Ihr Weisheitssymbol (wie den Buddha oder andere) bitten, Ihnen dabei zur Seite zu stehen. So ein Angebot könnte zum Beispiel sein, dem Kind täglich zwei Minuten ungeteilte Aufmerksamkeit oder Zeit zum Spielen zu schenken.

Nehmen Sie achtsam die Reaktionen des Kindes wahr: Wie sieht es jetzt aus? Sagt es etwas, oder hat sich der Gesichtsausdruck verändert? Und wie fühlt sich Ihr Körper an?

Dann kommen Sie allmählich zum Ende der Übung. Es mag sein, dass Sie Ihr Inneres Kind verabschieden oder dass es bleibt. Spüren Sie wieder mehr die Empfindungen Ihres Körpers. Öffnen Sie die Augen und orientieren sich im Raum.

Nehmen Sie sich die Zeit, dieser Übung noch etwas nachzuspüren oder etwas aufzuschreiben.[95]

---

95 Die Grundform der Übung stammt von U. Pfluger-Heist, »In der Seele liegt die Kraft«.

Ein Rat des Therapeuten könnte sein, sich ein paar Erinnerungsfotos aus der Kindheit anzuschauen oder auch diese mit in die Therapiestunden zu bringen, um sie gemeinsam anzuschauen. Diese Fotos frischen die Erinnerungen auf, und es fällt dann oft leichter mit dem Imaginieren des Inneren Kindes. Eine Ausnahme besteht dann, wenn zum Beispiel durch die Anamnese bekannt ist, dass es starke Traumata im Erleben des Klienten in der Kindheit gab. Dann wäre aufgrund des Risikos von Retraumatisierung dieses Vorgehen nicht ratsam. Oder wenn der Klient es rundherum ablehnt, sich mit seiner Kindheit zu beschäftigen.

Das Kind-Ich hat viel mit Gefühl und mit dem Gefühlserleben zu tun. Das heißt, die Identität und die unbewussten Identifizierungen sind überwiegend im Körper und den Empfindungen des Körpers sowie in den Gefühlen, noch wenig im logisch abstrakten Denken. Je älter das Kind wird, umso mehr kann die Identifizierung auch zu Vorstellungen von sich selbst übergehen.

Das gesunde Innere Kind – solche Erlebnisse haben alle Menschen in sich – ist eine unserer tiefen Ressourcen. Bei vielen Erwachsenen sind die Inneren Kinder beim Sport und in Verbindung mit Bewegung aktiviert, oft ist dann vieles ganz einfach.

Die meisten Menschen haben bis zum Erwachsenwerden Kränkungen, emotionale Verletzungen, Zurückweisungen und Verluste erlebt, die noch wie »vernarbte Wunden« Energie binden und die nie so ganz verheilt sind. Oft besteht die Gefahr, dass sie wieder aufbrechen. Zur Veranschaulichung dient das folgende Fallbeispiel.

Erstes Fallbeispiel zur Arbeit mit dem Inneren Kind

Rüdiger, ein achtunddreißigjähriger Mann, berichtet mir in einer Therapiestunde, dass er in einer Alltagssituation, so wie er sie schon sehr oft erlebt hat, sich bei diesem Mal massiv abgelehnt gefühlt und heftige Gefühle von Trauer und danach starke Selbstzweifel erlebt hat. Er berichtet mir, dass die Verkäuferin aus seiner Stammbäckerei, auf die er sich beim Brötchenholen freut und die ihn immer mit einem netten Lächeln verabschiedet, heute nicht gelächelt habe und irgendwie so anders, so zurückhaltend gewesen sei, dass sie auch ein bisschen gereizt wirkte.

Durch innere Arbeit wurde deutlich, dass bei ihm durch diese Situation alte Kindheitsgefühle aktualisiert worden waren. Er erinnerte sich an Situationen, in denen er sich von seiner Mutter nicht gesehen und abgelehnt gefühlt hatte. Die Stärke seiner erlebten Ablehnungsgefühle war durch das »Aufbrechen der alten Wunde« bedingt. So konnte er sich in dieser Situation nicht erwachsen fühlen (»Schade, dass die Verkäuferin heute nicht so freundlich lächelt, sie hat heute vielleicht einen schlechten Tag.«), sondern die alten Gefühle des Sich-abgelehnt-Fühlens kamen in sein Erleben. Lebenssituationen haben für uns erwachsene Menschen ein gewisses Spektrum an Gefühlsbeteiligung. Ist dies deutlich überschritten, wie es hier bei Rüdiger der Fall war, sind in der Regel alte Gefühlsmuster mit aktiviert oder aktualisiert.

In unserem Beispiel würde man von einem leichten Trauergefühl ausgehen (auf einer Skala von 0 bis 10 wären es dann 1–4). Rüdiger hatte in seiner Selbsteinschätzung die Trauer und Ablehnungsgefühle bei 8,5 eingestuft. Für die Bearbeitung dieser Kränkungssituation des Klienten ist die Innere-Kind-Arbeit sinnvoll und effizient. Rüdiger lernte in dieser wie auch in den weiteren Therapiestunden, sich seinem gekränkten Inneren Kind so zuzuwenden, wie er es als Kind von den Eltern gebraucht hätte. Er lernte, sein Inneres Kind zu be-eltern. Der innere Dialog mit dem Inneren Kind ist daran orientiert, dass sich das Kind wahrgenommen und ernst genommen fühlt, zum Beispiel in seinem Schmerz oder was auch immer die eigentliche Wunde ist. Dies benötigt ein Gegenübersein. Rüdiger fand einen Dialog mit seinem Inneren-Kind-Anteil mit den Worten: »Ja, ich kann sehen, wie schlimm das für dich ist und dass du dich so zurückgewiesen fühlst und wie traurig du darüber bist.« Noch in dieser Sitzung konnte

Rüdiger nach der von ihm angewandten Methode der imaginierten Inneren-Kind-Zuwendung einen Rückgang der Trauer auf der Trauerskala auf 3,5 feststellen. Er nahm sich vor, den Dialog mit dem Inneren Kind regelmäßig zu führen, besonders in oder nach Lebenssituationen, in denen er sich so stark abgelehnt fühlte.

Der Dialog zwischen dem Erwachsenen-Ich und dem Inneren Kind wird ganz individuell an den Bedürfnissen des Kindes orientiert geführt. Es haben sich Sätze wie »Ich sehe, wie es dir geht, ich sehe deine Trauer oder deine Angst, ich sehe dein Gefühl, und ich bin da« als recht wirksam herausgestellt, aber es geht vor allem um den ernst gemeinten, ganz individuellen Dialog. Manchmal wird nur auf der inneren Bildebene gearbeitet, ohne Sprache. Dann nimmt man das Kind in der Vorstellung vielleicht als Erstes aus den wirklichen Erinnerungsbildern, besonders wenn diese bedrohlich sind, heraus und nimmt es zu sich in die Jetztzeit, in die Situation im Therapiezimmer. Es kann hilfreich sein, die Gefühle des Inneren Kindes zu benennen und sie widerzuspiegeln.

Manchmal erlebt der Klient sich in seinem Selbst/Erwachsenen-Ich als nicht stark genug. Dann können wir noch einen weisen, starken Freund, wie einen Buddha, also eine starke Ressource, hinzunehmen. Er kann in der Vorstellung neben oder hinter dem Klienten imaginiert werden oder als inneres Bild innerlich einen Platz bekommen. Es ist dann in dem inneren Dialog möglich, vom Buddha-Platz zu dem Inneren Kind hin und her zu gehen, zu »pendeln«.

Auch in die reale Erinnerungssituation des Kindes, in die Schlüsselsituation, kann, nachdem das Kind aus dieser Situation in der Vorstellung heraus und in die Jetzt-Situation genommen wurde, ein Weisheitssymbol wie der Buddha in der Vorstellung gestellt werden, sodass die Ursprungssituation dadurch Heilung bekommt. Manchmal fühlen sich die Klienten auch für die Eltern oder andere Personen verantwortlich und können es besser so (zurück)lassen, wenn der Buddha in der belastenden Erinnerungssituation repräsentativ für das Kind anwesend bleibt. Zusätzlich wird hierdurch die Weisheitsebene symbolisiert, welche für sich heilend wirkt.

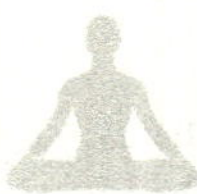

Der Herzatem (Tonglen) mit dem Inneren Kind (Übung S.2)

Eine weitere effiziente Übung in der Inneren-Kind-Arbeit ist der »Herzatem« oder das »Geben und Annehmen« (Tonglen) mit dem Inneren Kind.

Setzen Sie sich bequem auf Ihren Stuhl, und richten Sie Ihr Gewahrsein auf die körperlichen Empfindungen, ruhig zuerst auf die Empfindungen in den Füßen. Dann stellen Sie sich vor, dass Sie mit einem Ausatem alle unerwünschten Fixierungen ausatmen können, danach folgen Sie einige Momente Ihrem Atemfluss, vielleicht an der Bauchdecke, die sich mit dem Einatmen hebt und mit dem Ausatmen senkt. Dann stellen Sie sich vor, dass sich in Ihrem Herzen oder auch über Ihrem Kopf ein Feld aus Licht befindet. Wer möchte, kann sich in diesem Feld aus Licht auch den Buddha oder einen Buddha-Aspekt oder ein anderes Weisheitssymbol, wie den weisen Freund, traditionell ist das der Wurzel-Lama, vorstellen. Es ist aber auch ausreichend, sich dieses Feld aus Licht vorzustellen, das die Grundnatur der Seinsebene symbolisiert.

Dann rufen Sie Ihr Inneres Kind. Vielleicht steht es vor Ihnen oder sitzt in der Vorstellung auf Ihrem Schoß.

Stellen Sie sich vor, dass mit Ihrem Ausatmen helles, strahlendes Licht vom Lichtfeld in Ihrem Herzen zum Inneren Kind fließt. Ein Licht, in dem all das liegt, was das Kind braucht: Heilung, Liebe, Angenommensein, Sicherheit und Schutz. Mit dem Einatmen können Sie sich vorstellen, dass alles Belastende vom Kind in Form von dunklem Licht wegfließt zum Lichtfeld in Ihrem Herzen. Indem es dort das Lichtfeld berührt, wird es automatisch vollständig aufgelöst, und dann fließt mit dem Ausatmen wieder das helle, weiße, strahlende Licht zum Kind hin.

Es ist auch möglich, sich mehr auf das Licht-Geben beim Ausatmen zu konzentrieren.

Es ist ebenfalls möglich, bei dem »Geben« in der Ausatmung bestimmte Gedanken dazuzunehmen, wie: »Mögest du glücklich sein und frei von Leiden. Mögest du die Sicherheit erleben, die du brauchst ...«

Dann lassen Sie diese Vorstellung etwas in den Hintergrund treten und lassen noch während einiger Atemzüge ganz intensiv das helle Licht zu dem Kind fließen. Konzentrieren Sie sich noch einige Momente auf das Lichtfeld – den Buddha im Herzen –, und lassen Sie diese Übung dabei ausklingen.

Kommen Sie langsam ganz in Ihrem eigenen Rhythmus zurück, öffnen Sie die Augen, und orientieren Sie sich im Raum.

Es ist gut, diese Übung noch einige Momente nachklingen zu lassen, vielleicht auch etwas aufzuschreiben. Sie kann ebenso dann angewandt werden, wenn es mit konkreten Erinnerungsbildern aus der Kindheit schwierig ist oder wenn der Dialog mit dem Inneren Kind nicht so gut möglich ist.

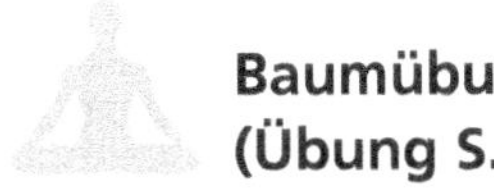

Baumübung (Übung S.3)

Diese Übung stammt ursprünglich aus dem Phyllis-Krystal-Imaginationssystem und wird als sehr nährend erlebt. Sie ist ressourcenorientiert und ermöglicht oft, sich ganz langsam aus der Sicherheit des Kontakts mit den Weisheitsrepräsentanten heraus dem Inneren Kind zuzuwenden.

Gehen Sie mit Ihrer Aufmerksamkeit nach innen. Nehmen Sie den Atem wahr, vielleicht wie sich die Bauchdecke durch den Atemfluss hebt und senkt. Lassen Sie vor Ihrem inneren Auge einen Baum erscheinen. Schauen Sie einfach, welcher Baum auftaucht, ohne es zu forcieren. Wenn es mehrere Bäume gibt, dann wählen Sie einen aus.

Dann gehen Sie in der inneren Szene auf den Baum zu und begrüßen ihn. Sie können ihn umarmen oder die Rinde berühren. Versuchen Sie ihn zu spüren, und vergewissern Sie sich durch Rütteln, dass er stabil ist und Ihrem Gewicht standhalten kann.

Drehen Sie sich in der Vorstellung um, sodass der Baum jetzt hinter Ihrem Rücken ist, zeitgleich kommen Sie in der Realität mit dem Rücken etwa fünfzehn Zentimeter von der Rückenlehne nach vorne. Dann lassen Sie sich mit Ihrem Rücken an die Stuhllehne fallen mit der Vorstellung, dass der Baum Sie hält. Spüren Sie den Halt, die Stütze im Rücken, die Stabilität, die er Ihnen gibt. Als Nächstes identifizieren Sie sich mit dem Baum. Dies ist etwas ungewöhnlich, aber vielleicht gelingt es Ihnen ja sich vorzustellen, sich so zu fühlen, als ob Sie der Baum wären. Gehen Sie mit Ihrer Aufmerksamkeit zu den Wurzeln, dem Teil des Baumes, der meist nicht sichtbar ist. In dieser Übung sind die Wurzeln des Baumes in der »Kosmischen Mutter Erde«, einem Teil Ihres Höheren Selbst, verwurzelt. Erbitten Sie innerlich aus dieser Nahrungsquelle all das, was Sie brauchen, speziell was Sie vielleicht als Kind von Ihrer leiblichen Mutter gebraucht hätten und nicht in ausreichendem Maß erhalten haben, wie zum Beispiel Liebe, Geborgenheit, gesehen zu werden.

Beim Ausatmen können Sie sich vorstellen, dass Sie genau das loslassen, was die Aufnahme der guten Nahrung der Kosmischen Mutter behindert, wie zum Beispiel negative Erinnerungen, Frustrationen, Schmerz.

Mit dieser Vorstellung bleiben Sie einige Atemzüge. Dann gehen Sie mit der Vorstellung ganz nach oben zur Baumkrone, zu den Ästen, Zweigen und Blättern, die sich der Sonne, dem Kosmischen Vater, entgegenstrecken, der den anderen Teil Ihres Höheren Selbst ausmacht. Jetzt erbitten Sie aus dieser Nahrungsquelle all das, was Sie brauchen, speziell das, was Sie als Kind von Ihrem leiblichen Vater nicht bekommen haben, wie zum Beispiel Schutz, Liebe, Anerkennung, Lob.

Wieder nehmen Sie alles mit dem Einatmen vom Kosmischen Vater Sonne auf, was Sie brauchen, und beim Ausatmen können Sie das, was hindert oder blockiert, wie beispielsweise »Ich bin es nicht wert …«, loslassen. Dann richten Sie Ihre Aufmerksamkeit gleichzeitig auf beide Ströme – auf das, was Sie von den Wurzeln und von den Ästen und Zweigen her aufnehmen. Vielleicht spüren Sie, wie sich die beiden Energieströme vermischen, sich im ganzen Körper ausbreiten und Sie innerlich ausgleichen.

Dann bitten Sie Ihre kosmischen Eltern neben sich als Person zu erscheinen: Die Kosmische Mutter Erde wird an Ihrer linken Seite erscheinen und der Kosmische Vater Sonne an Ihrer rechten Seite. Dies kann zunächst ganz schemenhaft sein. Wesensmerkmale sind, dass sie sehr groß und sehr liebevoll sind. Wenn Sie mögen, können Sie Ihre Hände nach oben hin geöffnet in den Schoß legen und sich vorstellen, dass Sie Hand in Hand mit den kosmischen Eltern sind, vielleicht auch, dass die kosmischen Eltern Sie umarmen oder einfach halten, so wie Eltern ihre Kinder halten.

Spüren Sie den Kontakt, vielleicht löst dies ein Gefühl von Sicherheit, Verbundenheit und Geborgenheit aus. Bleiben Sie so lange in diesem Kontakt, wie Sie es brauchen.

Dann bitten Sie, dass Ihr Inneres Kind erscheinen möge, und leiten Sie an das Kind die Liebe, Sicherheit und Geborgenheit weiter, die Sie selbst gerade von den kosmischen Eltern empfangen haben, sodass es das bekommt, was es gerade braucht.

Dann lassen Sie die Übung langsam ausklingen und kommen mit dem Gewahrsein wieder mehr zu Ihren körperlichen Empfindungen, dem Atmen zurück. Öffnen Sie die Augen und orientieren sich im Raum.

Lassen Sie sich Zeit, um die Übung noch etwas nachwirken zu lassen, vielleicht wollen Sie etwas aufschreiben.

Diese Übung wird meist als nährend erlebt. Wenn es dem Klienten nicht möglich ist, selbst das Innere Kind zu be-eltern, dann gelingt es eher, dem Inneren Kind von den kosmischen Eltern oder den Weisheitsrepräsentanten das zu geben, was es braucht.

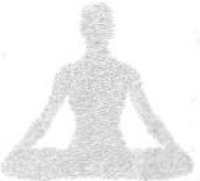

Das Haus unserer Kindheit mit Bezugsperson (Übung S.4)

Diese Übung stammt ursprünglich aus der Psychosynthese. Sie dient der Exploration und Heilung. Es geschieht eine imaginative Be-elterung in der Ursprungssituation, also in der elterlichen Wohnung.

Richten Sie sich auf Ihrem Platz ein, sodass Sie gut und bequem sitzen, richten Sie dann Ihr Gewahrsein auf die körperlichen Empfindungen und schließen die Augen. Und nun gehen Sie in Ihrem Leben etwas zurück. Denken Sie an das erste Haus oder die erste Wohnung, an die Sie sich aus Ihrer Kindheit erinnern können. Lassen Sie sich Zeit, bis die ersten Erinnerungen auftauchen, und gehen Sie dann in Ihrer Vorstellung durch diese Wohnung. Treten Sie in den Flur und dann in die einzelnen Zimmer. Wie ist der Geruch? Was gibt es für Möbel, Bilder, Teppiche? Wo haben Sie sich am meisten aufgehalten? Wie war die Atmosphäre in dieser Wohnung, in Ihrem ersten Zuhause? Fühlte es sich eher hell oder eher dunkel an? Waren Sie gern dort oder lieber draußen? Was waren Ihre Lieblingsorte?

Gehen Sie durch jedes Zimmer: ins Wohnzimmer, dann in das Schlafzimmer der Eltern, in die Küche, in das Bad. Gab es ein eigenes Kinderzimmer? Nehmen Sie diese Atmosphäre noch einmal ganz intensiv wahr.

Wenn Sie einmal ganz durch die Wohnung gegangen sind, dann schauen Sie, ob Sie Ihre Mutter sehen, oder wenn sie nicht da ist, ob eine andere Person, wie der Vater oder die Großeltern, da ist. Was macht die Mutter gerade? Prüfen Sie in sich, ob es etwas gibt, was Sie gerade von der Mutter brauchen. Und wenn es da etwas gibt, dann lassen Sie es in Ihrer inneren Szene geschehen, dass Sie genau das bekommen, was Sie brauchen (zum Beispiel, dass die Mutter Zeit hat und mit Ihnen spielt). Erfüllen Sie sich in der inneren Szene ganz die Bedürfnisse des Kindes, und spüren Sie in Ihrem Körper, wie es sich anfühlt, wenn Sie das bekommen, was Sie brauchen.

Wenn sich das gut anfühlt, dann geben Sie diesem Empfinden Raum und breiten es mit Ihrem inneren Atem im ganzen Körper aus. Sie können dann auch ein Weisheitssymbol wie zum Beispiel den Buddha in dieser Wohnung imaginieren und dadurch eine heilende Wirkung für die Gesamtsituation herstellen.

Dann lassen Sie die Übung ganz langsam ausklingen, nehmen Sie sich die Zeit, die Sie brauchen, um wieder ganz in das Heute zurückzukommen.

Wenn Sie so weit sind, öffnen Sie die Augen und orientieren sich im Raum.

Vielleicht brauchen Sie noch etwas Zeit, um die Übung nachklingen zu lassen, oder Sie schreiben noch etwas auf.

Diese Übung führt zurück und »frischt« alte Erinnerungen, Empfindungen und Gefühle auf. Dies ist bei der Inneren-Kind-Arbeit sinnvoll. Falls die Kindheit des Klienten sehr belastend war, sollte man mit dieser Übung behutsam vorgehen.

Zweites Fallbeispiel zur Arbeit mit dem Inneren Kind

Der Klient G. kam mit diversen Ängsten in die Therapie. Besonders intensiv schilderte er diese Ängste im Kontakt mit seiner neuen Lebenspartnerin. Er hatte Unruhezustände, Versagensängste und Minderwertigkeitsgefühle, sexuelle Funktionsstörungen und vor allem Selbstabwertungen im Kontakt mit seiner Lebensgefährtin.

Therapeut: Bitte erinnern Sie sich doch an eine Situation mit dieser inneren Unruhe und Verunsicherung aus der jüngsten Vergangenheit.

Klient: Ja, ich habe die Situation vor Augen. Es war neulich abends. Wir waren nett essen gewesen, und dann haben wir bei ihr noch etwas getrunken. Es schien darauf hinauszulaufen, dass wir noch miteinander schlafen, aber ich fühlte mich dann gar nicht gut, irgendwie fühlte ich mich klein und überfordert, irgendwie war ich auch so angespannt plötzlich.

Therapeut: Wenn Sie mir das erzählen, können Sie etwas von

diesen Empfindungen jetzt gerade in diesem Augenblick auch spüren?

Klient: Ja, ich habe die Schultern hochgezogen und atme etwas flacher.

Therapeut: In den Schultern ist dies am stärksten zu spüren?

Klient: Ja, aber noch mehr im Herzraum, da ist es, als wenn es ein Loch hätte.

Therapeut: Bitte, auch wenn es unangenehm ist, verweilen Sie dort doch einen Moment mit Ihrer Aufmerksamkeit.

Klient: Ja.

Therapeut: Und dann richten Sie in Gedanken einen Satz an die Empfindung im Herzraum. »Zeig mir eine Situation, wo du ursprünglich entstanden bist, Empfindung«, und achten Sie auf Erinnerungsbilder.

Klient: Ja, jetzt sehe ich eine Situation aus meiner Kindheit mit meiner Mutter.

Therapeut: Ah, ja, und was ist da los?

Klient: Ich weine, bin vielleicht sieben. Meine Mutter schimpft, weil ich eine Fünf in der Rechenarbeit habe. Sie sagt, der Micha *(älterer Bruder des Klienten)* hat immer nur Einsen gehabt. Und dass ich eine Schande für die Familie wäre. So eine Schande.

Therapeut: Wie geht es dem Jungen in dieser Situation?

Klient: Ich wäre am liebsten im Boden versunken. Und es war so schlimm, weil ich Angst hatte, dass die Mama mich jetzt nicht mehr lieb hat.

Therapeut: Holen Sie bitte diesen Jungen, Ihr Inneres Kind, in der Vorstellung aus dieser Situation heraus und hierhin in dieses Zimmer in die Jetztzeit. Und in die Situation mit der Mutter stellen Sie in Ihrer Vorstellung bitte ein Symbol oder einen Repräsentanten für Weisheit, so wie den Buddha.

Klient: Ja, habe ich gemacht, das tut gut, das entspannt mich, irgendwie entlastet es mich auch.

Therapeut: Und dann schauen Sie bitte nach dem siebenjährigen Jungen vor Ihnen. Können Sie ihn sehen?

Klient: Ja, er ist da, hier ganz eng an meinem linken Bein.

Therapeut: Schauen Sie mal, was er braucht. Sie können ihn auch in Ihren Gedanken fragen.

Klient: Er hat Angst, auch solche Angst, dass die Mama ihn nicht mehr mag, dann will er gar nicht mehr sein.

Therapeut: Können Sie jetzt mal wie gute Mutter und guter Vater *(Be-eltern)* für den Jungen sein und gut für ihn sorgen?

Klient: Ja, ich kann ihm sagen, dass ich sehe, dass er solche Angst hat und ich jetzt da bin.

Therapeut: Ja, tun Sie das, sehr schön. Wie reagiert er?

Klient: Er wird ruhiger.

Therapeut: Ah, er wird ruhiger.

Klient: Ja, er entspannt sich etwas und lehnt sich mehr an mein Bein an.

Therapeut: Wenn es für Sie innerlich stimmig ist, dann streicheln Sie ihm doch in dem Bild mal über den Rücken.

Klient: Ja, das tut gut, jetzt legt er sich mit dem Oberkörper ganz an mich und über mein Bein, sodass ich ihm noch besser über seinen Kopf und Rücken streicheln kann.

Therapeut: Schön, ja, bleiben Sie ruhig noch weiter so. Vielleicht sagen Sie ihm auch, dass Sie jetzt wirklich ganz für ihn da sind und dass es nicht so schlimm ist, wenn man mal eine Fünf in der Rechenarbeit hat, dass Sie ihn trotzdem lieb haben.

Klient: Ja, habe ich gemacht.

Therapeut: Wie reagiert er?

Klient: Er schaut ganz erstaunt auf.

Therapeut: Vielleicht sollten Sie es ruhig noch mal wiederholen, dass es nicht so schlimm ist mit der Fünf und dass er nicht so sein muss wie der Bruder und dass Sie jetzt da sind und nicht weggehen.

Klient: Das tut ihm gut.

Therapeut: Woran merken Sie es?

Klient: Der Junge hat sich ganz eng zu mir gestellt, und in meinem Körper fühlt sich jetzt der Herzraum ganz warm und offen an.

Therapeut: Sehr schön, schauen Sie mal, ob es da noch etwas gibt, was noch zu passieren hat, oder ob es für den Moment gut ist.

Klient: Ich bleibe noch einen Moment so.

Therapeut: Braucht der Junge vielleicht etwas in Ihrem Leben, in Ihrem Alltag, vielleicht auch in den Situationen mit der Lebenspartnerin?

Klient: Ja, er hat gesagt, er will, dass ich da bin. Darauf hab ich ihm gesagt, dass ich mich jetzt einfach jeden Tag mal bei ihm melde und schaue, wie es ihm geht.

Therapeut: Schön, und vielleicht auch, wenn die Angst sich so stark meldet wie in der Situation mit der Lebenspartnerin, die Sie mir am Anfang der Stunde geschildert haben.

Klient: Ja, stimmt, wenn ich dann daran denke, aber das wäre gut.

Therapeut: Anscheinend ist in den Situationen mit der Lebenspartnerin so etwas im Gang, dass sich diese alten Gefühle mit der Mutter und die alte Angst vor Ablehnung durch die Mutter melden.

Klient: Ja.

In den nächsten Therapiesituationen berichtet der Klient von seinen inneren regelmäßigen Zuwendungen zu dem Jungen (dem Inneren-Kind-Anteil) und dass ihm das immer guttut. Er berichtet auch, dass er sich allgemein etwas sicherer in vielen Lebenssituationen fühle, wo er sonst mehr Unsicherheit gespürt hatte. Nach vier weiteren Sitzungen berichtet er, dass es diesmal wieder zu einer Situation wie früher mit der Lebenspartnerin gekommen sei. Sie wären abends nach einem Restaurantbesuch wieder bei ihr gewesen, und er spürte erneut eine Erwartungshaltung durch die Lebenspartnerin, dass es nach einem Glas Wein noch etwas intimer werden sollte.

Therapeut: Wie hat es sich dann entwickelt?

Klient: Ich spürte, wie ich wieder anfing, innerlich zu verkrampfen, richtig unter Stress kam. Angst hatte, nicht zu genügen.

Therapeut: Ja, und wie hat sich diese Situation dann weiterentwickelt?

Klient: Ich habe mich dann für einige Zeit innerlich dem Jungen zugewandt, so wie ich es schon oft in letzter Zeit getan habe. Habe ihn zu mir geholt und ihm gesagt, dass ich seine Angst sehe und da bin, ihm über den Rücken gestreichelt.

Therapeut: Und, hat es geholfen?

Klient: Ja, ich hatte nach und nach weniger Spannung, die Angst zu versagen wurde einfach weniger.

Therapeut: Ah. Das ist ja gut.

Klient: Ja, irgendwann habe ich gar nicht mehr daran gedacht, und es war dann einfach ganz entspannt und schön zwischen mir und meiner Lebenspartnerin.

Therapeut: Schön, sehr schön.

In den folgenden Monaten ging der Klient immer wieder regelmäßig mit seinem Inneren-Kind-Anteil in einen guten, fürsorglichen und be-elternden Kontakt, und seine Angstsymptomatik wurde deutlich geringer. Auch die Beziehung mit der Lebenspartnerin wurde entspannter und angstfreier. Die Problematik der Mutterübertragung verbunden mit den angstauslösenden Situationen aus der Kindheit, die aktualisiert worden waren, löste sich. Die Auswirkung auf die Sexualfunktion des Klienten, die es am Anfang der Therapie hatte, war bis auf eine minimale Restsymptomatik verschwunden.

T. Arbeit mit den Elternbildern (Methode T.1)

Vergegenwärtigen wir uns die Persönlichkeitsanteile Kind-Ich, Erwachsenen-Ich und Eltern-Ich. In diesem Kapitel geht es um die Strukturen der verinnerlichten Eltern, also die Elternbilder, sprich Mutter-Bild und Vater-Bild. Sie werden auch als Eltern-Imagos oder Eltern-Introjekte, Mutter-Introjekt, Vater-Introjekt bezeichnet. Das sind innere Verarbeitungen früherer Beziehungserfahrungen mit den leiblichen Eltern oder mit anderen wichtigen nahen Bezugspersonen, wie zum Beispiel mit der Großmutter oder mit dem Großvater, manchmal sind es auch deutlich ältere Geschwister, die Erziehungsaufgaben übernommen hatten. Die Botschaften und die Beziehungsmuster der Eltern wurden verinnerlicht. Die ehemals realen Beziehungen und die Art der Beziehungsgestaltung der Eltern zum Kind und seinen Geschwistern und die Art, wie Vater und Mutter miteinander und mit sich selbst umgegangen sind, machen diese Elternbilder aus. Auf diese Weise wirken die Botschaften der Eltern als »verinnerlichte Eltern« in den Menschen weiter. Sie beeinflussen die Wahrnehmung und auch die Form der Kommunikation und der Beziehungsgestaltung zu anderen Personen. Je unbewusster diese Strukturen sind, desto größer sind ihre Wirkungen und desto geringer sind die Steuerungsmöglichkeiten des Selbst. Kind-Ich-Seite und Eltern-Ich-Seite stehen nicht selten in innerer Opposition oder bergen eine gewisse konträre, oppositionelle Dynamik in sich, so wie früher Eltern und Kind auch nicht immer einer Meinung waren. Der innere Beobachter, das Erwachsenen-Ich oder besser das Selbst ist in seiner disidentifizierten Position (nicht mit Kind-Ich-Anteilen oder Eltern-Ich-

Anteilen identifiziert) und Haltung zur Selbstregulation als ordnende Hand gefragt.

Im Therapieprozess geschieht eine »innere Umarbeitung«. Es geht dabei darum, die »Eltern-Kraft« neu und anders in die Psyche einzuarbeiten. Dies ist natürlich ein längerer und differenzierter Prozess von Gefühlsausdruck, Ablösung, allmählichem Verstehen, Verzeihen und Versöhnen. Es geht ähnlich wie in der Teilpersönlichkeitsarbeit (siehe Kapitel R) um Schritte von Erkennen, Akzeptieren, Koordinieren, Integrieren und Synthese, also um ein wirkliches Umarbeiten der inneren Kräfteverhältnisse, der psychischen Dynamik. Als Auswirkung drückt sich dies dann auf der Interaktionsebene des Klienten in seinen Beziehungen aus. Zum einen entsteht eine neue Sicht auf die leiblichen Eltern als fehlbare Menschen, wie sie eben waren oder sind, und eine Gleichwertigkeit in der Beziehung zu ihnen. Zum anderen wird es weniger oft zu unbewussten Vater- und Mutter-Übertragungen auf andere Personen kommen. Das gesamte impulsiv spontane Gefühlserleben ändert sich. Das Sich-unbewusst-wie-ein-Kind-Fühlen wird umgestaltet in ein wirkliches Erwachsensein mit den entsprechenden Gefühlen eines erwachsenen Mannes oder einer erwachsenen Frau. Lassen Sie uns dies an einem Fall verdeutlichen.

Fallbeispiel zur Arbeit mit Elternbildern

Herr S., achtundvierzig, kam wegen aggressiver Affektdurchbrüche gegen Sohn und Ehefrau und depressiven Zuständen in die Praxis. Er wurde im Rahmen der Affektdurchbrüche auch vereinzelt gewalttätig und hatte Befürchtungen, die Ehefrau zu verlieren und ein schlechtes Vorbild für seinen Sohn zu werden, der in der Schule ebenfalls zu Gewalttätigkeiten gegen Mitschüler neigte. Herr S. war in einem Elternhaus aufgewachsen, wo es Gewalt zwischen Vater und Mutter, aber auch gegen ihn und seine zwei

Geschwister gab. Seinen Vater schildert er als liebevoll, aber unberechenbar, wenn er seine Zornattacken hatte. Die Mutter schildert er als kontrollsüchtig und latent aggressiv. Sie hätte den Vater oft provoziert, und dieser hätte dann im Zorn wahllos zugeschlagen. In diesen Situationen wären dann alle dem Vater ausgeliefert gewesen, und er hätte als Kind viel Angst um sich, seine Mutter und die jüngeren Geschwister gehabt. Er hätte dies als Kind als ganz schrecklich erlebt.

Nach einer Phase des Sich-Kennenlernens und des Aufbaus einer Vertrauensbeziehung wurden verstärkt Selbstregulationsmethoden, wie Skalieren der Wut, inneres Verbalisieren und Intervenieren mittels Atemzüge-Zählen, und andere deeskalierende Maßnahmen, wie die innere rote Karte ziehen und in ein anderes Zimmer gehen, eingeübt. Zeitgleich war er sicher im Aufrufen seiner Ressourcen geworden. Dann ab der fünfzehnten Therapiestunde versuchten Therapeut und Klient mehr die verinnerlichten Vaterbilder in den Fokus der Beobachtung zu nehmen. Hierzu führte der Klient regelmäßig den Tagesrückblick (Übung N.5) auf seine im Alltag erlebten Wutzustände und die damit verbundenen Fantasien und Handlungen durch. Zeitgleich wurde er immer sicherer in der regelmäßigen Arbeit mit seinem verzweifelten Inneren-Kind-Anteil. Die Affektdurchbrüche waren nach seinen Angaben zu dem Zeitpunkt schon deutlich zurückgegangen. Dann in der zweiundzwanzigsten Stunde berichtete der Klient von einem »Rückfall«, er habe in einem Streit seit langer Zeit wieder einmal seine Frau geschlagen, was ihm jetzt sehr leidtue. Eine Sequenz aus der therapeutischen Arbeit dieser Stunde folgt:

Therapeut: Wollen wir uns diesem Affektdurchbruch noch einmal zuwenden.

Klient: Ja.

Therapeut: Können Sie sich auf eine innere Arbeit einlassen? Sie ist ähnlich den Vorgehensweisen, die Sie schon einmal hier erlebt haben.

Klient: Ja, können wir machen.

Therapeut: Ich möchte Sie bitten, sich bequem hinzusetzen und die Augen zu schließen. *(Klient schließt die Augen.)* Folgen Sie einige Augenblicke dem Atemfluss an der Bauchdecke und richten Ihr Gewahrsein auf die Empfindungen in Ihrem Körper. *(Klient entspannt sich.)* Jetzt holen Sie bitte diese Szene, die Sie gerade geschildert haben, wo Sie Ihre Frau geschlagen haben, noch einmal vor das innere Auge. Schauen Sie, ob dieses Bild jetzt eine Resonanz in den Empfindungen Ihres Körpers auslöst.

Klient: Ja. Ich spür jetzt etwas die Wut, und meine Hand formt sich zur Faust, und ich könnte schreien. Am stärksten spür ich es im Hals, der ist wie zugeschnürt.

Therapeut: Dann bleiben Sie jetzt bitte bei dieser Empfindung im Hals und richten in Gedanken den Satz an diese Empfindung: »Zeig mir eine Situation aus der Vergangenheit, wo du entstanden bist, Empfindung!« Und achten Sie dann auf eventuelle Erinnerungsbilder, die aufsteigen. Teilen Sie mir bitte mit, wenn sich ein Bild einstellt, ohne aus der inneren Arbeit auszusteigen.

Klient: Ja, habe ich gemacht. Ja, es hat Bilder, sogar viele Erinnerungsbilder, alle aus der Kindheit.

Therapeut: Gehen Sie ruhig zu dem ältesten Bild, wo Sie am jüngsten waren, oder zu dem, was sich aufdrängt, und teilen es mir mit, ohne aus der inneren Arbeit herauszugehen.

Klient: Oh, das ist ganz schrecklich, ich fühle mich so allein … *(Klient beginnt zu weinen.)*

Therapeut: Was ist da los?

Klient: Papa und Mama streiten sich *(Klient erlebt die Situation wie als Kind.),* und sie schlagen sich auch. Der Papa will weg, aber die Mama lässt ihn nicht. Sie hält ihn fest, dann haut der Papa ganz fest auf die Mama. Ich hab Angst um die Mama und geh dazwischen.

Therapeut: Holen Sie das Kind in Ihrer Vorstellung jetzt aus dieser Situation heraus, und holen Sie es in Ihrer Vorstellung hierhin, in dieses Zimmer, hierhin zu Ihnen, in den jetzigen Augenblick.

Klient: Aber es hat Angst um die Mama und die anderen kleineren Geschwister und um den Papa. Es kann nicht weg.

Therapeut: Ah, ja. Versuchen Sie anstelle des Kindes, das jetzt hierhinkommt, ein Weisheitssymbol wie die Maria oder den Buddha in die schlimme Situation zu stellen. Schauen Sie mal, ob das möglich ist.

Klient: Ja, habe ich gemacht, das ist gut, jetzt wird es leichter. Jetzt kann der Junge mit hierherkommen.

Therapeut: Schön, dann schauen Sie bitte, was der Junge braucht.

Klient: Er erholt sich jetzt, seine Verzweiflung wird weniger, er entspannt sich, auch in meiner Herzgegend wird es wieder weiter.

Therapeut: Bleiben Sie dabei, spüren Sie, was er braucht, und versuchen Sie es ihm zu geben.

Klient: Ja, das mache ich. Er hat sich jetzt an mich gedrückt. Es taucht aber auch die Hand des Vaters als Faust auf.

Therapeut: Ah, ja. Kennen Sie die?

Klient: Ja, die kenne ich gut, die hat irgendetwas Brutales. Es ist eine große, starke behaarte Hand, eine Riesenfaust. Der Vater hat in seiner Jugend ja auch viele Jahre geboxt.

Therapeut: Ah, ja, er hat mal geboxt, so als Sport.

Klient: Ja, vor der Faust haben alle Angst, er ist ein Schläger. *(Klient wird nachdenklich, seine Stimme ändert sich etwas, es ist nicht mehr die verzweifelte Stimme und Stimmung des Kindes.)*

Therapeut: Ja, was passiert gerade?

Klient: Mir wird bewusst, der Vater ist wirklich ein Schläger. *(Klient ist sichtlich betroffen.)* So will ich nicht sein, so wie der Vater will ich wirklich nicht sein, das weiß ich ganz genau.

Therapeut: Ja, das wissen Sie ganz genau.

So weit die Sequenz des Dialoges aus dieser Sitzung. Sie hatte in dem Therapieprozess eine große Wirkung. Der Klient berichtete, dass dieses »So will ich nicht sein« ihn von diesem Moment an nicht mehr verlassen hat. Es gab noch einige Male Affektdurchbrüche, wenn die alten Verzweiflungsgefühle des Kindes angetriggert wurden, aber die Intensität hatte sich verändert. Er würde sich dann um das verzweifelte Innere Kind kümmern, und dieses »So will ich nicht sein. So wie der Vater will ich nicht sein« würde ihm sehr helfen. Er wäre schneller wieder ganz er selbst *(also eher erwachsen im Gefühl und in der Handlung).* Nach seinen Aussagen wären die von ihm erlebten aggressiven Fantasien auch deutlich weniger bedrohlich für sein Umfeld. So habe er keine Tötungsfantasien mehr, und es hätte seitdem keine körperliche Gewalt gegen Ehefrau oder Sohn gegeben.

Der Klient konnte sich in dieser Sitzung, aber auch in dem gesamten therapeutischen Prozess mehr und mehr von diesem Teil des Vaterbildes (dem Schläger) disidentifizieren mit den bekannten positiven Auswirkungen auf die Beziehungen zu Ehefrau und Sohn.

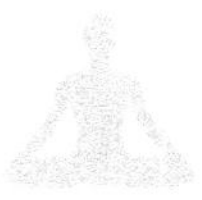

Exploration von Elternbildern (Übung T.1)

Die Übung dient vornehmlich der Exploration von Mutter-Bild und Vater-Bild (Eltern-Imagos) und stammt in der ursprünglichen Version aus der Psychosynthese.

Setzen Sie sich bequem auf Ihren Stuhl, und richten Sie Ihr Gewahrsein zu den körperlichen Empfindungen, zu den Empfindungen in den Füßen. Dann folgen Sie einige Atemzüge lang Ihrem Atemrhythmus an der Bauchdecke.

Es ist von Vorteil, die Augen zu schließen, Sie können sie aber natürlich jederzeit öffnen, wenn Sie es möchten.

Stellen Sie sich vor, Vater und Mutter stehen vor Ihrem inneren Auge vor Ihnen. Es können die Eltern aus der Kindheit sein. Wer steht rechts, wer steht links?

Wie reagiert Ihr Körper, gibt es Veränderungen? Versuchen Sie auch den Raum zu erspüren oder in den Raum zu schauen, der zwischen den Eltern und um Sie herum ist. Ist es eher hell oder eher dunkel?

Sind die Eltern im Gefühl eher zusammen oder eher jeder für sich?

Dann lassen Sie einen Elternteil nach vorn kommen. Sie können ruhig den Vater oder die Mutter nehmen, ganz wie es spontan kommt. Halbieren Sie den Abstand, und spüren Sie, ob es etwas in Ihnen auslöst. Dann verringern Sie den Abstand ruhig noch einmal um die Hälfte. Achten Sie auf Ihre Empfindungen.

Stellen Sie diesen Elternteil jetzt wieder auf den ursprünglichen Abstand zurück. Dann verdoppeln Sie den Abstand von dort aus und verdoppeln noch einmal, und immer spüren Sie nach, wie es sich im Körper anfühlt. Danach loten Sie den für Sie richtigen Abstand aus, wo es sich am besten anfühlt, und lassen diesen Elternteil dort stehen.

Jetzt holen Sie den anderen Elternteil nach vorn und führen die gleiche Übung mit ihm durch: Zuerst Abstand halbieren und noch einmal halbieren, danach folgt die ursprüngliche Position. Nun wird der Abstand verdoppelt und dann ein weiteres Mal verdoppelt. Anschließend loten Sie den richtigen Abstand zu diesem Elternteil aus und lassen ihn dort.

Prägen Sie sich dieses Bild vom neuen, richtigen Abstand bitte ein.

Wie fühlt sich der Raum zwischen den Eltern jetzt an? Anders als zuvor?

Dann werden die Plätze der Eltern getauscht. Wenn der Vater rechts stand, wird er nach links gestellt und die Mutter nach rechts. Spüren Sie wieder, wie sich dies jetzt anfühlt.

Stellen Sie nun die Eltern zurück in die Position, die Sie zuvor als die angenehmste herausgefunden haben, prägen Sie sich diese Position ein, und bleiben Sie noch einige Momente so.

Bei dieser Übung wird deutlich, wie stark die Eltern-Bilder noch wirken. Gerade die Körperempfindungen geben Aufschluss darüber, wie stark die Wirkung der Eltern-Bilder ist und ob es dem Klienten überhaupt möglich ist, sie zu verändern.

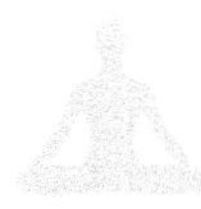

Die Eltern in einem eigenen heilenden Umfeld erleben (Übung T.2)

Die folgende Übung schließt übergangslos an die vorangehende an. Sie kann ohne Rückmeldungen vonseiten der Übenden durchgeführt werden oder aber im kontinuierlichen Austausch mit der Therapeutin, die diesen Prozess einfühlsam begleitet. Dabei ist es hilfreich, sich zunächst nur mit einem Elternteil und dann mit dem anderen zu beschäftigen, also entweder zuerst die Mutter oder den Vater zu nehmen.

Lassen Sie nun um Ihre Mutter (oder um Ihren Vater) herum ein heilendes Feld entstehen, so wie Sie es bereits kennen (siehe Übung N.1). Sie können dazu die Präsenz erwachter Begleiter visualisieren oder einfach ein Lichtfeld entstehen lassen. In diesem Heilfeld zeigen sich all die unterstützenden Kräfte und Helfer, die Ihre Mutter (oder Ihr Vater) früher gebraucht hätte und eventuell heute noch braucht. Lassen Sie es zu, dass in Ihrer Vorstellung ein neuer Lebensfilm entsteht, in dem die Traumatisierungen, die Ihre Mutter (oder Ihr Vater) früher erlebt hat, wie zum Beispiel im Krieg, nie passiert sind und stattdessen ideale Bedingungen für das Entwickeln ihres inneren Potentials vorhanden waren.

Vielleicht entstehen nun vor Ihrem inneren Auge Szenen in der Kindheit Ihrer Mutter (oder Ihres Vaters) mit Eltern, die all ihre (oder seine) Bedürfnisse beantworten und erfüllen. Nehmen Sie sich Zeit, diese Vorstellungen entstehen zu lassen, wo alles vorhanden ist, was Ihre Mutter (oder Ihr Vater) gebraucht hätte.

(Zusatzübung:) Wenn Sie möchten, kann sich hieran eine weitere innere Reise anschließen, in der Sie sich vorstellen, dass auch Sie in Kontakt treten mit einem solchen Großvater, der mit dem Herzen anwesend ist und der Sie liebevoll begleitet, und dass Sie eine gefühlsstarke Großmutter an der Seite haben, die zutiefst auf Ihre Bedürfnisse eingeht. Lassen Sie sich auch für diese Phase der Übung Zeit.

Geben Sie ein kleines Handzeichen, wenn sich die Übung abgeschlossen anfühlt. Beenden Sie dann die Übung, indem Sie allmählich wieder vermehrt die Empfindungen im Körper spüren, in den Füßen sowie die Atembewegungen, und lassen Sie die Übung langsam ausklingen.

Öffnen Sie die Augen, und orientieren Sie sich im Raum. Lassen Sie die Übung noch etwas nachklingen.

Vielleicht möchten Sie sich ein paar Notizen machen. Wenn Sie möchten, können Sie die erlebten Vorstellungen zusätzlich auch aussprechen und im Kontakt verankern.

Um sich die Wirkung dieser Persönlichkeitsanteile bewusster zu machen, kann es sinnvoll sein, eine Zeit lang regelmäßig den Tagesrückblick (Übung N.5) auf das »Vater-Bild« oder das »Mutter-Bild« durchzuführen. Eine andere einfache Übung (Übung Z.2) ist es, auf einer Seite alle Eigenschaften und Verhaltensweisen des Vaters, die man bei sich selbst beobachtet, aufzuschreiben. Auf einer anderen Seite werden dann alle Eigenschaften und Verhaltensweisen der Mutter, die man bei sich selbst beobachtet, aufgelistet.

Bleiben wir dabei, uns von diesen unbewussten Strukturen mehr und mehr lösen zu wollen oder, besser noch, sie aus der Unbewusstheit den eigenen Steuerungsmöglichkeiten des Selbst zu unterstellen.

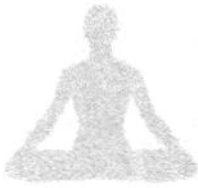

Einen Brief an Vater oder Mutter schreiben (Übung T.3)

Diese Übung dient der Ablösung von den leiblichen Eltern. Gleichzeitig ist es auch eine Bearbeitung der verinnerlichten Elternbilder im Sinne einer Bewusstwerdung und Koordinierung.

Dieser Brief könnte beginnen mit dem Satz: »Was ich Dir noch sagen muss …« Dieser Brief ist nur für den Klienten, er wird nicht wirklich abgeschickt. Themen für diesen Ablösebrief wären unter Umständen: das *Würdigen* der Leistungen der Eltern und das *Danken*, das Benennen der Sachverhalte, die schlecht gelaufen sind, oder was Sie den Eltern noch übel nehmen, was Sie *verziehen* haben und alles Weitere, was Ihnen wichtig ist, auszudrücken.

Der Brief wird von dem Klienten zu Hause verfasst und dann in der Therapiesituation dem Therapeuten vorgelesen. Er löst oft starke Gefühle beim Patienten aus. Es ist sinnvoll, diesen Gefühlen Raum zu geben und den Patienten eher zu ermutigen, diesen Gefühlsprozess zuzulassen, denn oft sind noch viele heftige, nicht gelebte Gefühle den Eltern gegenüber verdrängt. Diese zu spüren ist aber zur inneren Ablösung von den Elternbildern notwendig.

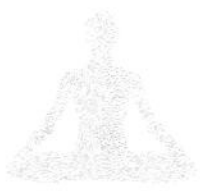

Ablöseübung mit einer Person (Übung T.4)

Eine besonders effiziente Übung zum Ablösen von den Eltern ist das Ablösungsritual nach Phyllis Krystal. Sie ist durch einen in dieser Methode erfahrenen Psychotherapeuten mit seinem Klienten durchzuführen, und dabei ist wichtig, dass der Klient sich sicher beim Therapeuten fühlt. In der Vorbereitungsphase auf das eigentliche Ritual ist es notwendig, während ungefähr drei Wochen täglich morgens und abends zwei Minuten lang die liegende Acht (siehe Übung O.3) mit der Person durchzuführen (zum Beispiel mit der Mutter), mit der das Ablösungsritual durchgeführt werden soll.

Erste Phase

Richten Sie Ihr Gewahrsein auf die körperlichen Empfindungen und folgen einige Momente der Bewegung des Atemflusses an der Bauchdecke. Dann lassen Sie diese Wahrnehmungen etwas in den Hintergrund treten und beginnen damit, sich vorzustellen, auf dem Boden um Sie herum sei ein Kreis aus goldenem Licht. Sie sitzen in der Mitte dieses goldenen Lichtkreises. Er hat den Radius der ausgestreckten Arme. Dann stellen Sie sich bitte vor, dass vor Ihnen sich noch ein zweiter goldener Lichtkreis befindet, genauso groß wie der, in dem Sie sitzen. In diesem Kreis befindet sich in der Vorstellung die Person, in unserem Beispiel Ihre Mutter, mit der Sie dieses Ablösungsritual durchführen wollen. Die Kreise liegen aneinander an, überschneiden sich aber nicht.

Dann stellen Sie sich vor, dass ein neonblaues Licht innerhalb der goldenen Kreise fließt, sodass das Symbol der Acht entsteht.

Zweite Phase, das eigentliche Ablöseritual

Diese Phase wird in der Therapiesituation durchgeführt. Da diese Rituale erfahrungsgemäß länger als eine Zeitstunde dauern, sollte der Termin so gelegt werden, dass es zeitlich keine Engpässe geben kann. Am besten ist man vorbereitet, wenn zwei bis drei Zeitstunden möglich wären.

Der Klient wird gebeten, während des Rituals sich nur an die Fragen und Vorgaben des Therapeuten, die sich alle auf das Ritual beziehen, zu halten und keine anderen Themen anzusprechen. Er wird gebeten, sich eine bequeme Position zu suchen (am besten auf einem Stuhl und nicht auf dem Boden), dass er bis zu zwei Stunden so sitzen kann. Die Augen sollten während des Rituals geschlossen sein, da der Klient ja viele innere Bilder hat und in diesen inneren Bildern, also in seiner Vorstellung nach Vorgabe agieren soll.

Nehmen Sie bitte Platz und machen es sich auf dem Stuhl bequem. Schließen Sie bitte die Augen, und richten Ihr Gewahrsein zuerst auf die körperlichen Empfindungen, speziell die Empfindungen in den Füßen. Dann folgen Sie einige Momente den Empfindungen an der Bauchdecke, die sich durch das Atmen hebt und senkt. Lassen Sie nun die Empfindungen etwas in den Hintergrund treten und beginnen mit der Ihnen bekannten Visualisierung:

Stellen Sie sich bitte die liegende Acht mit den beiden Lichtkreisen vor, wobei Sie sich in dem einen Kreis befinden und die Person, mit der Sie dieses Ablösungsritual durchführen, in dem anderen Kreis. Bei diesem Ritual können Sie sich jetzt auch vorstellen, dass Sie von oben auf diese Szene schauen, so als säßen Sie auf einem Hochsitz oder seitlich, sodass Sie den

Raum zwischen den Körpern gut sehen können. Bitten Sie nun Ihr Höheres Selbst, die Bindungen zwischen Ihrem Körper und dem der anderen Person zu zeigen, speziell auch die Körperstellen, wo die Endungen befestigt sind. Versuchen Sie mögliche Spannungen, Schmerzen oder andere Empfindungen in Ihrem Körper, die sich während dieser Frage melden, wahrzunehmen. Teilen Sie mir bitte diese symbolischen Bindungen mit, wenn Sie sie erkannt haben. (Zum Beispiel: »Da ist so etwas wie ein Seil zwischen meiner Hand und der Hand meiner Mutter.« Manchmal gehen die Bindungen auch in den Körper hinein. Die Verankerung des Seils beispielsweise.)

Fragen Sie nun innerlich Ihr Höheres Selbst, von welcher Bindung Sie sich zuerst lösen sollen. Wie ist sie in dem inneren Bild symbolisiert, woraus besteht sie? Dann bitten Sie darum, dass Ihnen zur Lösung dieser Bindung angemessene Methoden gezeigt werden und die entsprechenden Werkzeuge zur Verfügung stehen. Teilen Sie mir bitte mit, wie diese erste Bindung mit Ihrer Mutter gelöst oder durchtrennt werden soll. Entfernen Sie bitte diese Fessel in der Ihnen gezeigten Art und Weise und legen die durchtrennte Fessel in Ihren eigenen Kreis. Sie wird später noch vernichtet.

Als Nächstes prüfen Sie bitte, ob der von der Fessel befreite Körperteil Heilung braucht. Sollte dies der Fall sein, dann erbitten Sie heilende Energie für Ihre Hände und legen dann die rechte (Haupt-)Hand auf die Körperstelle und die linke Hand auf die Rückseite der Körperstelle, sodass die zu heilende Stelle sich genau dazwischen befindet. Überprüfen Sie, ob wirklich Heilung einsetzt.

Dann stellen Sie bitte fest, ob auch der Körperteil Ihrer Mutter Heilung braucht. Wenn dies der Falls sein sollte, erbitten Sie vom Höheren Selbst heilende Energie für Ihre Hände und leiten mit aneinandergelegten Handflächen diese heilende Energie an Ihre Mutter weiter.

Lösen Sie nun nach Vorgaben Ihres Höheren Selbst alle weiteren Bindungen/Fesseln nacheinander, bis sämtliche Fesseln von beiden Körpern entfernt sind und Heilung einsetzt. Teilen Sie mir bitte mit, wenn Sie damit fertig sind.

Dann vernichten Sie die Fesseln, die Sie in Ihren Kreis abgelegt haben. Sie fragen wieder Ihr Höheres Selbst und vernichten sie nach dessen Vorgaben (zum Beispiel könnten sie in einen Hochofen geworfen werden).

Erklären Sie nun innerlich Ihrer Mutter oder der Person, von der Sie sich ablösen, in Ihren Worten, dass durch dieses Ritual Freiheit für Sie beide entstanden ist. Danken Sie Ihrer Mutter, dass sie Ihnen einen menschlichen Körper geschenkt hat, und danken Sie für alles, was Sie durch sie lernen konnten. Bitten Sie sie, Ihnen alles zu vergeben, was Sie ihr an Leid zugefügt haben. Bitten Sie Ihr Höheres Selbst um Vergebung für alles Unrecht, das Ihnen Ihre Mutter zugefügt hat. Leiten Sie die empfangene Vergebung an Ihre Mutter weiter. Dann bitten Sie Ihre Mutter, Ihr Inneres zu verlassen. Schicken Sie sie mit Ihrem Segen fort. Löschen Sie nun nach Anweisung des Höheren Selbst den Kreis, in dem sich Ihre Mutter befand.

Die Kleider, die Sie in der inneren Szene tragen, symbolisieren Verhaltensweisen, die Sie infolge der alten Abhängigkeit angenommen haben, und müssen jetzt auch noch vernichtet werden. Legen Sie diese Kleider in Ihrer Vorstellung ab. Sie werden später vernichtet.

Dann erfolgt eine Reinigung durch ein rituelles Bad. Lassen Sie sich von Ihrem Höheren Selbst ein Gewässer (zum Beispiel einen See) zeigen, in dem Sie das reinigende Bad nehmen. Lassen Sie sich etwas zeigen (zum Beispiel ein Stück Seife), mit dem Sie diese subtilen Abhängigkeiten in der Vorstellung abwaschen können.

Wenn alle alten Verhaltensweisen aufgelöst sind, drücken Sie die neu gewonnene Freude aus, vielleicht fühlt sich dies ganz leicht oder freudig an. Vielleicht ist es das Bedürfnis zu springen oder zu tanzen oder zu fliegen oder wie auch immer sich Ihre Freude ausdrücken will. Dann vernichten Sie nach Vorgabe des Höheren Selbst die abgelegten Kleider, die Ihre alten Verhaltensweisen symbolisierten.

Sie finden nun in der inneren Szene in den Zweigen eines Baumes neue Kleidung. Sie können Ihr Höheres Selbst darum bitten, den entsprechenden Baum, der Ihnen Schutz gibt, zu finden. Legen Sie die neu gefundene Kleidung an.

Der Baum ist ein Schutzsymbol. Legen Sie in der Vorstellung die Hände an die Rinde und begrüßen ihn. Dann drehen Sie sich, sodass er hinter Ihnen ist, bewegen sich etwas von der Stuhllehne nach vorne und lassen sich dann an den Baumstamm zurückgleiten. Stellen Sie sich vor, Sie sind dieser Baum mit seinen Wurzeln, die tief in die Kosmische Mutter Erde hinabreichen. Atmen Sie jetzt in der Vorstellung alles von der Kosmischen Mutter Erde ein, was Sie von der leiblichen Mutter gebraucht hätten und nicht im ausreichenden Maß bekommen haben (wie zum Beispiel Liebe, Angenommen-Sein, Gesehen-Werden, Halt und Schutz). Atmen Sie alles aus, was Sie noch an Ärger oder Groll oder Enttäuschung gegen die leibliche Mutter haben.

Dann gehen Sie den Baum in der Vorstellung nach oben, strecken sich der Sonne, dem Kosmischen Vater, entgegen. Atmen Sie alles ein, was Sie vom leiblichen Vater nicht im ausreichenden Maß bekommen haben (wie zum Beispiel Liebe, Gesehen-Werden, Lob, Anerkennung, Verständnis, Da-Sein).

Atmen Sie nun durch beide Energiequellen ein, und spüren Sie, wie Sie diese Kräfte durchströmen. Bleiben Sie eine Weile damit und bedanken sich dann innerlich bei Ihren Kosmischen Eltern, die zusammen Ihr Höheres Selbst bilden.

Lassen Sie diese Wahrnehmungen und Bilder nun in den Hintergrund treten und richten Ihr Gewahrsein auf die körperlichen Empfindungen, speziell in den Füßen und Beinen. Vielleicht ist da das Bedürfnis, sich etwas zu bewegen, sich zu räkeln oder zu strecken, so als wenn man gerade aufgewacht ist. Kommen Sie dann ganz in diesen Augenblick (Tag und Uhrzeit kann genannt werden) zurück. Öffnen Sie die Augen und orientieren sich im Raum.

Da dieses Ritual für den Klienten unter Umständen sehr intensiv war, gibt der Therapeut viel Raum und Zeit zum Wiederankommen. Es wird empfohlen, in den ersten drei Tagen nach dem Ritual nicht darüber zu sprechen und einen Brief an die Person, mit der man das Ritual durchgeführt hat, zu schreiben In diesem Brief kann noch einmal die gegenseitige gewonnene Freiheit ausgedrückt werden. Er ist nur für den Schreiber gedacht und wird nicht abgeschickt.

U. Arbeit mit aufdeckenden Methoden

Die aufdeckende Arbeit bedarf als Grundlage einer guten Vertrauensbeziehung zwischen dem Therapeuten und dem Klienten. Wenn der Therapeut die nicht ausgesprochene Arbeitshypothese hat, dass unverarbeitete Grundkonflikte, meist alte ungelöste Gefühlsmuster aus der Kindheit, bei einem vorgetragenen Thema aktualisiert oder angetriggert sind, so kann er dem Klienten eine innere Arbeit, nämlich die folgende, zu diesem Thema vorschlagen. Ein Indikator für den Therapeuten kann die deutlich überhöhte Gefühlsbeteiligung des Klienten (Es gibt natürlich Unterschiede in der Grundgefühlsbeteiligung.) in einer Lebenssituation sein, wo es normalerweise nicht so eine starke Gefühlsbeteiligung hätte. Wahrscheinlich sind dann alte Gefühlsmuster »angetriggert«. Dabei dient diese Methode dem Aufdecken (Methode U.1) der alten auslösenden Situationen. Bei schwerwiegenden bekannten Traumatisierungen sollte die Methode besser nicht angewandt werden, um eine Destabilisierung oder Retraumatisierung des Klienten zu vermeiden. Die deutlich überhöhte Gefühlsbeteiligung kommt zustande, weil alte Gefühle aus früheren Lebenssituationen, meist aus der Kindheit, aktualisiert sind und noch zu der »normalen, eher adäquaten Gefühlsbeteiligung« dazukommen.

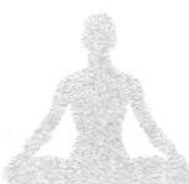

Aufdeckende Arbeit in Verbindung mit Innerer-Kind-Arbeit (Methode U.1)

Diese Methode ist nicht zum Selbst-Üben geeignet! Sie bedarf der Begleitung durch einen kompetenten Therapeuten.

Klient W. berichtet zum Beispiel, dass er neulich ein Erlebnis hatte, was ihm den ganzen Tag stark nachhing. Er würde jeden Morgen von der Verkäuferin in der Bäckerei freundlich mit einem Lächeln begrüßt und verabschiedet. Oft erzählten sie sich noch etwas. An diesem Morgen gab es weder ein Lächeln noch ein freundliches Wort. Der Klient fühlte sich stark abgelehnt und reagierte gekränkt. Der Therapeut fragt den Klienten, ob er bereit wäre, sich auf eine innere erlebnisorientierte Arbeit einzulassen. Wenn er dies bejaht, erklärt der Therapeut ihm, dass er bei der Übung nichts falsch machen könne und dass er jederzeit, wenn er es brauche, die Augen öffnen und die innere Arbeit beenden könne.

Bitte setzen Sie sich bequem hin und richten Ihr Gewahrsein nach innen, vielleicht zuerst zu den Empfindungen in Ihrem Körper, besonders zu den Empfindungen in Ihren Füßen. Folgen Sie einige Momente Ihrem Atemfluss an der Bauchdecke, die sich mit dem Ein- und Ausatmen hebt und senkt. Dann lassen Sie diese Wahrnehmungen etwas in den Hintergrund treten und denken noch einmal an diese Situation, die Sie gerade geschildert haben (in unserem Beispiel der Klient in der Bäckerei mit der Verkäuferin). Lassen Sie sie vor dem inneren Auge noch einmal entstehen (1) und schauen, ob es eine Resonanz (2) in Ihrem Körper hat (Klient sagt: »Ja, es wird so eng im Brustraum.«).

Dann bitte ich Sie, diese Stelle oder das Areal in Ihrem Körper, wo Sie die Empfindung spüren, mit einem vorgestellten Kreis aus Kreide zu markieren (3).

Danach richten Sie bitte in Gedanken einen Satz dorthin, das heißt, Sie reden jetzt in Gedanken (4) mit dieser Empfindung. »Zeig mir eine Situation aus der Vergangenheit, in der du ursprünglich entstanden bist, wo deine Wurzeln sind.«

Wenn durch die Assoziationskette ein Erinnerungsbild (5) auftaucht, wird der Klient aufgefordert, dies mitzuteilen, ohne die innere Arbeit zu unterbrechen. (In unserem Beispiel taucht bei dem Klienten ein Erinnerungsbild auf, wo er als dreijähriger Junge von seiner Mutter sich nicht gesehen und abgelehnt fühlte und sie dann auch noch zwei Wochen im Krankenhaus und für den Jungen nicht kontaktierbar war.)

Der Therapeut kann, wenn das Erinnerungsbild des Klienten nicht so klar ist, mit folgenden Fragen »genauern«: »Was ist da los? Zeig mir mehr! Siehst du das Kind? Wie alt ist das Kind?« Bei bedrohlichen Situationen für das Kind oder bei stark belastenden Situationen wird der Klient aufgefordert, das Bild mit dem Inneren Kind in der Vorstellung aus dieser Schlüsselsituation herauszuholen und es in die Jetztzeit an diesen Ort, in das Therapiezimmer zu holen und zu schauen, was es vom Klienten braucht. Hier beginnt dann in der Jetzt-Situation eine nachträgliche Be-elterung (6).

In die Erinnerungssituation kann der Klient in der Vorstellung ein Symbol für die Weisheitsebene (7) stellen (zum Beispiel den Buddha oder den Medizin-Buddha, die Kosmischen Eltern oder den weisen Freund, Christus, Maria ...). Das erleichtert es dem Klienten, diese Situation dort zurückzulassen. (Manchmal hat er Verantwortungsgefühle oder macht sich Sorgen, was mit der Mutter oder den Geschwistern passiert.) Dann wird der Dialog in Gedanken mit dem Inneren Kind geführt, ganz eng an den Bedürfnissen des Kindes orientiert. Fragen oder spüren Sie, was das Kind braucht. (In unserem Beispiel brauchte das Innere Kind des Klienten, dass es mit den Gefühlen von Zurückweisung gesehen und verstanden wird und die Gewissheit hat, dass die Mutter wiederkommt.) Wenn der Klient in dem inneren Dialog mit dem Kind sich alleine überfordert fühlt, kann er sich auch vorstellen, einen starken, weisen Freund wie den Buddha im Raum hinter sich zu haben. (Der Dialog mit dem Inneren Kind könnte so geführt werden, wie in Kapitel S beschrieben – »Ich sehe deine Angst und deine Trauer, ich bin da ...«) Manchmal brauchen die Inneren Kinder Schutz und Sicherheit in dem vorgestellten Körperkontakt.

Der Klient wird auch immer wieder aufgefordert, sich zu vergewissern, ob das Kind es gehört hat (»Hat es Sie gehört, woran merken Sie das?«). (8). Das »Merken« geschieht oft dadurch, dass sich eine Körperempfindung bei dem Klienten ändert oder dass das Bild von dem Inneren Kind sich ändert. Dann ermuntert der Therapeut den Klienten (Der Therapeut spürt in sich meist die veränderte Empfindung.): »Ja, so ist gut, bleiben Sie dabei ...«

Was braucht das Kind jetzt von Ihnen, oder ist da noch etwas, was es braucht, vielleicht auch in Ihrem Leben, in Ihrem Alltag? (9) Sind Sie bereit, ihm etwas von dem zu geben, was es braucht?

Wenn der Dialog zuerst einmal abgeschlossen werden kann, wird der Klient gebeten zurückzukommen. Während des Zurückkommens kann er gebeten werden, im guten zugewandten Kontakt mit seinem Inneren Kind noch einmal an die Ursprungssituation (10) zu denken (in unserem Beispiel die Situation in der Bäckerei) und zu überprüfen, ob sie sich noch wie zu Anfang anfühlt oder ob sie sich jetzt anders anfühlt. (In unserem Fallbeispiel hatte der Klient jetzt ein gutes sicheres Gefühl, kein Gefühl mehr von Kränkung und Ablehnung. Er konnte sich nun selbst schnell die Erklärung geben, dass das veränderte Verhalten der Verkäuferin nichts mit ihm zu tun hatte, sondern sie vielleicht einfach nur einen schlechten Tag hatte.)

Dann wird der Klient gebeten, langsam in seiner Geschwindigkeit aus der inneren Arbeit herauszukommen, wieder mehr sein Gewahrsein zu den Empfindungen in den Füßen zu lenken, die Augen zu öffnen und sich im Raum zu orientieren.

Für den Fall, dass bei den Fragen »Zeig mir eine Situation aus der Vergangenheit …« kein Erinnerungsbild (11) auftaucht, kann der Therapeut einfach mit dem Focusing-Prozess-Spüren (siehe Kapitel P) weiterarbeiten. Oder er fordert den Klienten auf, seine Empfindung zu verbalisieren und zu akzeptieren (siehe Methode O.1). Dann gehen Sie ruhig in einen inneren Dialog mit dieser Empfindung und richten innerlich in Gedanken den Satz dorthin: »Ich akzeptiere, dass es dich gibt, Enge in der Brust, denn du bist gerade da und damit Realität, und damit akzeptiere ich dich …«

Zur Veranschaulichung sei hier noch einmal die Struktur der Vorgehensweise dargestellt:

(1) Aktuelle Situation sich noch mal vor das innere Auge holen
(2) Resonanz im Körper spüren
(3) Empfindungsareal innerlich markieren/fokussieren
(4) Innerer Dialog in Gedanken mit der Empfindung
(5) Erinnerungsbild der auslösenden Ursprungssituation
(6) Nachträgliche Be-elterung
(7) Symbol für Weisheitsebene in Ursprungssituation
(8) Vergewissern, ob die Innere-Kind-Arbeit wirkt
(9) Fortführen der Inneren-Kind-Arbeit (Gegenwart)

(10) Überprüfen der Wirksamkeit der Intervention
(11) Vorgehen, wenn kein Erinnerungsbild auftaucht

Wenn Widerstände auftreten, sollten diese vom Therapeuten respektiert werden. In dem Fall sollte eher mit Punkt 11 weitergearbeitet werden.

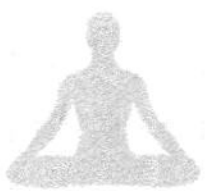

Der Korridor (Übung U.1)

Die folgende Übung setzt voraus, dass der Klient mit der Baumübung (Übung S.3) vertraut ist. Sie stammt ursprünglich aus dem Phyllis-Krystal-Imaginationssystem und ist eine sehr wirksame Übung, um die Ursache für ein gegenwärtiges Problem zu ergründen. Sie kann dabei helfen, folgende Fragen zu klären: Warum habe ich immer wieder diese bestimmte Angst? Warum verhalte ich mich immer wieder auf eine bestimmte Art und Weise? Warum habe ich so ein geringes Selbstwertgefühl?

Nehmen Sie bequem Platz und schließen die Augen. Richten Sie Ihr Gewahrsein auf die Empfindungen des Körpers, besonders auf die Empfindungen in den Füßen. Dann folgen Sie dem Atemfluss an der Bauchdecke, die sich mit dem Ein- und Ausatmen hebt und senkt.

Lassen Sie dann diese Wahrnehmungen etwas in den Hintergrund treten und bitten Ihr Höheres Selbst, Ihnen einen Baum zu zeigen. Führen Sie dann die Baumübung (Übung S.3) in Kurzform durch und lassen Ihre Kosmischen Eltern erscheinen. Bitten Sie die Kosmischen Eltern, dass sie Sie während der weiteren Übung begleiten.

Stellen Sie sich vor, dass Sie sich auf einem langen Korridor befinden, der viele Türen mit unterschiedlicher Aufschrift hat. Auf den Türen, die Sie in dem Korridor sehen, werden Schilder mit den Aufschriften Ihrer Probleme oder Themen erscheinen. Zum Beispiel Wut, mangelnde Selbstachtung, Unsicherheit oder Angst.

Während Sie in der inneren Szene nun den Korridor entlanggehen, lesen Sie die Aufschriften an den Türen. Sie gehen so lange weiter, bis Sie die Türe mit Ihrem Thema finden. Untersuchen Sie dann die Tür. Aus welchem Material besteht sie, und wie ist sie zu öffnen (zum Beispiel mit einem Schlüssel, einem Knauf oder einem Riegel, oder lässt sie sich auf eine andere Art öffnen)?

Nachdem Sie sich so vergewissert haben, öffnen Sie die Tür und betreten den Raum, der dahinterliegt, gemeinsam mit Ihren Kosmischen Eltern. Schauen Sie sich um. Was sehen Sie? Bitten Sie Ihre Kosmischen Eltern, das zu sehen und zu erfahren, was hier wichtig ist. Dann bitten Sie die Kosmischen Eltern, dass sie korrigierend und heilend eingreifen oder Erklärungen geben, damit das alte Muster heilen kann.

Wenn Sie genügend Einblick bekommen haben, verlassen Sie den Raum gemeinsam mit Ihren Kosmischen Eltern und schließen die Tür hinter sich.

Begeben Sie sich nun in der inneren Szene zusammen mit den Kosmischen Eltern wieder zu dem Baum und lehnen sich mit dem Rücken an den Stamm. Nehmen Sie beim Einatmen die Energie des Baumes durch Ihre Wirbelsäule auf und lassen beim Ausatmen alles los, was Sie daran hindern könnte, die Energie des Baumes aufzunehmen.

Bitten Sie die Kosmischen Eltern, Sie jetzt zu umarmen. Bedanken Sie sich innerlich für die Hilfe und Unterstützung und beenden die Übung in der Gewissheit, dass Sie jederzeit den Kontakt zu den Kosmischen Eltern wiederaufnehmen können. Nun kommen Sie zurück.

Öffnen Sie die Augen, und orientieren Sie sich im Raum.

Wenn der Klient es wünscht, kann es eine Nachbesprechung geben. Hier kann der Klient dem Therapeuten detailliert von dem Erlebten berichten, ohne sich innerlich zu stark mit diesem Erleben noch einmal zu verbinden (aus einem guten Abstand heraus).

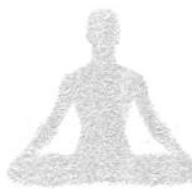

Das innere Haus der Persönlichkeit (Übung U.2)

Die folgende Übung hat vor allem explorierenden Charakter. Sie ist gut geeignet für Personen, die ihre Persönlichkeit schon etwas kennen und auch mit der inneren Arbeit mit Teilpersönlichkeiten, dem Inneren Kind und den Eltern-Bildern vertraut sind.

Machen Sie es sich auf dem Stuhl bequem und richten Ihr Gewahrsein auf die Empfindungen des Körpers, besonders auf die Empfindungen in den Füßen und dann für einige Momente auf die Empfindungen an der Bauchdecke, die sich beim Ein- und Ausatmen hebt und senkt. Es ist von Vorteil, die Augen zu schließen. Dann lassen Sie bitte diese Wahrnehmungen etwas in den Hintergrund treten. Sie beginnen nun in Ihrer Vorstellung mit einer kleinen inneren Reise.

Sie können nichts falsch machen dabei, überlassen Sie sich einfach Ihren inneren Bildern, und natürlich können Sie jederzeit Ihre Augen wieder öffnen und sich hier im Raum orientieren.

Stellen Sie sich vor, Sie sind irgendwo auf einer Wiese. Sie sehen das satte Grün der Wiese, und es hat einen blauen Himmel über Ihnen, und es ist warm, die Sonne scheint. Es gibt Blumen auf der Wiese, die blühen, und es geht Ihnen gut. Sie sehen einen kleinen Pfad, der ein wenig ansteigt. Dieser Pfad führt zu einem Haus mit einer Mauer und einem Eingangstor. Sie entscheiden sich, zu diesem Haus zu gehen. Es ist nicht so weit, und Sie folgen dem Pfad. Der Pfad wird dann zu einer kleinen Straße, die direkt zu dem Haus führt. Dieses Haus hat eine Faszination für Sie, und nun sind es nur noch wenige Meter. Das Haus ist recht groß. Sie sehen, dass es mehrere Geschosse hat.

Jetzt sind Sie an dem Gartentor und treten ein in den Garten, der das Haus umgibt. Zielstrebig gehen Sie weiter zu dem Hauseingang. Vielleicht muss man ein paar Stufen bis zum Eingang nehmen. Sie haben ein Gefühl, dass dieses Haus Ihnen einige Erkenntnisse bringen wird und sind neugierig, was Sie dort finden. Sie öffnen die Eingangstür und betreten das Haus. Sie bemerken einige Türen, die Aufschriften haben und Sie in ganz spezielle Räume führen. Auf der ersten Tür steht »Inneres Kind«, und Sie gehen in dieses Zimmer. Sie sind ganz wach und schauen sich um. Ist Ihr Inneres Kind zu sehen? Wie sieht es aus, was hat es alles in diesem Zimmer? Dann gibt es ein Nebenzimmer, das Zimmer des Jugendlichen. Wie sieht es dort aus, wen treffen Sie dort? Nehmen Sie alles einfach wahr, auch die Stimmung, die es dort hat und wie Ihr Körper reagiert. Gehen Sie jetzt aus dem Zimmer heraus und schließen die Tür hinter sich. Bleiben Sie einige Momente auf dem Flur und spüren Ihren Körper. Wenn Sie bereit sind, gehen Sie weiter auf Ihrer Forschungsreise. Sie sehen eine weitere Tür mit der Aufschrift Teilpersönlichkeiten. Wenn Sie diesen Raum betreten, werden Sie Ihren Teilpersönlichkeiten begegnen. Wen treffen Sie dort? Wie fühlt es sich in diesem Raum an? Wie reagiert Ihr Körper mit seinen Empfindungen? Nachdem Sie alles ganz aufmerksam wahrgenommen haben, verlassen Sie dieses Zimmer und schließen die Tür hinter sich. Sie sind wieder auf dem Flur und spüren Ihren Atemfluss, die Empfindungen in Ihrem Körper. Dann, wenn Sie bereit sind, geht es zum letzten Zimmer im Erdgeschoss des Hauses. Hier hat eine Tür die Aufschrift Eltern-Bilder. Was gibt es hier zu entdecken? Wie fühlt es sich an? Was sehen Sie hier? Wie reagiert Ihr Körper? Nehmen Sie ganz wach alles wahr, was dieser Raum in Ihnen auslöst. Dann verlassen Sie auch dieses Zimmer und schließen die Tür.

Nun geht es zu dem ersten Obergeschoss. Dazu müssen Sie zur Treppe und sie hinaufgehen. Auf dem Flur im Obergeschoss gibt es auch Türen mit Aufschriften. Sie gehen zur ersten Tür. Dort hat es die Aufschrift Rolle als Mann oder als Frau. Sie öffnen die Tür und betreten dieses Zimmer. Was finden Sie hier? Wie sieht es hier aus? Wie fühlt es sich an? Wie reagiert Ihr Körper? Dann gibt es drei Nebenräume. Einer ist der Raum der Partnerschaften. Was finden Sie hier? Wie fühlt es sich an? Was gibt es zu entdecken? Von dort erschließt sich noch ein Raum. Es ist der Raum Ihrer Sexualität. Was finden Sie hier? Wie reagiert Ihr Körper in diesem Raum? Wie fühlt es sich an? Unter Umständen gibt es noch ein weiteres Zimmer, was von diesem Zimmer ausgeht. Wenn ja, dann könnte dies das Zimmer Elternschaft sein. Welche Rolle Sie als Vater oder Mutter eingenommen haben. Was gibt es hier zu finden? Nun verlassen Sie diesen Raum und auch diese gesamte Etage. Es geht weiter nach oben in das zweite Obergeschoss. Dazu müssen Sie eine weitere, etwas engere und steilere Treppe nach oben steigen. Dort oben gibt es nur eine Tür. Und schon im Vorfeld wird Ihnen bewusst, dass es ein ganz besonderer Ort sein wird, den Sie jetzt aufsuchen. Dieser Raum trägt die Aufschrift Weisheit, und eine besonders wache und friedliche Atmosphäre stellt sich dort oben ein. Sie öffnen die Tür und lassen sich ganz auf die Erfahrung in diesem Raum ein. Wie fühlt es sich dort an? Was nehmen Sie wahr? Wie sieht es hier aus? Wie reagiert Ihr Körper? Welche Empfindungen hat es? Sie können sich hier, wenn es für Sie angenehm ist, auch etwas länger aufhalten. Vielleicht mag man sich sogar zu einer kleinen Meditation niederlassen. Vielleicht gibt es einen weisen Freund, oder es ist einfach der Raum oder das Licht, oder … Sie sind ganz wach bei Ihren Wahrnehmungen. Vielleicht gibt es eine Frage, die sich im Raum der Weisheit lösen lässt? Dann beginnen Sie so langsam, sich auch von diesem Raum und seinen Elementen zu verabschieden. Und während Sie sich auf den Rückweg machen und auch diesen Raum verlassen, vergegenwärtigen Sie sich, was Sie alles in diesem Haus angetroffen haben und was Sie mit sich nehmen wollen. Dann verlassen Sie dieses Haus, gehen die Treppen hinunter zur Eingangstür und öffnen die Tür. Lassen Sie die Eindrücke beim Verlassen des Hauses auch ganz bewusst werden. Schauen Sie sich den Garten an, der das Haus umgibt. Vielleicht gehen Sie noch ein paar Schritte in dem Garten und nehmen ihn wahr. Was es da hat? Pflanzen, Blumen, die Gerüche und anderen Sinneseindrücke … Nun bewegen Sie sich auf das Gartentor zu, verlassen das Grundstück durch das Tor und begeben sich auf die Wiese zum Ausgangspunkt Ihrer Reise.

Kommen Sie ganz in Ihrer Geschwindigkeit zurück. Öffnen Sie die Augen, und orientieren Sie sich im Raum. – Vielleicht wollen Sie sich ein paar Notizen machen.

Es dient der inneren Verarbeitung, wenn der Therapeut sich vom Klienten die innere Reise in das Haus seiner Persönlichkeit erzählen lässt. Auch Fragen wie »Was hat diese Erfahrungen für das persönliche Wachstum, für die Beziehungen, die Sexualität oder für das spirituelle Wachstum für eine Bedeutung?« fördern die Verarbeitung. Bei dieser Übung können auch nur einzelne Zimmer (wie das Zimmer der Partnerschaft) und nicht das ganze Haus besucht werden.

V. Arbeit mit traumatischen Erfahrungen

Traumatische Erlebnisse, seien es Schocktraumen oder Entwicklungstraumen, bedürfen einer besonderen Beachtung, damit es nicht zu einer unerwünschten Retraumatisierung kommt, und daher auch einer besonderen Form der psychotherapeutischen Behandlung.

Diese Erlebnisse (zum Beispiel ein Verkehrsunfall) sind in ihrem Entstehen dadurch geprägt, dass der Organismus zum Überleben bestimmte Reize oder Wahrnehmungen ausblendet, weil sie zu einer Überlastung des psychischen Fassungsvermögens führen würden. Das stellt sich im Erleben so dar, dass der Betroffene einfach gar nichts mehr mitbekommt von dem Erleben in der Schlüsselsituation, er ist wie ohnmächtig und hat auch keine bewusste Erinnerung an das Zurückliegende. Veranschaulichen wir dies an den Schilderungen eines Patienten. »Ich sah, dass meine Vollbremsung nicht mehr reichen würde, um einem Zusammenprall mit dem Fahrzeug, was plötzlich von der rechten Spur auf meine linke Spur gefahren war, zu vermeiden, und wich auf den nicht bepflanzten Mittelstreifen mit der Leitplanke in der Mitte der Fahrbahn aus. Ich hörte ein schrilles Geräusch, während mein Wagen an der Mittelleitplanke entlangschabte. Von da an weiß ich nichts mehr, bis ich mich mit dem beschädigten Wagen, aber selbst unversehrt auf dem Standstreifen rechts wiederfand. Ich musste zwei Fahrzeuge links überholt und dann auf der rechten Standspur gebremst haben. Eines der Fahrzeuge hielt ebenfalls an, und der Fahrer bestätigte mir diesen Ablauf. So wie ich mich unmittelbar danach nicht mehr an das Erlebte erinnern konnte, blieb dieses Erleben einundzwanzig Jahre aus meiner Erinnerung verschwunden.«

Wenn es keine Bearbeitung gibt, bleiben Schocktraumen meist

unbewusst. Dies hat in der Regel den Preis, dass bestimmte andere Erlebnisse, die damit assoziiert sind, auch nicht mehr erinnert werden können. Manchmal taucht auch scheinbar unabhängig davon ein Symptom auf, wie ein Spannungsgefühl im Körper oder eine nicht erklärbare Angst. Diese Symptome sind dann quasi stellvertretend zu dem nicht erinnerten Schocktrauma. Die betroffenen Personen stellen in den seltensten Fällen einen Zusammenhang her zwischen den oft weit zurückliegenden Erlebnissen und den Symptomen ihres körperlichen oder psychischen Befindens, die sie sich gerade nicht erklären können und derentwegen sie häufig in die Therapie kommen. Selten in dem vorliegenden Beispiel, aber sonst durchaus öfter gibt es auch die Symptomatik des Dissoziierens. Hier steuert eine unbewusste Dynamik im Klienten das Gewahrsein, um die Inhalte aus dem traumatischen Erleben nicht wieder ins Bewusstsein kommen zu lassen. Der Assoziationsstrom an Wahrnehmungen wird unterbrochen, und es wird bei weniger belasteten Inhalten weiter wahrgenommen, gedacht, geredet. Eine Dynamik, die den meisten nicht speziell geschulten Personen im Alltag nicht unbedingt auffällt.

Die Diagnostik von traumatischem Erleben und die Traumabehandlung haben in den letzten Jahren mehr an Gewicht bekommen. Es gibt spezielle therapeutische Ansätze – manche bekannt als Traumatherapien –, die überwiegend die Traumabehandlung oder Traumabearbeitung betreiben. Hier sind »Somatic Experience nach Levin«, NARM, das »Neuroaffektive Beziehungsmodell« zur Traumaheilung nach Heller, und die »EGO-State-Therapie« nach Watkins zu nennen. Auch in der Hypnotherapie nach Erikson spielt die Traumabearbeitung eine große Rolle.

Eine besondere Behandlung von traumatisierten Klienten oder Personen mit der Diagnose einer Posttraumatischen Belastungsstörung wird heute in den meisten gängigen Psychotherapieschulen praktiziert.

Im Folgenden wollen wir einige Methoden vorstellen, die in der Essentiellen Psychotherapie zur Anwendung kommen. Sie haben sich mit der besonderen Haltung der EPT und der Ressourcenorientierung als effizient herausgestellt.

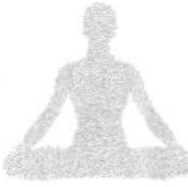

Pendeln zwischen Ressource und Trauma (Methode V.1)

Diese Art der Arbeit mit traumatischen Erlebnissen bei Klienten bedarf einiger Voraussetzungen:

1. Der Klient sollte gut orientiert sein und sich schnell wieder (re)orientieren können.
2. Er sollte eine Ressource (Übung N.1) zur Verfügung haben und sich im Umgang mit ihr sicher fühlen.
3. Der Therapeut sollte achtsam vorgehen und mit der Traumabehandlung vertraut sein.

Am Anfang der Arbeit bekommt der Klient einen Überblick (1) über den Verlauf der inneren Arbeit. Er wird noch einmal gefragt und entscheidet (2) sich, ob er jetzt an dem traumatischen Erleben arbeiten will. Er macht dann Kontakt (3) zu seiner Ressource (Übung N.1) und bleibt in dem Erleben (4) von Sicherheit oder Kraft, bis es auch körperlich spürbar wird.

Er bleibt mit der Empfindung in Kontakt und sagt, wo (5) er das Ressourcenbild oder die Ressourcen imaginativ im Raum haben will. (Ein Beispiel für eine Ressource: ein besonderes Erleben bei einer Bergwanderung – Name der Ressource: »der Bergwanderer«. Unser Klient will in dem Beispiel seine Ressource – den Bergwanderer – nahe an seiner rechten Seite stehen haben. Eine weitere Ressource aus dem Bereich des Höheren Selbst – siehe Kapitel Y – ist für unseren Klienten der Buddha. Dieser wird im Raum über dem Klienten imaginativ gestellt und löst beim Klienten die Empfindungen von Weite und Offenheit, besonders im Brust-/Herzraum spürbar, aus.) Dann wird der Klient aufgefordert, sich an das traumatische Erleben zu erinnern/oder damit in Kontakt (6) zu kommen. (Dies kann nur sprachlich oder auch nur im Bild geschehen.)

In unserem Beispiel könnte der Klient sich jetzt an Gewalterleben in seinem Elternhaus erinnern. Er wird gebeten, den gekränkten, verletzten oder traumatisierten Teil (In unserem Beispiel ist das ein geschocktes Kind.) in die Jetztzeit, das heißt, hier in das Therapiezimmer in das Heute (7) zu holen.

Für die »Schlüsselsituation« kann eine weitere Ressource (in unserem Beispiel auch wieder die Ressource »der Buddha«) imaginativ in die elterliche Wohnung gestellt (8) und repräsentativ für den Klienten zurückgelassen werden. Er bleibt dort an Stelle des gekränkten Kindes und lässt Heilung geschehen. Das geschockte Kind bleibt bei dem Klienten. Er wird aufgefordert, sich zusammen mit den Ressourcen um das Kind zu kümmern. (Das Kind ist jetzt vielleicht imaginativ auf dem Schoß des Klienten oder steht nahe bei ihm.) Seine Kränkung ist zum Beispiel spürbar in dem Empfinden von Enge in der Brust (Angst/Schock) und in Schmerzen von den Schlägen des Vaters.

Dann wird gependelt zwischen dem offenen Gefühl –Buddha-Ressource – und dem Enge-Spüren oder auch zwischen dem Gefühl von Ohnmacht (Stirnkopfschmerz) und der Empfindung der Ressource – Bergwanderer, Kraft in den Armen. Der Klient wird aufgefordert und darin unterstützt, innerlich hin und her zu gehen zwischen dem gekränkten und verletzten Empfinden und dem Empfinden der Ressourcen – so kommt es zu dem Pendeln (9). Wenn dies auf der Empfindungsebene für den Klienten nicht möglich ist (weil es vielleicht als zu bedrohlich erlebt wird), kann es auch zuerst einmal nur imaginativ geschehen. (Gekränktes Kind im Bild auf dem Schoß und den Bergwanderer rechts neben sich. Oder sogar noch distanzierter in der Vorstellung, alles auf zweigeteilten Bildschirmseiten zu sehen.)

Wenn dies einige Male geschehen ist, wird in unserem Beispiel das Kind weiter versorgt. Es wird vom Selbst-Platz, wenn er stark genug ist, gefragt, was das Kind braucht (10) (Methode S.1). Die Zuwendung setzt weitere Heilprozesse in Gang und wird so lange fortgeführt, wie es der Klient braucht. Dabei kann immer wieder eine Ressource dazu befragt werden, oder der Klient wechselt auf einen Ressourcenplatz.

Am Ende der therapeutischen Arbeit in dieser Sitzung fragt der Therapeut den Klienten, wie er denn zukünftig in seinem Alltag (11) mit dem gekränkten Teil weiter umgehen will. Es können Absprachen getroffen werden wie: »Immer, wenn du dich meldest als eine bestimmte Angst, werde ich für dich da sein, oder ich melde mich bis zur nächsten Therapiestunde täglich einmal bei dir und werde dann für dich da sein« (siehe Kapitel S zur Arbeit mit dem Inneren Kind).

Im Verlauf dieser Methode ist also ein fließender Wechsel in die Arbeit mit dem Inneren Kind (Methode S.1) geschehen.

Fallbeispiel zur Trauma-Bearbeitung

Der achtunddreißigjährige Patient hat in seiner Kindheit viele Situationen von Gewalt der Eltern untereinander, aber auch gegen ihn selbst erlebt. Daneben gab es eine lang anhaltende Vernachlässigung. Er hatte zu Beginn der Behandlung eine hohe körperliche Daueranspannung, und es tauchten oft starke Verlustängste auf. Des Weiteren klagte er über einen Dauerschmerz am Oberbauch – vermutlich aufgrund der hohen inneren Anspannung. Seine starken aggressiven Impulse hatte er über viele Jahre durch ein intensives Kampfsporttraining unter Kontrolle bekommen. Es überfielen ihn regelmäßig Albträume.

Im Verlauf der Therapie war eine solide, vertrauensvolle Beziehung entstanden. Der Klient beherrschte das Aufrufen von Ressourcen und hatte sich im Allgemeinen gut stabilisiert. Die Albträume waren selten geworden. Die Oberbauchspannung war fast vollständig verschwunden, und auch die Verlustängste waren deutlich rückläufig geworden. Seine äußere Lebenssituation war stabil. In der 35. Therapiestunde hatte der Klient sich entschieden, sich der Erinnerung an eine traumatisch erlebte Situation zur Bearbeitung zuzuwenden.

Therapeut: Ist es für Sie jetzt stimmig, sich den belastenden Erinnerungen in Ihrer Kindheit zuzuwenden?

Klient: Ja, heute fühl ich mich stark genug dazu.

Therapeut: Dann gehen Sie doch jetzt erst einmal mit Ihrem Gewahrsein zu Ihren körperlichen Empfindungen. Vielleicht zuerst überwiegend zu den Empfindungen in den Füßen und in den Beinen, sodass Sie sich gut geerdet erleben, und dann einige Momente zu Ihren Empfindungen an der Bauchdecke, die sich beim Ein- und Ausatmen hebt und senkt.

(Klient ist innerlich ganz bei den Empfindungen, entspannt sich dabei.)

Therapeut: Dann richten Sie Ihr Gewahrsein bitte auf die Ressource.

Klient: Ja, ich visualisiere mich im Schoß des Buddhas.

Therapeut: Schön, was löst das in Ihnen für Empfindungen aus?

Klient: Ich fühle mich ganz sicher, der Brust-/Herzraum wird weit, mein Atem wird ruhiger, es ist das Gefühl, dass mir nichts passieren kann.

Therapeut: Lassen Sie die Empfindungen ruhig ganz da sein, und weiten Sie sie im ganzen Körper aus. Ist es im Brust-/Herzraum am stärksten zu spüren?

Klient: Ja.

Therapeut: Dann denken Sie bitte an die Erinnerung aus der Kindheit.

Klient: Ja, das ist sofort da. Die Eltern sind da und schreien sich an. Der Papa schlägt die Mama, und ich habe Angst um sie.

Therapeut: Können Sie die Angst im Körper jetzt spüren?

Klient: Ja, mir wird ganz komisch, ich spüre die Angst jetzt auch stark, und ich bin so ganz starr, besonders in den Armen und in den Beinen, und halte den Atem an.

Therapeut: Können Sie zu den Empfindungen im Herzraum zurückgehen?

Klient: Ich versuche es, ja, das entspannt mich, ich kann wieder durchatmen.

Therapeut: Da bitte bleiben mit dem Gewahrsein. Ganz die Entspannung und Sicherheit wieder spüren. Sie sind ganz im Schoß des Buddhas.

Klient: Ja, das tut gut. Hier kann mir nichts passieren.

Therapeut: Ganz dabeibleiben, hier kann Ihnen nichts passieren, hier – in oder mit der Ressource – sind Sie ganz sicher.

Klient: Ja, da kann ich sein.

(Therapeut lässt den Klienten eine ganze Weile, bis der Klient sich wieder sichtlich ganz entspannt hat im Erleben der Ressource.)

Therapeut: Können Sie jetzt noch einmal zu der anderen Empfindung der Starre in Armen und Beinen hinspüren?

Klient: Ja, ich versuch's.

Therapeut: Was erleben Sie jetzt?

Klient: Ich fühle mich immer noch so hilflos und so klein, aber nicht mehr ganz so starr. Atmen ist flach, aber es geht.

Therapeut: Ja, vielleicht können Sie noch einen kleinen Moment bei diesen Empfindungen bleiben.

Klient: Ja, jetzt werde ich auch ganz traurig. *(Klient beginnt zu schluchzen.)*

Therapeut: Ja, da hat es Trauer.

Klient: Ja.

(Der Therapeut hält den Klienten beim Weinen, beim Erleben des Schmerzes und der Trauer.)

Therapeut: Dann wechseln Sie wieder zu der Empfindung von Weite im Herzraum.

Klient: Ja, das geht gut. *(Klient schluchzt erleichtert.)*

Therapeut: Wie fühlt es sich jetzt dort an?

Klient: Gut und sicher, auch irgendwie noch leichter als eben.

Therapeut: Bleiben Sie ruhig noch etwas dort.

Klient: Ja, ich entspanne mich wieder mehr, auch mein Herz ist leichter.

Therapeut: Können Sie von dort, wo Sie jetzt sind, von der Empfindung im Herzraum zu der Empfindung in den Armen schauen, nur hinschauen?

Klient: Ja, das geht, das ist auch nicht mehr so starr.

Therapeut: Und wenn Sie jetzt aus der Sicherheit der Empfindung im Herzen heraus dorthin spüren … Also ohne ganz von der Herzempfindung wegzugehen.

Klient: Ja, das geht, es erstaunt mich auch, es ist, als ob es vom Herzen mit dem Ausatmen zu den Armen und dann auch zu den Beinen fließt.

Therapeut: Schön, dabeibleiben. Lassen Sie es geschehen.

Klient: Ja, erst war es nur an der Oberfläche der Arme, oben an der Haut, und jetzt ist es ganz, jetzt sind die Arme ganz zu spüren, warm und pulsierend.

Therapeut: Ah, ja, bitte bleiben Sie dabei. Und die Beine?

Klient: Die sind jetzt auch schon so ein bisschen »aufgetauter«. Werden ganz langsam auch wieder warm, und ich kann sie wieder ganz spüren.

Therapeut: Bleiben Sie dann einfach bei dem Prozess, wie er sich entwickelt.

(Klient bleibt eine Weile innerlich bei seinen sich verändernden Empfindungen.)

Klient: Ja, jetzt spür ich auch die Beine wieder ganz. Die Knöchel schmerzen noch.

Therapeut: Ah, ja, die Knöchel von den Füßen schmerzen noch? Was hat es damit auf sich?

(Klient bleibt eine Weile innerlich in seinem Erleben.)

Klient: Ich sehe einen Säugling, der an den Knöcheln gehalten wird … mit dem Kopf nach unten gehalten wird.

Therapeut: Ja. Wollen Sie dem noch weiter folgen?

(Hier geschieht ein Wechsel in die Innere-Kind-Arbeit.)

Klient: Ja.

Therapeut: Fragen Sie ruhig nach innen: Was ist da los? Zeig mir mehr.

Klient *(ist in seinem inneren Erleben):* Da ist dieser Säugling. Ich sehe nur, dass er ganz schutzbedürftig ist.

Therapeut: Ja. Folgen Sie Ihrem inneren Prozess. Seien Sie einfach so für den Säugling da, wie Sie es spüren.

Klient: Ja, ich nehme ihn in den Arm und wiege ihn.

Therapeut: Ja, bitte dabeibleiben. Nehmen Sie den Säugling ruhig auch hierhin in die Jetztzeit, hier in diese sichere Situation.

Klient: Ja, ich nehme ihn mit hierhin, er kommt mit in den Schoß vom Buddha. *(Klient bleibt still in seinem inneren Erleben.)*

Therapeut *(nach einer Weile):* Wo sind Sie jetzt in Ihrem inneren Erleben?

Klient: Ich halte den Säugling ganz eng bei mir und wiege ihn leicht. Er hat sich so ganz eingerollt und ist eingeschlafen.

Therapeut: Wie fühlt es sich für Sie an?

Klient: Gut, ich bin jetzt auch ganz entspannt und ruhig, auch wohlig und sicher fühlt es sich an.

Therapeut: Schön, bleiben Sie ruhig so noch etwas darin. *(Klient bleibt eine Zeit lang innerlich sichtlich entspannt.)* Gehen Sie ruhig mal ganz behutsam zu dem Säugling, sodass Sie in die Position des Säuglings in der Vorstellung innerlich wechseln.

Klient: Ja, das ist ganz tief, tief entspannt.

Therapeut: Fühlt es sich sicher an?

Klient: Ja, ganz wohl und ganz sicher.

Therapeut: Ah, ja, dann bleiben Sie noch ein paar Momente dort und wechseln dann wieder in die Erwachsenen-Position.

Klient: Ja, es ist nah beieinander.

Therapeut: Hat da noch etwas zu geschehen, oder ist es gerade gut so?

Klient: Ist gut, ich fühle mich so ganz tief ganz bei mir.

Therapeut: Ah, ja, ruhig noch etwas da bleiben und dann so, wie es für Sie richtig ist, wieder aus diesen inneren Bildern und dem Erleben rauskommen.

Klient: Ja. *(Er öffnet nach einer Weile die Augen.)* Danke.
Therapeut: Gern.

Nach dem Anwenden der Methode des Pendelns zwischen Ressource und Trauma (Methode V.1) ging es im Prozess dieser Falldarstellung in eine Innere-Kind-Arbeit (Methode S.1) über (in dem Moment, als das innere Bild des Säuglings auftauchte und der Klient gefragt wurde, ob er noch weiter daran arbeiten wolle).

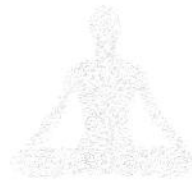

Ablösung mit einem Symbol (Methode V.2)

Eine weitere Methode der Traumabehandlung stammt ursprünglich von Phyllis Krystal. Bei dieser Übung wird als Ressource die Arbeit mit dem Höheren Selbst und das Geführt- und Verankert-Sein im Höheren Selbst (siehe Kapitel Y) angewandt, und es wird mit einem Symbol für das Trauma gearbeitet. Es wird also verdeckt – ohne dass der Klient sich ganz an die Schlüsselsituationen erinnert und die dazugehörigen Gefühle spürt – mit dem Trauma gearbeitet.

Setzen Sie sich bitte bequem auf Ihren Stuhl und richten Ihr Gewahrsein einige Momente auf die Empfindungen in Ihrem Körper, speziell in den Füßen und in den Beinen. Dann folgen Sie einige Momente den Empfindungen an der Bauchdecke, die sich durch das Atmen hebt und senkt. Beginnen Sie als vorbereitende Übung mit dem Maibaum (Übung Y.4) oder mit einer Ihnen gut vertrauten Ausrichtung auf das Höhere Selbst (siehe Kapitel Y). Dann bitten Sie Ihr Höheres Selbst um Führung bei dieser Übung. Sie teilen innerlich in Gedanken mit, dass Sie ein Symbol suchen für das erlebte Trauma. Dazu bedienen Sie sich einer Methode, wie Sie Ihren Verstand und Ihr Denken ablenken können. Das Symbol soll aus einem anderen Teil von Ihnen kommen, nicht gesteuert durch Ihre denkende Seite. Sie können sich ablenken, indem Sie einen spannenden Film sehen oder ein Hörspiel hören oder durch andere starke Sinnesreize, wo

Sie mit Ihrem Wachbewusstsein sind. Der Therapeut kann den Klienten auch durch eine andere Übung, wie die Baumübung führen.

In der linken Hand (nicht der Haupthand) haben Sie einen Buntstift und ein Blatt Papier oder Knetmasse. Bitten Sie nun Ihr Höheres Selbst, Ihre Hand beim Zeichnen zu führen, um ein Symbol für das Trauma zu bekommen. Dies wird sich dann von selbst finden. Der Klient soll die Hand nicht kontrollieren, sodass diese wie von selbst malt oder aus der Knetmasse formt. Während dieser Zeit ist das Wachbewusstsein des Klienten ganz bei dem Fernsehen oder dem Hören und dem inneren Gestalten der Übung, die der Therapeut mit ihm macht. Es ist nicht bei dem, was mit der linken Hand passiert.

Mit dem so gefundenen Symbol arbeitet dann der Klient etwa vier bis sechs Wochen für sich alleine weiter, indem er täglich mindestens zweimal (am besten morgens nach dem Wachwerden zwei Minuten und abends vor dem Einschlafen zwei Minuten, weil man dann dem Unbewussten nahe ist) die liegende Acht (siehe Kapitel O) mit dem Symbol im gegenüberliegenden Kreis durchführt. – Oft ist dieses gemalte Symbol auf dem Papier, weil es so abstrakt ist, schwer zu visualisieren. Hier empfiehlt es sich, dass der Klient es vor sich auf den Boden legt und die liegende Acht vor sich auf dem Boden in der Vorstellung nachzeichnet. Der Klient könnte auch die Acht auf ein großes Blatt zeichnen, in den einen Kreis das gezeichnete Symbol hineinkleben und in den anderen Kreis sich selbst visualisieren.

Nach dieser Vorbereitungszeit werden in einer weiteren Therapiesitzung die Kreise nach Vorgabe und Führung des Höheren Selbst getrennt.

Die Sitzung beginnt nach einer entspannenden Vorübung und der Ausrichtung auf das Höhere Selbst mit der Visualisierung der liegenden Acht – Klient in einem Kreis, das Symbol in dem anderen Kreis. Dann wird das Symbol in der Vorstellung nach Vorgaben des Höheren Selbst vernichtet (zum Beispiel könnte es in der Vorstellung in einem Hochofen verbrannt werden oder was immer sich in den inneren Bildern als Vorgehensweise einstellt). Wenn dies vorgestellte Symbol vernichtet ist, löschen Sie auch den jetzt leeren Lichtkreis in einer angemessenen Art und Weise (zum Beispiel könnte man ihn wie Kreide von einer Tafel wischen oder ihn wegputzen oder ausradieren).

Dann später nach der Sitzung, aber am gleichen Tag wird das Blatt Papier mit dem gemalten Symbol vernichtet oder das geknetete Symbol verändert oder zerstört.

Wenn diese Übung intensiv für den Klienten war, lässt sich gut zur Stabilisierung oder als »nährende Übung« noch die Baumübung (Übung S.2) anschließen.

Bleiben wir bei unserem Fallbeispiel des Klienten mit dem Autounfall. Er hatte in der Phase der Übung, wo es galt, ein Symbol zu finden – er wurde von dem Therapeuten in dieser Zeit mit seinem Wachbewusstsein durch die Baumübung nach Phyllis Krystal geführt –, noch einmal auditive Erinnerungen an den Unfall. Er hörte ein sehr lautes, schrilles Geräusch – die Geräusche des Entlangschrammens an der Mittelleitplanke während des Unfalls –, und dann blieb er durch den Hinweis des Therapeuten bei dem Zeichnen des Symbols. Die Geräusche verschwanden. Nachdem das Ritual ganz abgeschlossen war, das Symbol vernichtet, die Kreise getrennt, verschwanden beim Klienten Symptome, wie ein Tinnitus, den der Klient seit dem Unfall hatte.

W. Arbeit mit Träumen (Methode W.1)

Die Arbeit mit Träumen in der Essentiellen Psychotherapie ist zum einen psychoanalytisch, zum anderen an den Traumfragen nach Gendlin orientiert. Zitieren wir Sigmund Freud, den Begründer der Psychoanalyse, der sagte, dass »… die Traumdeutung die via regia zur Kenntnis des Unbewussten im Seelenleben« sei.[96] Damit wird angedeutet, welche Möglichkeiten die Arbeit mit Träumen zum Verständnis des Klienten und zu seiner Heilung bietet.

Eine kurze Betrachtung der Traumarbeit aus buddhistischer Sicht

Interessant ist, dass in der buddhistischen Geistesschulung genau dieser Königsweg erst einmal gar nicht einbezogen wird in die persönliche Praxis. Träume werden zwar als »Spiegel unseres Karmas« gesehen, also unserer emotionalen Muster, Gewohnheiten und Neigungen. Aber dem Praktizierenden wird abgeraten, sich intensiver mit den Inhalten seiner Träume zu beschäftigen. Der Grund ist, dass es in erster Linie darum geht, die traumgleiche Natur des Erlebens tagsüber zu durchschauen – und da dienen die nächtlichen Träume vorerst nur als Beispiel dafür, wie sehr man eine eingebildete Wirklichkeit für real halten kann, mit allen Emotionen und sogar körperlichen Reaktionen, obwohl es sich nur um einen Traum handelt. Es wird also empfohlen, sich radikal, sofort mit dem Erwachen aus einer Identifikation mit dem Traum zu lösen und ihm keine weitere Beachtung zu schenken.

96 Freud, »Traumdeutung«, S. 415.

Auch wird davor gewarnt, aus dem Traumerleben Schlüsse zur Alltagsgestaltung zu ziehen, denn allzu oft irrt man sich in der Interpretation der eigenen Träume und projiziert seine Ängste und Erwartungen in sie hinein.

Das bedeutet aber nicht, dass der analytische Königsweg ausgeschlossen wäre. Denn bei der Traumanalyse versuchen wir jegliche vorschnellen Schlüsse der Traumdeutung zu vermeiden und enthüllen behutsam eine Schicht emotionaler Bedeutung nach der anderen – eigentlich um genau das zu vermeiden, wovor die buddhistischen Meister warnen: vorschnelle Schlüsse aus dem Traumerleben zu ziehen. Die Arbeit besteht genau darin, den karmischen Spiegel zu verstehen und dadurch Aufschluss darüber zu bekommen, woran wir tagsüber zu arbeiten haben.

Nun findet im buddhistischen Schulungsweg aber durchaus eine innere Arbeit mit dem Träumen statt: der Traum-Yoga als Teil des Befreiungsweges. Dabei geht es darum, zunächst voll und ganz ins luzide Träumen zu finden, also im Traum gewahr zu werden, dass ich träume. Dieses Gewahrsein nutzen wir dann, um den Traum ganz nach Belieben zu gestalten. Dazu gehört nicht nur, die »Story« zu verändern, sondern auch, sich mitten im Traum zu vervielfältigen oder aufzulösen, Feuer zu trinken, unter Wasser zu atmen, durch Wände zu gehen – also all die Dinge zu tun, die nur deshalb möglich sind, weil es eben kein reales Geschehen ist. Auch wird geübt, auf Traumreisen in andere Bereiche oder außerhalb des Körpers zu gehen.

Dann aber wird es erst wirklich interessant, denn man beginnt im Traum, den Dharma zu praktizieren, also zu meditieren, das Wohl anderer zu bewirken und dieselben Praktiken wie tagsüber auszuführen. Dazu gehört, die Natur des Erlebens zu durchschauen und im Traum Mahāmudrā zu praktizieren, also in das nonduale Gewahrsein einzutreten. Dadurch erschöpfen sich die karmischen Impulse, die zum normalen Traumgeschehen führen, denn sie werden nicht mehr bedient, keiner kümmert sich mehr um sie, sie erhalten keine Nahrung und lösen sich auf. So kann die Traumphase nachts für das Fortsetzen der Gewahrseinspraxis genutzt werden. Dabei wird sich nicht mehr um die Inhalte der Träume gekümmert. Es geht nur noch darum, der Natur der geistigen Bewegungen gewahr zu sein. Doch das ist ein ziemlicher Schulungsweg, bis wir dort ankommen. Solange wir uns noch mit stärkeren emotionalen Mustern herumschlagen, kann es durchaus dienlich sein, mithilfe eines erfahrenen Therapeuten die auffälligen Träume einer Traumanalyse zu unterziehen. Dafür gibt es viele gute Gründe und exzellente Methoden.

Traumanalyse in sechs Phasen

Im Folgenden ein Interpretationsschema für bestimmte Traumelemente und Traumebenen in sechs Phasen. Wir folgen dabei der Methodik der Freien Assoziation (Phase 2). In Phase 4 (siehe unten) identifiziert sich der Träumer mit einzelnen Traumelementen. Diese Vorgehensweise stammt ursprünglich von E. Gendlin.[97]

In der Arbeit mit Träumen nimmt der Therapeut die gleiche Haltung (siehe Kapitel L) zu Anfang der Therapiesitzung und während der Sitzung ein wie bei allen anderen Vorgehensweisen in der EPT: die innere Ausrichtung, das Ruhen im zeitlosen offenen Gewahrsein oder der Kontakt mit den Weisheitsrepräsentanten, wie dem Medizin-Buddha, sowie das Erstellen des Heilfeldes. (siehe Kapitel M und Übung N.1)

Der folgende praktische Leitfaden der Traumdeutung unterscheidet verschiedene Phasen und Ebenen der Bearbeitung und bietet sich damit für ein strukturiertes Vorgehen an. Dabei geht es aber nicht darum, ihn Phase für Phase anzuwenden, sondern einzelne Elemente können je nach Prozess herausgegriffen werden. Voraussetzung ist: Der Klient hat sich entschieden, einen Traum und die Traumarbeit zum Thema der Sitzung zu machen

97 Siehe Kapitel Q und auch Gendlin, »Dein Körper – Dein Traumdeuter«.

1. Der Klient wird gebeten, den Traum so weit wie möglich zu *erinnern* und zu *erzählen* (falls er ihn aufgeschrieben hat, soll er ihn nicht ablesen). Der Therapeut schreibt ganz vollständig den Traum mit.
2. Der Klient wird gebeten, jetzt zu dem Trauminhalt frei zu *assoziieren:* »Was fällt Ihnen zu dem Traum oder zu bestimmten Teilen des Traumes ein?« Manchmal kommt es über die Assoziationsketten zu weit zurückliegenden Erlebnissen des Klienten, die scheinbar gar nichts mit dem Traum an sich zu tun haben. Dem folgt der Therapeut erst einmal. Unter Umständen wird auch mit dieser Situation weitergearbeitet. Zum Beispiel: Der Klient ist über die Assoziationskette zu einer Erinnerung an ein unbefriedigtes Bedürfnis aus der Kindheit gekommen, dann könnte mit Innerer-Kind-Arbeit fortgesetzt werden (siehe Kapitel S). Hier ist der Traum als ein »Einstieg« zu sehen, fast wie eine Fantasie, die im Prozess der Therapiesituation Klienten und Therapeuten zu wichtigen, manchmal noch unverarbeiteten Erlebnissen führt.
3. Dann wird der Trauminhalt dahingehend untersucht, ob es reale Personen als Traumelemente gibt, zu denen der Klient in einer Beziehung steht. Die Personen werden als reale Objekte oder Beziehungspersonen des Klienten aufgefasst. Der Therapeut fragt dann nach der Beziehung (Beziehungs- oder Interaktionsebene in der Realität des Klienten) zu den Personen. Liefert der Traum Hinweise auf die Qualität der Interaktionen zusammen mit gefühlsmäßigen Komponenten zu diesen Beziehungspersonen? Dies gilt auch für geträumte Gegenstände. Psychoanalytisch wird dies als Deutung auf der Objektstufe angesehen.
4. Intra- oder innerpsychische Ebene oder auch Deutung auf der Subjektstufe: Der Traum wird als die innere Bühne des Träumers verstanden. Alle im manifesten Inhalt erscheinenden Personen oder Gegenstände können Repräsentanten verschiedener Seiten des Träumers darstellen. Der Klient soll sich im

Verlauf der Sitzung kurz mit diesen einzelnen Traumelementen identifizieren. Jetzt werden die wichtigen Traumelemente (zum Beispiel: bedeutsame Personen oder auch bedeutsame Gegenstände im Traum) bestimmt und herausgegriffen. Der Klient bestimmt die Reihenfolge, mit welchem Traumelement er die weitere innere Arbeit beginnen will. Er würde dann zum Beispiel aus einem Traum, in dem er von einer Schaffnerin geträumt hat, aufgefordert: »Bitte, auch wenn es für Sie ungewohnt ist, identifizieren Sie sich doch gerade mal für einen Moment mit diesem Traumelement Schaffnerin. Seien Sie bitte gerade mal ganz die Schaffnerin aus dem Traum. Wie fühlt es sich an? Wenn es für eine Seite von Ihnen stünde, für welche Seite könnte es stehen?« Diese Frage beantwortet der Klient vielleicht damit, dass dieses Traumelement »Schaffnerin« für seine Aggressionen stehen könnte. Der Therapeut bittet dann den Klienten, sich wieder zu disidentifizieren. »Jetzt gehen Sie bitte wieder raus aus dem Traumelement. Gehen Sie zu dem Spüren der Empfindungen in Ihrem Körper, speziell in den Füßen.« Anschließend wird das nächste Traumelement bearbeitet. Der Therapeut geht wieder mit den gleichen Fragen vor. So werden nach und nach einige Persönlichkeitselemente des Klienten genannt. Der Therapeut kann sie nun analog der Struktur der Traumgeschichte zueinander in Beziehung setzen.

5. Der Therapeut bittet in dieser Phase den Klienten noch einmal, die Augen zu schließen und den Traum als Tagtraum weiterzuträumen. »Bitte schließen Sie die Augen und träumen den Traum weiter. Überlassen Sie sich Ihren inneren Bildern, und versuchen Sie den Prozess nicht zu kontrollieren.« Dieses Weiterträumen in der Therapiesituation wird meist am Ende des erzählten Traums begonnen. Es kann aber auch an einer anderen wichtigen Stelle einsetzen. Das Weiterträumen zeigt oft die Prozessrichtung einer bestimmten Dynamik an. Bei Träumen mit belastenden Themen, besonders auch bei Albträumen, wird durch das Weiterträumen die Schwere genommen.

6. In dieser Phase kann der Therapeut dem Klienten Fragen zu dem Traum stellen. Zum Beispiel eine Frage wie: »Wenn der Traum für Ihre persönliche Entwicklung eine Bedeutung hätte, welche könnte er haben?« Oder: »Wenn er für Ihre Sexualität oder für Ihre spirituelle Entwicklung eine Bedeutung hätte, welche könnte er haben?« Durch Erschließen der Interpretationsschemata kann ein guter Einblick in abgewehrte Emotionen und Bindungsmuster des Klienten erlangt werden.

Der Traum kann dem Therapeuten auch etwas über weitere Ressourcen und mögliche Entwicklungsräume des Klienten sagen. Die unbewussten Seiten sind oft schon weiter als wir selbst! Der Therapeut kann die Kraft des Beobachters im Traum und des Gewahrseins selbst als Ressourcen hervorheben. Dies kann als Intervention geschehen, um diese Ressource beim Klienten zu stärken, oder aber auch, um überhaupt darauf hinzuweisen, dass diese Grundlage des Seins immer besteht und natürlich auch im Traum anwesend war.

Dann kann der Therapeut die Traumdynamik – die herausgestellten Persönlichkeitselemente und die Bindungsmuster analog des Traumgeschehens in ihrer Beziehung zueinander – noch einmal zusammenfassen (»die neue Geschichte«) und deuten. Darüber hinaus kann er den Klienten ermuntern, sich ein Traumtagebuch anzulegen oder ein Blatt Papier und Bleistift ans Bett zu legen und unmittelbar nach dem Wachwerden die Träume aufzuschreiben.

Diese Vorgehensweise hat sich in der Praxis bewährt. Sie kann aber durch weitere Kategorien ergänzt werden, wenn man zum Beispiel an die jungianische Traumdeutung oder den Aspekt der Übertragung denkt. Zur Vertiefung sei auf die Literaturliste hingewiesen.

Fallbeispiel zur Traumarbeit

Das folgende Fallbeispiel handelt von einem neunundfünfzigjährigen Klienten.

Therapeut: Möchten Sie Ihren Traum schildern?

Klient: Ich bin auf jeden Fall in einem Zug, in einem Abteil, und zwar nicht in einem Passagierabteil, sondern in einer Art Dienstabteil. Es ist auch größer. Es ist mehr ein Aufenthaltsraum, aber schon in einem Waggon. Da sind insgesamt drei oder vier Schaffnerinnen und Schaffner. Mit denen habe ich irgendetwas zu tun.

Was mir jetzt so kommt: Es ist auch etwas mit Kontrolleuren, ich mache irgendetwas mit denen, ich diskutiere mit ihnen. Und dann – ich weiß nicht mehr, ob es direkt im Traum war oder gleich nach dem Aufwachen – dachte ich: »Mensch, was ist das denn? Du warst ja im Abteil der Kontrolleure. Du bist mit dem Zug gefahren, aber du warst ja in einem ganz anderen Abteil.« Das wurde mir da erst klar. Und dann war noch irgendetwas, wo ich in einem richtigen Abteil sitze. Ich kann aber nicht mehr sagen, ob es vor oder nach dem Abteil mit den Schaffnern und Kontrolleuren war. Ich weiß noch, dass ich eine oder einen von denen zurechtgewiesen habe, weil sie sich nicht richtig verhalten haben. Was genau es war, weiß ich nicht, nur dass ich mit ihnen diskutiert habe: »So geht es wohl nicht, wie ihr euch hier verhaltet.«

Und dann hinterher die Verwunderung, dass ich in diesem Abteil war, obwohl ich doch eigentlich nur Zug gefahren bin. Das war so das Hauptsächliche.

(Die Traumerzählung endet hier.)

Klient: Und dann war da noch – das hängt vielleicht mit einer realen Situation zusammen: Wir sind aus der Schweiz zurückgefahren in einem City Nightliner. Es war keine schöne Erfahrung, weil das ein ziemlich dreckiger und heruntergekommener Zug war – nicht sehr appetitlich. Und diese Situation im

Zug war auch nicht sehr appetitlich. Das waren keine schönen, sauberen ICE-Wagen. Also das kann mit dieser realen Situation zusammenhängen.

Therapeut: Da haben Sie ja schon die ersten Einfälle. Wenn Sie mögen, schließen Sie doch noch für einige Momente die Augen und vergegenwärtigen sich bitte das Traumgeschehen noch einmal. Also diese ganzen Traumbilder mit dem Zug und dem Abteil, das ein bisschen wie ein Dienstabteil ist und ein bisschen wie ein Aufenthaltsraum, mit den drei oder vier Schaffnern, die vielleicht Kontrolleure sind. Und es wird diskutiert, und Sie sind verärgert: »So geht das aber nicht.« Sie haben sie zurechtgewiesen … Bitte nicht so viel nachdenken, sondern mehr den freien Einfällen, Ihren spontanen Assoziationen folgen – diese Einfälle mir bitte mitteilen.

(Klient wurde ermuntert, mehr im Primärprozess – im Assoziationsprozess – zu bleiben und nicht in das Nachdenken – den Sekundärprozess – zu gehen.

Klient: Was auch jetzt wieder ist, ist die Frage: In welchem Zug sitze ich denn eigentlich? Oder in welchem Zug will ich sitzen? Das ist beides gleichzeitig. Und auch die Überraschung: Wenn ich real im Zug bin, bin ich abhängig von den Kontrolleuren. Wenn ich keine Fahrkarte habe, können die mir ja eine Strafe aufbrummen. Da war es eher umgekehrt, dass ich das Gefühl hatte: Die haben mir überhaupt nichts zu sagen. Ich habe denen ja was zu sagen. Das hat mich verwundert.

Therapeut: Fällt Ihnen dazu noch etwas ein?

Klient: Es war kurz nach der Diskussion, dass ich gemerkt habe: Mensch, die haben ja richtig ein bisschen Angst. Ich habe irgendetwas gesagt, aber den Inhalt weiß ich nicht mehr genau. Das war quasi eine Rollenvertauschung. Das erinnere ich noch. Das hat mich irgendwie überrascht.

Therapeut: Können Sie sich diese Traumschaffner und -schaffnerinnen noch einmal ins Bild holen?

Klient: Zwei, drei waren ganz blasse Gestalten, und eine war eine rothaarige, struppige Schaffnerin, die ziemlich aggressiv war. Der hatte ich gesagt, dass ihr Verhalten nicht in Ordnung war. Die anderen haben es beobachtet, haben sich aber nicht eingeschaltet.

Therapeut: Dann lassen Sie bitte diese struppige, rothaarige Schaffnerin als Traumphänomen noch einmal da sein, und schauen Sie, was Ihnen dazu noch einfällt, was es dazu an Assoziationen gibt. Öffnen Sie sich ruhig dem inneren Assoziationsstrom. Manchmal kommt man dann zu anderen Geschichten. Was fällt Ihnen zu diesem Traumbild ein?

Klient: Ich weiß nur, dass ich real einer solchen Frau im Zug begegnet bin. Sie hat mich an meine Schwägerin erinnert. Sie war auch sehr füllig – wie meine Schwägerin – und auch sehr undifferenziert und ruppig und unverschämt zu den Mitreisenden.

Therapeut: Was ist mit dieser Schwägerin, wie ist die Beziehung zu der Schwägerin?

Klient: Da war dieser besserwisserische Anteil, der bei der Schaffnerin stark durchkam.

Therapeut: Und die Schwägerin?

Klient: Die hat sehr viel davon. So empfinde ich es zumindest.

(Fragen zur Interaktionsebene in der Realität:)

Therapeut: Wie ist Ihre Beziehung zu ihr?

Klient: Nicht sehr gut.

Therapeut: Das ist die Frau von …?

Klient: Die Frau meines älteren Bruders.

Therapeut: Schauen Sie einfach, was Ihnen spontan, assoziativ in den Sinn kommt.

Klient: Nur dieses Überhebliche, Matronenhafte.

Therapeut: Fällt Ihnen sonst noch etwas ein?

Klient: Zu der Schwägerin fällt mir eine Menge ein.

Therapeut: Was fällt Ihnen zu der Schwägerin ein?

Klient: Viele Vorurteile eben.

Therapeut: Viele Vorurteile? *(Längere Pause.)* Wo sind Sie jetzt gerade innerlich?

Klient: Ich möchte eigentlich gar nicht so viel mit ihr zu tun haben.

Therapeut: Sie möchten gar nicht so viel mit ihr zu tun haben. *(Längere Pause.)*

Erinnert sie Sie noch an etwas anderes? *(Längere Pause.)* *(Der Therapeut vermutet, dass der Klient sich an etwas erinnert hat, es aber nicht mitteilen will. Ein innerer Prozess findet beim Klienten statt.)*

Klient: Nein, eigentlich nicht.

(Wechsel zur intrapsychischen Ebene:)

Therapeut: Bitte identifizieren Sie sich doch mal für einen Moment mit dem Traumphänomen rothaarige Schaffnerin. Wie fühlt sich das an? Wenn dieses Traumphänomen für eine Seite von Ihnen stünde, für welche Seite könnte es stehen?

Klient: Vielleicht vorschnelles Urteilen (1).

Therapeut: Vorschnelles Urteilen, ah, ja. Gehen wir doch noch einmal zu dem Gesamttraumbild. Da war ja auch eine Verwunderung, dass Sie die Schaffnerin kritisiert haben, weil diese sich so danebenbenommen hatte.

Klient: Die Verwunderung war, dass sie alle so verunsichert waren und auch ein bisschen Angst hatten: »Was macht der jetzt mit uns?«

Therapeut: Schauen Sie doch bitte mal, ob Sie dazu etwas assoziieren, ob Einfälle kommen zu dem Verwundertsein darüber, dass sie Angst bekommen.

Klient: Ich hatte das gar nicht intendiert.

Therapeut: Ja, verwundert sein, dass die Angst bekommen, obwohl man es eigentlich gar nicht intendiert hatte.

Klient: Es hat irgendwie etwas Befreiendes.

Therapeut: Etwas Befreiendes (2). Gibt es dazu noch Assoziationen?

Klient: Ja, die Assoziation war, dass ich doch mehr eigene Kraft habe oder mächtiger bin, als ich dachte.

Therapeut: Ah, ja. Ich habe doch mehr Kraft, als ich dachte. Ich bin doch mächtiger, als ich dachte. Wenn Sie sich für einen Moment mit diesem Traumelement identifizieren: Wie fühlt sich das an? Und wenn das auch für eine Seite von Ihnen stünde, für welche Seite könnte dies stehen?

Klient: Ja, das würde für etwas Kraftvolles stehen, für etwas Vorwärtsstrebendes (3).

Therapeut: Aha, das würde für etwas Kraftvolles und Vorwärtsstrebendes stehen. Gehen wir noch einmal zu den Traumbildern. Da ist dieses Dienstabteil. Das ist fast ein bisschen wie eine Schalterhalle. Manchmal hat es signifikante Gegenstände, die einem sofort ins Auge springen, an die man sich besonders erinnert.

Klient: Da war so ein Kasten. Der hatte keine …

Therapeut: Da war noch ein Kasten. Schauen Sie einfach mal. Lassen Sie den Kasten aus dem Traumbild noch mal da sein, und schauen Sie, ob Assoziationen kommen.

Klient: Was mir dazu kommt, ist aus der Schulzeit, aus der Gymnasialzeit.

Therapeut: Ja, bleiben Sie dabei.

Klient: Da war bei uns ein Güterbahnhof. Da waren so Leute, die bei der Bahn beschäftigt waren. Und wenn ich an diesen Kasten denke, an dieses Abteil, das war ja auch eher etwas Altes, nichts Modernes. Das fällt mir halt dazu ein – die haben eben auch in diesen alten Waggons gearbeitet. Ich war da nie drin, ich habe die nur von außen gesehen.

Therapeut: Bleiben Sie ruhig dabei, bei der Gymnasialzeit und dem Güterbahnhof. Was ist die nächste Assoziation, was ist da alles so los?

Klient: Da war eine Tankstelle, wo wir unsere Autos zusammengebastelt haben, ein VW-Bus oder auch andere.

Therapeut: Wie alt waren Sie da?

Klient: So zwischen fünfzehn und sechzehn und mit den Autos eben ab achtzehn.

Therapeut: Bleiben Sie ruhig dabei. Lassen Sie die Assoziationen kommen. Lassen Sie sich ruhig Zeit. Wie haben Sie sich da so gefühlt?

Klient: Mir fallen dazu zwei Situationen ein *(lacht)*. Die eine war eben mit diesem VW-Bus. Es gibt in der Nähe von Paderborn eine Straße, die sich ziemlich schlängelt. Da sind wir halt mit dem VW-Bus durchgeprescht. Der, der hinter uns gefahren ist, hat ein Foto gemacht, und wir haben dann gesagt, wir probieren mal, ob wir in der Kurve den Reifen von der Felge ziehen können. Wir haben natürlich nicht gemeint, dass es passieren könnte, aber wir sind so gefahren, dass es hätte passieren können. Das Foto zeigt dann, wie die Hinterräder so *(zeigt mit den Händen eine große Schräge)* an diesem VW-Bus stehen. Dann habe ich gedacht: Na ja, den hast du ja wirklich von der Felge gezogen. Die anderen haben immer gesagt: »Du ziehst ja die Reifen von den Felgen.« Ich habe immer gesagt: »Wieso, ist doch nicht so schlimm.« Ich hatte ja nie gesehen, wie die Reifen tatsächlich standen. Aber auf dem Foto habe ich es dann gesehen.

Therapeut: Das war eine lebendige Zeit voller Abenteuer.

Klient: Ja.

Therapeut: Da ging es Ihnen ganz gut. Kann man das sagen?

Klient: Ja.

Therapeut: Ja, da haben Sie die Reifen fast von den Felgen gezogen …

Klient *(schmunzelt)*: Aber ich hatte das Autofahren voll unter Kontrolle. Zumindest war das meine Idee. Als ich das Foto gesehen hatte, war ich mir nicht mehr so sicher.

Therapeut: Ja, das war jetzt die eine Situation. Spüren Sie noch einmal rein. Für welche Seite von Ihnen könnte die stehen?

Klient: Für die lebendige (4).

Therapeut: Für die lebendige, ja. Sie sagten, da fallen Ihnen zwei Situationen ein mit dem Kasten. Können Sie noch eine zweite erinnern?

Klient: Mich erinnert das ja an die Situation am Bahnhof. Die zweite war einige Jahre später, wobei sie mir gleichzeitig bildhaft einfiel. An dem Bahnhof führt eine Brücke mit Überführung über die Bahngleise. Mir kam die Erinnerung, wie ich da mit einem ganz fetten Schlitten gefahren bin, einem Maserati, den ich mir kurzzeitig ausgeliehen hatte von Leuten, mit denen ich getrampt war. Das waren Tennisprofis, die ich mit nach Hause genommen hatte. Sie hatten zwar ein dickes Auto, aber sonst nicht viel Geld. Da habe ich gesagt, sie können bei mir übernachten, sie müssen nicht in ein Hotel gehen. Ich musste noch Geld von der Bank holen, und da haben sie mir das Auto ausgeliehen, um in die Stadt zu fahren. Ich erinnerte mich an einen Freund, der gesagt hatte: »Wenn ich mal so ein Auto habe, fahre ich ganz langsam durch Paderborn.« Und dann bin ich eben mit diesem Auto ganz langsam durch Paderborn gefahren.

Therapeut: Das haben Sie genossen?

Klient: Ja, das habe ich genossen.

Therapeut: Wenn Sie sich noch einmal mit dem Traumbild und dem Gefühl identifizieren, für welche Seite von Ihnen könnte es stehen?

Klient: Es ist ein großes Gefühl von Unabhängigkeit (5) dabei gewesen. Und natürlich etwas darstellen.

Therapeut: In dem Alter mit achtzehn ist das etwas ganz Besonderes gewesen: Unabhängigkeit und etwas darstellen. Fällt Ihnen noch etwas dazu ein?

Klient: Nein.

Therapeut: Dann lassen Sie uns noch einmal auf den Gesamttraum schauen. Da ist dieses Abteil, das wie ein Aufenthaltsraum ist. Gibt es da Assoziationen?

Klient: Nein.

Therapeut: Gibt es in dem gesamten Traum sonst noch irgendetwas, was ins Auge sprang? Manchmal sind es Gegenstände. Oder etwas, das sich jetzt so wie aufdrängt?

Klient: Nein, keine weiteren Gegenstände. Nur diese Überraschung ist recht deutlich.

Therapeut: Sie sind eigentlich überrascht über Ihre Kraft und die Wirkung Ihrer Kraft?
Könnte das für Ihr persönliches Wachstum und für Ihr Leben jetzt auch eine Aussage oder eine Bedeutung haben?

Klient: Könnte schon.

Therapeut: Könnte schon. Also, es könnte Ihnen jetzt auch passieren, dass Sie über Ihre Kraft und Ihre Wirkung überrascht sein könnten?

Klient: Ja.

Therapeut: Ich fasse noch einmal zusammen: Wir haben vier Elemente: 1. Das schnelle Verurteilen repräsentiert über die Rothaarige, dann 2. das Kraftvolle und Befreiende im Zurechtweisen, 3. die Lebendigkeit und 4. das Unabhängige und das Darstellen, was mehr mit dem Alter des Achtzehnjährigen zu tun hatte. Und über die Kraft und Wirkung von sich selbst über das, was man tut und sagt, auch überrascht sein.
Vielleicht würden Sie manchmal auch gern die Reifen von der Felge ziehen … *(Aussage mit Deutungscharakter).*

Klient *(zustimmend):* Hmm.

Therapeut: Schauen Sie, ob gerade noch etwas kommt, ob es noch einen Impuls hat, ob sich noch Assoziationen einstellen oder ob Sie es gerade so lassen wollen.

Klient: Ich glaube, das kann so bleiben.

Therapeut: Wenn man den Traum jetzt als Tagtraum weiterträumen würde, wie würde es weitergehen? Schließen Sie bitte die Augen, und überlassen Sie sich den inneren Bildern beim Weiterträumen. Und teilen Sie mir bitte mit, was Sie sehen.

Klient: Das fällt mir gar nicht so leicht.

Therapeut: Es hört ja da auf, wo Sie die Verwunderung haben über die Wirkung Ihrer Worte. Da könnten Sie ja noch weiterträumen, die Bilder dürfen wie in einem Film ganz ohne Kontrolle weiterlaufen.

Klient: Ein Bild ist da nicht in dem Sinne, sondern höchstens so ein Gefühl. Aber dem traue ich noch nicht ganz – ein bisschen wie ein Raum zur Weiterentwicklung.

Therapeut: Lassen Sie es ruhig noch ein bisschen da sein, geben Sie ihm Raum, dass sich das zeigen und ausdrücken kann.

Klient: Da kommen jetzt ganz viele verschiedene Sachen …

Therapeut: Was kommt denn?

Klient: Neuorientierung, vor der ich ein bisschen Angst habe, weil das Unsicherheit bedeutet.

Therapeut: Sie sind ja irgendwo auf dem Weg in dem Zugabteil und dem Zug. Es geht ja irgendwohin.

Klient: Ja, im Grunde ist es die Frage: In welchen Zug will ich jetzt einsteigen?

Therapeut: In welchen Zug will ich einsteigen? Welchen will ich nehmen, in welchem will ich sein? Fällt Ihnen dazu etwas ein?

Klient: Da ist dieses Widersprüchliche. Einerseits das ganz Unvernünftige wie mit dem VW-Bus und das sogenannte Vernünftige und Machbare.

Therapeut: Und das sorgt für Beziehung. Man setzt sich ja auseinander. Sie setzten sich mit der Rothaarigen im Traum auseinander. Wenn Sie das so weiterträumen – haben Sie eine Idee, wo der Zug hinfährt? Wo könnte er Sie hinbringen?

Klient: Das ist nicht ganz so eindeutig. Aber was auf jeden Fall kommt, ist: mehr Wasser, See. Und das ist natürlich synonym fürs Schiff.

Therapeut: Ah, ja, das ist synonym fürs Schiff. Lassen Sie sich da ruhig hinführen.

Klient: Ich glaube, das hat viel mit Gemeinschaft zu tun.

Therapeut: Das hat etwas mit Gemeinschaft zu tun. *(Therapeut spürt, dass sich etwas ganz weit und offen anfühlt.)* Da hat es auch etwas Weites.

Klient: Ja.

Therapeut: Könnte dies etwas mit Ihrer spirituellen Entwicklung zu tun haben?

Klient: Dieses Schiff hat meine spirituelle Entwicklung ganz entscheidend geprägt. Oder die Erfahrungen auf dem Schiff.

Therapeut: Welche Erfahrungen auf dem Schiff? *(Therapeut bemerkt ein Zögern beim Klienten.)* Oder mögen Sie nicht darüber reden?

Klient: Das kann ich jetzt eigentlich gar nicht so beschreiben.

Therapeut: Ja, da hat es Sie hingeführt, da fuhr der Zug hin. Wollen Sie noch einen Moment damit bleiben, oder sollen wir es gerade so lassen?

Klient: Das können wir gerade so lassen.

Therapeut: Dann kommen Sie bitte aus den Bildern heraus. Mögen Sie etwas dazu sagen?

Klient: Ja, es ist interessant und auch erstaunlich für mich. Von der Idee her wäre ich da nicht draufgekommen. Danke.

Therapeut: Sie sind im Zug, und am Ende führt es Sie dahin, dass es auch etwas mit Ihrem spirituellen Weg zu tun hat. Und es gibt Auseinandersetzungen im Zug. Die Schaffner haben ja schon ein Stück weit etwas mit Autorität zu tun. Es gelingt Ihnen, eine arrogante, schnell verurteilende Autorität in die Schranken zu weisen. Darüber sind Sie selbst erstaunt, dass Sie das können. Sie spüren dabei Ihre Kraft, und es hat auch ein bisschen etwas von: Da schaffe ich mir Raum, da verschaffe ich mir Gehör, ich kann mich ganz zeigen. Kann es so bleiben?

Klient: Ja, danke.

Zusammenfassende Interpretation

1. Der Traum führt assoziativ zu den realen Erlebnissen der Unzufriedenheit und der Empörung mit dem schmutzigen Abteil des Schweizer Zuges – des Weiteren zu der Zeit als junger lebendiger Mann mit dem draufgängerischen Fahren mit dem VW-Bus.
2. Dann führt er auf der Interaktionsebene zu schwierigen, vielleicht konfliktträchtigen Beziehungserfahrungen mit der Schwägerin.

3. Auf der intrapsychischen Ebene bieten sich folgende Interpretationen an: Es hat diese Verwunderung (»Mensch, du bist ja im Abteil der Schaffnerinnen und Kontrolleure« – ein Bewusstwerdungsprozess) und dann die Zurechtweisung oder Zurückweisung – ein Willensakt – von einem oder mehreren Schaffnern (»Nein, so will ich das nicht.«). Es kann also durch eine Disidentifizierung von der verurteilenden Seite – vielleicht eine Teilpersönlichkeit wie der innere Richter, der durch die Kontrolleure, vor allem aber durch die Schaffnerin symbolisiert wird – Freiraum entstehen (»Es hat etwas Befreiendes.«). Dies setzt Energien frei, beziehungsweise es strömen Energien ein. Es entsteht die Möglichkeit, dass sich etwas anderes zeigt: ganz lebendige Seiten (symbolisiert beispielsweise durch den Kasten, der zu Erinnerungen an die Zeit des jungen Mannes mit den Gruppenerfahrungen mit dem VW-Bus führt). Es zeigt sich eine unabhängige Seite, symbolisiert durch das Fahren des Maserati.

Fassen wir noch einmal zusammen: Die Disidentifikation von der verurteilenden und kontrollierenden Seite ermöglicht es, dass sich ein Gefühl von Kraft und Lebendigkeit einstellt und sich ein Streben nach Unabhängigkeit und Autonomie zeigt.

Überhaupt bleibt das große Thema: die Möglichkeit, sich zu entscheiden (im Traum beim Weiterträumen als Entscheidungsmöglichkeit zwischen zwei Zügen). Erst die getroffene Entscheidung (Willensakt, ein Akt der »Ich-Stärke«) ermöglicht beim Weiterträumen einen Prozess des Sich-Öffnens (»Da hat es auch etwas Weites.«) und Sich-Weitens und damit den Zugang zu existentiellen und spirituellen (symbolisiert durch die Erinnerungen an die Erfahrungen auf dem Schiff) Ebenen und Erleben.

X. Arbeit mit dem Willen und mit Visionen

Nach dem »Bearbeiten von unbewussten Dynamiken und dem Disidentifizieren aus kontrollierenden Mustern« entsteht Raum, Kraft und freie Energie zum gestaltenden Wirken. Wenn der Klient einige seiner unbewussten Dynamiken kennt, die seine Wahrnehmung und sein Gefühlserleben und seine Beziehungsgestaltung beeinflussen oder sogar steuern, und sich dieser Kräfte gewahr ist, sie vielleicht auch schon mehr vom Selbst her steuern kann, dann bekommen die Kraft der Entscheidung, des Vorgebens der Richtung, des Gestaltens und der Einsatz des Willens noch zusätzliche Bedeutung und weitere Möglichkeiten.

Nach Assagioli »sind wir von allem beherrscht, mit dem wir unbewusst identifiziert sind«. Das heißt, wir können zu unserer »Schöpferkraft« finden, der gestaltenden Kraft, wenn die größten unbewussten Identifizierungen (siehe Kapitel Q–W) gelöst sind.

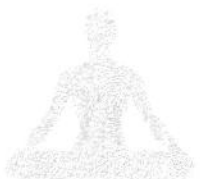

Den Geschmack einer Entscheidung kennenlernen (Übung X.1)

Beginnen wir mit einer einfachen Übung, um die Selbstkraft, den »Willen« zu entdecken:

Gehen Sie bitte mit Ihrem Gewahrsein nach innen, richten Sie es zuerst auf die körperlichen Empfindungen, speziell in den Füßen, dann bleiben Sie bitte einige Momente bei der Bewegung an der Bauchdecke, die durch das Ein- und Ausatmen ausgelöst wird.

Dann lassen Sie die Achtsamkeit auf die Empfindungen ein wenig in den Hintergrund treten und gehen in der Erinnerung etwas zurück in Ihrem

Leben. Denken Sie an eine Situation, in der Sie eine vielleicht große Entscheidung getroffen haben, wo es vielleicht ein Für und Wider hatte und Sie sich entschieden haben. Lassen Sie diese Situation noch einmal vor Ihrem inneren Auge entstehen. Wenn es mehrere Situationen gibt, dann wählen Sie bitte eine aus. Wie haben Sie sich gefühlt, nachdem Sie die Entscheidung getroffen haben? Hat es eine Wirkung auf die Empfindungen in Ihrem Körper gehabt? Wie fühlt es sich an, eine Entscheidung zu treffen, wie ist der »Geschmack«? Geben Sie dem ruhig etwas Raum, gerade wenn es für Sie eine angenehme Erfahrung war. Lassen Sie es sich im Körper ausbreiten. Können Sie eine Körperstelle wahrnehmen, wo die Entscheidung am stärksten spürbar wurde? Dann bleiben Sie ruhig weiter mit dieser Körperstelle in Kontakt und mit dem Geschmack, eine Entscheidung getroffen zu haben.

Dann lassen Sie diese Übung ausklingen und geben sich noch etwas Zeit zum Nachspüren oder Nachsinnen. Vielleicht wollen Sie auch ein paar Notizen machen.

Diese Übung kann auch mit einer kleinen Vorübung (zum Beispiel einer Situation, in der man keine Entscheidung getroffen hat, obwohl man eine hätte treffen sollen) koppeln. Dann wird der Unterschied noch stärker wahrnehmbar.

Durch diese Übung wird erlebbar, wie man sich fühlen kann, wenn man die Kraft der Entscheidung öfter einsetzt. Es ist eine sehr stärkende Übung, die mehr zu etwas Freiem, weniger Identifiziertem führen kann, die man natürlich auch zur Ressourcenstärkung verwenden kann.

Wir kennen dies vielleicht auch aus der Gewahrseinsmeditation. Es gibt einen Impuls, einem bestimmten Phänomen in der Wahrnehmung (beispielsweise an ein ungelöstes Problem zu denken) zu folgen, und wir richten mit dem Willen ganz schnell die Wahrnehmung zu dem eigentlichen Meditationsobjekt oder folgen dem Strom von weiteren Sinneseindrücken, bleiben im Prozess. Hier sind die gleichen inneren Kräfte im Spiel.

Oder Sie richten Ihren Geist ganz gezielt auf Heilsames und

versuchen, Nicht-Heilsames zu vermeiden, und müssen in einem Moment mittels der Geisteskraft des Gewahrseins und Ihres Willens eine Entscheidung treffen und sich auf etwas Gewähltes innerlich ausrichten. Zum Beispiel: der Bodhisattva-Motivation gewahr zu sein oder der Qualitäten, die man entwickeln möchte.

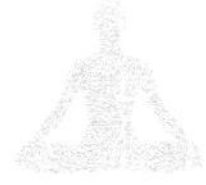

Zielsetzungsübung (Übung X.2)

Die folgende Übung stammt ursprünglich aus der Psychosynthese und kann sehr gut in der Umsetzung von Entscheidungen angewandt werden.

Gehen Sie mit Ihrem Gewahrsein zu den körperlichen Empfindungen, speziell zu den Füßen. Es ist von Vorteil, die Augen zu schließen, Sie können die Augen aber jederzeit öffnen, wenn Sie es brauchen.

Dann lassen Sie Ihr Gewahrsein noch einige Momente bei den Empfindungen an der Bauchdecke ruhen, die sich mit dem Atemrhythmus hebt und senkt.

Lassen Sie diese Wahrnehmungen nun etwas in den Hintergrund treten, und denken Sie an einige wichtige Ziele in Ihrem Leben. Es kann etwas sein, was ganz nah ist, wie den Zaun zu streichen, oder etwas Großes, wie einen neuen Beruf zu erlernen und auszuüben. Das Ziel sollte wichtig für Sie sein. Wenn Sie mehrere Ziele haben, dann wählen Sie bitte eines aus, ein wirkliches Ziel mit einer Wichtigkeit für sie. Während Sie an das Ziel denken, können Sie innerlich auch einen Satz formulieren: »Ja, ich werde die Heilpraktikerprüfung schaffen«, und gehen auf die körperliche Empfindungsebene. Vielleicht gibt es Stellen, wo Sie dies spüren können. Richten Sie dorthin den inneren Satz: »Ich möchte ein Symbol. Zeig mir ein Symbol für dieses Ziel.« (Dann kommt vielleicht in diesem konkreten Beispiel ein Symbol für Heilung.)

Jetzt stellen Sie sich vor, dass Sie sich auf einer langen Straße befinden, die ganz gerade, lang und frei vor Ihnen liegt. Sie sehen, wie diese Straße in der Ferne leicht ansteigt, einen kleinen Hügel hinaufführt. Oben auf dem Hügel am Ende der langen Straße ist Ihr Symbol. In der Ferne ist es noch zu erkennen.

Sie machen sich Schritt für Schritt auf den Weg, Ihr Ziel vor Augen.

Sie gehen zielstrebig voran. Sie spüren Ihren ganzen Körper beim Laufen. Bei jedem Schritt spüren Sie den Fuß, den Sie gerade aufsetzen. Sie spüren die Kraft in Ihren Muskeln, in den Beinen, im ganzen Körper. Sie gehen immer weiter auf Ihr Ziel zu. Während Sie voranschreiten, bemerken Sie am Wegesrand Wesen oder Umstände oder Situationen, die versuchen, Sie abzulenken, die versuchen, Sie von Ihrem Ziel abzubringen.

Diese Wesen tun alles, um Sie abzulenken, aber Sie wissen tief in Ihrem Innern, dass sie das nicht schaffen werden. Sie haben die tiefe Sicherheit, dass Sie sich durch nichts davon abhalten lassen, Ihr Ziel zu erreichen.

Die Wesen können Ihnen nicht wirklich den Weg versperren. Sie werden Sie vielleicht locken wollen oder Ihnen Schuldgefühle machen oder Ihnen ein Alibi geben, wieso Sie nicht weiterlaufen sollen. Aber Sie wissen innerlich, dass sie Sie nicht von Ihrem Ziel abbringen können. Gehen Sie ruhig hin und schauen Sie diese Wesen oder diese Umstände an, untersuchen Sie, analysieren Sie, wie sie versuchen, Sie von Ihrem Ziel abzubringen, und gehen Sie danach immer wieder auf die Straße, auf Ihren Weg zum Ziel, zurück. Nach und nach sind Sie vielleicht schon dabei, den Hügel hinaufzulaufen, und es ist vielleicht nicht mehr so weit, bis Sie Ihr Ziel erreicht haben. Vielleicht können Sie Ihr Symbol schon gut erkennen. Dann erreichen Sie Ihr Ziel. Nehmen Sie sich Zeit, diese Erfahrung ganz zu schmecken. Wie fühlt es sich an? Wie fühlt sich der Körper an? Vielleicht ist Ihnen sogar danach, spontan Ihren Gefühlen in den inneren Bildern Ausdruck zu geben.

Verweilen Sie noch einen Augenblick dort oben, betrachten Sie den Weg, den Sie zurückgelegt haben und sehen Sie die Hindernisse, die aufgetaucht waren und die Sie überwunden haben.

Bleiben Sie noch einige Momente in Ihrer Erfahrung, dann konzentrieren Sie sich wieder auf die Empfindungen in Ihrem Körper und in den Füßen. Kommen Sie ganz in Ihrer Geschwindigkeit zurück.

Lassen Sie die Übung noch etwas ausklingen, und öffnen Sie die Augen, orientieren Sie sich im Raum. Wenn Sie mögen, können Sie ein paar Notizen machen.

In der Nachbesprechung lässt sich der Therapeut das Erlebte vom Klienten erzählen. Gerade die Art, wie die Hindernisse sich zeigen, gibt guten Aufschluss, was den Klienten so beim Umsetzen seiner Vorsätze hindert, und können in der Therapiesituation besondere Beachtung bekommen.

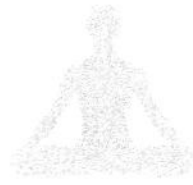

Visionsübung: »Wo will ich in fünf Jahren sein?« (Übung X.3)

Diese Übung arbeitet mehr mit der Gestaltungskraft unseres Geistes.

In der ersten Phase der Übung lassen wir den Klienten einen Zeitraum für seine Vision bestimmen (zwischen drei bis acht Jahre, hier fünf). Er sagt, wo er dann sein will (zum Beispiel eine Eigentumswohnung haben, körperlich gesund sein, in einer Beziehung leben und zwei Kinder haben usw.). Es hilft dem Klienten, ihm zu sagen, dass es eine Willensübung ist und er sich vorstellen soll, wie sein Leben in fünf Jahren aussehen könnte, wenn alles sich so entwickeln würde, wie er will, natürlich auf einer realistischen Ebene. Wir beziehen dabei alle Lebensbereiche mit ein. Wie sieht es dann aus – Beziehung, körperlich, Sport, Hobbys, Gesundheit, Psyche, Freunde und soziales Netz, Arbeit, Reisen, Wohnort –, und wie sind Familie, Projekte, materielle Ziele, spirituelle Ziele usw.? In dieser »Sammlungsphase« schreibt der Therapeut genau, am besten wortgetreu, mit. Wenn diese Phase abgeschlossen ist, wird der Klient nach innen geführt.

Bitte machen Sie es sich bequem, gehen Sie mit dem Gewahrsein zu Ihren körperlichen Empfindungen, folgen Sie einige Momente dem Atemfluss an der Bauchdecke. Dann lassen Sie dies in den Hintergrund treten. Ich werde Ihnen jetzt alles, was Sie eben zu Ihrer Vision gesagt haben, langsam und achtsam in der Ich-Form für Sie sprechend vorlesen.

»Auf die Frage, wo will ich in fünf Jahren sein, gaben Sie folgende Antworten: ›Ich lebe noch in meinem Haus mit meiner Frau …‹«

Nachdem der Therapeut alles achtsam vorgelesen hat und er den Klienten auch darauf hingewiesen hat, dass er Ziele, die er beim Sammeln vielleicht vergessen hatte, jetzt noch selbst hinzufügen kann, gibt er dem Klienten die Anweisung, jetzt alles »sacken« zu lassen, noch mehr nach innen zu nehmen und darin einige Momente zu verweilen. Dann bittet der Therapeut den Klienten, folgenden Satz nach innen zu richten mit den Worten: »Jetzt geben Sie den Satz nach innen: ›Zeig mir ein Symbol, ein Bild für meine Vision für das Jahr …‹« Der Therapeut lässt dem Klienten dazu etwas Zeit. Er weist ihn auch darauf hin, dass manche Menschen keine Symbole oder Bilder sehen, dass man es dann einfach in Worten denken soll.

Dann folgt der »Als ob«-Schritt. Der Klient soll jetzt innerlich so tun, »als ob« sich die Vision erfüllt hätte. »Tun Sie jetzt so, als ob sich Ihre Vision erfüllt hätte. Wie fühlt sich das an?« Dem Erleben wird dann, wenn es sich gut anfühlt, Raum gegeben, sodass es auch im ganzen Körper spürbar wird, in jeder Zelle. »Wenn es sich gut anfühlt, dann geben Sie den Empfindungen Raum, bis es überall spürbar ist.« Nach einer Weile, wo der Klient in dem Erleben seiner erfüllten Vision bleibt, kommt die »Erdungsphase«. Nun wird von dem Als-ob-Platz aus zurückgeschaut auf die Jetzt-Zeit: »Und aus dieser erfüllten Vision heraus schauen Sie bitte zurück auf heute … (Datum nennen). – Was ist mein nächster Schritt (in diese Richtung)? Manchmal geht man ihn schon, manchmal muss man ihn noch unternehmen. – Bleiben Sie noch einen Moment darin und beenden dann langsam die Übung. Fokussieren Sie sich auf die Körperempfindungen, und öffnen Sie die Augen, um sich im Raum zu orientieren.«

Der Klient kann Zeit bekommen, um sich Notizen zu machen.

In der Nachbesprechung fragt der Therapeut den Klienten, ob er ein Symbol gesehen hat, wie es ausgesehen hat und dann auch, ob er einen nächsten Schritt gefunden hat und wie dieser aussieht.

Das Symbol trägt in dieser Übung die gesamte Vision. Es ist wie der Samen eines Baumes. Es ist sinnvoll, oft an dieses Symbol zu denken, es immer wieder vor dem inneren Auge mit Gewahrseinskraft zu füllen, besonders in den ersten Tagen, nachdem die Übung durchgeführt wurde. Es ist ein bisschen wie das »Wässern eines Pflänzchens«. Dann kann nach einigen Monaten die Übung noch einmal aufgefrischt werden, vor allem die nächsten Schritte ändern sich erfahrungsgemäß.

Mit dieser Übung wird die Gestaltungskraft eingesetzt, um mit der Vision in Kontakt zu bleiben. Es erhöht die Chance beträchtlich, dass sich alles genauso manifestiert.

Für viele Klienten ist es wichtig zu erleben, dass es nicht nur um das Aufarbeiten, Bearbeiten und Durcharbeiten von auslösenden Erlebnissen und unbewussten Dynamiken geht, sondern dass der eigene Geist auch ausgerichtet werden kann und dies Kraft hat und Kraft gibt und die eigenen Ressourcen stärkt. Die in unbewussten Fixierungen und Wahrnehmungsvorstrukturierungen feststeckende Energie wird frei und steht dem Selbst und dem freien Willen zur Verfügung. Sie kann in Heilsames gelenkt werden. Das Selbst hat mehr freien Willen zum Gestalten.

Y. Arbeit mit dem Höheren Selbst

Wir hätten dieses Kapitel auch mit Kapitel M »Ressourcen« verbinden können, weil die Arbeit mit dem Höheren Selbst eine sehr nährende, ressourcenorientierte beziehungsweise ressourcenbasierte Arbeit ist. Um dieser Arbeit einen besonderen Platz zu geben, ist sie hier als eigenes Kapitel dargestellt.

Den Begriff »Höheres Selbst« hat C. G. Jung in die Psychologie gebracht. Er wird heute in vielen psychotherapeutischen Ansätzen, so auch in der Psychosynthese oder in der Phyllis-Krystal-Imaginations-Arbeit, verwandt. Höheres Selbst bezeichnet im weitesten Sinne die »Seelenebene« oder spirituelle Ebene des Menschen. Diese Ebene würde in christlicher Terminologie vielleicht als die Christus-Kraft, also als Gott-Sohn bezeichnet, im Hinduismus als Brahman und Atman, im Buddhismus wäre es der Buddha oder die Buddha-Ebene. Aus unserer Perspektive ist es eine subtile Ebene unseres Gewahrseins, die uns das erwachte, zeitlose Gewahrsein erahnen oder erleben lässt. Die Ebene des Höheren Selbst wird in Imaginationsübungen oft durch Lichtvorstellungen angesprochen.

So wie im ersten Teil des Buches ausgeführt, wären natürlich die meisten Vajrayāna-Übungen (siehe Kapitel H) in diesem Kapitel über die Arbeit mit dem Höheren Selbst aufzuführen. Wir haben uns hier darauf beschränkt, sie um einige Übungen, die überwiegend aus der spirituellen Psychosynthese nach Assagioli und dem Phyllis-Krystal-Imaginationssystem kommen, zu ergänzen.

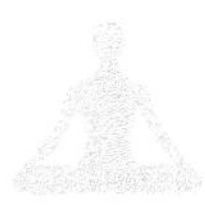

Ausrichtung auf das Höhere Selbst (Übung Y.1)

Die folgende Übung wurde ursprünglich in der Psychosynthese angewandt, wo sie bis heute am Anfang der Psychotherapiesitzung von Klienten und Therapeuten gemeinsam durchgeführt wird. Es gibt diese Übung aber in ganz ähnlichen Formen in verschiedenen spirituellen Traditionen. Durch sie versucht die jeweilige Person Kontakt zu subtileren Formen des Gewahrseins aufzunehmen und diese Ebene für die gesamte Psychotherapiesitzung oder auch für den gesamten Prozess miteinzubeziehen. Oft hat die Sitzung dann einen etwas anderen »Geschmack« oder bekommt eine andere »Färbung« oder »Qualität«, in vielen Fällen auch eine andere »Intensität«. Viele Klienten erleben sich dann mehr getragen oder gehalten oder geführt.

Nehmen Sie bequem auf Ihrem Stuhl Platz, und richten Sie Ihr Gewahrsein zuerst auf die Empfindungen im Körper. Dann folgen Sie einige Momente dem Atmen und der Bewegung an der Bauchdecke, die sich mit dem Ein- und Ausatmen hebt und senkt.

Stellen Sie sich bitte über Ihrem Kopf eine strahlend helle Lichtquelle vor, so wie eine Sonne oder ein Stern, ganz hell, ohne die Hitze der Sonne, nur die Helligkeit und das Strahlen. Bleiben Sie einige Momente bei dieser Vorstellung der Lichtquelle über Ihrem Kopf (vielleicht zwei Minuten). Sie können dabei auch eine Frage formulieren, zum Beispiel, dass sich das Thema für die Sitzung einstellt, wenn es nicht schon bekannt ist, oder dass sich das, was Heilung braucht, zeigt und dass die Heilung dann geschieht. Nun lassen Sie die Vorstellung langsam ausklingen und orientieren sich im Raum.

Nach dieser inneren Ausrichtung könnte der Therapeut die Sitzung mit der Frage »Woran wollen Sie arbeiten?« beginnen.

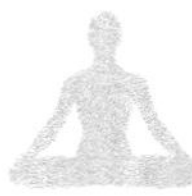

Der weise Freund (Übung Y.2)

Diese Übung stammt ebenfalls ursprünglich aus der Psychosynthese nach Assagioli und David Bach. Sie betont den Beziehungsaspekt bei der Arbeit mit dem Höheren Selbst und ist daher auch gut einsetzbar, um eine tragende und nährende Beziehungserfahrung nachzuholen und zu eigenen spirituellen Quellen zu gelangen. Auch ungelöste Lebensthemen können durch diese Übung neue Antworten finden.

Setzen Sie sich bequem auf Ihren Stuhl und schließen die Augen, richten Sie Ihr Gewahrsein auf die Empfindungen im Körper, besonders auf die Empfindungen in den Füßen.

Folgen Sie dann einige Momente Ihrem Atemfluss an der Bauchdecke, die sich hebt und senkt. Dann lassen Sie diese Wahrnehmungen etwas in den Hintergrund treten und machen sich bewusst, dass Sie bereit sind für eine kleine innere Reise.

Sie befinden sich in einem Tal auf einer Wiese. Sie nehmen das satte Grün dieser Wiese wahr und die vielen bunten Blumen. Es ist ein angenehm warmer Sommermorgen, über Ihnen strahlen der blaue Himmel und die Sonne. Vor Ihnen, nicht allzu weit entfernt, sehen Sie einen Berg, der Sie irgendwie anzieht, sodass Sie sich entscheiden, einem Pfad zu folgen, der auf diesen Berg führt. So schreiten Sie voran. Sie nehmen mit Ihren Sinnen alles ganz intensiv wahr: die Kraft in Ihrem Körper, Ihre Muskeln beim Laufen, das Hören von plätschernden Wellen eines nahen Baches, die reinigende, klare Gebirgsluft und Ihre Freude an der Bewegung und Ihren Sinneseindrücken. Vielleicht spüren Sie auch die Vorfreude auf ein besonderes Erlebnis bei dieser Bergbesteigung. Sie kommen nun durch einen Wald und nehmen die veränderte Umgebung ganz intensiv wahr, die Luft, auch den Geruch von frisch geschlagenem Holz und die Atmosphäre hier in diesem Wald. Langsam steigt der Pfad etwas stärker an, und Sie gehen vielleicht etwas langsamer und achten auf Ihren Atemfluss. Der Pfad führt immer höher. Sie haben jetzt auch schon durch die Bäume hindurch einen weiten Ausblick auf das unter Ihnen liegende Tal. Schließlich kommen Sie aus dem Wald heraus. Jetzt geht es noch steiler bergan, und Sie müssen schon manchmal ein wenig über größere Steine oder kleine Felsen klettern. Sie steigen immer weiter hinauf, und es bedarf etwas mehr an Anstrengung. Aber Sie besitzen eine stabile Körperkraft und verfügen über eine gute Verfassung, sodass Sie sicher sind, Ihr Ziel zu erreichen. Sie steigen ganz langsam stetig an und haben das Gefühl, immer höher zu kommen. Jetzt geht es durch den Dunst einer Wolke. Die Feuchtigkeit auf der Haut wirkt erfrischend und kräftigend. Immer wieder sehen Sie das tiefe Dunkelblau des Himmels über Ihnen. Sie atmen ganz intensiv die reine, klare Gebirgsluft ein. Nun sind es nur noch wenige Meter bis zum Gipfel. Sie müssen noch etwas klettern und die Hände zu Hilfe nehmen, und dann haben Sie das Gipfelplateau erreicht. Sie halten inne und nehmen alles erst einmal ganz achtsam wahr – auch das Gefühl, das Ziel erreicht zu haben. Sie schauen auf dieses wunderbare Panorama, man kann viele Kilometer ins Land und über andere Bergmassive blicken. Genießen Sie die Weite des Ausblicks.

Dann blicken Sie ganz langsam nach oben in die Sonne. Dort sehen Sie ein Gesicht – das Gesicht eines weisen Freundes. Bitten Sie ihn, zu Ihnen herabzusteigen. Jetzt steht er neben Ihnen.

Spüren Sie die Gegenwart dieses humorvollen, sehr weisen und sehr liebenswerten Menschen, der jetzt ganz für Sie da ist. Dieses Wesen meint es sehr gut mit Ihnen und ist voller Mitgefühl und Güte. Treten Sie näher, und spüren Sie das Vorhandensein von Weisheit und Liebe. Blicken Sie dem weisen Freund in die Augen, und reden Sie mit ihm. Vielleicht gibt es Fragen zu bestimmten Problemen, oder es hat Bitten oder einfach Wünsche, die er mit seiner Weisheit hören kann. Nehmen Sie sich Zeit für diesen Kontakt und für das Gespräch. Dann hören Sie die Antworten. Diese Antworten können ganz verschiedenartig sein, sie erscheinen oft in Bildern und Einfällen, manchmal in Worten, manchmal in der Stille. Hören Sie in Ruhe ganz achtsam zu.

Bitte nehmen Sie nun Abschied vom weisen Freund für den Moment.

Dann kommen Sie wieder zurück. Beenden Sie die Übung ganz in Ihrem eigenen Rhythmus, lassen Sie sie ausklingen. Öffnen Sie die Augen und orientieren sich im Raum. Wenn Sie möchten, machen Sie sich ein paar Notizen.

Im therapeutischen Setting hilft eine Nachbesprechung der Verarbeitung, falls es innere Führung oder Antworten auf die Fragen gab: Was bedeutet es für den Klienten, auch für sein Alltagsleben? Der Klient wird ermuntert, mit diesem weisen Freund, der natürlich auch weiblich sein kann, immer wieder auch unabhängig von der Therapiesituation in Kontakt zu treten und zu bleiben.

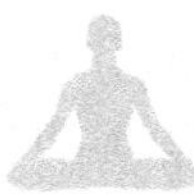

Tempel der Stille (Übung Y.3)

Auch diese Übung stammt ursprünglich aus der Psychosynthese. Sie erleichtert den Zugang zu tiefen Seinserfahrungen und spirituellen Ressourcen.

Setzen Sie sich bequem auf Ihren Stuhl, und schließen Sie die Augen. Richten Sie Ihr Gewahrsein auf die körperlichen Empfindungen, besonders auf die Empfindungen in den Füßen. Dann folgen Sie einige Momente dem Atmen, der Bewegung an der Bauchdecke, die sich durch den Atemfluss hebt und senkt. Dann lassen Sie diese Wahrnehmungen etwas in den Hintergrund treten und beginnen mit einer kleinen inneren Reise zum Tempel der Stille.

Sie befinden sich in einer Wiesenlandschaft. Um Sie herum gibt es ganz viele verschiedene Blumen und Pflanzen, einen kleinen Bach, es ist angenehm warm, die Sonne scheint, der Himmel ist blau, und die Luft ist klar. Sie spüren, dass dies heute ein besonderer Tag ist und Sie etwas Besonderes erleben werden. Ihr Blick wandert über die Landschaft, und Sie sehen auf einem Hügel einen Tempel. Von diesem Tempel geht eine ganz besondere Ausstrahlung aus. Es ist der Tempel der Stille, und man sagt, dort hätte noch nie ein Mensch geredet. Sie entscheiden sich, zu dem Tempel zu gehen, finden einen Pfad, der den Hügel hinaufführt. Sie spüren Ihre Muskeln beim Wandern und die Kraft, die in Ihrem Körper steckt, auch die Kraft Ihrer Entscheidung, diesem Pfad zu folgen und zum Tempel der Stille zu gehen. Jetzt haben Sie schon einen großen Teil des Weges zurückgelegt, und Sie können, wenn Sie sich umschauen, die friedliche Wiesenlandschaft unter sich sehen. Es geht jetzt steiler nach oben, und Sie müssen etwas mehr Kraft aufwenden. Dann sind es nur noch wenige Schritte, bis Sie das Plateau des Hügels, auf dem der Tempel steht, erreicht haben. Sie sind nun angekommen und lassen sich Zeit, diesen Moment zu genießen: den Tempel mit seiner ganz besonderen Ausstrahlung vor sich und die Weite des Blicks von dort oben. Dann entschließen Sie sich, in den Tempel zu gehen. Sie müssen einige Treppenstufen zur Tür erklimmen und hinaufgehen und sehen jetzt eine schwere Holztür. Sie berühren den massiven Griff, drücken ihn herunter und öffnen die Tür. Augenblicklich umfängt Sie eine ganz besondere Atmosphäre, eine Stille von großer Dichte und Intensität. Sie treten ein und schließen die Tür hinter sich. Lassen Sie sich Zeit, sich erst einmal an die Intensität dieser Stille zu gewöhnen, und orientieren Sie sich in dem Raum des Tempels. Dabei werden die Ruhe und die Stille immer dichter, und Sie bemerken, dass sich in der Mitte des Raumes auf dem Boden ein Kreis aus Licht, so wie ein Lichtkegel, befindet, und Sie schreiten ganz achtsam dorthin. Dann stellen Sie sich in diesen hellen Lichtkreis und lassen sich ganz von diesem Licht berühren und ausfüllen. Vielleicht erleben Sie es als kräftigend und heilsam, vielleicht werden Sie selbst dabei immer lichter. Vielleicht werden Sie immer mehr zu einem Teil dieser besonderen leuchtenden Stille. Lassen Sie sich ganz erfüllen von Licht und Stille, und bleiben Sie in Ihrem Erleben, solange Sie es für angenehm und richtig empfinden. Dann gehen Sie ganz achtsam wieder zur Tür und treten hinaus in den schönen Sommermorgen. Vielleicht hören Sie Vögel singen, vielleicht sehen Sie Bäume und Pflanzen oder einfach die Weite der Wiesenlandschaften. Sie erleben die Natur vielleicht etwas intensiver als zuvor. Die Erfahrung der Stille von gerade eben tragen Sie in sich und auch den ruhigen, tiefen Frieden, der sich in Ihnen ausgebreitet hat. Sie werden sich bewusst, dass der Tempel der Stille in Ihnen ist.

Dann kehren Sie ganz in Ihrer Geschwindigkeit wieder zurück. Nehmen Sie sich die Zeit, die Sie brauchen. Öffnen Sie die Augen, und orientieren Sie sich im Raum.

Vielleicht möchten Sie sich einige Notizen machen.

Im therapeutischen Kontext kann der Klient von seinem Erleben erzählen. Die Nachbesprechung dient der Verarbeitung und der Integration des Erlebten. Der Klient kann ermuntert werden, auch nach der Therapiesitzung immer wieder mit dem Erlebten in sich in Kontakt zu gehen.

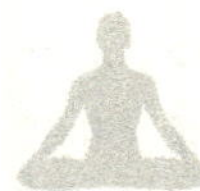

Der Maibaum (Übung Y.4)

Die Maibaum-Übung nach Phyllis Krystal ist sehr nährend und kann besonders die spirituellen Ressourcen des Klienten stärken und aktivieren.

Nehmen Sie bequem auf Ihrem Stuhl Platz, und richten Sie Ihr Gewahrsein zuerst auf die Empfindungen im Körper, besonders auf die Empfindungen in den Füßen. Dann folgen Sie einige Momente dem Atmen, der Bewegung an der Bauchdecke, die beim Ein- und Ausatmen entsteht. Lassen Sie diese Wahrnehmungen nun etwas in den Hintergrund treten und beginnen mit der Imagination:

Stellen Sie sich in der Mitte des Raumes einen großen, hohen Maibaum vor, so wie Sie die Maibäume kennen, die oft auf den Marktplätzen im Mai zu sehen sind – vielleicht mit einem Baumstamm aus Holz, der gut im Boden verankert ist und dann ganz weit nach oben hinaufreicht. An der Spitze befindet sich eine goldene Lichtkugel oder auch eine Personifikation (wie der persönliche Lehrer oder Buddha oder Christus) des Höheren Selbst für Sie. Vertrauen Sie dabei ganz Ihren inneren Bildern. Von der Spitze des Maibaums, die das Höhere Selbst in dieser Übung symbolisiert, hängen verschiedenfarbige Bänder herab. Gehen Sie in der inneren Szene auf diesen Maibaum zu, und ergreifen Sie mit beiden Händen ein Band, welches Ihnen gerade zufällt. Mit diesem Band locker in den Händen begeben Sie sich in der inneren Szene wieder zurück an Ihren Platz. Dann legen Sie die Hände geöffnet wie zwei Schalen mit den Handrücken auf Ihre Oberschenkel und seien Sie sich bewusst, dass sich darin Ihr Band, das nach oben mit der Spitze des Maibaums verbunden ist, befindet. Dann können Sie dieses Band wie eine »Telefonverbindung« zu Ihrem Höheren Selbst verwenden. Vielleicht gibt es Themen oder Fragen, die Sie gerade besonders beschäftigen, oder da ist etwas, das Sie gerade nicht so richtig zur Ruhe kommen lässt. Sie können dies jetzt an Ihr Höheres Selbst abgeben, so als ob das Thema mit dem Band nach oben zum Höheren Selbst fließen würde und Sie es loslassen könnten.

Dann bitten Sie Ihr Höheres Selbst um all die Entspannung, die Sie gerade brauchen. Bitten Sie auf allen Ebenen, zuerst auf körperlicher Ebene, dann auf psychischer Ebene und danach auf geistiger Ebene um Entspannung. Zum Beispiel können Sie sich vorstellen, dass Ihre Stirn ganz weit wird. Stellen Sie sich vor, dass all die entspannende Energie, die Sie brauchen, jetzt über dieses Band beim Einatmen in Sie hineinfließt. Und beim Ausatmen könnte Sie alle Anspannung verlassen.

Nun bitten Sie um Heilung. Stellen Sie sich vor, dass über das Band heilende Energie beim Einatmen in Sie hineinfließt. Dies kann auch wieder auf körperlicher, psychischer oder geistiger Ebene geschehen – zum Beispiel zu einem bestimmten Schmerzpunkt im Körper oder einem Trauma des Inneren Kindes oder zu bestimmten unheilsamen Denkmustern. Beim Ausatmen lassen Sie alle unerwünschten Fixierungen los.

Dann bitten Sie um reinigende Energie und stellen sich vor, diese beim Einatmen in sich aufzunehmen. Zum Beispiel könnte Sie ein klarer Gebirgsbach durchströmen und alles, was Ihnen schadet, mitnehmen. Sie können sich auch beim Ausatmen vorstellen, dass alle Krankheiten oder unerwünschten Fixierungen aus Ihnen herausfließen.

Als Nächstes bitten Sie um stärkende Energie, vielleicht auch, dass Sie mehr Energie und Kraft haben. Stellen Sie sich vor, sie beim Einatmen aufzunehmen. Sie können auch um ganz bestimmte Stärkung bitten, wie das Anwachsen von Freude und Achtsamkeit, oder …

Bitten Sie um Stärkung aller heilsamen Elemente in Ihnen.

Dann bitten Sie um die vorurteilsfrohe und bedingungslose Annahme und Liebe Ihres Höheren Selbst. Sie können sich behutsam dieser Energie öffnen. Nehmen Sie so viel, wie Sie brauchen. Sie können sich zur Unterstützung eine Blüte in Ihrem Herzen vorstellen, die sich durch die Energie des Höheren Selbst immer weiter öffnet. Und die Energie kann von dort weiter in jede Zelle des Körpers fließen, sodass Sie nach und nach ganz von ihr angefüllt sind.

Wenn Sie selbst ganz angefüllt sind, lassen Sie vor dem inneren Auge Menschen aus Ihrem Umfeld auftauchen, die Ihnen am Herzen liegen. Dann legen Sie in der Realität die Hände aneinander (Handflächen zusammen) und stellen sich vor, dass die Energie des Höheren Selbst zu diesen Personen fließt, ganz anstrengungslos. Es können auch Personengruppen vor Ihr inneres Auge treten, die die Energie des Höheren Selbst brauchen, wie Menschen in Altenheimen oder Kliniken oder Flüchtlinge. Dann kommen Ihnen vielleicht ganze Volksgruppen in den Sinn, die die Energie des Höheren Selbst brauchen, wie Menschen in Kriegsgebieten oder jene, die in Armut und Krankheit leben, wie in Afrika.

Danach legen Sie die Hände wieder auf die Oberschenkel und bitten noch einmal für sich um die bedingungslose Liebe und Annahme des Höheren Selbst. Dann kommen Sie ganz langsam aus dieser Übung heraus, öffnen die Augen und orientieren sich im Raum. Vielleicht gibt es das Bedürfnis, sich zu recken und zu strecken. Tun Sie alles, was Sie brauchen, um wieder zurückzukommen.

In der Therapiesituation kann eine kurze Nachbesprechung der weiteren Verarbeitung oder auch dem besseren Verständnis der Übung dienen.

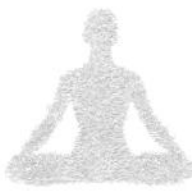

Das Lichtdreieck (Übung Y.5)

Das Lichtdreieck stammt ebenfalls aus dem Imaginationssystem nach Phyllis Krystal. Sie empfiehlt, diese Übung an den Anfang einer therapeutischen Sitzung zu stellen, um die Führung durch das Höhere Selbst beziehungsweise durch die Buddha-Grundnatur der Seinsebene herzustellen. Es soll durch die Übung ein Feld von Gewahrsein und Mitgefühl entstehen und ein Zugang zu inneren Ressourcen hergestellt werden.

Setzen Sie sich bitte bequem auf einen Stuhl und richten Ihr Gewahrsein zu den Empfindungen in Ihrem Körper, besonders zu den Empfindungen in den Füßen und Beinen. Dann folgen Sie einige Momente den Empfindungen an der Bauchdecke, die sich beim Ein- und Ausatmen hebt und senkt. Schließen Sie die Augen, und lassen Sie die anderen Wahrnehmungen etwas in den Hintergrund treten. Stellen Sie sich vor, auf dem Boden um Sie herum ist ein Kreis aus goldenem Licht. Er hat den Radius der ausgestreckten Arme. Sie sitzen in der Mitte des goldenen Lichtkreises. Stellen Sie sich vor, dass vor Ihnen sich ein weiterer goldener Lichtkreis befindet, in dessen Mitte sich die andere Person, in diesem Fall der Therapeut befindet. Die Kreise liegen aneinander an, überschneiden sich aber nicht. Dann stellen Sie sich bitte vor, dass ein goldener Lichtstrahl am Boden Sie und Ihr Gegenüber miteinander verbindet. Dieser goldene Lichtstrahl bildet die Grundlinie des Lichtdreiecks.

Nun stellen Sie sich bitte vor, dass ein weiterer goldener Lichtstrahl vom Boden durch die Wirbelsäule des Gegenübers hindurch bis zum Kopf fließt und dann aus ihm heraustritt. Stellen Sie sich nun einen weiteren goldenen Lichtstrahl vor, der durch Ihre eigene Wirbelsäule hinauf zu Ihrem Kopf fließt und auch aus ihm heraustritt. Die beiden Lichtstrahlen (von der Wirbelsäule der Person gegenüber und Ihrer) treffen sich am Scheitelpunkt des Lichtdreiecks und verbinden Sie und Ihr Gegenüber mit dem gemeinsamen Höheren Selbst. Es ist möglich, dass sich das Höhere Selbst in einem Symbol oder einer Personifikation zeigt.

Dann bitten der Therapeut, der diese Imagination auch selbst parallel zum Klienten durchführt, und der Klient das Höhere Selbst um Führung für diese Sitzung, Therapeut und Klient atmen nun die vollkommen annehmende Liebe des Höheren Selbst ein. Beim Ausatmen können Therapeut und Klient sich vorstellen, all das auszuatmen, was dem Empfangen von Annahme und Liebe des Höheren Selbst im Wege steht.

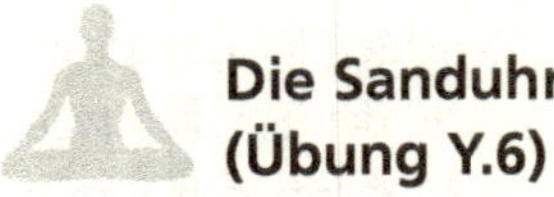

Die Sanduhr (Übung Y.6)

Die Sanduhr wird nach Phyllis Krystal speziell eingesetzt, um äußere und innere Beschränkungen aufzulösen.

Nehmen Sie bequem auf Ihrem Stuhl Platz, und richten Sie Ihr Gewahrsein auf die Empfindungen in Ihrem Körper, besonders auf die Empfindungen in Ihren Füßen. Dann folgen Sie dem Atmen, wie sich die Bauchdecke beim Ein- und Ausatmen hebt und senkt. Lassen Sie diese Wahrnehmungen etwas in den Hintergrund treten, und stellen Sie sich auf dem Boden um Sie herum einen goldenen Kreis mit dem Radius der ausgestreckten Arme vor. Ziehen Sie diesen Kreis aus goldenem Licht in die Höhe, sodass er zu einem goldenen Kegel wird. Seine Spitze hat eine Öffnung, die sich einige Zentimeter in der Mitte über Ihrem Kopf befindet.

Stellen Sie sich nun in dieser Imagination einen zweiten Kegel vor, der mit seiner Spitze auf der des unteren Kegels steht, sodass das Symbol einer Sanduhr entsteht. Alles ist aus goldenem Licht. Die Öffnung zwischen den Kegeln symbolisiert in dieser Übung Ihr Höheres Selbst. Der obere Teil dieser Sanduhr ist weit zum Himmel geöffnet. Sie befinden sich in dem unteren Teil dieser goldenen Sanduhr. Bitten Sie nun Ihr Höheres Selbst, all das zu bekommen, was Sie brauchen, auch das, von dem Sie vielleicht gar kein Wissen haben. Sollten Sie einen ganz besonderen Wunsch haben, können Sie auf diesem Wege um Erfüllung bitten. Legen Sie sich aber in Ihren Erwartungen nicht allzu sehr fest.

Erklären Sie sich innerlich Ihrem Höheren Selbst gegenüber bereit, dass Sie vertrauen und akzeptieren und dadurch das annehmen, was sich ereignet, auch wenn es nicht ganz Ihren Vorstellungen entspricht.

Dann bedanken Sie sich und kommen zurück, öffnen die Augen und orientieren sich im Raum.

In der therapeutischen Situation dient eine kurze Nachbesprechung der besseren Verarbeitung. Um Wirkung zu erlangen, sollte der Klient diese Übung für sich allein zu Hause eine Zeit lang wiederholen.

Z. Paartherapie

Die Fortbildungen in Essentieller Psychotherapie sind keine Fortbildungen in Paartherapie und haben keinen Schwerpunkt auf Paartherapie. Aber auch für die Arbeit mit einzelnen Klienten in dem Setting Therapeut und Klient ist ein Blickpunkt auf beziehungstheoretische und beziehungsdynamische Aspekte in Beziehungen oder eine generationsnahe Perspektive von Bedeutung. So wird den Teilnehmern im Rahmen der dreijährigen Fortbildung in EPT ein Eindruck von der Arbeit mit Paaren als Paartherapeut vermittelt. Wer den paartherapeutischen Ansatz für sich vertiefen will, kann in der Literatur und im weitreichenden Angebot der verschiedenen paartherapeutischen Schulen fündig werden.

Bei der Arbeit in der Paartherapie gilt für den Therapeuten, der ja jetzt in der Regel zwei Personen als Klienten hat, erst einmal das Gleiche an Haltung und Methodik, was für die Einzeltherapiesitzungen gilt. Der Therapeut sollte sich verankern in einem Gewahrsein von möglichst großer Offenheit. Dann kann er innerlich, so wie in den Einzelsitzungen, die Grundnatur-Ebene der Klienten begrüßen und sich ihrer gewahr sein. Unter Umständen, wenn es von dem Paar gewünscht wird, kann es eine kleine einstimmende innere Ausrichtung oder Meditation geben.

Der Therapeut ist in dem paartherapeutischen Setting besonders darin gefordert, *Neutralität* zu beiden Klienten zu halten. Das heißt er sieht beide zusammen als Paar, aber auch jeden für sich. Es ist eine Herausforderung für den Therapeuten, sich nicht auf die Seite eines der Klienten ziehen zu lassen.

Es gibt einige symbolische Vorstellungen, die helfen, in der Neutralität zu bleiben. Der Therapeut kann zu Beginn der Therapiesitzung das Paar in einem gemeinsamen Lichtfeld oder in einer gemeinsamen Lichtkugel imaginieren. Diese symbolisiert das Feld oder die Atmosphäre des Paarfeldes.

Dann wird meist ein *Auftrag* für einen Zeitraum der Paartherapie benannt. Zum Beispiel: Das Paar will bestimmte ungelöste Probleme angehen. Sie könnten in einem speziellen Bereich der Kommunikation liegen, in der Familienplanung oder in der Sexualität, oder die Beziehung ist in einer Krise, und es geht um eine Perspektive und ob und wie es mit der Beziehung weitergehen kann.

Der Therapeut kann Exploration betreiben. Hierfür ist neben dem Erfragen der wichtigen Themen auch die nächste Übung gut geeignet.

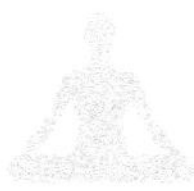

Reise in die Vergangenheit mit Erfahrungen als Partner oder Partnerin (Übung Z.1)

Die Übung stammt ursprünglich aus der Gestalttherapie und dient der Exploration des »Partner-Seins«. Sie kann mit den Beziehungspartnern einzeln oder auch gemeinsam als Paarübung sowie in Gruppen durchgeführt werden.

Machen Sie es sich bequem, sodass Sie es gut haben im Körper. Richten Sie Ihr Gewahrsein für einige Momente auf die Empfindungen in Füßen und Beinen und dann zu den Empfindungen an der Bauchdecke, die sich im Atemfluss hebt und senkt. Sie können die Augen dabei schließen und, wann immer Sie es brauchen, wieder öffnen.

Schauen Sie mit Ihrem ganz eigenen Blick auf sich. Wie erlebe ich mich heute, jetzt, in diesem gegenwärtigen Leben als Teil einer Partnerschaft, als einer der beiden Partner?

Wenn Sie in Trennung leben oder gerade keinen Partner haben, dann schauen Sie auf sich als Single.

So ganz allein mit sich können Sie ja ehrlich sein.

Fühlen Sie sich grundsätzlich wohl in Ihrer Partnerschaft? Fühlen Sie sich geborgen, nicht eingeengt? Können Sie wichtige Teile von sich leben?

Sind Sie im Austausch mit Ihrem Partner? Können Sie geben innerhalb der Partnerschaft? Können Sie nehmen? Können Sie sich abgrenzen und »ich« sagen? Und können Sie wunderbar verschmelzen?

Wie klappt die Bewältigung des Alltags? Können Sie kooperieren? Können Sie fordern?

Können Sie auf Solidarität pochen? Können Sie selbst solidarisch sein?

Packen Sie das Leben an mit Ihrem Partner oder mit Ihrer Partnerin?

Und erleben Sie etwas Schönes zusammen?

Haben Sie gemeinsame Interessen? Gemeinsame Freunde?

Und wie können Sie in dieser Partnerschaft Ihre Sexualität leben?

Jetzt verlassen wir den Blick auf die Gegenwart, so wie Sie gegenwärtig als Partner sind, und wandern fünf Jahre zurück. Wie alt waren Sie vor fünf Jahren, und wie waren damals Ihre Lebensumstände? Hatten Sie denselben Partner oder einen anderen oder gar keinen?

War es gut oder war es schwierig für Sie?

Verlassen Sie auch diesen Zeitpunkt und machen bitte einen Sprung zurück, dieses Mal um weitere zehn Jahre.

Wie alt waren Sie da? Wie war damals Ihr Leben? Welchen Menschen gab es, der Ihnen in der Partnerschaft wichtig war? Oder auch nicht? Wie wohl und sicher oder unsicher und verloren haben Sie sich gefühlt?

Wenn bei Ihrer inneren Reise in die Vergangenheit auch die Erinnerung an eine Krise in der Partnerschaft hochkommt, schauen Sie sie sich bitte an mit denselben Fragen.

Und jetzt machen Sie einen großen Sprung in die Pubertät, wann immer sie in Ihrer Erinnerung war. Wie alt waren Sie? Da gab es vielleicht das erste Interesse an Partnerschaft, am anderen oder am selben Geschlecht, an Erotik, am erwachenden Körper, der die Liebe ausdrücken wollte und vielleicht trotzdem Angst davor hatte. Fühlten Sie sich einsam oder unverstanden? Oder waren Sie in einer Clique – und welche Rolle hatten Sie dort inne? Dann die ersten Erfahrungen mit dem Küssen und allem Aufregenden, was es sonst noch gab.

Es gäbe sicherlich noch viele Fragen zu dieser Zeit, aber Sie machen jetzt bitte wieder einen großen Sprung in die Gegenwart zurück. Heute, hier, als Partner oder Partnerin.

Dann die große Frage: Wie sind Sie als Frau? Wie sind Sie als Mann? Wie kommen Sie an? Wie fühlen Sie sich?

Spüren Sie wieder, wie Sie auf Ihrem Stuhl sitzen, und spüren Sie die Empfindungen im Körper. Vielleicht ist da das Bedürfnis, sich zu bewegen, sich zu räkeln oder zu strecken. Dann kommen Sie bitte wieder ganz hierher zurück und orientieren sich im Raum.

Wenn Sie möchten, können Sie sich etwas aufschreiben von dem, was Sie erlebt haben, oder auch ein Bild dazu malen.

Nach dieser inneren Reise kann der Therapeut in der Nachbesprechung bestimmte Themen noch vertiefen. Dazu kann auch die Exploration, wie die Eltern des Klienten waren, dienen. Wie war der Vater in seiner Rolle als Mann und Partner, und wie war die Mutter in ihrer Rolle als Frau und Partnerin?

Eine *Zusatzübung* (Übung Z.2) zu Rollen und Verhaltensweisen der Eltern in der Beziehung ist: Beide Beziehungspartner schreiben für sich auf, was sie wohl von ihrem Vater oder von ihrer Mutter als Verhaltensweisen übernommen haben. Man kann recht einfach eine Seite mit zwei Listen machen – eine für die Verhaltensweisen vom Vater, eine für die Verhaltensweisen von der Mutter.

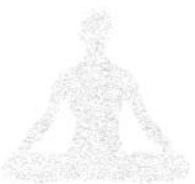

Hinweise für das Zusammenleben von Paaren (Methode Z.1, Z.2)

Ein Ansatz, der aus der Verhaltenstherapie kommt, versucht mittels verabredeter Interventionen Wirkung auf die Beziehung und das Verhalten der Beziehungspartner zu erzielen. Es werden dann Regeln für den Umgang aufgestellt, zu deren Einhaltung sich beide Beziehungspartner verpflichten, unter Umständen sogar schriftlich, so wie ein kleiner interner Vertrag. Hier seien nur einige Einzelinterventionen genannt und auf die Literatur zur Vertiefung hingewiesen.

Für Paare, die sich weniger oder anders streiten wollen: Der Therapeut verabredet mit dem Paar, dass Sie bei einem Streit auf einen stabilen Tisch steigen **(Methode Z.1)** und dort weiterstreiten. Alternativ kann sich das Paar bei Streit in das kleinste Zimmer im Haus begeben, zum Beispiel in die Gästetoilette, und dort den Streit fortführen. Diese Interventionen führen in der Regel dazu, dass die Absurdität der Situation das Paar sich disidentifizieren lässt und den Streit beendet oder dieser eine andere Richtung bekommt. Dann kann das Paar verabreden: Wir zeigen uns symbolisch auf, dass wir jetzt anders miteinander umgehen müssen durch das imaginative Ziehen oder Benennen von Karten, wie beim Fußballspiel **(Methode Z.2)**. Wenn eine Streitsituation unter Partnern sich in Richtung einer Eskalation zu bewegen beginnt, kann ein Partner symbolisch die »Gelbe Karte« ziehen, was so viel bedeutet wie: Wir müssen jetzt besonders achtsam mit uns sein. Wenn eine Situation kurz vor der nicht gewünschten Eskalierung steht (Klienten können jeder für sich ihre Betroffenheit oder andere Gefühle auf einer Skala von 1 bis 10 einschätzen), kann symbolisch und in der Vorstellung eine »Rote Karte« gezogen werden. Dies bedeutet eine sofortige räumliche Trennung der Beziehungspartner. Es wird dann einfach von einer Person gesagt: »Gelbe Karte« oder »Rote Karte«.

Es können regelmäßige Paargespräche über sich selbst als Paar verabredet werden, wie einmal in der Woche ein einstündiges Gespräch unter Umständen mit den Regeln, wie sie oben beschrieben stehen.

Einige weitere Fragestellungen für die Selbstexploration der Partner: Wie reagiere ich, und auf was reagiere ich? Gehe ich wirklich auf die guten Vorschläge meines Partners ein? Gelingt es mir, nicht aus Emotionen heraus zu handeln, wenn mein Partner emotional wird? Ist mir das Wohlergehen meines Partners wirklich wichtiger als das eigene? Wie kann ich meine eigenen Unbequemlichkeiten überwinden?

Die fünf Schritte von Karma Chagme (siehe Kapitel A) lassen

sich auch in der Paarbeziehung für den Umgang mit belastenden Emotionen anwenden:

1. Innehalten – statt sich mitreißen zu lassen, Pause, Gewahrsein stabilisieren
2. Heilmittel anwenden – hilfreiche Methoden anwenden wie therapeutische Interventionen, sich durch die Atemachtsamkeit stabilisieren, Zufluchtnehmen, ein inneres Gebet sprechen, den Geist auf etwas Heilsames lenken
3. Umwandeln der Sicht – das Unangenehme willkommen heißen, die eigene Buddha-Natur spüren
4. Die Natur der Emotionen erkennen – die substanzlose, nichtfassbare Natur der Emotionen erkennen; die Angst als mittelpunktslos durchschauen
5. Die Emotion als Weg nehmen – zum Beispiel Angst stimulieren und immer wieder durchschauen

Drei zentrale Aspekte kennzeichnen eine sichere Bindung:

1. Zugänglichkeit: Du schenkst mir deine Aufmerksamkeit und bist emotional offen für das, was ich sage.
2. Empfänglichkeit: Du akzeptierst meine Bedürfnisse und Ängste, du gewährst mir Trost und Fürsorge.
3. Engagement: Du bist emotional präsent, gehst auf mich ein und lässt dich auf mich ein.

Therapiesitzungen mit Paaren

Je nach Paar und Dynamik der Kommunikation des Paares können bestimmte Regeln für die Sitzung aufgestellt werden. Das Paar kann aufgefordert werden, sich daran zu halten, den Partner oder die Partnerin ausreden zu lassen. Hier kann ein Redestein (ein kleiner Stein oder ein anderer Gegenstand, der immer von der Person in der Hand gehalten wird, die gerade redet, und dann weitergegeben wird) helfen. Wenn ein Beziehungspartner lange

Monologe hält, kann es auch sinnvoll sein, eine Redezeitbegrenzung einzuführen. Beide Beziehungspartner sollten dem zustimmen und gemeinsam die Zeit festlegen (zum Beispiel maximal fünf Minuten). Der Therapeut wird dann wie ein Moderator auf die Einhaltung dieser Redezeit achten.

Des Weiteren kann es sinnvoll sein, die Beziehungspartner dazu aufzufordern, in ihrer Kommunikation keine Schuldzuweisungen und Vorwürfe zu machen, sondern Ich-Botschaften zu geben, zum Beispiel: »Ich erlebe es so, dass ich zu wenig Aufmerksamkeit von dir bekomme«, anstelle von: »Du nimmst mich zu wenig wahr.«

Für die Paarsitzungen

Es gibt einen Ansatz in der Paartherapie, der überwiegend die Kommunikationsmuster des Paares widerspiegelt und der gesprächstherapeutisch orientiert ist. Hier spiegelt der Therapeut in der Therapiesitzung die Wirkung, die das Verhalten, die Gestik und vor allem das Gesagte eines Beziehungspartners auf den anderen hinterlässt. Zum Beispiel: Haben Sie gehört, was Ihr Mann gerade gesagt hat? Was macht es mit Ihnen? Wie ist es für Sie, wenn Ihr Mann das sagt? Was macht es mit Ihrem Körper? Ist Ihnen bewusst, was das, was Sie gerade gesagt haben, bei Ihrem Mann auslöst? Wie ist Ihre Fantasie, was das bei Ihrem Partner auslöst?

Des Weiteren werden emotionale Inhalte des Gesagten ins Bewusstsein gehoben. Wie fühlen Sie sich, während Sie das sagen? Wie geht es Ihrem Körper? Was macht es mit Ihnen?

Weitere Fragestellungen des Therapeuten: Wo möchten Sie am Ende dieser Paarsitzung sein? Was brauchen Sie für sich? Was brauchen Sie von Ihrer Partnerin?

Natürlich kommen auch alle Vorgehensweisen, die aus der Einzeltherapie erlernt wurden, hier zum Einsatz.

Ein anderer tiefenpsychologisch orientierter Ansatz sieht mehr die innerpsychische Dynamik der Beziehungspartner und die

Auswirkung auf die Dynamik in der Kommunikation und Beziehungsgestaltung des Paares. Er versucht diese aufzudecken und handhabbar zu machen.

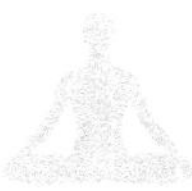

Darstellen der innerpsychischen Paardynamik mit sechs Stühlen (Methode Z.3)

Diese Methode eignet sich gut, um die Einflüsse zu veranschaulichen, die vom Kind-Ich, Erwachsenen-Ich und Eltern-Ich in die Paarbeziehung hineinwirken. Es besteht die Annahme, dass in der Dynamik des Paares sich unbewusst bestimmte Kommunikations- und Verhaltensmuster wiederholen. Das heißt, dass vielleicht ein Partner sich in einer bestimmten Situation wie ein Kind zu seiner Mutter fühlt und verhält und der andere Partner sich wie ein Elternteil zu einem Kind fühlt und verhält. Die Methode stammt ursprünglich aus einem systemisch orientierten Familientherapieansatz nach Virginia Satir.

Zum Setting: Der Therapeut stellt sechs Stühle in drei Reihen hintereinander im Raum auf. Jeweils zwei Stühle stehen in einer Reihe nebeneinander. Die erste Reihe sind die Plätze des Kind-Ich-Anteils. Die zweite Reihe sind die Plätze des Erwachsenen-Ichs, das sich durch Disidentifiziert-Sein von Kind-Ich und Eltern-Ich auszeichnet. Die dritte Reihe sind die Plätze des Eltern-Ich-Anteils. Die linke Reihe ist für den einen Beziehungspartner, in unserem Beispiel für Frau M., die rechte Reihe ist für den anderen Beziehungspartner, in unserem Beispiel für Herrn M.

Die Stühle repräsentieren in dieser Arbeit die einzelnen Persönlichkeitsanteile. Das Paar wird in der Arbeit aufgefordert, eine Lebenssituation darzustellen und zu reflektieren und sich der Dynamik entsprechend zur Veranschaulichung auf die jeweiligen Stühle zu setzen.

Ein Beispiel: Herr M. kommt erschöpft von der Arbeit nach Hause und sieht, dass bestimmte Hausarbeiten – Aufgaben seiner Frau – noch nicht erledigt sind. Er ist gereizt, wird ärgerlich und beginnt Frau M. zu beschimpfen. »Soll ich denn hier eigentlich alles machen? Wie kann man nur so nachlässig sein… Du hast doch wirklich genügend Zeit.« Er wird immer ärgerlicher und bleibt in der vorwurfsvollen, anklagenden Haltung. Frau M. bekommt etwas Angst und ein schlechtes Gewissen. Sie fühlt sich klein und wird ganz stumm. Der Therapeut fragt die Klienten, wo sie sich selbst in dieser Situation sehen würden. Der Klient Herr M. würde sich nach seiner Selbsteinschätzung auf den Eltern-Ich-Platz setzen. Frau M. würde sich nach ihrer Selbsteinschätzung auf den Kind-Ich-Platz setzen.

Der Therapeut bittet Herrn M. und Frau M., sich auf die entsprechenden Stühle zu setzen. Herr M. setzt sich auf den Eltern-Ich-Stuhl vorne rechts, Frau M. auf den Kind-Ich-Stuhl hinten links. Der Therapeut fragt, ob die obige Szene in der Alltagssituation des Paares noch eine Fortsetzung hatte. Das Paar verneint. Es blieb den ganzen Abend bei einer Missstimmung. Dann fragt der Therapeut, wie es eine Lösung geben könnte. Wie wäre es, wenn einer oder beide von den Beziehungspartnern auf dem Erwachsenen-Ich-Platz wären. Frau M. sagt: »Dann hätte ich meinem Mann gesagt: Ja, du hast ja recht. Ich erledige die Hausarbeit gleich, ich bin noch nicht dazu gekommen. Du hast anscheinend einen anstrengenden Arbeitstag gehabt und brauchst noch etwas Zeit zum Runterkommen, aber wenn du erschöpft und gereizt bist, gibt es keinen Grund, es an mir auszulassen.«

Frau M. setzt sich auf den Erwachsenen-Ich-Stuhl links in der Mitte. Herr M. wird gefragt, was das mit ihm macht und wie er auf dem Erwachsenen-Ich-Stuhl antworten würde. »Ja, du hast recht, tut mir leid, ich muss mich erst einmal entspannen.« Herr M. setzt sich auch auf den Erwachsenen-Ich-Stuhl rechts in der Mitte.

Das Paar wird nach weiteren Lebenssituationen gefragt, die wie nach einem vorgeprägten Schema oder Muster ablaufen. Sie schildern eine bestimmte Situation, wo sie als Paar ganz schnell in eine Eskalation geraten sind.

Herr M. kam nach einem langen Arbeitstag (Er hat neben seiner beruflichen Vollzeittätigkeit noch eine nebenberufliche Tätigkeit und hat über drei Jahre das Haus renoviert.) erschöpft und später als normal nach Hause. Frau M. beginnt nach einer kurzen Begrüßung: »Wir wollten doch noch in den Baumarkt, immer kommst du so spät, wo bist du überhaupt so lange gewesen? Hast dich wohl wieder festgequatscht. Ja, für die anderen da hast du Zeit, aber für mich nie. Jetzt hänge mir aber als Erstes sofort die Gardinen auf, die ich heute gewaschen habe. Du weißt doch, dass ich das nicht kann mit meinen Rückenschmerzen. Jetzt mach endlich, sonst wird es ja gar nichts mehr heute mit dem Einkaufen.«

Herr M. fühlt sich gar nicht gesehen, missverstanden und unter Druck gesetzt. Er wird wütend und schreit: »Jetzt reicht es aber, du tickst ja wohl nicht richtig, du blöde Zicke.«

Die Frage lautet, in welchem Teil sie sich nach ihrer Selbsteinschätzung in dieser Lebenssituation befanden. Frau M. sieht sich im anklagenden vorwurfsvollen Eltern-Ich und setzt sich auf den Eltern-Ich-Stuhl links vorne. Herr M. sieht sich im wütenden verletzten Kind-Ich und setzt sich auf den Kind-Ich-Stuhl rechts hinten.

Auf die Frage des Therapeuten, wie diese Situation denn weiterging, schildern die Ehepartner: Herr M. wurde immer wütender (*in seinem Erleben bleibt er im verzweifelten Inneren-Kind-Anteil*) und beschimpfte Frau M. noch heftiger. Dies führte dazu, dass Frau M. Angst bekam und zu weinen begann. Frau M. rutschte nach ihrer Selbsteinschätzung ebenfalls in den Kind-Ich-Anteil. Frau M. setzt sich dann auf den Kind-Ich-Stuhl links hinten.

Dies war für das Paar in der realen Lebenssituation immer besonders schwierig, da eine solche Situation auch schon einige Male zu körperlicher Gewalt von Herrn M. geführt hatte und letztlich den Ausschlag gegeben hatte für die Aufnahme der Paartherapie.

Der Therapeut fragt die Ehepartner, wie denn wohl eine

Lösung auf der Erwachsenen-Ich-Ebene aussehen könnte. Herr M. sagt: »Ich muss jetzt erst mal für mich sorgen und mich beruhigen. Ich würde die Rote Karte ziehen, ins Nebenzimmer gehen und zwanzig Atemzüge zählen, bis ich mich wieder beruhigt habe. Dann, wenn ich auf der Wut-Skala wieder im grünen Bereich bin, würde ich wieder zu meiner Frau rübergehen und mich für mein Ausrasten entschuldigen.«

Der Therapeut stellt die Situation weiter und bittet Herrn M., sich auf den Erwachsenen-Stuhl in der Mitte rechts zu setzen. Frau M. sagt: »Ja, ich sollte ihn nicht so provozieren. Wenn es schon eskaliert ist, dann ist es wirklich am besten, wir ziehen die Rote Karte und gehen in unterschiedliche Räume. Als du nach drüben gegangen bist *(an ihren Mann gerichtet)*, wurde meine Angst direkt weniger, und ich konnte wieder denken. Ich würde dir das verzeihen, auch zugeben, dass ich schlecht mit dir umgegangen bin, als ich dich so unter Druck gesetzt habe. Ich werde darauf achten, dass ich dir in der ersten halben Stunde, wenn du von der Arbeit kommst, Raum lasse, damit du runterkommen kannst.« Frau M. ist nach ihrer Einschätzung wieder im Erwachsenen-Ich und setzt sich auf den Erwachsenen-Stuhl in der Mitte links.

Das Paar M. bedankt sich, und es bekommt vom Therapeuten noch einige Erklärungen zur eigenen Anwendung ohne die Anwesenheit des Therapeuten.

Diese Methode lässt Bewusstheit darüber entstehen, wann die Klienten mit einer der unbewussten Hauptidentitäten, den Kind-Ich-Anteilen, den Eltern-Ich-Anteilen oder mit Teilpersönlichkeiten, identifiziert sind und welche Dynamik es in der Paarbeziehung hat.

Vereinfacht ausgedrückt: Wo ist der Klient mit einem Teil identifiziert und verhält sich deshalb nicht so, wie er eigentlich will? Wo reagieren die Beziehungspartner wie der Vater oder wie die Mutter, und wollen sie eigentlich so reagieren? Wie werden in der Paardynamik »die Knöpfe« gedrückt, also bestimmte Kommunikationsmuster »abgerufen«, indem unverarbeitete Grundkonflikte aktualisiert werden, die sich dann wie ein »Film« in einer Eigendynamik weiterentwickeln?

Diese Übung kann, wenn es gewünscht wird, erweitert werden durch das Stellen eines siebten Stuhls für die Weisheitsebene. Auf dem zusätzlichen Stuhl, der an einer Seite oben positioniert würde, könnten der Buddha oder Maria oder ein weiser Freund oder die Kosmischen Eltern imaginiert werden.

Das Ansprechen der Weisheitsebene ist zu allen Zeiten in den Paarsitzungen möglich. Hier können die Methoden angewandt werden, die auch in den Einzelsitzungen zur Anwendung kommen. Die Übung der Maibaum (Übung Y.4) und das Lichtdreieck (Übung Y.5) sind besonders gut geeignet, um sie mit dem Paar durchzuführen. Die gerade in diesen Übungen praktizierte Haltung der inneren Führung durch das Höhere Selbst ist auch in der Paarbeziehung gut anwendbar. Gerade in Krisensituationen ist dies eine Möglichkeit der Beziehungspartner, innerlich sich selbst mit allen Empfindungen und Gefühlen an die Weisheitsebene, zum Beispiel den Buddha, abzugeben. Auch die Partnerin und die Beziehung zueinander in allen Facetten kann dahin innerlich überantwortet werden. Dadurch geschieht meist ein inneres Lösen oder Loslassen von unbewussten Fixierungen oder Identifikationen, sodass eine neue Offenheit für den weiteren Prozess in der Paarbeziehung möglich wird.

Eine Übung (Übung Z.3) aus der Phyllis-Krystal-Imaginationsmethode ist die liegende Acht mit Paaren. Wir haben die Übung der liegenden Acht (Übung O.3) schon im Kapitel O vorgestellt. Hier findet sie in der Paartherapie ihre Anwendung. Den Beziehungspartnern wird die Übung der liegenden Acht erklärt, und sie führen diese Imaginationsübung (Übung O.3) dann in der Paarsitzung in Anwesenheit des Therapeuten aus. Jeder Beziehungspartner imaginiert sich in einem goldenen Lichtkreis und seine Beziehungspartnerin in dem gegenüberliegenden goldenen

Lichtkreis. Dann wird das fließende neonblaue Licht visualisiert, wodurch die liegende Acht (das Unendlichkeitszeichen) geformt wird. Diese Übung, die von dem Paar danach auch in anderen Lebenssituationen ohne den Therapeuten angewandt werden kann, hat eine auflösende Wirkung auf die unbewussten Verstrickungen der Paardynamik.

Mittel der Versöhnung

Verletzungen in Beziehungen sind unvermeidbar. Leider wird vom Verletzten dem anderen fast immer Absicht oder zumindest grobe Insensibilität unterstellt. Dabei sind die meisten Kränkungen nicht bewusst oder mit Vorsatz passiert. Trotzdem belasten sie die Beziehung und können nicht losgelassen werden. Oft werden dann Auseinandersetzungen darüber geführt, wer wen verletzt hat, und es entzündet sich daraus ein Streit mit Anschuldigungen und Rechtfertigungen. Zum Lösen ist es daher entscheidend, sich klarzumachen, dass eine Verletzung passiert ist, auch wenn es nicht die Absicht war. Zur Konfliktbeilegung kommt dem Anerkennen der Verletzung des anderen also die zentrale Bedeutung zu. Dann im weiteren Schritt ist es wichtig, dafür die Verantwortung zu übernehmen. Nachdem die Verletzung ohne Vorwurf klar benannt ist, lässt sich das mit einem kleinen Ritual wieder auflösen.

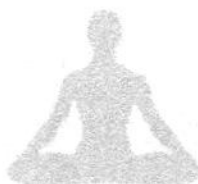

Versöhnungsritual (Methode Z.4)

Die folgende Methode gehört zum Kompendium der Fortbildung in EPT und wird von Frau Elgin Schrewe-Krome unterrichtet; sie ist nach Hans Jellouschek zitiert.

1. Partner: Ich höre und erkenne an, dass ich dich in der Vergangenheit (mit dieser Verhaltensweise oder Aussage) verletzt habe, auch wenn es mir damals nicht bewusst war. Es tut mir leid, und ich bedaure es.
2. Partner: Ich sehe und höre, dass du anerkennst, dass du mich in der Vergangenheit verletzt hast, und es dir leidtut. Ich nehme das an, und es ist für mich jetzt in Ordnung. Ich bin bereit, meine Verletzung loszulassen. Ich werde in Zukunft bei Auseinandersetzungen nicht mehr darauf zurückgreifen.
Lass uns befreit von dieser Last einen neuen Anfang machen.

Oft wird in den Paarsitzungen deutlich, dass es für das weitere paartherapeutische Arbeiten Sinn macht, dass einer oder auch beide an ihren innerpsychischen Dynamiken einzeln in einer Einzeltherapie arbeiten sollten. Dies wird vom Therapeuten thematisiert und entsprechende Empfehlungen werden ausgesprochen. Der große Bereich der Sexualität und Sexualtherapie in der Paartherapie sei an dieser Stelle nur erwähnt und auf entsprechende Literatur (siehe Literaturliste) hingewiesen.

Schlusswort

Dieses Buch vermittelt einen ersten Einblick in die buddhistische Geistesschulung und ihre Umsetzung in der Essentiellen Psychotherapie, einer Psychotherapie vor buddhistischem Hintergrund. Die Zusammenstellung ermöglicht ein erstes »Hineinhorchen« in diesen neuen, sich stets weiterentwickelnden Ansatz. Sie stellt aber nur einen Ausschnitt dieser besonderen Kombination von innerer Arbeit und Therapie vor. Ein wirkliches Kennenlernen auf der Erlebensebene bedarf eines Trainings in Geistesschulung unter der Anleitung eines kompetenten Lehrers und eines direkten Lernens und Arbeitens im Rahmen der Essentiellen Psychotherapie. Lesen allein kann dies nicht ersetzen. Aber vielleicht ist in Ihnen, verehrte Leser, ja ein Interesse an Geistesschulung und Essentieller Psychotherapie entstanden.

Mit den besten Wünschen
Tilmann Borghardt, Wolfgang Erhardt und Astrid Schillings

Anhang

Literaturliste

Abrams, J. (Hrsg.) (1993): Die Befreiung des inneren Kindes, Scherz-Verlag, München

Assagioli, R. (2010): Psychosynthese, Harmonie des Lebens, Nawo Verlag GmbH, Rümlang

Assagioli, R. (1982): Die Schulung des Willens, Junfermann, Paderborn

Assagioli, R. (2004): Handbuch der Psychosynthese. Grundlagen, Methoden, Techniken, Nawo Verlag GmbH, Rümlang

Assagioli, R. (2008): Psychosynthese und transpersonale Entwicklung, Nawo-Verlag GmbH, Rümlang

Berzin, A. (2001): Zwischen Freiheit und Unterwerfung, Theseus-Verlag, Berlin

Birnbaum, R. (1982): Der Heilende Buddha, Goldmann Verlag, München

Borghardt, T., von Allmen, F., und Flückiger, U. (2015): Mahamudra & Vipassana, Gewahr Sein – Unterweisungen zur Einsichtsmeditation und Retreat-Praxis, Norbu Verlag, Badenweiler

Cöllen, M. (2009): Das Verzeihen in der Liebe, Kreuz Verlag, Freiburg

Chopich, E., u. Paul, M. (1993): Aussöhnung mit dem inneren Kind, Bauer Verlag, Freiburg

Devereux, G. (1967): Angst und Methode in den Verhaltenswissenschaften, Carl Hanser Verlag, München

De Wit, H. (2001): Buddhistischer und westlicher Geist, Verlag Via Nova, Petersberg

Djamgön Kongtrül, L.T. (2014): Mahamudra – Das Licht des wahren Sinnes, Norbu Verlag, Badenweiler

Dörner, K., Plog, U., u.a. (2015): Irren ist menschlich, Psychiatrie Verlag, Rehburg-Loccum

Erhardt, W. (2009–2015): Arbeitsmaterialien, Institut für Essentielle Psychotherapie, Hennef

Erhardt, W. (2001–2008): Materialsammlung, zum Thema Buddhismus und Psychotherapie, Teil 1 + 2 auf der Website www.essentielle-psychotherapie.de, Rubrik Downloadbereich, Hennef

Erhardt, W. (2002): Impulsreferat zur Psychosynthese, auf der Website www.essentielle-psychotherapie.de, Rubrik Downloadbereich, Hennef

Erhardt, W. (2010): Pathologie des Transpersonalen, auf der Website www.essentielle-psychotherapie.de, Rubrik Downloadbereich, Hennef

Ferrucci, P. (1991): Werde, was Du bist, Rowohlt, Reinbek b. Hamburg

Ferrucci, P. (1992): Unermesslicher Reichtum, Sphinx Verlag, Basel

Ferrucci, P. (2005): Nur die Freundlichen überleben, Allegria Verlag, Berlin

Freud, S. (1982): Freud-Studienausgabe, Fischer Taschenbuch Verlag, Frankfurt a. M.

Freud, S. (1939): Die Traumdeutung, Franz Deuticke Verlag, Leipzig und Wien

Fromm, E. (1999): Gesamtausgabe, dtv, München

Fromm, E. (1981): Zen-Buddhismus und Psychoanalyse, Suhrkamp Verlag, Frankfurt a. M.

Galand, C. (1993): Grüne Tara und schwarze Madonna, Walter-Verlag, Düsseldorf

Gampopa, D. (2007): Der kostbare Schmuck der Befreiung, Übers. Borghardt, T., Norbu Verlag, Badenweiler

Gampopa, D. (2014): Die kostbare Girlande für den höchsten Weg, Übers. Borghardt, T., Norbu Verlag, Badenweiler

Gebser, J. (1995): Einbruch der Zeit, Novalis-Verlag, Schaffhausen

Gendlin, E.T. (1984): The client´s client, in Levant, R.L. &

Shlien, J.M.(Eds.). Client-centered therapy and the person-centered approach, Praeger, New York

Gendlin, E.T. (1964): A Theory of Personality Change, University of Chicago, Worchel, P. & Byrne, D. (Ed.s), John Wiley & Sons, New York

Gendlin, E.T. (1997): A process model, The Focusing Institute, New York

Gendlin, E.T. (1998): Focusing, rororo, Hamburg

Gendlin, E.T. (1990): The small steps of the therapy process, in Lietaer, G., Rombauts, J., & Van Baalen, R. (Eds.), Client-centered and experiential psychotherapy in the nienties, Leuven University Press

Gendlin, E.T., und Wiltschko, J. (2011): Focusing in der Praxis, Klett-Cotta, Stuttgart

Gendlin, E.T. (1987): Dein Körper – Dein Traumdeuter, Otto Müller Psychologie, Salzburg

Gendün Rinpoche (2010): Herzensunterweisungen eines Mahamudra-Meisters, Norbu Verlag, Badenweiler

Gendün Rinpoche (2012): Der große Pfau, Die Umwandlung der Emotionen im tibetischen Buddhismus, Norbu Verlag, Badenweiler

Gendün Rinpoche (1991): Wir haben vergessen, dass wir Buddhas sind, Kagyü-Dharma-Verlag, Mechernich

Goleman, D. (2005): Dialog mit dem Dalai Lama, dtv, München

Goleman, D. (2005): Die heilende Kraft der Gefühle, dtv, München

Goleman, D. (2006): Soziale Intelligenz, Droemer, München

Grawe, K. (2000): Psychologische Therapie, Hogrefe Verlag, Göttingen

Grof, S. u. C. (1990): Spirituelle Krisen, Kösel-Verlag, München

Heidenreich, T., & Michalak, J. (Hrsg.) (2004): Achtsamkeit und Akzeptanz in der Psychotherapie, DGVT-Verlag, Tübingen

Heller, L., und Lapierre, A. (2013): Entwicklungstrauma heilen, Kösel-Verlag, München

Hellinger, B. (1996): Ordnungen der Liebe, Carl-Auer-Systeme Verlag, Heidelberg

Jellouschek, H. (2015): Achtsamkeit in der Partnerschaft, Kreuz Verlag, Freiburg

Jellouschek, H. (2014): Die Paartherapie – eine praktische Orientierungshilfe, Kreuz Verlag, Freiburg

Jellouschek, H. (1999): Warum hast du mir das angetan? Piper Verlag, München

Jellouschek, H. (1992): Die Kunst, als Paar zu leben, Kreuz Verlag, Stuttgart

Johnson, S. (2014): Liebe macht Sinn, btb Verlag, München

Jung, C. G. (1989): Gesammelte Werke, Walter Verlag, Olten und Freiburg

Karmapa Rangjung Dorje (2009): Luminous Heart – The Third Karmapa on Consciousness, Wisdom, and Buddha Nature, Übers. Brunnhölzl, K., Snow Lion

Karmapa Rangdjung Dorje (2014): Das Mahamudra-Wunschgebet des Wahren Sinnes, übersetzt und mit kurzen Erläuterungen versehen von Tilmann Lhündrup, Norbu Verlag, Badenweiler

Karmapa Wangtchug Dorje (2009): Mahamudra – Der Ozean des wahren Sinnes, Übers. Havlat H., Verlagshaus Monsenstein und Vannerdat, Münster

Kornfield, J. (2008): Das weise Herz, Die universellen Prinzipien buddhistischer Psychologie, Übers. Elisabeth Liebl, Arkana Verlag, München

Kongtrül, J. (2014): Mahamudra – Das Licht des Wahren Sinnes, Übers. Borghardt T., Norbu Verlag, Badenweiler

Kabat-Zinn, J. (2006): Zur Besinnung kommen, Arbor Verlag, Freiamt im Schwarzwald

Krystal, P. (2004): Die inneren Fesseln sprengen, Ullstein Verlag, Berlin

Krystal, P. (2001): Die Liebesenergie freisetzen, Econ-Verlag, München

Krystal, P. (1995): Monkey Mind, Ryvellus Verlag, München

Krystal, P. (2013): Phyllis Krystal Methode, Arbeitsbuch, Phyllis Krystal Foundation, Zollikon

Kurz, R. (1985): Körperzentrierte Psychotherapie, Synthesis Verlag, Essen

Lacan, J. (1975): Schriften 1, Suhrkamp Taschenbuch Verlag, Frankfurt a. M.

Levine, P. (1998): Trauma-Heilung, Synthesis-Verlag, Essen

Lodjong–Sammelband, Hrsg. Borghardt, T. (2009): »Der große Weg des Erwachens – Grundlagentexte des Mahayana-Geistestrainings«, Norbu Verlag, Badenweiler

Lorenzer, A. (1973): Über den Gegenstand der Psychoanalyse, Suhrkamp Verlag, Frankfurt a. M.

Lowen, A. u. L. (1981): Bioenergetik für jeden, Peter Kirchheim Verlag, Gauting

Lowen, A. (1993): Freude, Kösel-Verlag, München

Merleau-Ponty, M. (1966): Phänomenologie der Wahrnehmung, Walter de Gruyter, Berlin

Mahler, M. (1980): Die psychische Geburt des Menschen, Fischer Verlag, Frankfurt

Moeller, M. (1999): Die Wahrheit beginnt zu zweit, Rowohlt, Reinbek b. Hamburg

Naranjo, C. (1980): Psychologie der Meditation, Fischer-Taschenbuch-Verlag, Frankfurt a. M.

Neumann, E. (1968): Ursprungsgeschichte des Bewusstseins, Kindler-Verlag, München

Neumann, E. (1964): Tiefenpsychologie und neue Ethik, Kindler-Verlag, München

Pfluger-Heist, U. (2007): In der Seele liegt die Kraft, Nawo Verlag GmbH, Rümlang

Pfluger-Heist, U. (2009): Mal sehen, was das Leben noch zu bieten hat, Verlag Herder, Freiburg

Podvoll, E. (1994): Verlockung des Wahnsinns, Hugendubel Verlag, München, zweite Auflage: »Aus entrückten Welten« (vergriffen), demnächst Neuauflage im Norbu Verlag

Reddemann, L., & Wetzel, S. (2011): Der Weg entsteht unter deinen Füßen, Verlag Kreuz, Freiburg

Reich, W. (1981): Charakteranalyse, Fischer Taschenbuch Verlag, Frankfurt a. M.

Rogers, C., und Stevens, B. (2001): Von Mensch zu Mensch, Peter Hammer Verlag, Wuppertal

Rogers, C. R. (2012): Die klientenzentrierte Gesprächspsychotherapie, Fischer Taschenbuch Verlag, Frankfurt a. M.

Rothschild, B. (2002): Der Körper erinnert sich, Synthesis-Verlag, Essen

Sachse, R. (2010): Persönlichkeitsstörungen verstehen, Psychiatrie Verlag, Köln

Santonelli, S. (2000): Zerbrochen und doch ganz nah, Arbor Verlag, Freiamt

Schillings, A. (2014): Dwelling in the process of Embodied Awareness, in Focusing-Oriented Psychotherapy, (Ed.) Madison, G., Jessica Kingsley Publishers, London & Philadelphia

Schillings, A. (2007): Stille und Gewahrsein von Mensch zu Mensch, in: Zeitschrift Transpersonale Psychologie und Psychotherapie Heft 1/2007, Verlag Via Nova, Petersberg

Schillings, A. (1998–2015): Arbeitsmaterialien Focusing-Institut Köln

Schillings, A. (2009) Sein, Gewahrsein, Sinnfinden, in: Zeitschrift Gesprächspsychotherapie und Personenzentrierte Beratung Heft 03/09, Köln

Schillings, A. (2005): Mitgefühl mit uns selbst, Stadtraum Zeitschrift, Köln

Schillings, A., Hinterthür, P. (1989): Qi Gong der Fliegende Kranich, Windpferdverlag, Aitrang

Schmidbauer, W. (1988): Liebeserklärung an die Psychoanalyse, Rowohlt Verlag, Reinbek b. Hamburg

Schmidbauer, W. (2010): Paartherapie – Konflikte verstehen, Lösungen finden, Gütersloher Verlagshaus, München

Schnarch, D. (2014): Psychologie der sexuellen Leidenschaft, Piper Verlag, München

Sloterdijk, P. (Hrsg.) (1993): Mystische Zeugnisse aller Zeiten und Völker, Diederichs, München

Steurich, M. (1999): Tibetisches Heilyoga, Kum Nye, Verlag Herder, Freiburg

Tarthang, Tulku (1983): Raum, Zeit und Erkenntnis, Scherz-Verlag, München

Tarthang Tulku (1989): Der verborgene Geist der Freiheit, Sphinx-Verlag, Basel

Tarthang Tulku (1983): Selbstheilung durch Entspannung, Scherz Verlag, München

Weber, G. (1995): Zweierlei Glück, Carl-Auer-Systeme Verlag, Heidelberg

Weber, S.M. (1978): Rückkehr zu Freud, Ullstein Verlag, Frankfurt a.M.

Weltgesundheitsorganisation (1993): Internationale Klassifikation psychischer Störungen ICD-10, Verlag Hans Huber, Bern

Wellwood, J. (2010): Psychotherapie & Buddhismus, Arbor Verlag, Freiburg

Whitmore, D. (1988): Kreativitätsspiele mit Kindern, Kösel-Verlag, München

Wilber, K. (1984): Wege zum Selbst, Goldmann, München

Wilber, K. (1990): Das Atman Projekt, Junfermann, Paderborn

Wilber, K. (1988): Psychologie der Befreiung, Scherz-Verlag, München

Wilber, K. (1997): Vom Tier zu den Göttern, Verlag Herder, Freiburg

Wilber, K., Ecker, B., Anthony, D. (Hrsg.) (1995): Meister, Gurus, Menschenfänger, Wolfgang Krüger Verlag, Frankfurt a. M.

Winnicott, D.W. (1983): Von der Kinderheilkunde zur Psychoanalyse, Fischer, München

Yeomans, T (1998): Seelenwunde und Psychotherapie, in Transpersonale Psychologie und Psychotherapie, 4. Jahrgang, Heft 1

Zimmermann, M., Spitz, C., Schmidt, S. (Hrsg.) (2012), Achtsamkeit, Verlag Hans Huber, Bern

Zimmer, H. (1973): Philosophie und Religion Indiens, Suhrkamp Taschenbuch Verlag, Frankfurt a. M.

Zundel, E. u. R. (1988): Leitfiguren der Psychotherapie, Kösel-Verlag, München

Koffer der Methoden

Nr.	Name der Methode	Indikation	Kurzbeschreibung	Seite
0.1	Siebener-Schritt	Angst, Affektdurchbrüche, Schmerz	Skalieren, verbalisieren, intervenieren	377
0.2	Desensibilisierung in sensu	Angst	Angstreiz mit Entspannungsreiz koppeln	379
0.3	Rat an die gute Freundin	Probleme, Belastungssituationen	Beraterposition einnehmen	385
0.4	Ablösung nach Trennung	Verlust einer Person durch Tod oder Trennung	Ablösesätze ergänzen	387
0.5	Arbeit mit Kernsätzen	Umsetzungsschwierigkeiten	Vorsätze erarbeiten und verankern	388
0.6	Sprachliche Abgrenzung	Sich vereinnahmt fühlen, Nähe-Distanz-Thematik	Benennen der Unterschiedlichkeit	390
0.7	Arbeit mit Grund- und Gegenmustern	Alte Verhaltensmuster auflösen	Grund-, Gegenmuster erarbeiten	393
R.1	Arbeit mit Teilpersönlichkeiten	Bearbeiten innerpsychischer Dynamik	Arbeit mit Stühlen und Imagination	453
S.1	Innere-Kind-Arbeit	Grundkonflikte, Traumata heilen	Innerer Dialog mit Kind-Ich	474
T.1	Arbeit mit Eltern-Bildern	Bewusstmachen verinnerlichter Eltern-Bilder	Disidentifizieren von Eltern-Bildern	492
U.1	Aufdeckende Arbeit in Verbindung mit Innerem Kind	Aufdecken von Grundkonflikten, Traumata	Aufdecken mittels innerem Dialog	506

Nr.	Name der Methode	Indikation	Kurzbeschreibung	Seite
V.1	Pendeln zwischen Ressource und Trauma	Traumabearbeitung	Koppeln von Kränkung und Ressource	518
V.2	Ablösung mit einem Symbol	Trauma, Grundkonflikte	Indirekte Methode zur Traum-Auflösung	525
W.1	Arbeit mit Träumen	Träume deuten	Vielschichtige Arbeit mit Träumen	528
Z.1	Paartherapie bei Streit	Streit bei Paaren	Auf Tisch steigen oder in kleinen Raum	567
Z.2	Gelbe/Rote Karte	Deeskalieren	Symbole zur Intervention bei Streit	567
Z.3	Darstellen der innerpsychischen Paar-Dynamik	Innere Muster wirken beim Paar	Stuhlarbeit Kind-, Erwachsenen-, Eltern-Ich	571
Z.4	Versöhnungsritual	Streit und Kränkung	Anerkennen und Verzeihen	576

Koffer der Übungen

Übung Nr.	Name	Indikation	Kurzbeschreibung	Seite
M.1	Einstimmende Meditation	Innere Ausrichtung	Gewahrsein ausweiten	361
N.1	Ressource finden	Trauma, Angst, Selbststärkung	Positive Erinnerung abrufen	364
N.2	Der sichere Ort	Angst, Schutzbedürfnis	Sicherheit herstellen	367
N.3	Güte-Übung	Beziehungsängste	Sicherheit in Beziehung erinnern	369
N.4	Empfindung skalieren	Schmerz, Angst, alle Gefühle	Einschätzen der Stärke einer Empfindung	371
N.5	Tagesrückblick	Angst, Depression, Verhalten allgemein	Selbstreflektion und Selbstregulation	372

Übung Nr.	Name	Indikation	Kurzbeschreibung	Seite
N.6	Unangenehmes ablegen	Trauma, Angst, Selbststärkung	Kontrolle von Inhalten	374
0.1	Als-ob-Profirolle	Soziale Ängste	Imaginieren in sicherer Rolle	384
0.2	Innerer Garten	Angst, Abgrenzung	Imaginieren des inneren Raumes	389
0.3	Liegende Acht	Abgrenzung, bei sich bleiben	Imaginieren eines Symbols	391
0.4	Unkraut jäten, Samen säen	Von alten Verhaltensweisen lösen	Rituelles Vernichten von Mustern	395
0.5	Strandball	Schutz	Symbolische Schutzübung	396
0.6	Lichtzylinder	Angst, vereinnahmt zu werden	Schutzübung vor subtilen Übergriffen	397
0.7	Lichtstern	Angst	Symbolische Übung zur Angstreduktion	398
0.8	Pendel zur Entscheidungsfindung	Entscheidungsschwierigkeiten	Übung zur Entscheidungsfindung	400
P.1	Freiraumübung	Lösen von Ängsten und Problemen	Probleme imaginativ absetzen	437
Q.1	Disidentifikationsübung	Identifiziert-Sein mit Ängsten, Gefühlen, Gedanken	Sprachliche innere Disidentifikation	442
Q.2	Kofferübung	Identifiziert sein mit Rollen	Imaginationsübung zur Disidentifikation	445
Q.3	Führen ins wahre Selbst	Identifiziert-Sein	Disidentifizieren von Objekt, Beobachter	449
R.1	Wer, wie, was bin ich?	Selbstexploration	Reflexive Übung zur Selbstexploration	455
R.2	Haus der Teilpersönlichkeiten	Inneres Entdecken der TP	Imaginative Reise zum Entdecken der TP	456
R.3	Tagesrückblick auf TP	Innere Dynamik lösen	TP wird regelmäßig beobachtet	463
R.4	Mit TP einen Berg besteigen	Exploration und Integration der TP	Imaginative Reise mit einer TP	464

Übung Nr.	Name	Indikation	Kurzbeschreibung	Seite
S.1	Übung zum Inneren Kind	Grundmuster und -konflikte bearbeiten	Innere Arbeit mit Bild und Gefühl aus Kindheit	477
S.2	Geben und Nehmen mit Innerem Kind	Heilung von Gefühlsmustern	Herzatem mit Innerem Kind	482
S.3	Baumübung	bedürftiges Inneres Kind, Selbststärkung	Imagination von Baum, kosmischen Eltern	483
S.4	Haus der Kindheit	Exploration und Heilung	Rückführen in frühe Kindheit	486
T.1	Arbeit mit Eltern-Bildern	Exploration der verinnerlichten Eltern-Bilder	Imaginieren von Vater und Mutter	497
T.2	Eigene Eltern in ein Heilfeld	Heilung der Eltern-Bilder	Imaginieren einer heilsamen Geschichte	499
T.3	Brief an Vater oder Mutter	Unerledigte Gefühle zu den Eltern lösen	Schreiben und Vorlesen des Briefs	500
T.4	Ablösungsritual	Nicht gewünschte Verbindungen zu den Eltern lösen	Symbolisches Ritual zum Lösen	501
U.1	Korridor	Aufdecken alter Grundmuster	Symbolisches Auffinden von Gefühlsmustern	510
U.2	Das innere Haus	Aufdecken, Explorieren von Persönlichkeitsanteilen	Imaginative Übung Persönlichkeitsanteile	512
X.1	Geschmack Entscheidung	Entscheidungsschwierigkeiten, Selbststärkung	Erinnern einer Willensentscheidung	545
X.2	Zielsetzungsübung	Schwierigkeiten, Ziele umzusetzen	Imaginationsübung zur Zielumsetzung	547
X.3	Visionsübung	Leben bewusst gestalten	Übung zu Lebensvisionen	549
Y.1	Ausrichtung auf Höheres Selbst	Zugang zu spiritueller Ebene	Imagination von Licht über dem Kopf	553

Übung Nr.	Name	Indikation	Kurzbeschreibung	Seite
Y.2	Der weise Freund	Kontakt mit spiritueller Ebene personifiziert	Imaginationsreise zu einem weisen Freund	554
Y.3	Tempel der Stille	Zugang zu tiefen Seinsebenen	Imaginationsreise in tiefes inneres Erleben	556
Y.4	Maibaum	nährende spirituelle Übung	Symbolische Arbeit mit dem Höheren Selbst	558
Y.5	Lichtdreieck	Innere Ausrichtung auf HS zu zweit	Symbolische HS-Arbeit für Zweier-Situationen	560
Y.6	Sanduhr	Lösen von äußeren und inneren Beschränkungen	Symbolische Arbeit mit dem Höheren Selbst	562
Z.1	Reise als Partner	Exploration der Erfahrungen als Partner	Rückführen in Erlebnisse als Partner	565
Z.2	Liste mit Eigenschaften der Eltern	Exploration der verinnerlichten Verhaltensweisen	Liste Eigenschaften von Vater und Mutter	567
Z.3	Liegende Acht mit Paaren	Nähe/Distanz-Probleme eines Paars	Symbolisches Lösen unbewusster Dynamik	575

Wie die Essentielle Psychotherapie entstand

Von Wolfgang Erhardt

Die Austausche zwischen Psychotherapeuten und buddhistischen Lehrern fanden über acht Jahre für vier bis sieben Tage pro Jahr in Frankreich und Deutschland statt. Dabei entstand der Wunsch, Interessierten die Ergebnisse unserer Austausche in Form einer Fortbildung zugänglich zu machen, die alles Wesentliche beinhaltet, um einen therapeutischen Weg zu gehen oder begleiten zu können, der sich harmonisch in einen Weg des Erwachens integriert. So entstand nach zwanzig Jahren Mitarbeit in Arbeitskreisen zu diesem Thema die Essentielle Psychotherapie (EPT).

Vorgeschichte: Vor 1985 hatte ich einige Jahre regelmäßig Zazen unter der Anleitung von Prof. Kiichi Nagaya Roshi geübt. Als dieser mit 95 Jahren nicht mehr nach Europa kommen konnte, intensivierte ich alte Kontakte mit Lehrern des tibetischen Buddhismus: mit Tenga Rinpoche, mit dem Dalai Lama und vor allem mit Gendün Rinpoche, meinem Hauptlehrer.

Vision: Als ich dann an meiner Diplomarbeit in Psychologie schrieb, war ich sehr inspiriert von dem Gedanken, dass es eine Psychotherapie auf der Grundlage des Dharma, also auf der Grundlage einer Weisheitslehre geben könnte. Ich dachte, dass dies wirklich notwendig wäre. Bei den psychotherapeutischen Ansätzen schien mir genau das zu fehlen, was ich auf dem buddhistischen Weg der Gewahrseinsentwicklung als so heilsam und hilfreich erlebte. Bei dieser »Vision« fühlte ich mich innerlich einem tibetischen Meditationslehrer, dem 16. Karmapa Rangdjung Rigpe Dorje, sehr verbunden und erlebte es als einen inspirierten und zugleich sehr inspirierenden inneren Auftrag.

Erste Schritte: Nach dem Diplom machte ich im Rahmen von Fortbildungen meine ersten Erfahrungen mit psychotherapeutischem Arbeiten. Schon bald begannen wir mit regelmäßigen Arbeitskreistreffen zum Thema »Dharma und Psychotherapie«. Djamgön Kongtrul Rinpoche, ein tibetischer Meditationslehrer der Karma-Kagyü-Tradition, hatte 1987 in New York einen Kongress zu diesem Thema geleitet. Eine seiner Schülerinnen, Dorothea Nett, sprach mich und andere Psychologen und Psychotherapeuten, die Meditation praktizierten, an, ob wir nicht Interesse an solch einem Arbeitskreis hätten. Vielleicht sei es möglich, inspiriert durch die Entwicklung in den USA mit Jamgon Kongtrul Rinpoche oder durch die Mind-and-Life-Konferenzen des Dalai Lama, etwas Ähnliches hier in Deutschland oder in Europa zu veranstalten. So trafen wir uns einige Jahre regelmäßig alle sechs

Wochen zu einem Tag des Austausches mit dem Arbeitskreis Buddhadharma und Psychotherapie.

Jahre später: Bei einem meiner Besuche in Le Bost in der Auvergne, dem Retreat-Kloster von Gendün Rinpoche, erzählte ich meinem Freund Dr. med. Tilmann Borghardt, auch bekannt als Lama Lhündrup (sein tibetischer Name als Meditationslehrer), von diesen Austauschen sowie von den stattfindenden Kongressen zu dem Thema und besonders von dieser Vision einer »buddhistischen Psychotherapie« oder besser: einer »Psychotherapie auf Grundlage der buddhistischen Geistesschulung«. Ich konnte sein Interesse wecken. Obwohl er damals als Lehrer in den mehrjährigen Klausuren im Kloster Le Bost in der Auvergne, Frankreich, sehr eingespannt war, ließ er sich auf die Idee ein, Fachtagungen von MeditationslehrerInnen und PsychotherapeutInnen gemeinsam mit mir und Lama Irene Frei (Dordje Drölma) zu veranstalten.

Fachtagungen: Damit begann im Jahr 2000 ein intensiver und qualifizierter Austausch mit hohem Selbsterfahrungsanteil zum Thema Buddhismus und Psychotherapie. Wir, Tilmann, Irene und ich, veranstalteten organisatorisch und inhaltlich jedes Jahr eine fünf- bis siebentägige Fachtagung mit Meditationslehrern verschiedener buddhistischer Schulen und mit qualifizierten Psychotherapeuten, die ihrerseits unterschiedliche psychotherapeutische Richtungen repräsentierten und mit regelmäßiger Meditationspraxis vertraut waren. In den ersten Jahren fanden diese Fachtagungen abwechselnd in Frankreich in der Nähe des Retreat-Klosters in der Auvergne und im darauffolgenden Jahr in Deutschland im Köln/Bonner-Raum statt, ab 2005 dann immer in einem Seminarhaus in der Nähe von Bonn.

Diese acht Fachtagungen von 2001 bis 2008[98], die Arbeitskreistreffen in den Jahren von 1988 bis 1998 und die vielen Integra-

98 Die Materialsammlung der ersten fünf Fachtagungen als Download: www.essentielle-psychotherapie.de

tionserfahrungen in der eigenen psychotherapeutischen Arbeit mit Klienten waren der »Boden«, aus dem die Essentielle Psychotherapie erwuchs. In den Fachtagungen wurde deutlich, wie gut sich die beiden Felder ergänzen – zum einen der klassische Übungsweg der Meditation, wie er in der buddhistischen Überlieferung praktiziert wurde, und zum anderen die Erkenntnisse und Methoden aus der Psychotherapie – wie sinnvoll und inspirierend dies war. Es zeigte sich deutlich, dass sich durch das Zusammenkommen dieser Ansätze mit einer gewissen Methodenintegration eine höhere Effizienz im psychotherapeutischen Arbeiten wie auch in der Dharma-Praxis, dem Gewahrseinsentwicklungsweg, erreichen lässt. Da dies damals nirgendwo sonst zu finden war, entschieden wir uns, vor allem Tilmann Borghardt und ich, dies gemeinsam als Fortbildung anzubieten als einen neuen psychotherapeutischen Ansatz: die Essentielle Psychotherapie. Sie wurde für das klassische Therapie-Setting (Therapeut und Patient/Klient) entwickelt, das heißt für die Therapiesituation zu zweit, und findet überwiegend dort ihre Anwendung.

Fortbildungen in EPT

Tilmann Borghardt und ich arbeiten bis heute zusammen mit einigen anderen der damaligen Referenten. Wir gründeten das »Institut für Essentielle Psychotherapie«, in dem seit 2009 dreijährige Fortbildungen in Essentieller Psychotherapie angeboten werden. Seither haben bereits viele Teilnehmer die Essentielle Psychotherapie als eine Psychotherapie im Rahmen einer dreijährigen berufsbegleitenden Fortbildung auf der Grundlage des Buddhadharma kennengelernt. Da es auch unter erfahrenen Psychotherapeuten eine rege Nachfrage gibt, bieten wir zusätzlich eine komprimierte eineinhalbjährige Fortbildung für berufserfahrene Psychotherapeuten an. In Paris werden zurzeit einzelne Fortbildungsbausteine der Essentiellen Psychotherapie angeboten, und ab 2017 wird eine komprimierte Fortbildung für französischsprachige Psychotherapeuten angeboten. Darüber hinaus gibt es Postgraduiertentrainings, geleitete Supervisionsgruppen im Köln/Bonner-Raum und in Freiburg, Vorträge und reine Meditationsveranstaltungen, wie zum Beispiel die Meditationen auf den heilenden Aspekt der Buddhas (Medizin-Buddha) in der EPT. Selbstverständlich kommt die Essentielle Psychotherapie auch in vielen Einzelsitzungen zur Anwendung.

Die Zeit in solch einer dreijährigen Fortbildung ist begrenzt: 432 Zeitstunden Blockunterricht plus 48 Stunden Kleingruppenarbeit und 36 Einzelstunden. So haben wir für den Fortbildungsplan eine Auswahl treffen müssen, welche buddhistischen und therapeutischen Themen wir behandeln und welche Methoden wir einüben. Auch hier leitete uns wieder die Frage: Was ist wesentlich (essentiell) und sollte deshalb unbedingt unterrichtet werden, und was ist sekundär und kann deswegen erst einmal fortgelassen werden? Das vorliegende Buch folgt diesen Kriterien und behandelt in etwa dieselben Themen wie die Fortbildung, ohne natürlich in eine ähnliche Breite und Differenzierung gehen zu können.

Der Titel »Essentielle Psychotherapie« ist urheberrechtlich geschützt im Sinne einer eingetragenen Schutzmarke (Trademark).

Institut für Essentielle Psychotherapie
Inhaber und Leitung: Diplom-Psychologe Wolfgang Erhardt
Stellvertretende Leitung (Prokura): Dr. med. Tilmann Borghardt
Adresse: Eichkuhle 22, 53773 Hennef, Tel.: 02242/9175738, Fax: 02242/915285
Webseite: www.essentielle-psychotherapie.de
E-Mail: info@essentielle-psychotherapie.de

Danksagung

Ich möchte dieses Buch nicht schließen, ohne meinen uneingeschränkten Dank auszudrücken für die große Unterstützung, die ich beim Zusammenstellen und Schreiben dieses Buches erfahren habe.

Mein besonderer Dank gehört meinem Freund, Dharma-Bruder und Mitautor Tilmann Borghardt. Ohne die ungezählten inhaltlichen Austausche und unseren gemeinsamen Willen, diese buddhistische Psychotherapie in Form der Essentiellen Psychotherapie aufzubauen, wäre auch dieses Buch nicht denkbar gewesen.

Ein Dank gilt auch meiner Freundin, Kollegin und Mitautorin Astrid Schillings: Ihr tiefgehendes Verständnis der menschlichen Psyche hat uns in unseren Fortbildungszyklen und in diesem Buch bereichert. Ein großer Dank gebührt meiner Freundin und Kollegin Ulla Pfluger-Heist, meiner Freundin, Kollegin und Dharma-Schwester Elgin Schrewe-Krome und meiner Frau Friederike Erhardt, die dieses Buch inhaltlich durchgesehen und mir beim Schreiben viele gute Anregungen gegeben haben. Ein Dank für die sprachliche Durchsicht des Textes gilt Doris Gottschalk und Nina Friesen.

Ein ganz großes »Danke« für ihre Unterstützung, ihre Toleranz und ihr Verständnis gilt meiner lieben Frau Friederike, die mich in so vielen Momenten im letzten Jahr mit dem Schreiben des Buches beschäftigt erlebte.

Ein Dank auch unseren Fortbildungsteilnehmern in den EPT-Fortbildungen und meinen Klienten, die es mir ermöglichen, heilsam tätig zu sein und dabei die Essentielle Psychotherapie anwenden und weiterentwickeln zu können.

Mögen die Leser etwas von der Inspiration unseres Lehrers

Gendün Rinpoche, dem Segen der Buddhas und der Mahāmudrā-Übertragungslinie sowie der Heilkraft des Medizin-Buddhas spüren, die uns in der EPT und beim Schreiben des Buches inspiriert und getragen haben.

Danke
Wolfgang Erhardt

Register

F

G